全球最新修订第11版

急救
手册

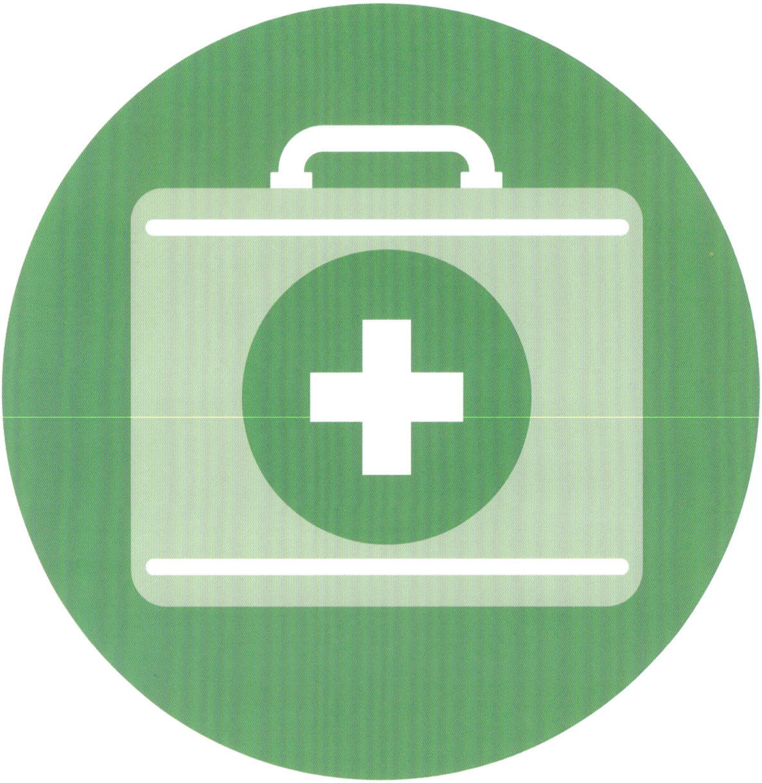

St John Ambulance

St Andrew's First Aid

全球最新修订第11版

急救手册

（英）圣约翰救护机构
（英）圣安德鲁斯急救协会 著
（英）英国红十字会

黄 淳 曾 艺 朱玲玲 译
张秀英（主任护师）
毕越英（主任护师）审译
陈海花（副主任护师）

北京·旅游教育出版社

北京市版权局著作权合同登记图字：01-2016-8098号

图书在版编目（CIP）数据

急救手册 / 英国圣约翰救护机构，英国圣安德鲁斯急救协会，英国红十字会著 ；黄淳，曾艺，朱玲玲译. 4版. -- 北京 ：旅游教育出版社，2025. 2. -- ISBN 978-7-5637-4858-7

Ⅰ. R459.7-62

中国国家版本馆CIP数据核字第20258SB574号

急救手册（第4版）

（英）圣约翰救护机构 （英）圣安德鲁斯急救协会 （英）英国红十字会 著

黄淳 曾艺 朱玲玲 译

策　　划	丁海秀　李荣强
责任编辑	李荣强
出版单位	旅游教育出版社
地　　址	北京市朝阳区定福庄南里1号
邮　　编	100024
发行电话	（010）65778403　65728372　65767462（传真）
本社网址	www.tepcb.com
E - mail	tepfx@163.com
排版单位	北京旅教文化传播有限公司
印刷单位	北京华联印刷有限公司
经销单位	新华书店
开　　本	880毫米 ×1230毫米　1/32
印　　张	9
字　　数	233千字
版　　次	2025年2月第4版
印　　次	2025年2月第1次印刷
定　　价	88.00元

（图书如有装订差错请与发行部联系）

www.dk.com

混合产品
纸张 | 支持负责任林业
FSC® C018179

急救机构

因为有近百年的经验，急救机构被公认为急救训练和实践方面的专业机构。它们均提供慈善事业、志愿服务和急救训练，旨在不断提高急救水平。本书中，我们的医疗顾问会在最新科研成果的基础上提出建议，而培训专家们则介绍了简单易学、便于记忆的急救方法。

圣约翰救护机构

圣约翰救护机构应对突发卫生事件，救助社区，拯救生命。慈爱、关怀不仅是我们的传承，也是我们一直秉承的信念。

圣约翰人以临床经验和专业技能著称，是一个由志愿者组成的健康慈善救援机构，规模覆盖英国全境。

我们组织“激扬青春”活动，提供顶级培训服务，旨在使不同年龄段的人能够掌握救生技能，增强他们在日常施救时的信心。圣约翰的志愿者每年处置并运送数千名病患，在危难之时，我们还是英国国家医疗预备队。作为一家历史悠久的慈善机构，我们服务人类，以史为荣，并对创造更加健康、安全且更具活力的未来充满信心。

140多年来，圣约翰救护机构致力于救治伤者，治愈病痛。在社会各界的帮助下，我们将始终保持初心，继续前行。

- 寻找您身边的圣约翰救护机构www.sja.org.uk

圣安德鲁斯急救协会

圣安德鲁斯急救协会（圣安德鲁斯救护协会）是苏格兰的急救慈善机构，竭诚提供各种急救培训、服务和救援用品。我们的志愿者为大大小小的突发事件提供基本的急救服务，培训师还为社区、学校和行业教授急救技能。同时协会还为急救专业人士、业界及公众人士提供全套的急救产品及培训材料。

- 协会网址www.firstaid.org.uk
- 协会邮箱info@firstaid.org.uk
- 更多信息可拨打08004666999

英国红十字会

作为世界最大的人道主义组织之一，英国红十字会提供急救培训，普及急救知识，是全球公认的行业领导者和标准制定者。我们每年在英国对数以万计的民众进行培训，在社区内建立应急机制，增强人们应对各类突发事件的能力。针对不同的培训需求，我们的课程设置分为成人、儿童和婴儿的救治，以及在工作中的急救。在过去的150年里，英国红十字会坚持济困扶危，积极践行公益慈善事业，曾帮助英国和世界各地的数百万人走出困境。

- 英国红十字会——友善之力
- 了解更多信息并学习急救知识，请登录redcrross.co.uk/firstaid或致电03448718000

目录

01 成为急救员

02 事故的处理

03 伤员评估

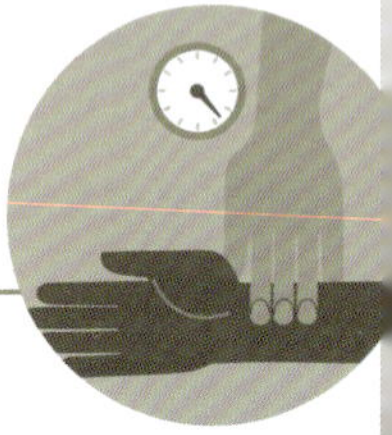

04 失去知觉的伤病者

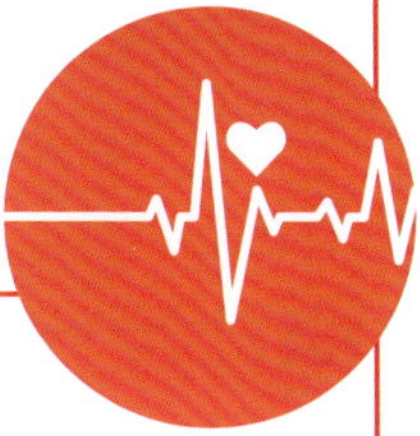

05 呼吸系统

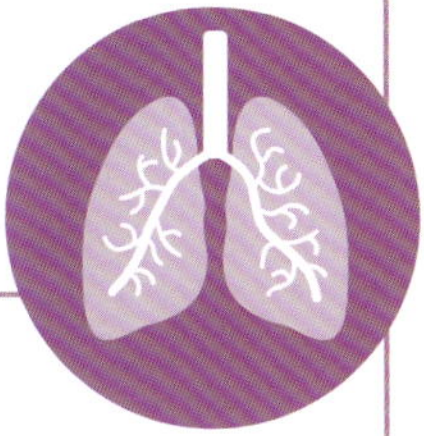

06 创伤和血液循环

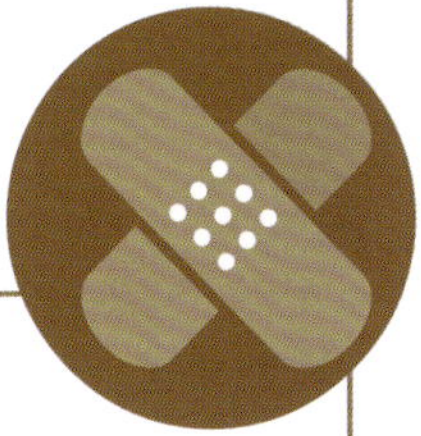

07 骨骼、关节和肌肉损伤

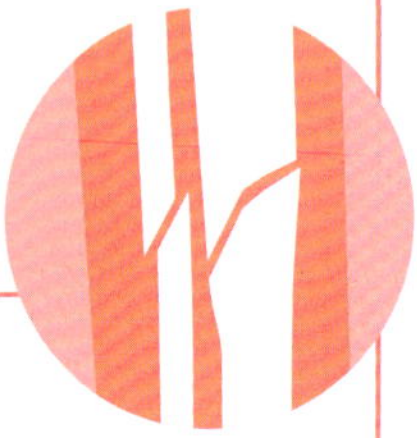

08 冷和热的影响

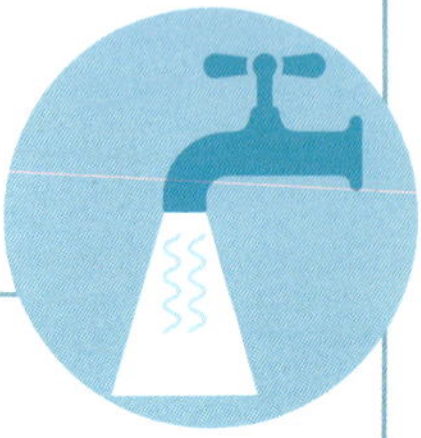

09 异物、中毒、咬伤和蜇伤

引言

本手册现为第11版，是由英国急救机构，包括圣约翰救护机构、圣安德鲁斯急救协会和英国红十字会，共同授权撰写的工具书。这三家机构联合担保该手册在急救指南方面的权威性。本书体现了最新急救理念，内容涵盖基本护理和治疗的指导原则，但不能替代医疗建议。

对于一些使用本手册，但没有遵循指导原则引发的索赔，急救机构不承担事故责任。建议急救员随时更新相关知识，认清自身能力的局限，并在有资质的培训处接受急救训练。

本书前三章提供了相关的背景知识，能帮助各位自我判断作为急救员的责任、安全处理现场情形，学会迅速有效地评估伤员伤情。另有一些章节中专门介绍对损伤和伤情的处理。其中有一整章介绍如何营救处于昏迷和休克状态的伤员。其他章节则按肌体各系统分类，如呼吸问题、受伤类型、冷热的影响等。

如何使用本书

解剖学

章节按肌体各个系统或受伤类型分类，一些页面内还包含简单易懂的人体解剖特点图，以解释特定受伤情况涉及的风险，以及如何开展急救措施。

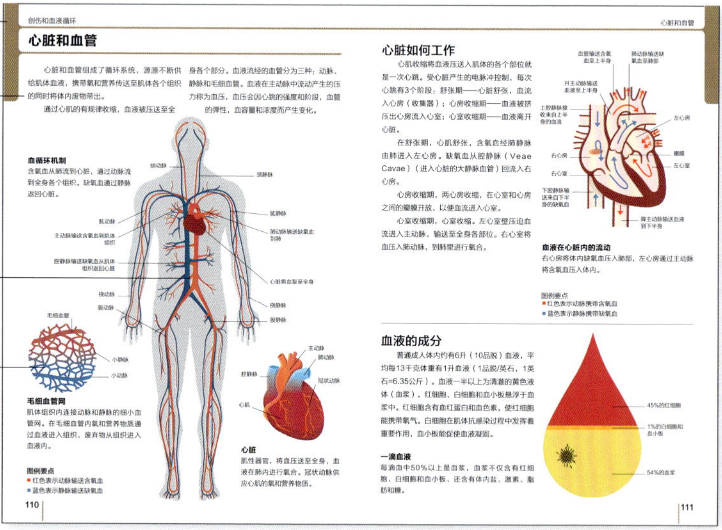
创伤和血液循环

心脏和血管

心脏和血管组成了循环系统，源源不断供给肌体血液，携带氧和营养传送至肌体各个组织的同时将体内废物带出。

通过心肌的有规律收缩，血液被压送至全身各个部分。血液流经的血管分为三种：动脉、静脉和毛细血管。血液在主动脉中流动产生的压力称为血压，血压会因心跳的强度和阶段，血管的弹性，血容量和浓度而产生变化。

血循环机制

含氧血从肺流到心脏，通过动脉流到全身各个组织。缺氧血通过静脉返回心脏。

毛细血管网

肌体组织内连接动脉和静脉的细小血管网。在毛细血管内氧和营养物质通过血液进入组织，废弃物从组织进入血液内。

心脏

肌性器官，将血压送至全身，血液在肺内进行氧合。冠状动脉供应心肌的氧和营养物质。

图例要点

- 红色表示动脉输送含氧血
- 蓝色表示静脉输送缺氧血

110

心脏和血管

心脏如何工作

心肌收缩将血液压送入肌体的各个部位就是一次心跳。受心脏产生的电脉冲控制，每次心跳有3个阶段：舒张期——心脏舒张，血流入心房（收集器）；心房收缩期——血液被挤压出心房流入心室；心室收缩期——血液离开心脏。

在舒张期，心肌舒张，含氧血经肺静脉由肺进入左心房。缺氧血从腔静脉（Veae Cavae）（进入心脏的大静脉血管）回流入右心房。

心房收缩期，两心房收缩，在心室和心房之间的瓣膜开放，以便血流进入心室。

心室收缩期，心室收缩。左心室壁压迫血流进入主动脉，输送至全身各部位。右心室将血压入肺动脉，到肺里进行氧合。

血液在心脏内的流动

右心房将体内缺氧血压入肺部，左心房通过主动脉将含氧血压入体内。

图例要点

- 红色表示动脉携带含氧血
- 蓝色表示静脉携带缺氧血

血液的成分

普通成人体内约有6升（10品脱）血液，平均每13千克体重有1升血液（1品脱/英石，1英石=6.35公斤）。血液一半以上为清澈的黄色液体（血浆），红细胞、白细胞和血小板悬浮于血浆中。红细胞含有血红蛋白和血色素，使红细胞能携带氧气。白细胞在肌体抗感染过程中发挥着重要作用，血小板能促使血液凝固。

一滴血液

每滴血中50%以上是血浆，血浆不仅含有红细胞、白细胞和血小板，还含有体内盐、激素、脂肪和糖。

111

章节不同的颜色代码方便你很快找到相关部分

“引言”部分回顾了肌体该部位的解剖学知识

简单明了的插图解析肌体各个系统的基本特点

补充插图提供更多详细信息

伤情和损伤

本书主体由七个不同色彩分类的章节组成，概述超过112种情况和伤病。每个录入条目都会简单介绍病症的风险和诱因，然后会有详细的急救措施指导。

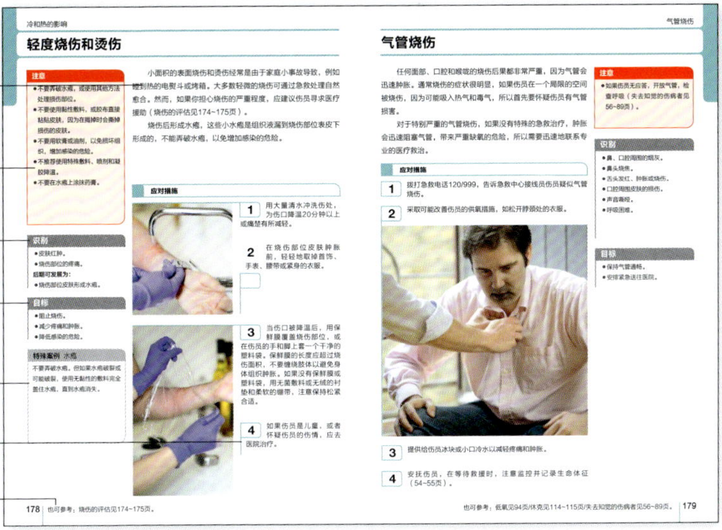

引言部分描述背景和每种伤情的结果

注意框提示潜在的风险以及可用治疗方案

识别图表帮助鉴定伤情

目标框总结了急救的目标情况

特殊案例框强调了可能需要采取其他处理方法的情况

条理清楚的措施说明详细解释了处理的每一步骤

同时参考指导您处理伤情的办法

急救建议

手册的最后一部分是突发事件急救的快速参考，对从无应答、出血到哮喘和心脏病发作等潜在危及生命的损伤伤情提供了图片注释。

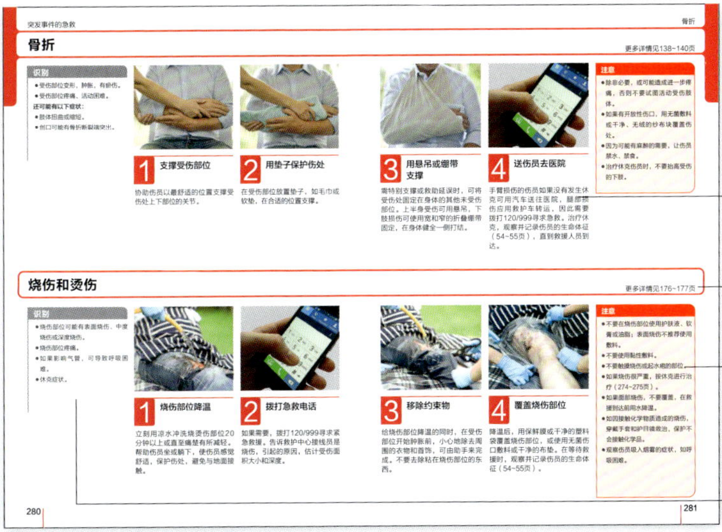

每个步骤均以图片说明急救建议

交叉参考在本书的主体文章中给您更多急救指导

注意框提示可能的复杂环境

识别框再次提供伤情的快速鉴定

01 成为急救员

急救是指给予受伤者或突发疾病者早期的救治。能够提供这种救助的人就是急救员。本章节能帮助你成为一个沉着冷静的急救员，同时提供在紧急情况下采取恰当措施的实用操作建议。

本书提供的信息能帮助你在某些意外或突发伤病情况下采取有效的急救措施。但是，想成为一位合格的急救员，你需要完成认可急救机构提供的理论及实践急救课程。这种培训将强化你的技能、增强自信。中国红十字会能提供相应的急救培训课程。

目标和目的

- 明白自己的能力所及范围。
- 任何时候都要保证自身安全，保持冷静。
- 快速及冷静地评估现场环境，召唤支援。
- 帮助伤员并提供必要的急救措施。
- 通过评估现场或询问事故责任人情况，采取相应的急救措施。
- 清楚自己的需求。

什么是急救

在这本书中，急救是指对受伤或急症的人（伤病者）采取的有效治疗。急救员是指能采取有效的救护措施、使伤病者脱离危险的人，并在急救过程中不会对伤病者造成二次伤害。依据本书列出的指导原则，急救员可以采取最有益的措施帮助伤病者，但始终要以自身的技能、知识和经验为界，量力而为。

本章的目的是帮你成为一名急救员，提供急救状态下的行动指导，并教你如何评估优先处理的状况。还有关于急救时的心理建议，以及保护自身和伤病者的实用操作指导。第2章，事故的处理（26~39页）提出紧急事件处理原则（例如交通事故、溺水或火灾）；第3章，伤员评估（40~55页）介绍了评估伤患情况的具体方法。

第一条原则是，在接触伤者前确保自己处于安全状态。不要在危险情况下进行莽撞的救助。如果救助者身处险境，你不仅无法施救，还有可能使自己负伤。倘若现场仍有危险因素，请勿接近伤者，应立即拨打120/999寻求专业的急救帮助。

急救重点

- 快速冷静地评估现场情况。
- 保护自己和伤病员，不要把自己置于危险境地。
- 尽可能防止自己与伤病员之间的交叉感染。
- 任何时候都要保证伤病员的情绪稳定，消除恐惧、恢复信心。
- 评估伤情，尽其所能判断伤病者的伤病情况。
- 尽快给予治疗，首先处理最严重（危及生命）的伤病。
- 安排合适的专业救助：如果疑似伤情严重或重症疾病，请拨打120/999寻求专业急救帮助；将伤病者送往医院治疗；听取医疗建议，或送伤病员回家。在伤病者没得到适当照顾前不要离开。

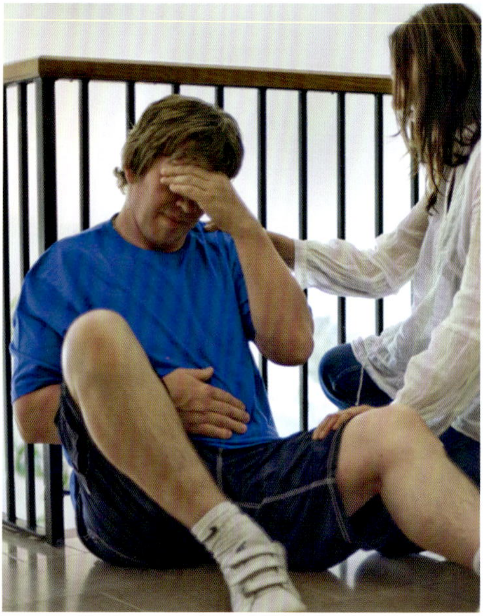

评估突发事件
当遇到突发事件时首先应保持冷静，及时为伤病者提供帮助。询问事故情况，不要随意挪动伤者，如有可能要在现场进行救治。

怎样进行自我准备

面对突发事件时，应注意识别所有涉事人员的情感和心理需求，尤其是急救者本人的情绪。急救者应管理好自己的心理健康，并能在压力下调整适应。

沉稳并周全的应对措施可以赢得周围人的信任和尊重，有助于与伤者或目击者进行有效交流。这就意味着急救员在处置时应当集中精力，并游刃有余，从而更好地对伤者情况作出正确的判断。以关切、温和但果敢的态度查问伤者病情，可以增强伤者和现场人员对急救员的信心，从而建立彼此间的信任。信心缺失可能导致急救员无法获得关于事件和伤情等重要信息，并使得伤病者一直处于高度焦虑的状态。

本章节帮助急救员与伤病者之间建立信任关系，尽可能消除伤病者的抗拒情绪和行为，从而提高其应对伤情和自我康复的能力。成为一个高效可靠的急救员关键的几步为：

- 接近现场时保持冷静。
- 认清存在的风险（包括自己和他人的）。
- 建立和维持信任关系（来自伤者和围观者的）。
- 给予早期治疗，首先治疗最严重的（危及生命）伤情。
- 打电话寻求帮助。
- 记住你自身的需求。

保持冷静

在处置伤者时，保持冷静至关重要。为了向伤者表达信心，增强信任感，急救员需要控制自己的情绪和反应，充分认识自己可能遇到的情形以及应对的方法。

人们通常对未知感到恐惧，只要熟练掌握本书讲述的急救重点和关键技术就可以帮助你从容应对。如果提前预感到自己的恐惧，可以采取一些方法来克服，例如尽可能多通过各种机构教授的急救课程培训，完善自己的急救知识；为了增加自信，还可以与自己信任的人交流，说出自己的畏惧。

自我控制

在紧急情况下，人体会释放肾上腺素，引发肌体“战斗、逃跑或呆滞”反应（“fight-flight-or-freeze”response）。当出现此类应激状态时，急救员会感觉心跳加快、呼吸急促、大量出汗，同时变得更加警觉，并可能想要逃离现场或僵硬地呆立不动。

如果感觉压力过大和轻微恐慌，在意识尚未清醒之前，做任何事都会有压力。暂停或放慢呼吸，考虑一下周围谁能帮助你恢复平静，提醒一下自己急救的重点。如果仍然感觉有压力，调整呼吸，暗示自己“冷静”。当冷静之后，急救员能更清晰地思考，并及时规划应对措施。

行为方式和个人情感往往与思维相通。当急救员认为自己无法处置伤者时，会在施救过程中手足无措，焦虑不安，并随时准备“战斗、逃跑或呆立不动”。但如果急救员懂得如何平复情绪，便能更好地管理好焦虑情绪和救助伤者。

防止感染

急救时最重要的是保护好自己（和伤病者）避免感染和伤害。采取措施避免交叉感染——避免将细菌或感染传给伤者，或者自己从伤者处接触到感染源。

即使最微小的伤口也有感染的风险，所以在处理伤口时需特别注意，因为经体液传播的病毒可能通过血液接触而感染。但实际上，这种风险很低，且不应影响开展急救。但如果接触了感染者割伤或擦伤伤口的血液，急救人员被感染的风险就会增加。通常，采取如洗手、戴一次性手套等措施，能够给急救人员和伤病者提供必要的保护。虽然还没有证据表明心肺复苏救护会感染血源性病毒，做人工呼吸时，为保险起见，也可以使用面罩或口罩（71页、81页）。当心被伤病者周围或携带的针状物或碎玻璃扎伤。如果突然发生皮肤破损或眼睛被污染物喷溅，应立即彻底清洗被污染部位，并找专业医生帮助。需要经常提供紧急医护救援的急救员，建议最好加强额外的个人防护措施，如增强自身免疫力。

一些病毒感染可通过空气传播，如流行性感冒和新型冠状病毒肺炎等。在疾病大流行（某疾病在整个国家或全世界流行）中，提供急救是一项极具挑战性的工作，因为急救员不可能与伤者保持距离。但急救员可采取预防措施减少交叉感染的机会，如经常洗手、使用手部消毒液和佩戴口罩、一次性手套和穿防护服等。

注意

为保护自己，避免感染，可使用保护性装备，如：
- 使用一次性非乳胶手套、口罩和防护服。
- 使用酒精凝胶擦拭双手。
- 救助呼吸时使用口袋型呼吸面罩和防护面罩。

降低交叉感染的风险

- **不要**对着伤口呼吸、咳嗽或打喷嚏。
- **不能**赤手接触伤口或者包扎敷料的任何部分。
- **必须**清洁双手并戴上一次性非乳胶手套。如果没有手套可让伤者自己按住伤口，或者将手用干净的塑料袋包裹后再实施救助。
- **必须**用防水胶布保护自己手部破损处。
- **必须**穿上塑料防护服并佩戴塑料眼罩保护双眼，才能处理大量体液的情况。
- **必须**安全处理掉所有的急救废弃物（18页）。

特殊案例 大流行中的个人防护

始终遵循当地和/或国际卫生部门的指导。
- 注意保持1~2米以上的社交距离，在不满足该社交距离时应避免出入人员密集的封闭场所。
- 在公共场所和公共交通工具上遮盖面部，如佩戴口罩。
- 避免用手触摸眼睛、鼻子和嘴巴（或口罩）。
- 养成良好卫生习惯：咳嗽、打喷嚏时使用纸巾遮挡，或用肘部掩住口鼻；尽快扔弃污染的纸巾，再次清洁双手。
- 出现发烧、咳嗽和/或失去嗅觉或味觉的症状，或收到隔离通知时，需居家隔离。遵循当地关于隔离时间、活动范围和核酸检测的指导意见。

清洁手部

如果可能，急救者在接触伤者前后应用肥皂和水彻底清洁手部。每次洗手至少20秒，应注意清洗手的每一个部位——手掌、手腕、手指、拇指和指甲。如果没有肥皂和水，应先用酒精凝胶擦拭，然后尽快用肥皂和水洗手。

如何洗手

1 用流动水打湿双手，肥皂放在掌心中，两手进行揉搓。

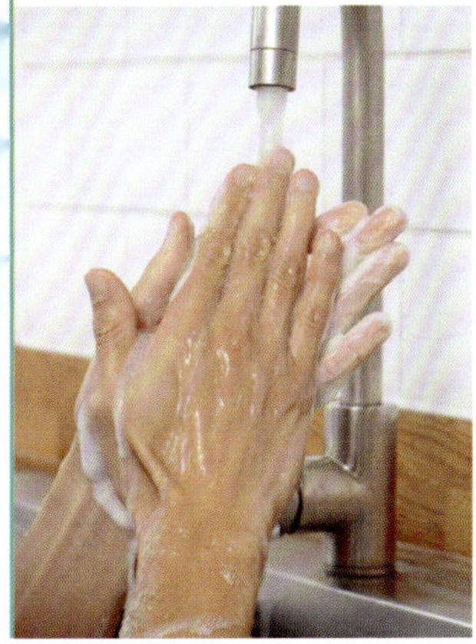

2 用左手掌搓洗右手掌背，然后交换。

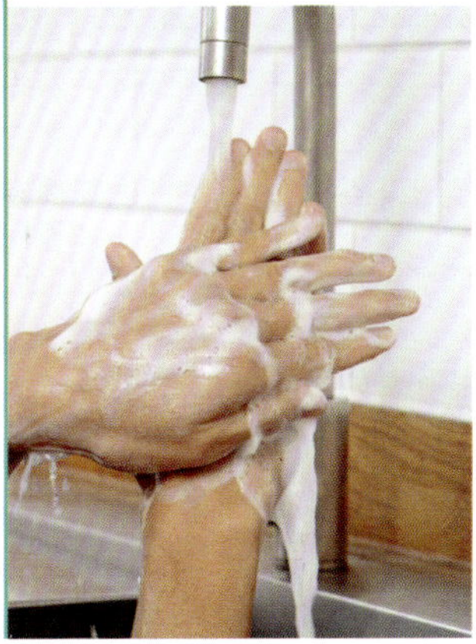

3 两手手指使用肥皂交叉搓洗。

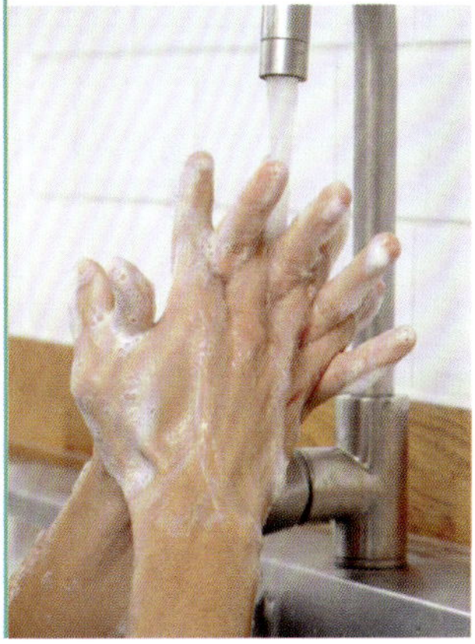

4 用右手手指背部在左手手掌上搓洗，然后交换。

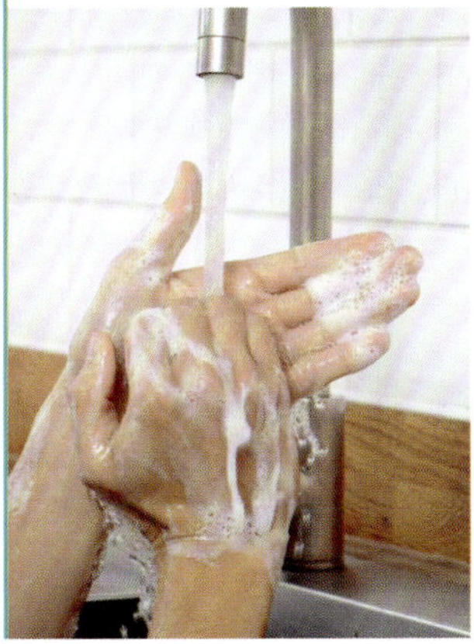

5 用左手手掌搓洗右手拇指，然后交换。

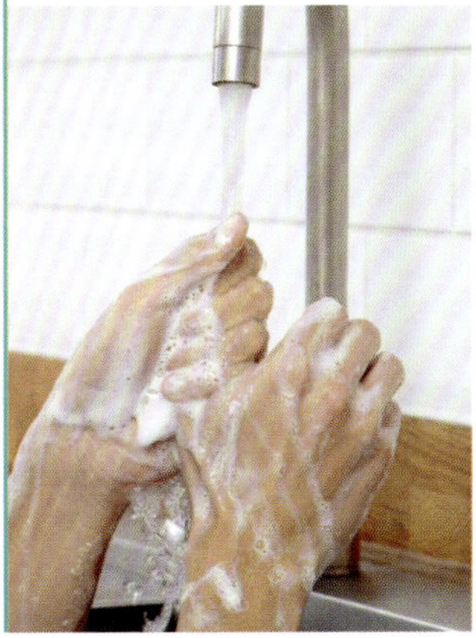

6 用左手指尖在右手手掌上搓洗，然后交换。彻底冲洗后，用一次性纸巾将湿手轻轻拍干。

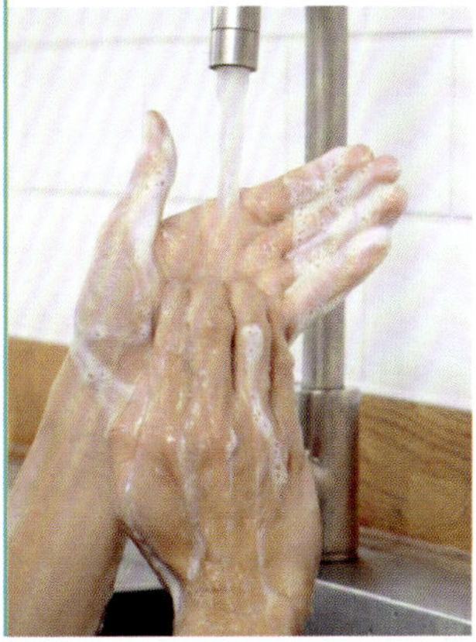

防止感染（续）

使用保护性手套

除了洗手，在急救时戴手套能防止急救者不受感染。可能的话，最好随身携带一次性保护橡胶手套，在可能接触血液或其他体液的时候戴上。如果情况不容易判断，也尽可能戴上手套。

一双一次性手套只能用于救治一名伤者。在接触伤者之前，应先洗手或用酒精凝胶擦拭，然后再戴上手套。治疗结束后应立即摘下手套，避免碰到手套外部。按照如下方式处理手套和任何其他个人防护装备。

注意

- 始终使用无乳胶手套。有些人对乳胶严重过敏，这可能导致过敏性休克（227页）。建议使用丁腈手套（通常为蓝色或紫色）。

摘戴一次性手套的方法

1 最好在戴手套前先洗手或消毒，抓住一只手套的边缘往上拉，注意手指不要碰到手套的主要部位。

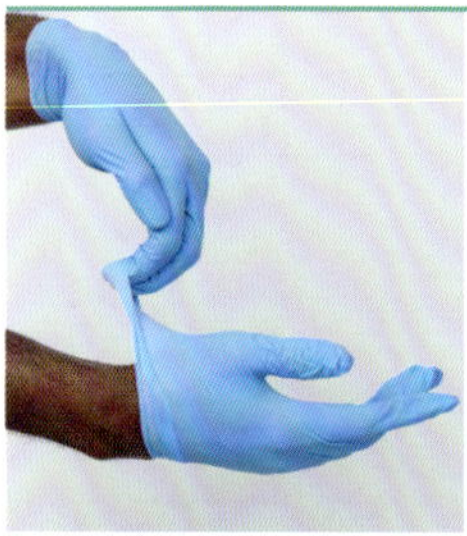

2 戴手套的手拿起另外一只手套， 手指在手套顶端边缘往上拉。注意戴手套的手指不能碰到皮肤。

3 摘下手套时，先用戴着手套的一只手抓住另一只手套袖口外侧，然后将其脱下。不要接触手套外部，并将其放到（戴着手套的）另一只手中。

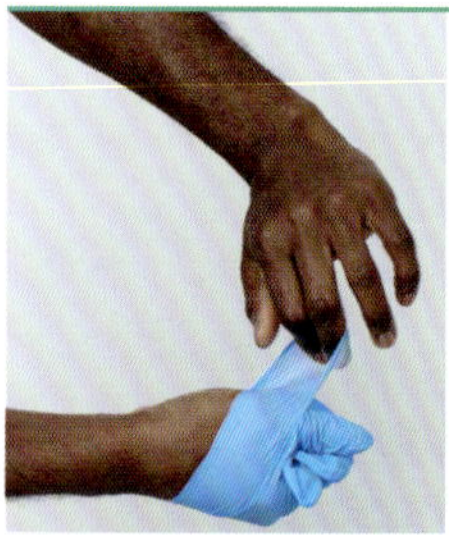

4 将两根手指插入第二只手套袖边顶部，顺势将手套翻卷脱下，把第一只手套卷在第二只内。不要接触手套外部，将两只手套丢弃到专用生化危险品处理袋中。

废弃物处理

伤者处置结束后，必须安全处理所有污染物品，包括个人防护装备，以防污染扩散。

将用过的包扎敷料等物品放在垃圾袋里，最好是黄色的医疗垃圾袋。如果有参与急救的医护人员，可询问如何处理此类物品。注意密封垃圾袋并标注“医疗垃圾”。

将尖锐物品，如针头，弃置于利器回收盒中，一般为专用的黄色塑料盒。否则需将针头放置于带盖罐内以便于安全弃置。

小心取下个人防护装备，避免接触朝外表面，并弃置于垃圾袋中。

- 按上述方法摘下手套，然后清洁或消毒双手。
- 松开防护服脖子上的系带，让上半截向前垂下，然后在腰部重复这一步骤；把防护服向内折叠，不要触及其向外表面，安全弃置。
- 通过握住任何护目罩的侧臂将其摘下，并再次清洁或消毒双手。
- 握住口罩的耳挂部分将其摘下，不要接触口罩的主要部分。
- 彻底清洁或消毒双手。

伤者处置

伤病员通常会因为他们正在经历的或可能发生的情况而感到惊慌失措。急救员在此时应保持冷静，控制现场局面。如果现场有更专业的急救人员，尽可能做好辅助工作。如果有不止一个伤者，首先进行初级检查（46~47页），评估每一个伤者的伤情，然后优先救治受伤最严重的人。

建立信任

首先自我介绍，以建立伤者对急救员的信任。询问伤者的姓名，并在沟通时呼唤伤者的名字。保持下蹲或跪地的姿势，从而让自己与伤者处于同一高度，以便于眼神交流。治疗过程中应始终尊重伤者，在采取救助措施之前，向伤者简单解释治理过程有助于建立信任关系。可能的话，让伤者自己选择坐着还是躺着，或者选择实施救助的急救员；向伤者提供治疗方案的选择并在取得同意后再进行治疗。

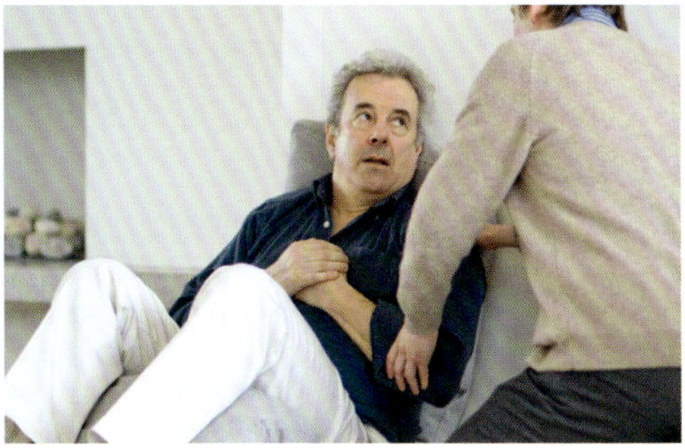

安抚伤者
救治伤者时应保持冷静，处置伤者前须简单解释治理过程，清楚并诚恳地回答伤者的所有问题。

分歧与沟通

在交流时一定要考虑伤者的年龄及神态，因为处置需因人而异。始终尊重伤者的意愿，以他们能够接受的独特方式进行治疗。如果遇到语言不通或交流障碍，最好使用简单的语言、手势，或用笔交流，向周围的人或事件目击者了解情况。

特殊案例 救助儿童

和孩子进行交流时要使用简洁易懂的句子。尽可能找到孩子的父母或监护人，让他们全程参与救助。与监护人建立信任，这与跟孩子建立信任一样重要。首先要和孩子的父母或监护人进行沟通，取得他们的许可才能进行救助。一旦父母或监护人接受并信任你，孩子会采取更加合作的态度。

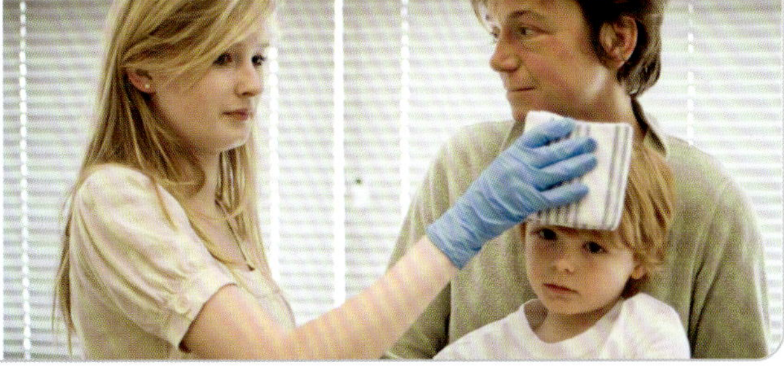

伤员处置（续）

认真观察和倾听

处置伤者时急救员需眼耳并用，从而更好地察觉出伤者的反应。同时应使用语言和非语言等沟通技巧。

- 进行眼神交流，时不时地看向别处，避免让人感觉你一直盯着对方。
- 使用平缓、自信的语调，不要大声喊叫，能使伤者听见即可。
- 语速不要太快。
- 使用短句和简单的词汇，让指导简单易懂。
- 伤者诉说时，点头和答复“嗯”表示正在倾听。
- 询问伤者是否理解，让其重复指令以确认沟通成功。
- 交流时运用简单的手势和动作。
- 不要打断伤者的诉说，示意对方你正在倾听。可以在伤者叙述后概述其内容，表示已理解。

当伤者抗拒救助时

生病或受伤时人们可能会心烦、困惑、流泪、生气和/或想要逃避。尽量照顾伤者的各种情绪，让其知道他们的反应是可以理解的。同时，急救员应接受无法帮助伤者的情况，或甚至被伤者视为威胁的窘境。在取得伤者的同意前应保持安全距离，从而避免使其产生压迫感。不要与伤者发生争执，例如当其头部受伤或处于低温状态时，可能会抵触救助。如果认为伤者需要其要求之外的帮助，向其解释原因。例如，急救员可以说：“我想在你被搬动之前，应该先检查受伤部位，以免使伤情加重。”如果一些伤者拒绝治疗，但却急需紧急医疗救助，拨打120/999。即使会加重伤情，伤者也有权拒绝救助。要向救护调度中心说明在提供急救帮助时被拒绝。如果担心伤者情况会进一步恶化，在救援到达前，可留在现场，保持一段距离观察伤者。

伤者的治疗

治疗伤者时，急救员应始终保持冷静，行事谨慎，以便获取并维系伤者的信任。设身处地地为伤者考虑，确认理解其对病情的描述，同时注意自己的行为对伤者产生的影响。例如，伤者是否更加难受（或减轻），变得易怒且紧张？情绪变化可能提示伤者的伤情正在恶化。

根据伤者的反应随时调整沟通方式，例如，减少提问或转移话题，使伤者及时了解最新情况，同时给他建议供他选择，不要强制他做什么。向伤者询问能提供帮助的亲戚朋友的信息，帮忙联系他们。同时询问是否还有其他重要事情可以帮助处理。

在专业急救人员到达前，始终留在伤者身边。除了拨打急救电话，最好不要离开垂死、重病或严重受伤者。如果伤者并无不适，交谈时可扶住伤者的肩膀或手臂，或紧握伤者的手，尽量让他感觉不孤单。

获得他人帮助

在紧急情况下，急救员需同时应对多项任务，如确保自身安全、电话求助和实施急救。现场人员可能提供的帮助如下，可请求他们协助完成。

- 保持现场安全，如管控交通，疏散围观者。
- 拨打120/999求助（23页）。
- 取回急救仪器，如自动体外除颤器（AED，automated external defibrillator）。
- 直接压迫（116页）止血，或协助固定肢体。
- 帮助保护伤者隐私。在现场用毯子遮挡，劝说围观者离开。
- 如果身处险境，转移伤者至安全地带。除非搬离现场比留在原地更安全，否则不要轻易搬动伤者。搬动伤者通常要有必需的协助和搬运设备（238页）。

围观者的反应可能令人感觉焦虑或生气。因为他们可能没有接受过急救培训，所以会感到无助甚至惊恐，急救者的应对措施能消除其疑虑。但如果他们也是事件的亲历者或者目击者，甚至可能已经受伤，或处于恐惧状态。请求围观者帮助时，应时刻谨记该情况。与其交谈时需语气坚定、态度和蔼。急救者保持镇定，将获得围观者的信任并帮助他们冷静下来。

私人物品的保管

确保伤者的随身物品不会丢失。如果需要清点其随身物品以确认伤者身份和身体状态（如服用药品），需在一位可靠的第三者见证下完成。清点物品前尽可能征得伤者同意。然后，确保伤者的衣服、个人物品和药物能随同伤者一起送至医院，或者移交给警察保管。

做好记录

记录关于伤者和/或者事故的所有信息，以便后期参考。事件全程信息记录对医务人员尤为重要，如伤者无应答的时间段，疾病突然发作的时间，伤情变化的时间（改善或恶化），给予治疗或干预的时间。当专业人员到达时，将这些信息交给他们，或者给伤者。可提供的有用信息包括以下内容：

- 伤者的个人信息，包括姓名、年龄和联系方式。
- 疾病史或事故经过。
- 受伤情况的简要描述。
- 异常行为或者行为方式的变化。
- 治疗经过——进行治疗的时间和地点。
- 生命体征——呼吸、脉搏、反应程度（54~55页）。
- 伤者或围观者描述的就医史。
- 伤者所服用药物的名称、数量及时间（24页）。
- 亲友联系方式。
- 急救员的联系方式和参与急救的日期、时间、地点。

牢记收集的伤者信息是保密的，未经伤者同意不能告诉其他无关人员。让伤者了解收集信息的原因，并告知其相关信息的去向。在询问了解信息时，要警惕伤者周围的人，注意保护其隐私和尊严。事后必须删除或销毁相关记录。

求助

可采取多种方式提供进一步救助。在提供救助之前必须决定救助类型和取得救助的途径。首先，要做初级检查（46~47页），确定伤情的严重程度。如果不严重，跟伤病者解释清楚，并让伤病者自己选择去处。如果伤情严重则需要进行急救。本书提供了选择适当救助的指南。

- 如果伤病者需要紧急医疗救助时，如心脏病发作或中风，拨打医疗救助电话120/999。
- 自行运送伤病者前往医院治疗。若伤病者病情不会在途中恶化，如手指受伤，急救员可自行安排交通工具前往医院，如自驾或打车。
- 寻求专业医疗救助。根据当地的情况，建议伤病者致电其私人医生的诊所，或最近的随到随诊中心；伤病者（或急救员）还可以线上咨询相关专业医疗机构。然而这仅限于轻症病患，如耳痛或腹泻等症状；病情严重的伤者将被转往医院。

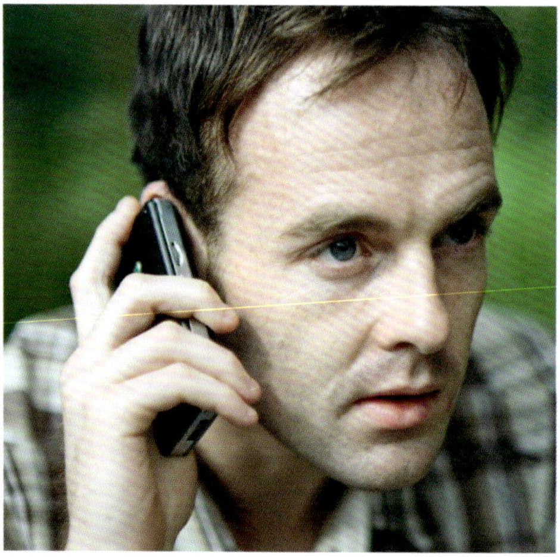

寻求帮助
使用电话求助，保持冷静，语言简明，表达清晰，尽量提供详尽的信息。如果同时需要急救伤者，使用电话免提功能。挂断电话后，陪伴在伤者身旁。

电话求助

可以给下列机构打电话寻求援助：

- 紧急服务，可以通过拨打120/999，寻求警察、消防和医疗救护，以及矿山、登山、洞穴和高空坠落救援，海岸警卫队的专业救助。任何电话均可免费拨打紧急服务电话。
- 公用事业，包括煤气、自来水和电网公司电话，可在线或在当地电话簿中查询。
- 健康服务，包括伤者的私人医生、牙医、护士、助产士，或线上咨询相关专业医疗机构。

在高速公路上，每1.6公里就有一个紧急电话——标志牌上的箭头提示最近紧急电话的方向和距离。使用电话救助，只需拿起听筒，电话就接通。

尽量缩短离开伤病者的时间。最好一直留在伤病者身边，请别人帮忙打急救电话。等他回来后，确认救援人员已经在赶来的路上。如果不得不离开伤病者拨打电话求助，离开之前要对伤病者采取一些必要的措施，如初级检查（46~47页）。

如何拨打急救电话

拨通120/999后，会被问及需要何种服务。如果有人员受伤，要求救护车服务。在紧急救助服务中心接线员挂断电话前，请保持通话；电话中会被问及一系列问题，同时还会被告知在等待救援期间如何处置伤员。如果请别人帮忙代打电话，应该确保对方了解事故的情况和严重性，并要求他返回现场后告知通话的情况。电话最好由陪伴伤者的人员打出，拨打紧急救助电话的人在救援人员抵达前应留在伤员身边。要求帮忙拨打电话者开启免提模式，以便急救员可以按照急救电话接线员的指导开展急救。与紧急救助服务中心明确伤员所处的详细位置，救护车到达后将急救人员带往需要帮助人员的身边。

给紧急救助服务中心打电话

明确告知自己的姓名，说明自己正在尽急救员的责任。需要提供以下必要的内容：

- 你的电话号码，或者正在使用电话的号码。
- 事故发生的具体地点，告知所在路名、门牌号码或当地邮编。尽可能提供街道的显著标志、附近的交叉路口或者其他标志。如果在高速公路上，要告知车辆所在的路段。
- 事故的性质和严重性。例如，交通事故，两车相撞，造成道路拥堵，三人受伤。
- 伤员的数量、性别和年龄。例如，一位男性，不到60岁，呼吸困难，怀疑心脏病突发。
- 所受危害的细节。例如，煤气泄漏，有毒物品，高压线损坏，或恶劣天气（雾或冰等）。
- 按照紧急救助服务中心的指导开展急救。

救援人员到达后

一旦专业救援人员到达，就会接手伤病者的救护工作。告诉他们发生的事故及已经采取的治疗措施，将救护伤病者时的一些信息记录移交给专业人员。可能你还需要继续留下来提供帮助，例如，在专业人员实施救援时，你可以安抚伤病者的亲戚或朋友。

你可能需要联系伤病者的亲属。尽可能简洁如实地告诉对方所发生的事故和地点，不要含糊或夸大其词，否则会导致不必要的恐慌。宁可承认自己不清楚现场状况，也不要误导对方。当然你提供的信息可能会让他们感到悲痛，这时一定要保持冷静，使对方清楚下一步他们需应对的措施。

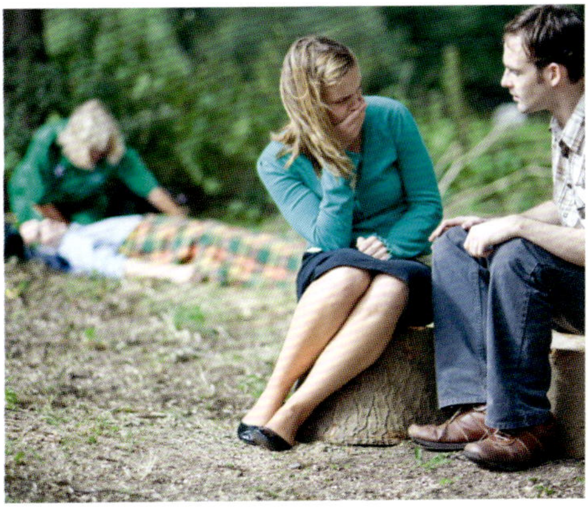

现场帮助

当专业急救人员到达后，把你所了解的所有情况都告诉他们。在进行专业评估和治疗时，你可能需要照顾或安抚伤病者的亲朋。

药物的使用

急救时，对伤者的用药主要用于缓解疼痛。通常只需帮助伤者服用自备的止痛药。

各种非处方药可以在药房买到。但是你不能擅自购买或借用其他药物给伤病者服用。

如果推荐伤病者服用非本手册推荐的药物，可能会将伤员置于险地。急救者也可能为此承担法律责任。任何情况下给伤病者服药时，都要确保以下几点：

- 对症下药。
- 药物在有效期内。
- 按专业建议用药。
- 严格遵循用药说明。
- 服药不超过推荐剂量。
- 记录用药的药名、剂量、服用时间和服用方法。

注意

- 16岁以下伤病者不能服用阿司匹林。

记住自己的需求

大多数学过急救知识的人都能从中获益良多。学完一个课程，既能掌握新的知识，又可以结识很多新面孔。通过学习急救知识还能挽救其他人的生命。

能够帮助伤病者常常让人充满正能量。然而，急救者也会因为参与紧急救助而倍感压力，且无论救治效果如何，每次救助之后急救者都会感到情绪波动。偶尔感到的压力会让人感觉身体不适、精神不安。每个人对压力的敏感程度不一样，一些人比其他人更容易感觉到压力。为了保护自身健康，更好地发挥急救员的作用，非常重要的一点是学会如何应对压力。了解自身需求能有助于更从容地应对未来可能发生的紧急情况。

事故后的感受

一次急救就是一次情感的历练。许多急救者会有满足感、甚至欣喜感，还有积累下来成功应对急救的经验。然而，在帮助伤者之后，根据事故的类型及造成后果不同，急救员可能会经历错综复杂的感受，例如：

- 满意。
- 困惑、忧虑、怀疑。
- 生气、悲伤、恐惧。

急救员脑海中可能会不停闪现经历的场景，跟信任的人分享自己的感受，聊聊现场发生的事情，也可以和那些同在现场的人，或有相同经历的同事或朋友交谈，这都有助于舒缓情绪。千万不要因为任何消极情绪责备自己，或者隐瞒自己真实的感受，试着与人沟通。尤其当救助结果非如你所愿时，说出自己的感受更加重要。即使尽了最大的努力，采取了正确的治疗措施，伤病者仍有可能无法恢复健康。

延迟反应

实施急救的人可以认识全新的自己，比如处理危机的能力，从而感受正能量。在有些情况下，急救员的反应和情绪将不仅仅取决于经历的事情，还有事故的性质。

急救者处理的多数事件并不严重，伤病者可能多为熟人。但一旦目睹了一场危及生命的事故，或身在现场却无能为力时，急救者会在事后感到压力。尽管压力是生活的一部分，但持续过度的压力可能变得有害。大多数情况下，压力会随着时间的推移而消失，如果仍未减退，治疗干预至关重要。

寻求帮助的时机

如果出现诸如与某个事故相关的噩梦和幻觉等持续的负面情绪时，应寻找自己信任和可以倾诉的人帮忙缓解类似症状。

如果陷入这些症状无法自拔，应寻求医生的帮助。预约就医并/或请求推荐辅助师。医生会和你一起讨论最适合的治疗方法。寻求帮助并不丢人，也不是软弱的表现，事实恰恰相反。而且，更重要的是如何克服这些负面情绪。这样做不仅会帮你应对当前的情绪反应状况，也有助于学会如何应对今后可能面临的各种问题。

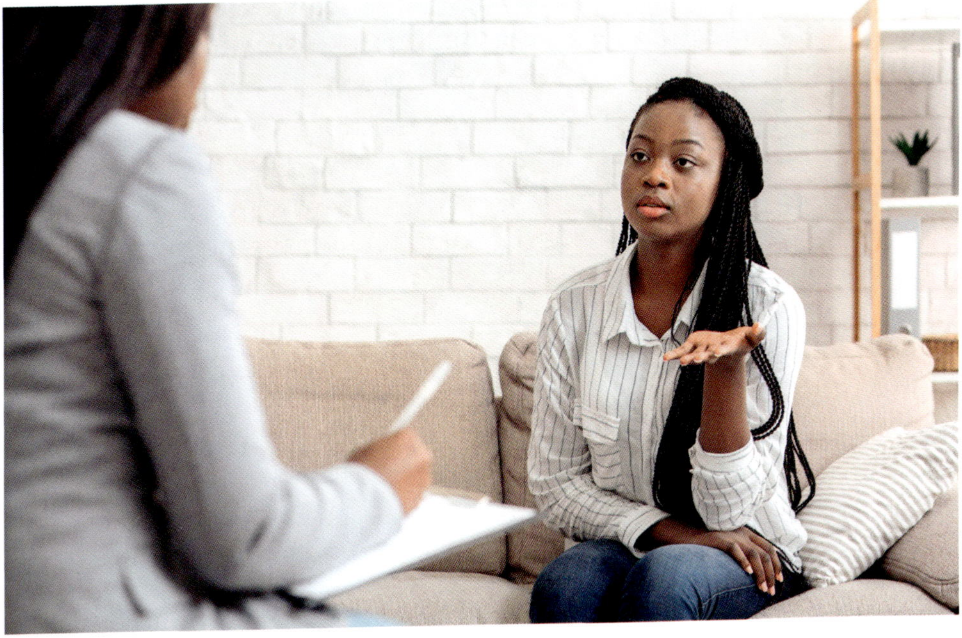

交流事件感受
和朋友或亲属交谈通常很有效。最好和那些一起参与救援的人谈心，因为彼此有相似的感受。如果无法应付参与或目击事件对自己的影响，应寻求医生或心理辅助师的帮助。

02 事故的处理

不论是否有人成为病患或伤员，在家中或是在室外，事发现场可能存在一定的危险。在实施急救前，要确保靠近事故现场不会对自己、伤员和其他参与救助的人产生不必要的危险。

本章节为急救员提供在紧急情况下确保安全的建议，在特定紧急情况下的具体急救原则，包括火灾、交通事故和触电、溺水。

这些方法是急救机构在常见事故中使用的。本章还涉及在哪些场合需要采取特殊预防措施，哪些场合急救人员要拨打急救电话。

目标和目的

- 保护自己免于危险，确保现场安全。
- 如果必须组织救援，要尽快冷静、迅速评价现场情况。
- 评估伤情，在周围人的帮助下提供必要的治疗。
- 如果怀疑有严重受伤或疾病时，拨打急救电话120/999。
- 清楚自己的需求。

紧急情况的行动

紧急情况下，应该有一个明确清晰的行动规划。这能使你优先考虑自己的需求，帮助决定自己的反应。基本步骤包括：评估现场状况；（如有必要）在安全的前提下给予急救；运用初级检查措施（46~47页）评估伤患，判断伤势并优先处理重伤病者。

现场评估

准确评估现场是事故急救的一个最重要因素。如果现场没有专业医务人员，应表明自己受过急救训练，并冷静地担负起责任。

要清楚识别现场存在的安全风险，评估现场一切可以利用的资源。本章涉及可能会面对的一些常见事故，如火灾，还有旅行意外、锋利物品造成的损伤、化学物品泄漏、高空坠落。

各种事故都可以用相似的方式处理。主要考虑以下几点：

- 安全性危险是什么？是否持续存在？自己是否携带保护性装备？在现场是否安全？
- 现场事故是什么因素导致的？伤员如何受的伤？现场有多少伤员？伤员潜在的伤害是什么？
- 发生了什么事情？涉及多少人？伤员大概处于什么年龄段？当中是否有老人和孩子？

确保现场安全

引发事故的因素可能仍然存在。如果可以，首先消除这些因素。可能只需采取比较简单的措施，如关掉汽车的点火装置，这样能减少引发火灾的危险。然后把伤员转移到安全的地方，这通常需要专业人员的帮助，并使用搬运工具。

接近伤员时要确保自己的安全：穿反光的衣服；可能的话，戴上防护手套和头盔。记住，造成伤员受伤的因素可能会对你产生同样的危害。如果现场危险因素或隐患还没有解除，要注意保护伤员，以免伤员受到进一步伤害。

如果你不能保证现场安全，最好拨打120/999寻求专业救助。在专业救援人员到达并控制现场情况之前不要盲目行动。

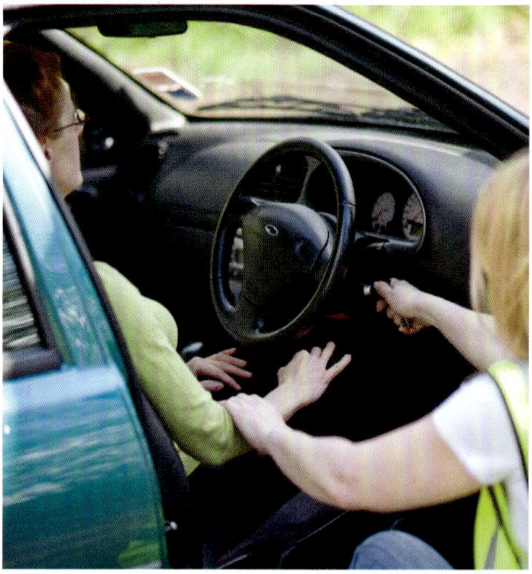

确保车辆安全

如果可以，穿上反光夹克以警示现场的其他人。关掉点火装置（即使发动机已不运转），以减少火花引起火灾的危险。

提供急救帮助

确定现场安全后，对伤病者进行初级检查（46~47页），快速对伤病者进行初步评估，以确定优先处置方案。如果现场不止一个伤病者，要首先处理生命垂危的伤病者。最好在发现伤病者的现场直接展开救治。不要轻易移动伤者，除非他们生命垂危或者需要采取必要的抢救措施挽救生命。即便这样，前提是急救者可以安全地开展救治。

如果可以得到他人的帮助，请围观者帮忙拨打紧急求救电话（23页）。同样开始抢救生命时，可以请他们帮忙保护伤病者隐私，在交通事故（30页）现场放置警示三脚架，或者帮忙取运急救仪器，如自动体外除颤器（86~87页）。

帮助急救机构

当专业救援人员到达时，告诉他们已经采取的急救措施。救援人员可能还会询问相关问题或做出指导建议。会要求急救员提供一些帮助，如使用专用设备搬运伤病者。这时就应该严格按照专业人员的要求去做。偶尔也会出现直升机救援的情况。如果用直升机转运伤病者，必须遵循以下一系列安全原则。

特殊案例 直升机救援

如果专业救援人员已经到达现场，除非他们给出专业的指导，否则应该离开现场。如果专业救援人员不在现场，需采取以下措施：

- 清除着陆区所有散乱物品。
- 远离着陆区。旁观者和急救人员需转移至现场和着陆区外围；确保所有人在离着陆点至少50米开外，并处于飞行员可见位置。
- 如果直升机在斜坡降落，确保地面人员待在下坡方向，机身高度以下。
- 禁止吸烟。
- 直升机降落时会造成强烈的下洗气流，在其接近地面时，屈膝下蹲，并背对即将着陆的直升机。
- 直升机降落后，除非紧急救助人员要求，否则不要接近，直到叶片停止转动，飞行员离开飞机。
- 直升机离开现场时，应远离停靠区，待在飞行员可见区域，直到完成向前飞行，以防飞行员需要中止起飞。

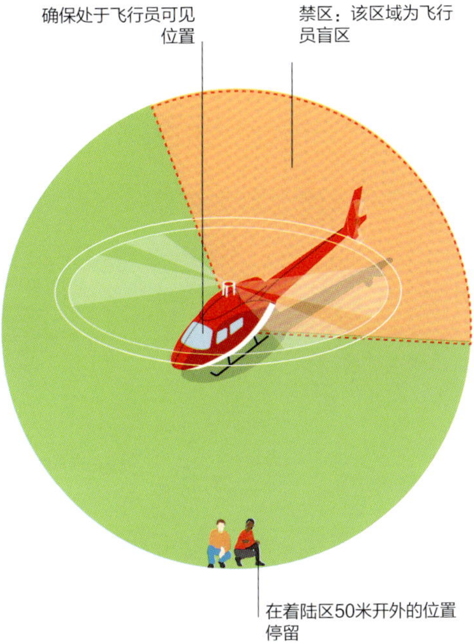

直升机安全示意图

交通事故

交通事故的严重性有大有小，可以小到人从自行车上摔下来的轻度受伤，大到导致很多人伤亡的重大车祸。事故现场因为有很多其他过往车辆，通常还存在一定的危险。

在接近伤员之前确保事故现场安全——这对于你自己、伤员和其他过路者都非常重要。在确保安全后，迅速检查伤员情况，判断需要优先处理的伤员（46~47页），对于危及生命的伤员应该立刻采取救治措施。拨打急救电话120/999，尽可能地描述详细情况，告知伤员的数量、大致年龄，以及受伤类型。

确保事故现场安全

应避免自己和他人处于进一步的危险境地，最好采取以下措施：

- 安全停车：弄清楚事故发生位置，打开危险指示灯（双闪灯），穿上反光夹克或马甲。
- 放置三角警示牌（或者打开其他车辆的警示灯）在事故发生车辆正后方向50~100米处（下图）；若在高速公路上，则在150米处放置警示牌。若遇上雨雾天气，还得将距离提升到200米。当你接近伤员时，可让围观者帮忙放置。如果可能，委托围观者告知其他驾驶者慢速行驶。
- 保持车辆安全，例如关掉肇事车辆的点火装置，尽可能切断电池电源，关上柴油车的油路开关。
- 稳固车辆：如果车辆四轮着地，拉好手刹或者在车轮前面放置障碍物；假如车辆侧翻，不要试图将它扶正，但要防止车辆继续翻滚。
- 注意其他可能的人为危险，例如确保在交通事故现场及周围没有人吸烟。
- 提醒急救机构注意，有无破损的电线、泄漏的油料或者装载危险化学物品的车辆。

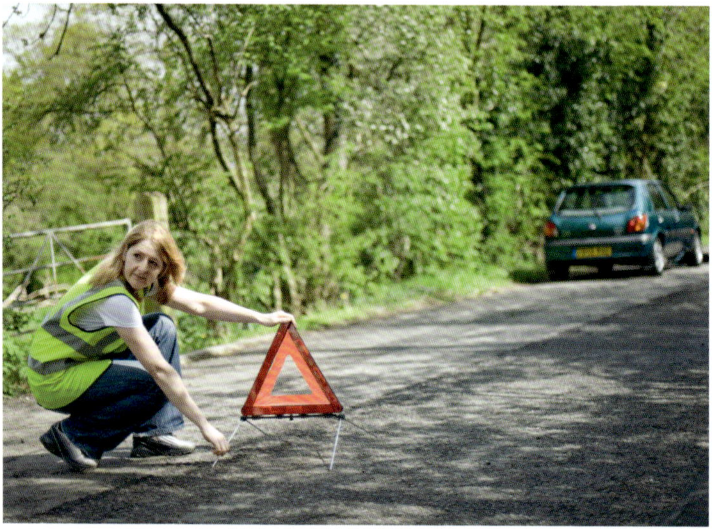

警示其他过路者
委派围观者在现场的每个方向都放置警示牌。在放置时委派另外的人帮忙留意过往车辆。

特殊案例 危险物品

交通事故可能因为危险品的泄漏或有毒气体的溢出变得情况复杂。请让围观者远离现场，站在出事车辆的上风口。车辆后部的危险化学品标志说明会告诉你可能会发生什么样的危害。要向急救机构说明所有的细节，帮助他们评估现场的危险程度。如果不能确定自己是否安全，或根本不了解标志的含义，就与事故现场保持一定距离。如果车辆面板上左侧的标志里包含字母“E”，说明该物质可能危害公众安全。

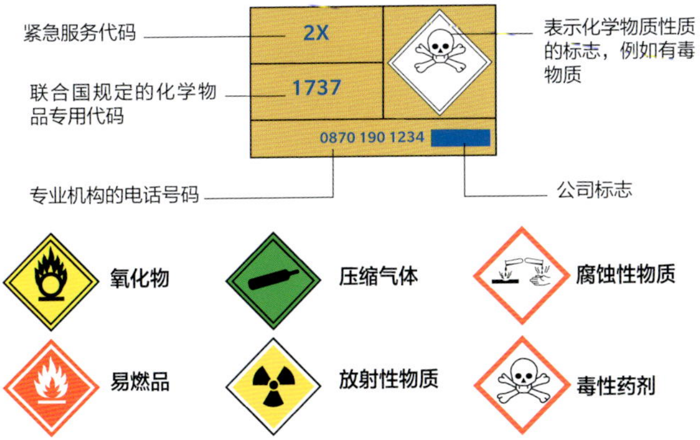

伤员评估

通过初级检查（46~47页），迅速对伤员伤情进行判断。首先检查有生命危险的伤员。允许能够自由活动的伤者自行下车，否则他们只能原地不动并就地治疗。假如交通事故中的伤员可能有颈椎或脊柱损伤（159~161页），支撑伤员的头颈部，等待专业救援人员到达现场。仔细观察事故现场周围，以防忽略可能被抛出车外的伤员，或在现场周边徘徊的伤员。如果伤员被困在车内或压在车辆下，他们需要由消防员拆解后救出。在等待专业救援人员的同时，观察记录伤员的生命体征情况——呼吸、脉搏和反应程度（54~55页）。

注意

- 除非接到正式通知可以安全通行，否则不要横穿高速公路去接近事故现场和伤员。
- 晚间身着反光服装或携带发光物品，如反光夹克、手电筒。
- 除非特别需要，否则不要轻易搬动伤员。如果必须搬动，根据伤员情况及可以得到的外部帮助考虑采用什么方式。
- 注意路面是否因为燃料、油料或结冰而过于光滑。
- 当心没有打开的安全气囊和没起作用的安全带装置都可能存在危险。
- 尽可能了解事故情况，在专业急救人员到达后告知相关信息。

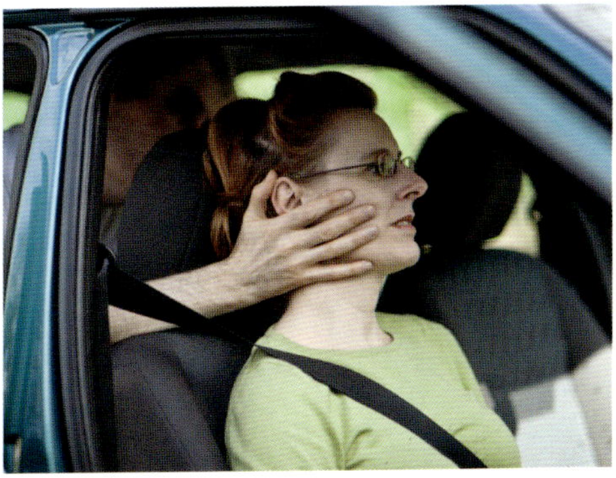

车内伤员

如果疑似伤者颈部受伤，无法下车，在等待救援人员到达时应先固定住他们的头部和颈部，并进行安抚。注意不要遮住伤员的耳朵，以便他（她）能听到你说话。

火灾

火势蔓延通常很迅速，所以首先要通知处于危险中的人。在一栋建筑物中要按响最近的火警警报器，拨打急救电话后迅速离开。但这样可能会延误你逃离现场，因此也可以在逃离途中拨打电话119。作为急救员，要使每个人保持冷静，鼓励和帮助他们快速撤离。如果遭遇火灾现场，首先要停下来观察、思考，不要贸然闯入。一场小火可能几分钟内就扩散为一场严重的火灾，立刻拨打急救电话等待专业人员救援。

火灾发生要素

火灾发生及火势蔓延有3个主要因素：燃点（电火花或明火）、燃料（汽油、木材或织物）和氧气（空气）。消除其中的一个因素就能使火势减弱直至完全熄灭。

- 清除可燃性材料，如清除火场中的纸或硬纸板，以免加大火势。
- 让火与氧气隔绝，关上起火房间的门或用毛毯盖住火焰，从而使氧气隔绝开，火就不会再继续燃烧。
- 关掉汽车点火装置，或者切断大型柴油车的油路，通常应在车外放置标志或者关掉供气开关。

撤离起火建筑

如果你看见或怀疑一栋建筑物起火，按响能最快找到的火警警报器。在不使自己处于危险情况的前提下帮助人们逃离建筑物。逃离时，关上身后的房门以防火势进一步蔓延。如果身在公用建筑物里，则从安全出口逃离，寻找户外的避难场所。

掌握工作场所的疏散流程。如果身处在不熟悉的场所，按照消防路线的指示撤离，并遵循大楼内消防指挥员的引导。

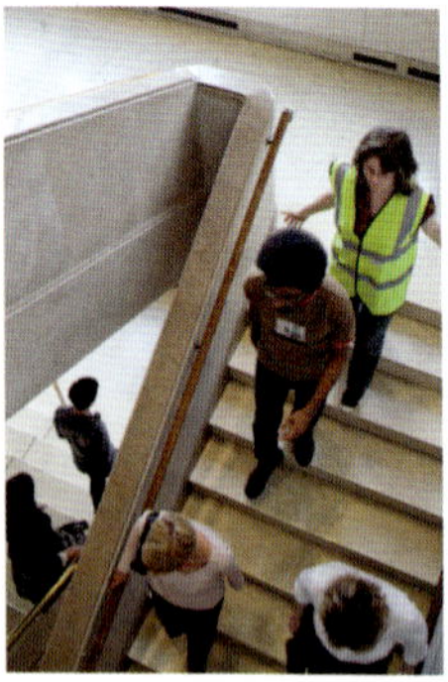

快速撤离
鼓励他人冷静迅速地由最近的出口逃离起火建筑物。如果不得不走楼梯，要确保人群不会拥挤和踩踏。

注意

从火灾中逃离时

- 不要为了拿取个人物品再次进入起火的建筑物内。
- 不要使用电梯。
- 未经消防员允许不要进入建筑物内。

火灾预防

- 在火中不要移动任何物品。
- 不要用可燃材料扑盖火焰。
- 自己身处险境时不要急于灭火。
- 如果自己衣物着火而且没人救援，用适当的材料包裹身体，顺地面滚动扑灭火焰。
- 当火灾由电引发时，不能用水灭火，要拔下电源插头或关掉电源总开关。
- 因热油引发起火，用毛毯覆盖，切不可用水浇。

衣物着火

如果衣物着火要注意以下几点：

- 安抚伤员以避免惊慌失措，阻止伤员来回奔跑或向外冲，因为任何移动或微风都会加大火势。
- 让伤员躺到地上。如果可能，用灭火毯紧紧裹住伤员，或用其他厚重布料替代，如外套、窗帘、毛毯（不是尼龙或网眼织品）、小块地毯。
- 顺地面滚动，直到身上火焰熄灭。对伤员烧伤部位进行处理（176~183页）：帮助伤员躺下，烧伤的部位向上，给烧伤部位降温。

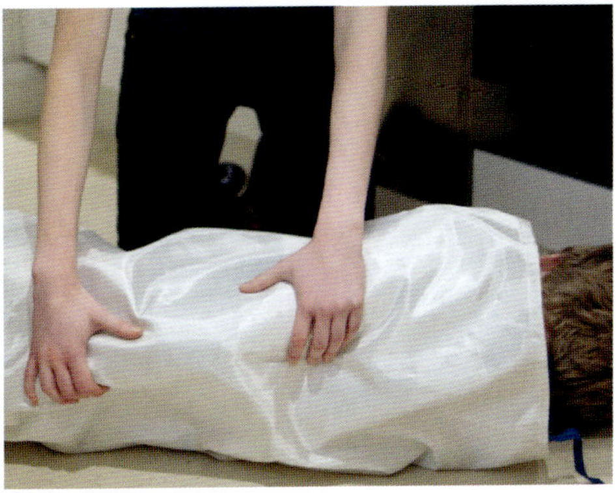

扑灭火焰

帮助伤员躺到地上，防止火焰烧到其面部。用灭火毯包裹伤员，隔绝火焰周围的氧气，顺地面滚动伤员直到扑灭火焰。

室内烟雾

发生火灾的空间场所是一个高度危险的环境，氧气稀薄，而且充满一氧化碳和其他有毒烟雾。不要试图进入烟雾密布的建筑物，或打开通往起火房间的门。灭火会有专业救援人员。

- 如果被困在起火的建筑物内，可能的话，进入建筑物前部分带有窗户的房间，迅速关上门，用地毯或类似的厚重织物堵塞门缝，尽量减少烟雾进入，然后打开窗户大声呼救。
- 如果要穿过浓烟密布的房间，应尽量放低身体，靠近地面的空气相对比较干净。
- 如果通过窗户逃生，首先伸出双脚，跳下之前尽量放直身体和胳膊。

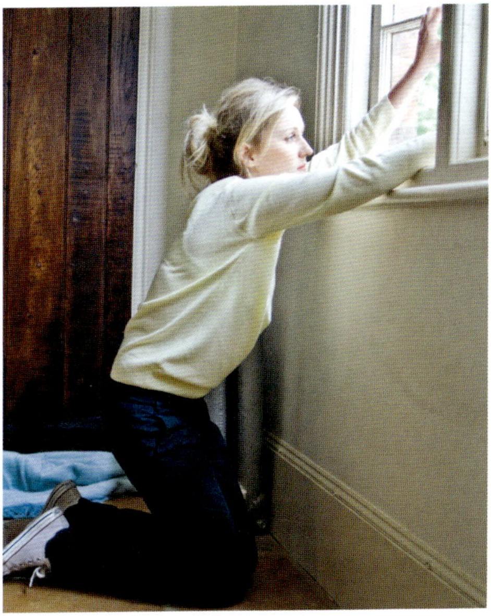

避开烟雾

关上你所在房间的门，并用地毯或其他毯子堵住门缝以阻止烟雾进入。打开窗户大声呼救。尽可能放低身体以躲避房间内的烟雾。

触电

当人触电时，电流瞬间穿过人体，引发昏厥、心跳和呼吸停止，电流进入和离开人体时的部位会产生灼伤。电灼伤能看到的地方非常小，从表面上看并不明显，但造成的损伤可能会深入肌体组织内部。

影响受伤严重程度的因素有：电压、电流的类型和电击途径。家庭或工作场所大都为220伏的低电压，工业用电为440~1000伏的高电压，高压线的电压能达到1000伏以上。电流类型指直流电（DC）或交流电（AC），电流电击的途径有手到手、手到脚、脚到脚。交流电大都为低电压高电流，会导致肌肉痉挛（手足抽搐）和锁定现象——伤员被吸附在物品上无法脱身，以致仍有电流通过。相比起交流电，直流电会引起肌肉突然强烈收缩，受害者会被抛出去然后坠落，导致脊髓损伤或骨折之类的伤害。

注意

- 如果伤员仍然和电源相连，不要接触伤员。
- 不要用金属类物品来阻断电流。
- 电源被关闭后才可接近高压电线。
- 不要搬动触电伤员，除非伤员处在紧急情况，确保此时电流已阻断。
- 如果伤员失去知觉，而且接触他是安全的，立即开放气道检查伤员呼吸情况（失去知觉的伤病者见56~89页）。

高压电

在电力线和高空电缆旁碰到高压电，通常会立即致命。即使存活也会被严重烧伤，因为电流的温度可达到5000℃。而且，电击引起的肌肉震颤可将伤员抛出一段距离，导致其他的伤害。

高压电能弧形跳跃达18米，在接近伤员前必须切断或隔离电源。遭受高压电击的伤员会失去意识。在被正式告知可以安全接近伤员后，迅速开放气道，检查呼吸（失去知觉的伤病者见56~89页）。

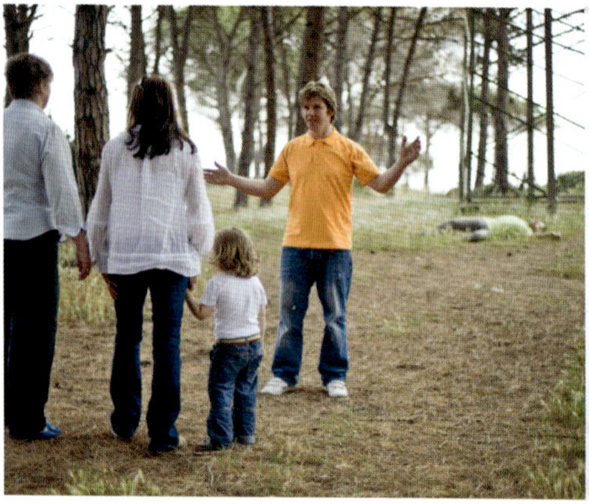

保护旁观者
阻止任何人接近事故现场，旁观者至少距离电缆和伤员18米。

低压电

低压电通常在家庭、工作场所内使用，触电也可能导致严重伤害甚至死亡。事故的发生通常是由损坏的开关、磨损的电线或出故障的电器引起的。儿童天性好奇，可能把手指或其他导电物体放进墙壁上的电源插座里。水可以导电，这样会增加额外的风险。湿手操作或站在湿地面上会大大增加触电的风险。

阻断电源连接

1 在实施救助之前，先仔细观察，不要贸然触摸带电的伤员。如果他们依旧接触电源，伤员将处于“带电”状态，有触电的危险。

2 关闭电源。阻断电流和伤员之间的连接，关掉电源总开关。除此之外还要拔掉插头或扯断电线。

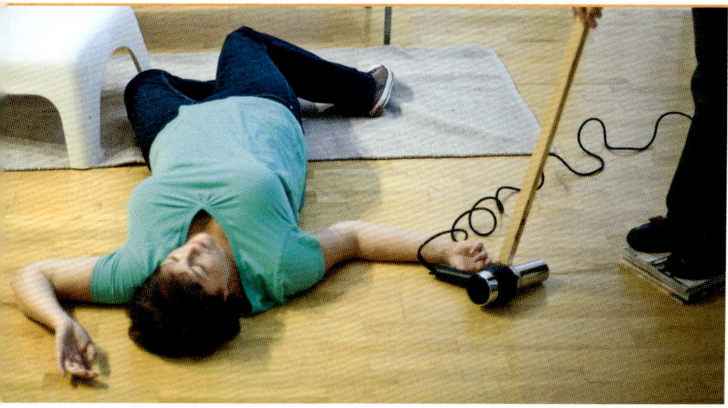

3 移走伤员或身边能产生电流的物体。站在干燥的绝缘物体上，例如木头盒子、塑料垫、一堆杂志或书上。使用木棍或扫帚将伤员肢体与电源分开。

4 如果不能用木棍类物品移除电源，就用绳索缠住伤员的足踝部或手臂，千万当心不要接触伤者，小心地将其拖离电源。

5 确定伤员和电流之间没有任何连接后，立刻进行初级检查（46~47页），治疗发现的伤情。拨打120/999。

闪电

大气层的强放电现象称为闪电，它在天空中形成一道光和热的强烈轨迹。闪电会穿过空中高耸的物体进入地面，有时也会通过站在附近的人的身体。短暂的闪电能引起严重的热灼伤，可能会使人的衣服着火、击倒在场人员或使人的心跳和呼吸停止（心脏停搏，59页）。如果迅速按照正确的方法进行心肺复苏（成人68~73页，儿童78~81页，婴儿84~85页），伤员尚可存活。一定要让所有人撤离遭闪电雷击的现场，因为同样的地方可能会再次遭到雷击。

溺水

任何年龄的人都可能发生溺水事故。通常溺水是16岁以下青少年最常见的死亡原因。青少年会把鱼塘、戏水池、浴池甚至卫生间误认为像泳池、海洋等那样的开放性水域，冒失地一头扎进去，这些地方都有可能发生溺水。在激流或低温的水中游泳、长时间持续游泳或酒后划船的人会更容易发生溺水事故。

在寒冷的水中游泳有很大的危险。在英国和爱尔兰，即使在夏天，室外水温也较低。海水的温度为5~15℃，内陆的水温可能更低，如湖泊和水库等。突然落入冷水中会引起神经过度刺激，导致心脏停搏（59页）。浸没于冷水中可能会导致体温过低（188~190页）和加重休克症状（114~115页）。喉头痉挛和水的吸入均会阻塞气管并导致缺氧（94页）和溺水。吸入和吞咽的水可能会被吸收进循环系统，加重脑、心和肺的容量负荷。游泳使体力消耗过大，也会引发心力衰竭。

注意

- 如溺水者无应答，将其身体托起，高于水面。尽量保持水平体位，支撑其头部和颈部，保持气道畅通。抵达岸边后，让溺水者躺下，立即开放气管检查呼吸。如果有必要，开始心肺复苏（失去知觉的伤病者见56~89页）。

溺水逃生链

专业或非专业救援人员实施救助时的五个相关步骤，可以有效预防水中发生事故的概率，大大提高生还和溺水后恢复的机会。

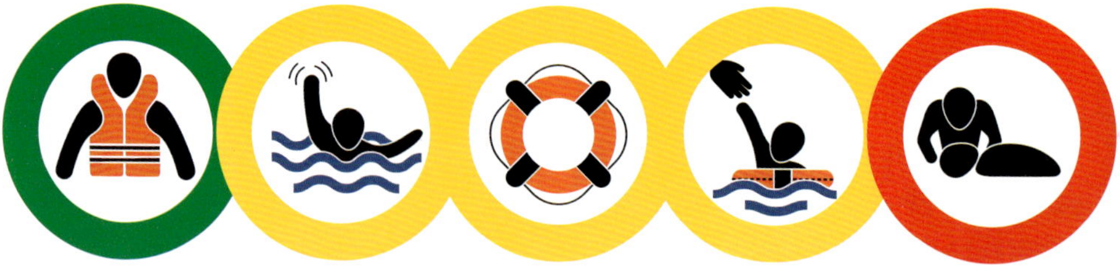

防止溺水
在水中和周围时应时刻注意安全。

发现危险
请求他人帮助。

提供漂浮物
可用于防止沉溺。

从水中救起
只有确保自身安全的情况下才能施救。

提供需要的照顾
寻找必要的医疗救助。

落水急救

1 首要任务是，在确保自身危险性最小的情况下将遇险者救上岸。可站在岸边，伸出棍棒、树枝或绳索让对方抓住，将其拉出水面。还可以抛给遇险者漂浮救生圈。

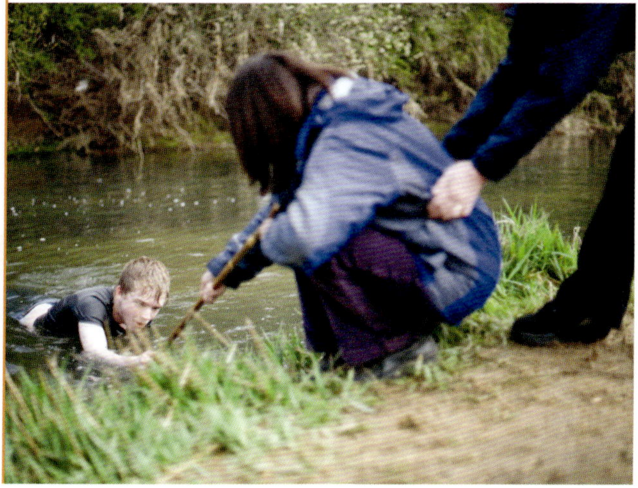

2 如果你受过救生训练，且遇险者已无应答，可蹚水或游向伤员将其拖到岸边——尽量保持其身体水平。如果在救助时可能涉险，或没有接受过救生培训，立即拨打120/999求救。

3 伤员出水后，要注意帮忙为其挡风，并采取溺水（102页）和体温过低（188~190页）要求的方法救治。可能的话，要给伤员更换湿衣物。

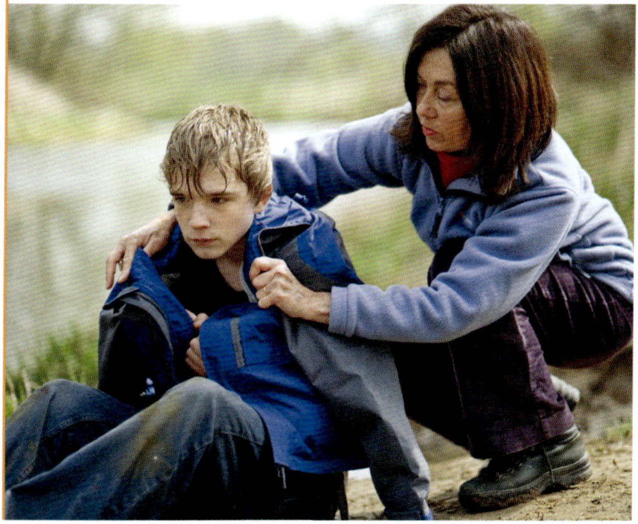

4 观察记录伤员的生命体征（54~55页）。寻求必要的医疗救助。

重大事故

重大事故是指对社区安全构成严重威胁或伤亡人数、地点、性质或严重程度需要特殊安排以妥善处置的事件，这类事件可能会超出应急服务部门的正常工作负荷，但可为此类事件持续安排及培训应急人员。对外公布重大事故的情况是救援机构的责任，并在当地启动重大事故应急响应服务。近年来，这些事故包括被认为是恐怖主义行为的事件。尽管与本章描述的其他事件相比，恐怖主义行为是罕见的，但如果陷入这样的事件中，急救人员的迅速行动可以挽救生命。

作为重大事故的首要目击者，不要轻易接近事故中心地带，迅速拨打120/999（22~23页），告诉救援调度中心发生事故的类型（如火灾、交通事故或者爆炸）、地点、路线、特殊危害性和大致的伤员数目。

急救现场组织

当宣布发生重大事故时，紧急服务部门将在该地区周围建立警戒线，以确保所有相关人员的安全。第一道警戒线（内警戒线）直接围绕事故现场设置，第二道警戒线（外警戒线）围绕内警戒线设置，为所有应急人员（警察、消防和急救中心）建立一个最低安全区域。只有具备正确身份证件和足够个人防护装备的人才可进入这些区域。事故现场建立的其他重要区域包括：伤员分类治疗点、幸存者收容点及救护车停车场和装货区。

分类

这是一个动态过程，用于优先处理需要紧急治疗的伤亡者。在重大事故中，这是在处置每位伤员时多次重复的步骤。当伤者的人数超过救援人力时，应采用分类原则。在多数情况下，伤员分类由参与救援服务机构负责，主要由急救中心人员实施，辅以现场可用的医疗支持，从而尽可能为更多的伤者提供最有益的帮助。伤员分类可用于确定其他情况下的治疗重点，如道路交通事故。这类事故中，伤者可能人数较多，但在专业救援机构抵达前只有一到两位急救员。

在重大事故发生时，应急救助机构会启动伤员分类筛诊。对行动不便的伤者需要现场进行初级检查（46~47页），根据气道、呼吸和循环（ABC）检查结果确定治疗重点。当伤员被送至分类治疗点后，会接受更加详细的医疗评估，以确保每个人都得到必要的救治。在被送往医院接受医疗团队救治前，伤员需定期反复检查。

- 行动不便的伤员需要在分类治疗点接受进一步的检查。根据检查结果，会安置于最优先治疗区（危重）或次优先治疗区（危急），尽快用救护车送往医院，在此之前，给予挽救生命和/或保肢治疗。
- 可自行移动的伤员将被送往第三优先治疗区（暂缓治疗），如果有必要可送往医院。

- 未受伤的人员将被直接送往幸存者收容点。在这里，他们会得到安慰并观察延迟受伤的迹象。

急救员职责

如果没有足够的个人安全防护装备或正确的判断，不要进入警戒线内。一旦进入现场，你可能被要求协助事故紧急救助服务工作。例如，帮助处理伤势较轻的伤员，支撑固定受伤伤员的肢体，记录伤员姓名，帮助联系亲属等。

恐怖事件的现场急救

尽管恐怖主义活动危机重重，但在活跃战区以外的世界其他地区，恐怖主义行为仍然非常罕见，因此遭遇恐怖事件的概率极低。然而，如果深陷其中，须知事件现场的混乱程度可能远超其他重大事故。由于担心附近的安全问题，应急服务机构可能需要更长的时间才能抵达现场。急救员的首要任务是确保自己的安全，远离危险的源头。

急救员应做到：

- 跑到安全的地方，远离事故，并拨打120/999寻求紧急救助。

如果无法逃离：

- 如果可能，尽量躲在安全的地方。
- 向紧急救援机构描述事件的经过，拨打120/999寻求帮助。

在紧急救援人员到达之前，如果只有急救员在伤者身边，可以在没有进一步危险的情况下进行急救，进行初级检查（46~47页），快速对伤者进行初步评估，以确定优先处置方案。始终谨记这点：安静且原地不动的伤者可能是最需要帮助的人。在这样的极端情况下，更高水平的临时救助可能才是当务之急。如严重出血等危及生命的情况可以使用任何可用的材料来处理，例如，用衣服压住伤口，或在肢体出血危及生命、无法控制的情况下，使用临时止血带（第117页）。

注意

- 帮助他人前，要始终考虑自身安危。

应对措施

1 保持冷静并控制局面（15页）。立即拨打120/999求助。紧急救援机构将会在组织应急响应的同时建议急救员如何开展救治。在其抵达现场后，提供所有现场信息，如已经开展急救措施。

2 如果只身一人，且面对多名伤者，在确保安全的前提下，对伤者进行初步的分类，确定优先救治者。随时准备使用挽救生命的急救术，如开放气道、直接按压控制大出血（116页）或进一步使用止血带（117页）。

03 伤员评估

如果有人突然发病或受伤，最重要的是尽快查明原因。当然，接近伤员时首先要确保自身安全。

如果确定事故现场是安全的，就可以开始检查评估伤员。本章将介绍如何处理伤员及使用的“两步法”：首先按照轻重缓急检查并处理危及生命的伤情（初级检查），然后进行详细的评估，检查当即不明显的伤情（次级检查）。

本章还将介绍如何决定抢救顺序，处理多名伤员以及安排后续治疗。在进行检查时，伤员的情况可能好转也可能恶化，因此还会有如何观察病情变化的相关指导。

目标和目的

- 在确保自己和伤员远离危险的前提下，迅速冷静地评估现场。
- 评估每个伤员（初级检查），首先抢救危及生命的伤员。
- 对每个伤员实施更详细的评估（次级检查）。
- 寻求合适的帮助。如果怀疑伤情严重，拨打120/999急救电话。
- 了解自己的需求。

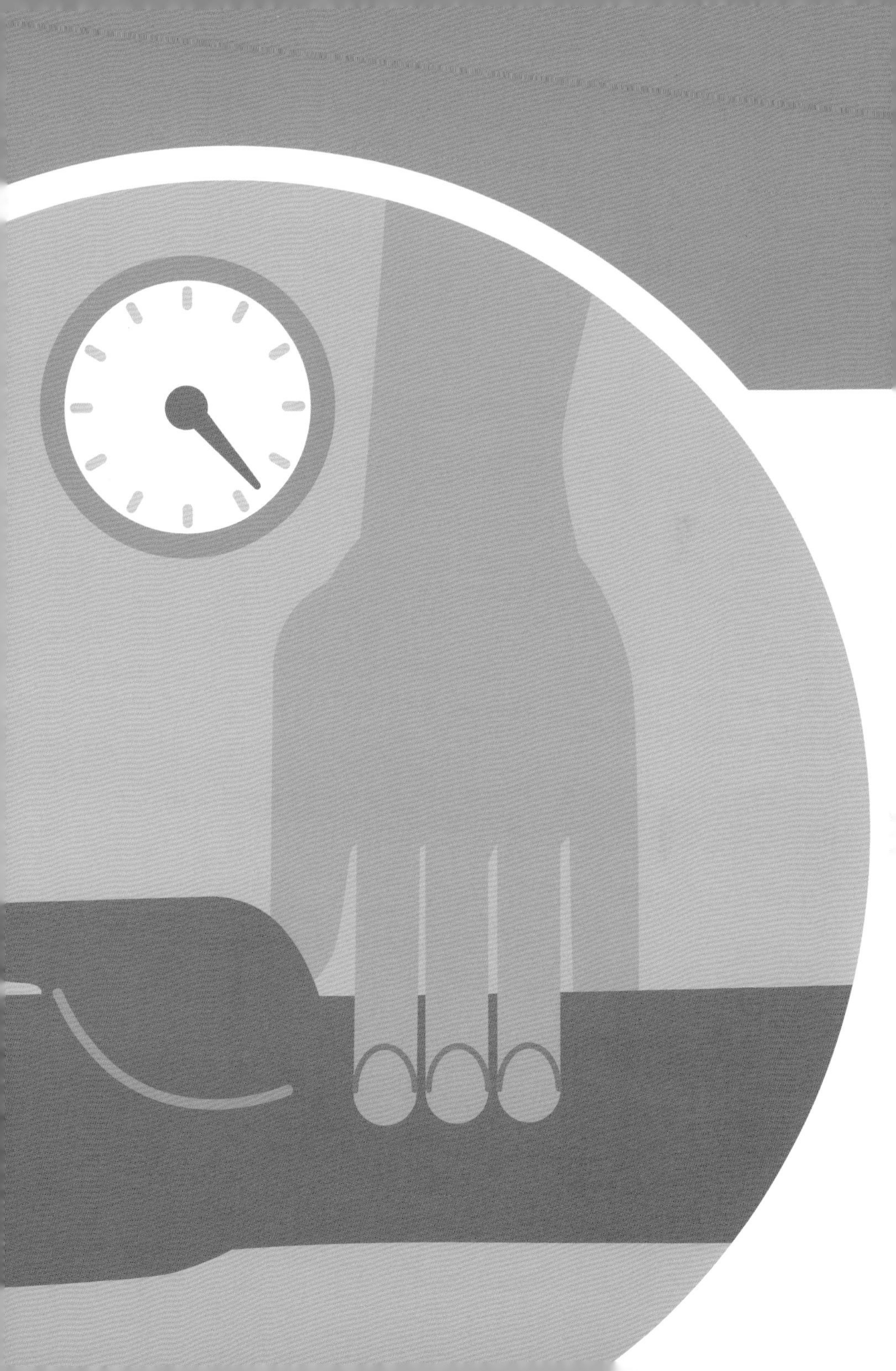

评估伤情或病情

从前面的章节已经得知，为使伤员或急症患者获得最好的治疗结果，需要尽职尽责。首先告诉在场的人你受过专业急救训练，然后冷静地开始处置。不过，就像第二章（26~39页）所说的,除非你已经大致清楚现场情况，否则不要急于处理任何一个伤员。首先确保在场所有人的安全，然后，在条件允许的情况下，采取措施协调现场，寻求必要的帮助。阅读本章时，可回顾第一章（12~25页），记住以下几点：

- 保持镇定。
- 认识到危险性。
- 建立并维持与伤员之间的信任。
- 拨打电话寻求适当帮助。
- 注意自己的需求。

处理病患和伤者

救助伤病者时，请遵循以下三步。迅速进行专业的处理，从而避免不必要的延误。这对于救助至关重要。

- 第一，查明引起伤害的原因。
- 第二，按严重程度处理伤情，生命垂危者优先。
- 第三，安排伤员的下一步救治。你必须决定伤员需要何种治疗。有需要可拨打急救电话，建议伤员去医院，或允许伤员回家，必要时找人陪同。

现场的其他人可以协助你：当你照料伤员时让他们帮忙拨打120/999急救电话，或者他们可以帮忙固定伤者肢体，照顾伤势较轻的伤员或传递急救用品。

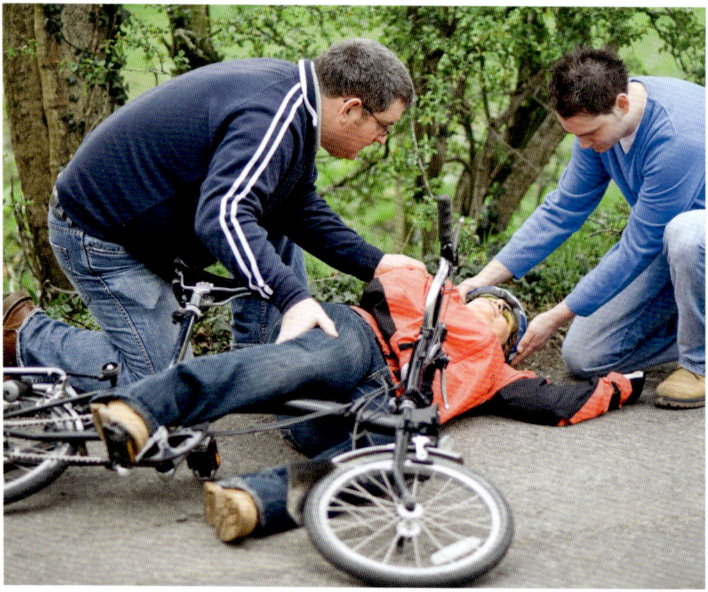

急救第一步
扶住受伤者，路人也许能一起帮忙；询问受伤者所发生的事，并尽可能辨认出最严重的伤害是什么。

评估的方法

评估伤者的第一步，通过初级检查尽快分清和处理威胁到生命的病情或伤情。按气管—呼吸—循环的检查次序，同时治疗发现的所有致命伤。

根据第一步检查的情况，决定是否进行下一步。如果没有威胁生命的情况，或已经被处理好，就可以进行次级检查以便更进一步评估。

初级检查

这是确定和治疗危及生命的伤病情最快速直接的评估（46~47页）。

如果伤员受伤较轻并且有意识，例如可以对话，那么这一步检查可以迅速完成。而当伤者伤情严重和/或无意识时（无应答），就需要较长时间检查。

遵循“ABC”法则：气管（Airway）、呼吸（Breathing）和循环（Circulation）。

- 气管：是否畅通？如果伤者无法做出回应，说明气管没有打开或不通畅。如果气管堵塞会妨碍呼吸，造成窒息（94页），甚至死亡。

如果伤员能够交谈，说明气管是通畅的。

- 呼吸：是否能正常呼吸？如果伤者不能正常呼吸，立刻拨打120/999寻求紧急救助，然后进行胸部按压和人工呼吸（心肺复苏，CPR）。如果伤员可以正常呼吸，则可进行次级检查。

如果伤员可以正常呼吸，检查并处理有可能引起呼气困难的症状，例如哮喘，之后可进行下一步检查。

- 循环：伤员是否失血过多？如有出血的情况，需要立即处理伤口，否则大量失血可能引起休克（114~115页）。拨打120/999请求救援。如没有出血的状况，则可进行次级检查。

特殊案例 数名伤员

如果现场不止一个伤员，根据伤情的严重程度，首先要处理那些必须急救的人员。使用初级检查ABC法则，切记，那些没有反应的伤员有更大的危险。

次级检查

详细检查伤员身上其他不明显的伤情（48~53页），这需要做全身彻底检查（51~53页）。必须查明以下几点：

- 病史：发病经过和相关病史。
- 症状：伤员告知的损伤症状。
- 体征：你所观察到的伤情和异常症状。

通过检查本书各章节中所介绍的不同伤病情的典型症状，你可以确定伤病情况。记录所有的发现，并把这些相关信息交给医务人员。

反应程度

首先必须判断伤员是否有应答。或许他能与你对话、做眼神交流或做一些动作，也可能他对诸如“你还好吗”“发生什么事了”的问题毫无反应，此时就要使用AVPU等级（54页）对他进行反应程度测试。这一点很重要，因为一些伤病情会使伤员反应迟钝。测试时要观察他的变化。

受伤机制

受伤与受伤原因直接相关。同时，伤员是单一伤还是复合伤也取决于受伤的原因。这也就是为什么要了解事故发生的过程。很多情况下，这些重要信息只能由现场处理伤员的人——急救人员获得。另外还要看是旧伤复发还是外力所致的新伤。

这些信息还能帮助救援机构人员和医务人员预知受伤的类型、严重程度和治疗方案，因而对伤员的诊断、治疗和预后都非常有好处。

受伤的现场情况

由撞击造成的受伤类型和程度是可以预知的，如从高处坠落或遭遇车祸——如果你清楚地了解事故是怎么发生的，就可以了解伤员可能遭受的伤害。例如，一位坐在轿车上的乘客遇到车祸，在相同速度下，相比正面冲撞，侧面冲撞对他造成的伤害可能更大。因为比起车头正面，车辆侧面不能吸收更多的力量，对车内乘客的保护性更弱。当车辆受到正前或正后方撞击，如果司机此时系着安全带，就需要警惕一种特殊伤：司机的身体会突然被推向前，但头部会有短暂停留才能跟着向前，造成颈部激烈震动。伤员还有可能被安全带勒伤，造成例如胸骨和锁骨骨折，以及心肺挤压等伤势。还有可能因与方向盘或安全气囊撞击引起的脸部损伤。

颈部扭伤

当身体受到突然冲撞比如车祸时，头部会震荡后仰，然后向前，反之亦然。这会导致颈部扭伤，造成颈部的肌肉和韧带拉伤。

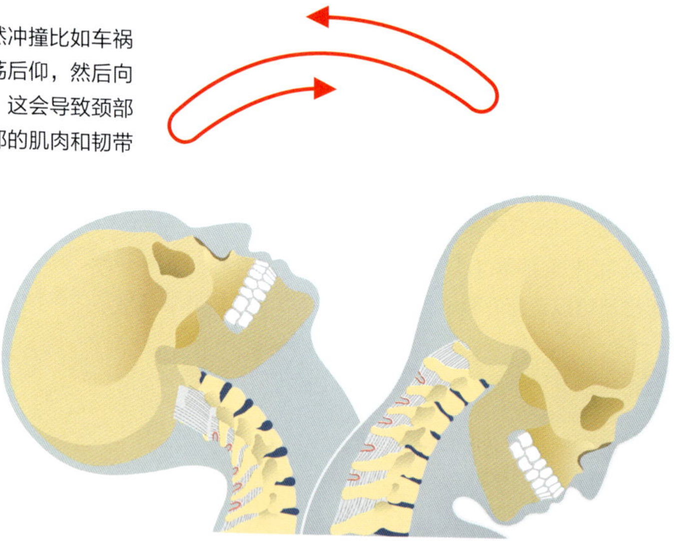

肌体的受力

在撞击中受力的大小是提示受伤类型和程度的另一重要条件。例如，从1米以下的高度坠落到坚硬地面，可能仅仅会有些扭伤。从2米或以上的高度坠落，则有可能造成重伤，如骨盆骨折、内出血。有些表面上不严重的摔伤可能造成很大隐患。例如，当有人从楼梯摔下时，伤者可能只是说自己扭伤了脚踝，但如果他是重重地摔到坚硬的地面上，脊柱和/或头部就有可能受伤。跌落超过 5 级楼梯比少于5 级楼梯受伤的风险更大。同时还需注意：患有骨质疏松症的人或老人更容易因轻微的撞击或跌倒造成严重的伤害。

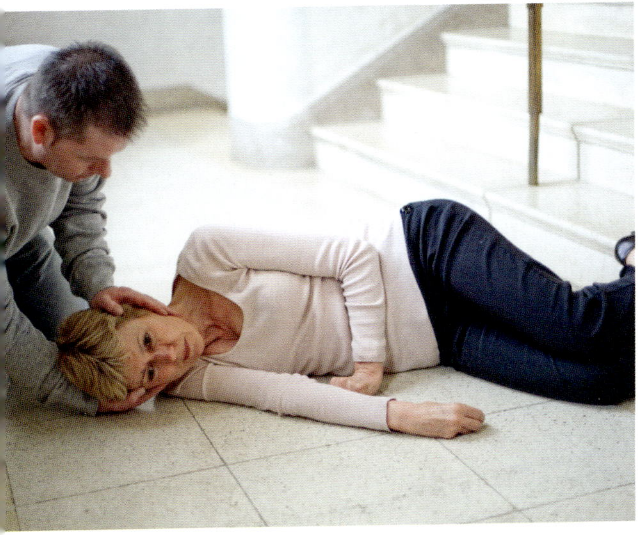

重伤可能不易察觉
建议伤者保持不动。如果无法做到，扶住其头部，请别人帮忙拨打120/999急救电话。

现场询问的问题

当你在现场照料伤员时，需要询问伤员本人或其他目击者一些问题，以便弄清受伤的原因和过程。如果伤员不能说话，现场目击者就尤为重要。询问的问题应包括以下几点：

- 伤员是从车内弹射出来的吗?
- 伤者当时系好安全带了吗?
- 车翻了吗?
- 伤员当时戴头盔了吗?
- 伤员摔出多远?
- 伤员落在什么样的地面上?
- 伤员的身体有没有接触硬物表面? 如地面、车的挡风板或仪表板?
- 伤员是怎么摔伤的? （扭转可导致膝盖、脚踝等关节周围组织和韧带的撕裂伤）

收集这些信息并告知救援机构人员。

初级检查

初级检查是对伤员快速、系统地进行评估，以确定所带伤病是否危及生命。这时需要执行规范的操作步骤，每一个明确危及生命的伤员必须优先处理，按照“一经发现，立即处理”的原则给予治疗。你应该迅速并系统性地按照该步骤对你救助的伤员进行施救，不要被其他事件分散注意力。如果有较高的感染风险，在开始此类评估（16~19页）之前，要穿戴好个人防护装备（PPE）。

根据对折页图表中的步骤指导完成评估。根据每一步的判断，决定是否进行下一步。只有当危及生命的伤情得到完全控制，或者确定未出现此类伤情时，才可进行次级检查（48~53页）。

反应

此时，急救员需快速地判断伤员是否有应答。靠近伤者进行观察，介绍自己，即使对方可能没有明显应答。询问如下问题：“发生什么事了？”“你还好吗？”或发出指令：“睁开你的眼睛！”如果没有反应，轻轻摇晃伤者的肩膀。如果伤者是婴儿，可以轻弹其脚掌。如果仍然没有回应，就可以判断伤员无应答。但如果伤者能够说话、做眼神交流或打手势，就意味着他有应答。

无应答的伤员需要优先予以紧急救治。

气管

第一步检查伤员的气管是否通畅。如果伤员清醒，能与你说话，那么他的气管是通畅的。如果他无应答，有可能是气管阻塞（61页）。你需要开放和清理气管（成人，65页；儿童，75页；婴儿，82页）——在清理完气管后，才能进行以下操作。

呼吸

伤者呼吸正常吗？通过看、听和感觉来判断其呼吸。如果意识清醒并可以交谈，说明伤者能够呼吸。然而，需记录呼吸的频率、深度和难易程度。如哮喘之类的疾病（104页）会导致呼吸困难，需要紧急救治。

如果无应答的病人没有呼吸，心脏会停跳，这时必须立刻进行胸部按压和人工呼吸（心肺复苏，CPR）（成人，68~73页；儿童，78~81页；婴儿，84~85页）。

循环

影响血液循环的情况也会威胁生命。造成严重外出血（116~117页）的损伤会导致循环系统失血，因此必须立即处理。在某些情况下，需在检查气管和循环之前优先治疗。成功地控制出血可以挽救生命，将发展为危及生命的休克（114~115页）等病症的风险降到最低。

只有当危及生命的伤情已经稳定，或者伤员再没有出现其他症状，这时才可以对伤员进行详细的次级检查（48~53页）。

ABC检查

迅速并系统性地开展如下检查，制订优先治疗方案。

气管

伤员的气管是否通畅？（成人，64~65页；儿童，74~75页；婴儿，82页）。

否 →

意识清醒

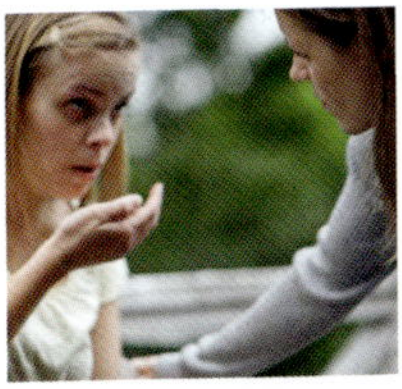

- 如果伤员无应答，则处理呛咳或窒息等引起的气管堵塞情况。气管通畅后，进行下一步——“检查呼吸”。

意识不清

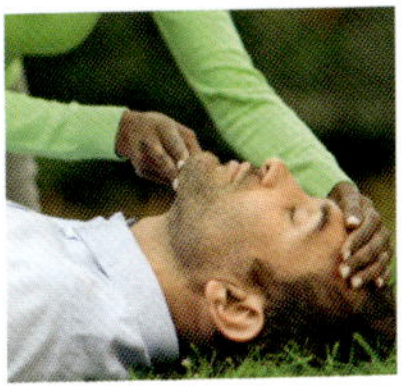

- 如果伤员无应答，将其头后仰，下颌抬高，以打开气管（成人，65页；儿童，75页；婴儿，82页）

是 ↓

呼吸

伤员呼吸正常吗？通过看、听和感觉来判断呼吸情况。

否 →

意识清醒

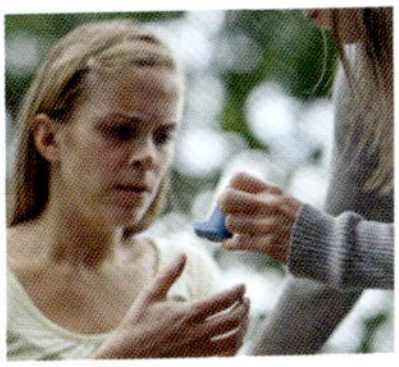

- 处理发现的症状，如哮喘。进行下一步——“检查循环”。

意识不清

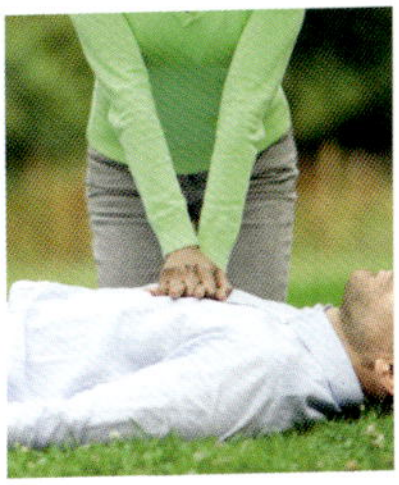

- 如果伤员无应答，且没有呼吸，拨打急救电话120/999。立刻进行胸外按压和人工呼吸（成人，68~73页；儿童，78~81页；婴儿，84~85页）

是 ↓

循环

有严重失血的体征吗？

是 →

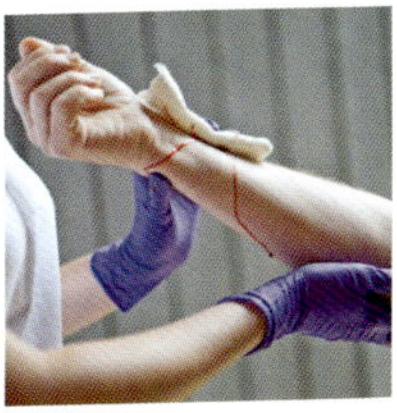

- 止血（116~117页）可能应优先于检查气管和呼吸。拨打120/999急救电话。救治伤员，降低发展为休克（114~115页）的风险。

否 ↓

如果没有危及生命的情况，或无其他病症出现，则可以进行次级检查（48~53页）以便发现其他伤病情况。

次级检查

一旦完成初级检查，处理好危及生命的伤情后，就开始从头到脚有系统地检查其他伤病，这称为次级检查。向伤员本人或周围的人询问情况。条件允许时，将所掌握的信息记录下来，交给专业急救人员、医院，或任何接管伤员的人。

最好让伤员一直待在被发现时的位置，直到确定可以安全地将其搬到更舒适的地方，且更有助于其伤情或病情。

这一步检查包含了除ABC步骤之外的两步深入检查（43页和46~47页）。

- 能力障碍：伤员的反应程度（54页）。
- 检查伤员：可能需要脱掉或剪开伤员的衣服以便检查或治疗。

通过这一步检查你需要发现：

- 病史：目前的伤情或急症是由什么导致的，还有相关的就医史。
- 症状：伤员能够提供的关于伤情的信息。
- 体征：你在检查中的发现。

病史

有两个重要的方面：现病史和既往就医史。

现病史

首先查明发生了什么事故。你最先提问的问题应有助于找出事故发生的直接原因。通常伤员本人就可以告诉你，但有时需要依靠周围目击者提供的信息，因此必要时核实他们所叙述的是事实经过而不是主观猜测。另外会有一些线索可以表明伤员受伤的性质，例如车辆的撞击程度，这也经常被当作受伤机制提及（44~45页）。

既往就医史

要考虑的第二个方面就是伤员从前就医的历史。可能这与当前病情没有任何关系，但有可能提供病因的线索。医用警示腕带或伤员随身携带的药物就可能提供这种线索（50页）。

询问病史

- 询问发生了什么，例如确定事件的发生是疾病还是意外导致。
- 询问伤员目前服药情况。
- 询问就医史，查明以往或目前有什么疾病。
- 查明伤员是否有过敏史。
- 查明伤员最近一次进食时间。
- 注意是否有医用警示识别腕带——这可能提示现病史，如癫痫、糖尿病或过敏性休克的风险。

症状

是指伤者的整体感觉，以及对这种感觉的描述。与伤员交谈时，请他们尽可能详细叙述症状。例如，如果伤者觉得头痛，询问疼痛的部位，请他们描述疼痛的性质（持续性还是间断的，锐痛还是钝痛，以及严重程度）。问他什么方式会减轻（或加重）疼痛，是否受运动或呼吸的影响。如果疼痛不是由受伤引起的，询问何时开始觉得疼。伤员可能还会描述其他症状，如恶心、眩晕、发热、寒战或口渴。要仔细倾听伤员的回答（20页），在他们叙述时不要打断。

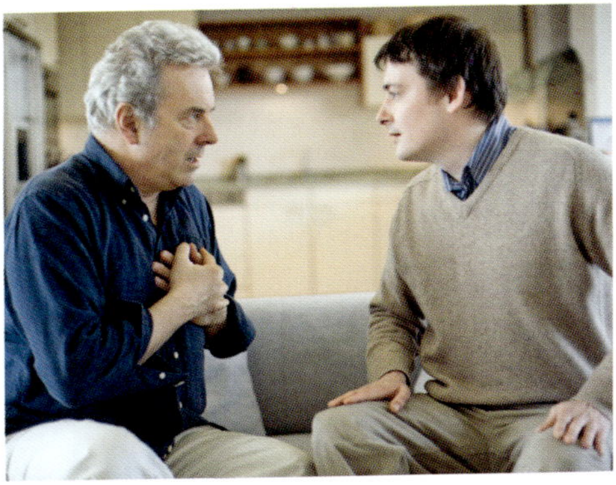

倾听伤员

和伤员进行交谈时要与他们发生眼神交流，提出的问题要保持简单易懂，仔细倾听伤员描述的症状。

体征

即通过观察和接触伤员所发现的症状和表象，如肿胀、出血、变色、变形、异味。使用所有的感官——视、听、触、嗅，记住要把受伤或患病部位和健康部位进行对比。同时要注意伤员无法进行的一些正常行为，如移动肢体或站立。如果有明显的浅表伤，做好记录，在完成全部检查之前暂不处理，因为可能存在其他亟待治疗的伤病。

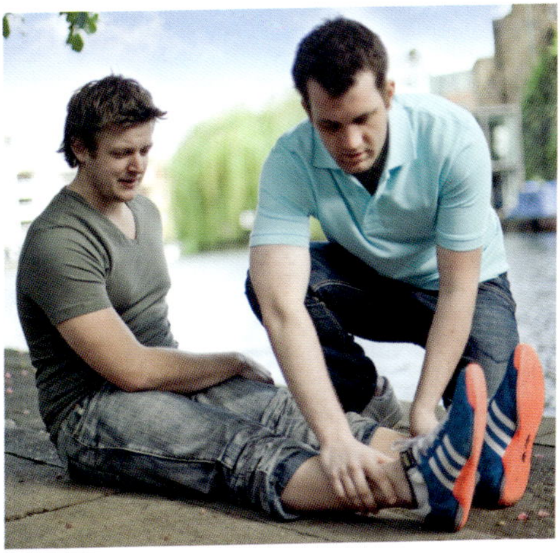

比较身体两侧

要将身体受伤部位和健康部位进行比较。检查肿胀、畸形和/或变色。

次级检查（续）

寻找外部线索

通过寻找外部线索了解伤者的情况是急救员评估伤情的办法之一。如果需要检查伤员的随身物品，务必事先征得伤员同意，或在可信的第三方面前检查。如果怀疑伤员吸毒，注意他可能携带针具和注射器。也可能会找到医院或诊所的就诊预约卡，或者写有过敏史、糖尿病史或癫痫史的卡片。骑马或骑自行车者的骑士帽或头盔中可能也有这样的卡片。食物或药物同样也会提供有关伤员情况的重要线索。例如，糖尿病伤员可能随身带有糖块或葡萄糖凝胶。有明确疾病的人可能佩戴特制的吊坠、手链、胸章或钥匙环（比如“医用警示”或者“求救护身符”），上面注有警示信息。让伤员佩戴好此类物品或将它们转交给急救人员。

医学线索	
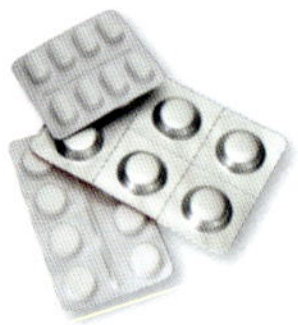	药物 伤员可能随身携带药物，如缓解背部疼痛的药物，或治疗心绞痛的药片或喷雾剂。
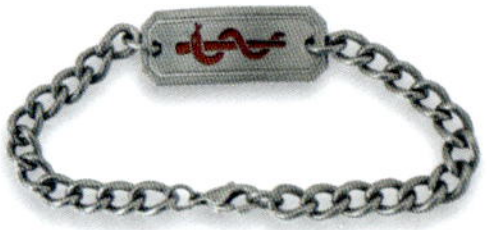	医用警示腕带 上面可能标记伤员的病史（如癫痫、糖尿病或过敏），可能还有联系电话。
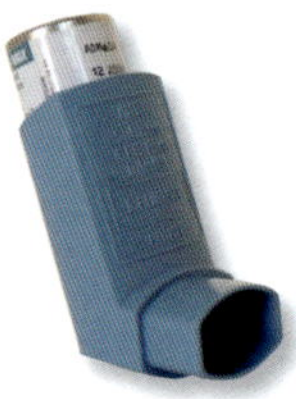	雾化吸入器 发现雾化吸入器通常表明伤病者患有哮喘或慢性肺病。缓解吸入器通常是蓝色的，预防性吸入器通常是棕色或白色的。
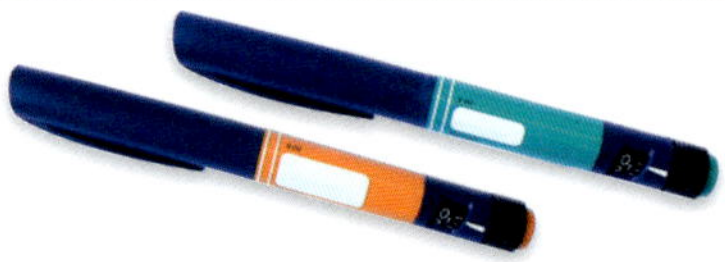	胰岛素笔 发现胰岛素笔或注射器通常表明伤病者患有糖尿病。伤者还可能携带一套葡萄糖检测试剂盒。
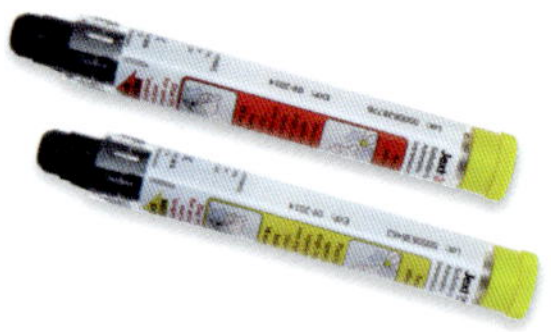	自动注射器 内含肾上腺素，为了防治过敏性休克。儿童和成人剂量会用不同色彩做标记。

全身彻底检查

询问完伤病者的病史和症状之后，应该进行从头到脚的彻底的检查评估。检查伤病员时请运用所有的感官体验：视、听、触、闻。要从头部开始向下检查，这种“从头到脚”的顺序方便记忆，不会遗漏。检查时如有需要，可小心地解开、剪除或脱去伤病员的衣服（236页）。一定要注意维护伤病员的隐私和尊严，做这些之前需征得伤病员同意。

戴上一次性手套，必要时戴上口罩/面罩和穿上防护服，以保护自己和伤员。不到万不得已不要移动伤病员，除非身处险境。尽可能保持伤病者原有的体位或适合救治伤情的体位，除非他们的生命危在旦夕。如果一个无应答、仍有呼吸的伤病者被安置成复原卧位，在做全身彻底检查时最好保持目前的状态。

检查伤病者的呼吸和脉搏（54~55页），然后从头部开始向下仔细检查（见下两页）。最先会注意到明显的轻伤，但仍需要继续进行检查，不要遗漏隐藏的潜在严重伤情，完成全身检查后回头再处理轻伤。

检查中可能发现的问题

鉴别方法	症状或体征
伤员叙述的症状	疼痛、焦虑、热、冷、感觉丧失、异常感觉、口渴、恶心、刺痛、按压或触摸后疼、眩晕、僵硬、短暂意识丧失、虚弱、记忆丧失、头晕、骨折、有大难临头的感觉
暂时性无应答	焦虑和疼痛的表情、异常的胸廓运动、烧伤、出汗、伤口、五官出血、触摸的反应、语言反应、擦伤、异常的皮肤颜色、肌肉痉挛、肿胀、畸形、有异物、针眼、呕吐、失禁、运动功能丧失，容器和其他外界的线索
可感觉到的体征	潮湿、体温异常、肿胀、畸形、不规则、骨端摩擦感
可听到的体征	呼吸困难或杂音、呻吟、胸部穿透伤的抽吸音、触摸反应、语言反应、骨摩擦音（骨折的咔嚓声）
可闻到的体征	丙酮、酒精、烧焦、毒气或烟雾、溶剂或胶、尿、粪、大麻的气味

次级检查（续）

应对措施：完成全身彻底检查

1 从头部开始进行身体检查。用双手小心触摸头皮，感觉有无出血、肿胀或塌陷（塌陷表明头部有骨折）。如果怀疑伤者颈部可能受伤，不要将其移动。

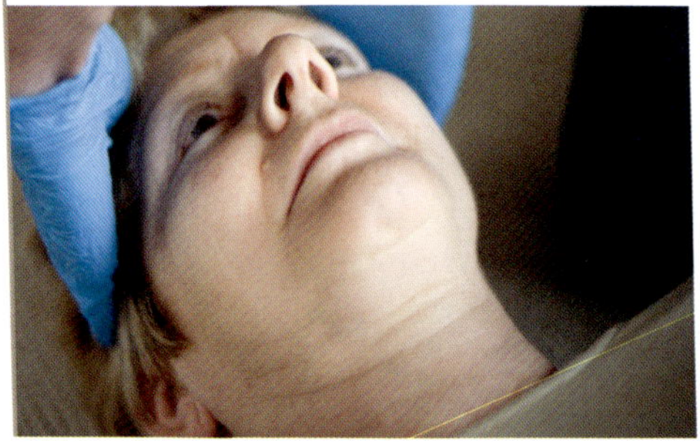

2 在伤员两耳边清晰地说话，查明伤员有无反应或能否听见。检查有无清澈的液体或血水从两耳中流出，这类排出物是严重颅脑损伤的指示特征（146页）。

3 检查双眼，注意它们是否张开。检查瞳孔（黑色区域）的大小，如果两个瞳孔不一样大，说明可能有颅脑损伤。检查眼白处是否有异物、出血或擦伤。

4 检查鼻腔的排出物，同检查耳朵一样。看是否有清澈的液体或血水从鼻孔中流出，这类排出物是严重颅脑损伤的指征。

5 检查口腔内是否有东西阻塞气管。如果伤员有假牙而且完好、牢固，则无须取出。检查口腔内有无伤口、烧伤，牙齿排列是否完整。

6 评估呼吸情况（54页）。检查呼吸的频率（快或慢）、深度（深或浅），以及性质（难或易，有无杂音）。

7 检查皮肤。注意颜色和温度：苍白、潮红还是青紫（发绀），热或冷，干或湿。苍白、寒冷而有汗（湿冷）的皮肤提示是休克症状，潮红、热烫的面部表明发热或中暑，淡蓝色则表明缺氧。在嘴唇、耳朵和面部查找这些特征。

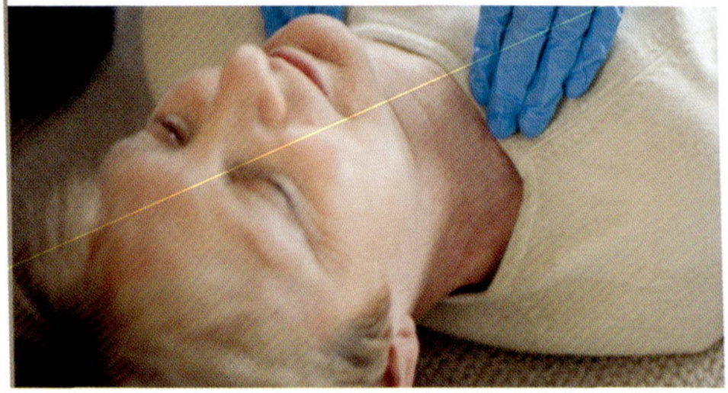

8 解开颈部的衣领，检查有无医用警示腕带（50页），气管上有无小孔（造口）。用手指轻轻从颅底开始向下触摸脊椎，在不移动伤员的前提下尽量向下触诊。检查脊柱有无不规则症状、肿胀、压痛或变形。

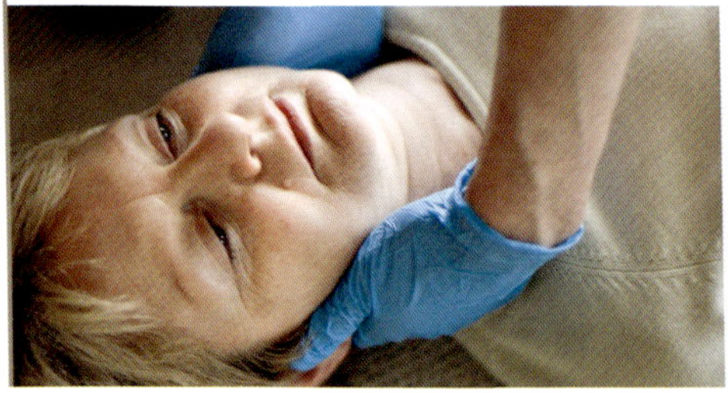

9 检查脉搏（55页）：估测脉搏（快或慢）、节律（规则或不规则），以及强度（强或弱）。

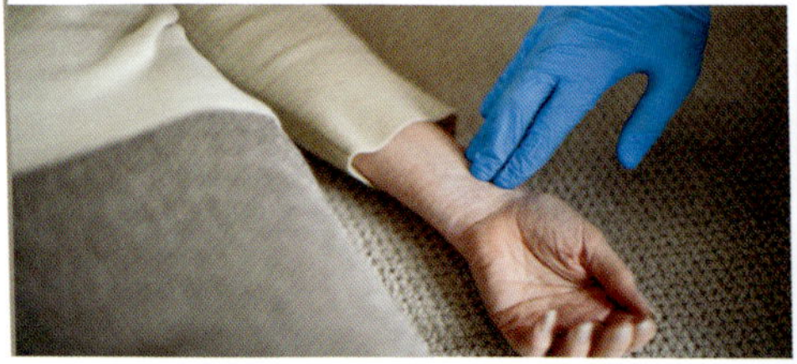

10 检查胸部。让伤员深呼吸，看两侧胸腔是否均匀、无障碍、对称地扩张。触诊胸廓，检查有无变形、不规则或压痛。询问伤员呼吸时是否有摩擦感，并注意听异常的声音。注意呼吸是否引起疼痛。查找外伤，如流血或刺伤。

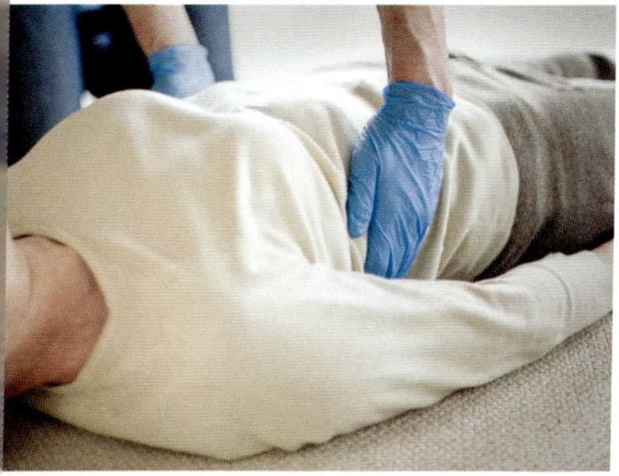

11 按顺序触诊锁骨、肩、上臂、肘、手掌和手指，检查有无肿胀、压痛或变形。让伤员做关节屈伸动作以检查肘部、手腕和手指的运动功能。

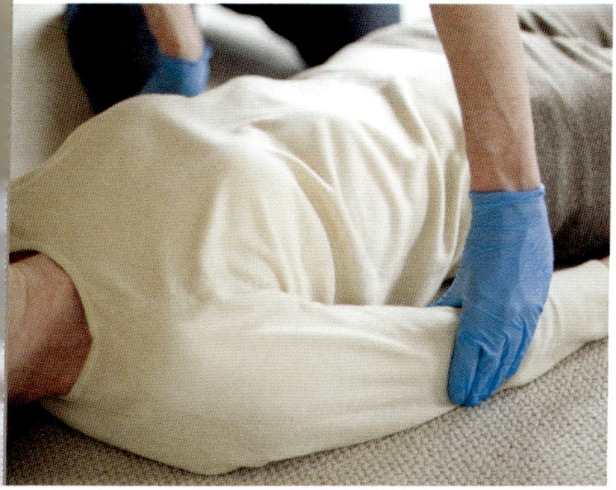

12 检查伤员手臂和手指有无异常感觉。如果指尖苍白或青紫，则表明血液循环可能有问题。在前臂查找是否有针眼或医用警示腕带（50页）。

13 如果四肢有任何运动或感觉功能受损，千万不要搬动伤员检查脊柱，因为这些症状都表明脊髓有损伤。反之，轻轻将手放至背部凹陷处，检查有无肿胀和压痛。

14 轻轻触诊伤员腹部，检查有无出血现象，检查腹壁是否有肌紧张或压痛，这些都表明伤员会有内出血。注意对比腹部两侧的不同。

15 触诊双侧臀部，检查骨盆有无骨折征象。检查衣物看有无大小便失禁（提示脊髓或膀胱损伤）或出血（提示骨盆骨折）。

16 检查双腿。视诊并触诊，检查有无出血、肿胀、变形或压痛。让伤员轮流抬起两条腿，活动脚踝和膝盖。

17 检查脚趾的运动和感觉功能。检查伤员双脚或脚趾有无异常感觉。比较双脚，看皮肤的颜色，青紫色提示循环障碍或冻伤。

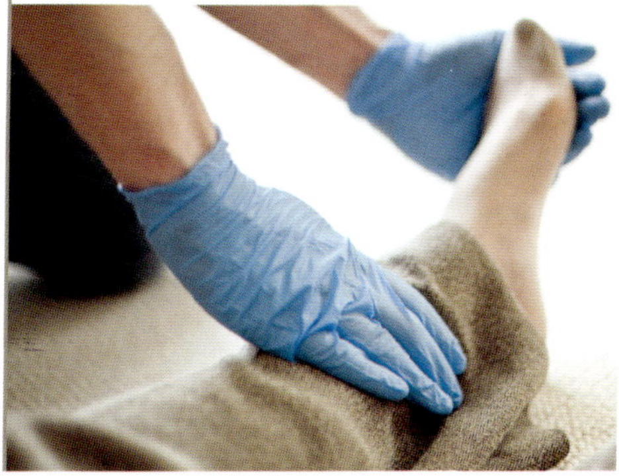

观察生命体征

处置伤员时，你需要评估与测量他的呼吸、脉搏和反应程度。这些信息能帮助你确定问题所在，提示伤员的病情变化。

应该有规律地反复观察，记录情况并转交给接替的医疗救援人员。此外，如果伤员病情影响到体温变化，如发烧、中暑或体温过低，还需要注意监测体温。

反应程度

急救员需要评估和监测伤员的反应程度，并在照顾期间记录他们的任何病情变化（恶化或改善）。某些影响大脑的损伤和疾病会改变人们的反应能力，某些恶化情况有潜在的危险性。可使用AVPU等级来评估反应程度，只有在需要时才移动至下一点，并定时重复测评。

- A——伤员是否清醒？眼睛是否张开？能否对问题做出反应？
- V——伤员对声音是否有反应？能否睁眼并回答简单的问题？能否听从指令？
- P——伤员对疼痛是否有反应？刺激伤员耳垂，能否睁眼，移动身体或呻吟？
- U——伤员是否对任何刺激均无反应（无应答）？

呼吸

评测伤员呼吸时，要检查呼吸频率，倾听有无呼吸困难或异常杂音。

成人正常呼吸频率为12~16次/分，幼儿和儿童为20~30次/分。检查呼吸时，倾听呼吸音并观察胸部起伏。对于幼儿或儿童则更为简单，将手置于其胸部，感觉呼吸时的起伏。

记录以下信息：

- 频率——每分钟呼吸的次数。
- 深度——呼吸是深还是浅？
- 舒缓度——呼吸容易、困难还是伴有疼痛？
- 杂音——呼吸时安静还是有杂音？如果有杂音，是哪种类型？

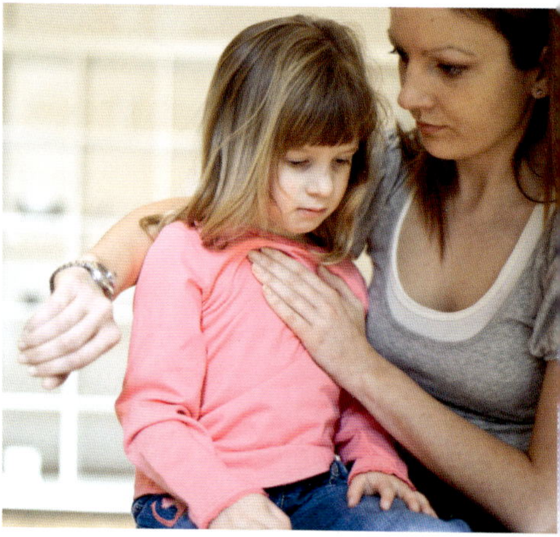

检查伤员的呼吸频率

观察胸部起伏和每分钟呼吸的次数，使用手表记录呼吸的时间。对于幼儿或儿童，可将手掌放在其胸部感觉胸部起伏。

脉搏

每次心跳将血液压至动脉都会产生压力波。在位于皮肤表层下的动脉（如腕关节内部和颈部）可感知到的压力波称为脉搏。成人正常脉率为60~80次/分，儿童的脉率快，非常健康的成人会很慢。异常快或慢的脉搏可能都是疾病的征兆。

脉搏可在腕部（桡动脉搏动）摸到。如果感觉不到，可触摸颈部（颈动脉搏动）。幼儿上臂处（肱动脉搏动）更容易触摸到。

检查脉搏时，用手指（不是大拇指）轻轻按压皮肤，记录以下几点：

- 频率（每分钟搏动次数）。
- 力度（强或弱）。
- 节律（规则或不规则）。

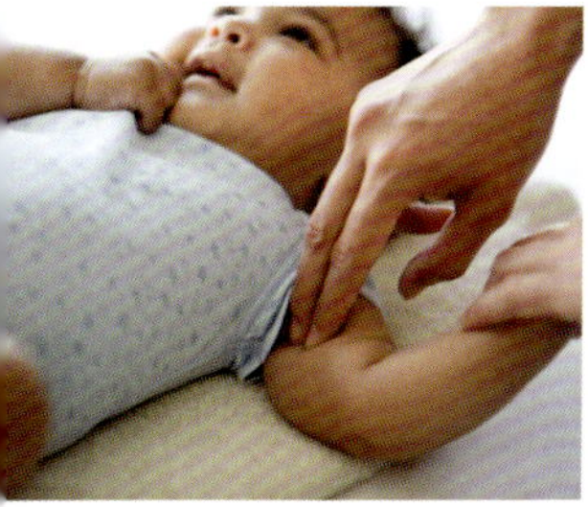

肱动脉搏动
将两指置于婴儿上臂内侧。

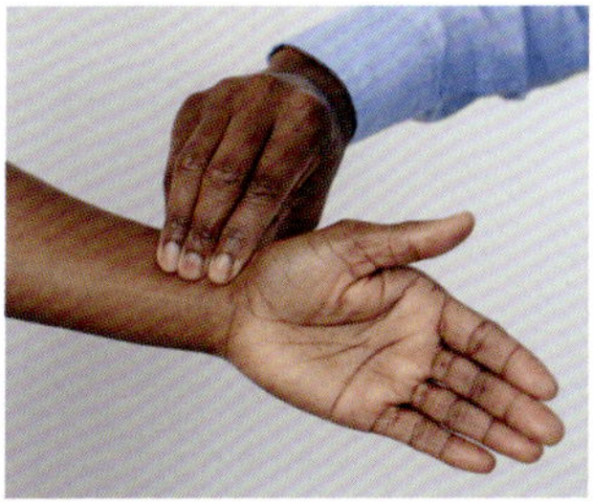

桡动脉搏动
将三指置于伤员腕关节处大拇指的底部。

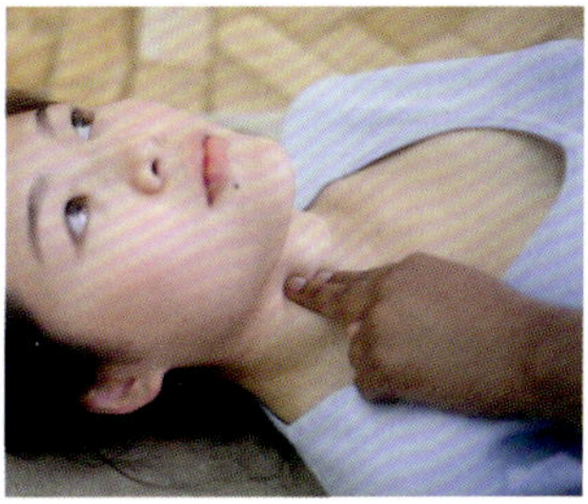

颈动脉搏动
将两指置于伤员气管和颈部肌群之间的凹陷处。

体温

体温虽然不是一项重要的体征，也需要记录下来。可通过外露的皮肤去感觉，最好使用体温计获得一个精确的读数。正常体温为37℃。体温高（发烧）通常由感染引起，可能是热衰竭和中暑（186~187页）的结果。低体温是由于暴露于寒冷和/或潮湿的环境中导致——体温过低（188~190页），或者有可能是有危及生命的感染或休克（114~115页）的征兆。测量体温有以下几种类型的体温计。

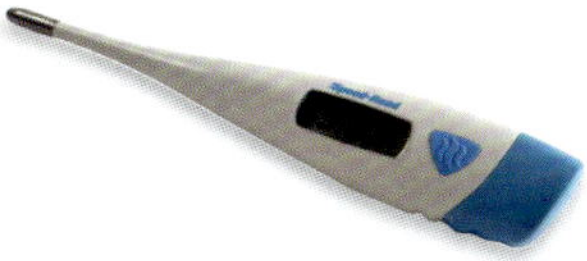

数字体温计
放在舌下或腋下测量体温。将其置于合适位置，直到有嘟嘟声（大约30秒）响起，然后读取显示器上的数据。

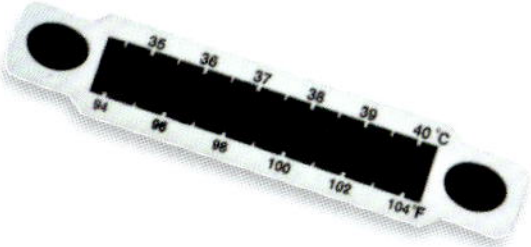

前额体温计
用于小儿的热敏感片。贴在小儿前额约30秒，热敏感片就会提示温度。

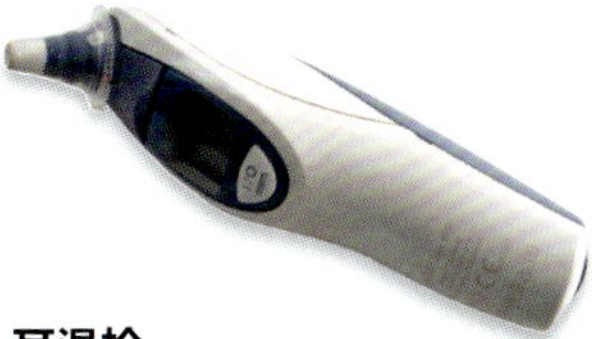

耳温枪
将前端置于耳内，按下测量按钮。当哔哔声响起时，便可读取屏幕上显示的数据。这种体温计也可以用在熟睡的人身上。

04 失去知觉的伤病者

人类生存需要充足的氧气进入肺部，通过血液循环传输到人体内的所有细胞内。如果人有一段时间呼吸不到氧气，导致大脑缺氧，就会没有反应，呼吸停止，心脏停搏直至死亡。

气管必须保持开放以便进行呼吸，使氧气可进入肺部和血液循环。

因此，在对一些危重伤员进行急救时，最先采取的措施就是开放气管、维持循环。自动体外除颤器（AED）是一种可以给予电击除颤，使心律恢复正常的仪器。本章节重点阐述对无应答的成人、儿童和婴儿急救时首先要采取的措施。

救治成人和儿童无应答伤病者有不同的侧重点，本章将介绍针对不同人群采取急救处理的详细步骤。

目标和目的

- 保持气管开放，检查呼吸。如果需要，进行心肺复苏。
- 拨打120/999求助。
- 了解自己的需求。

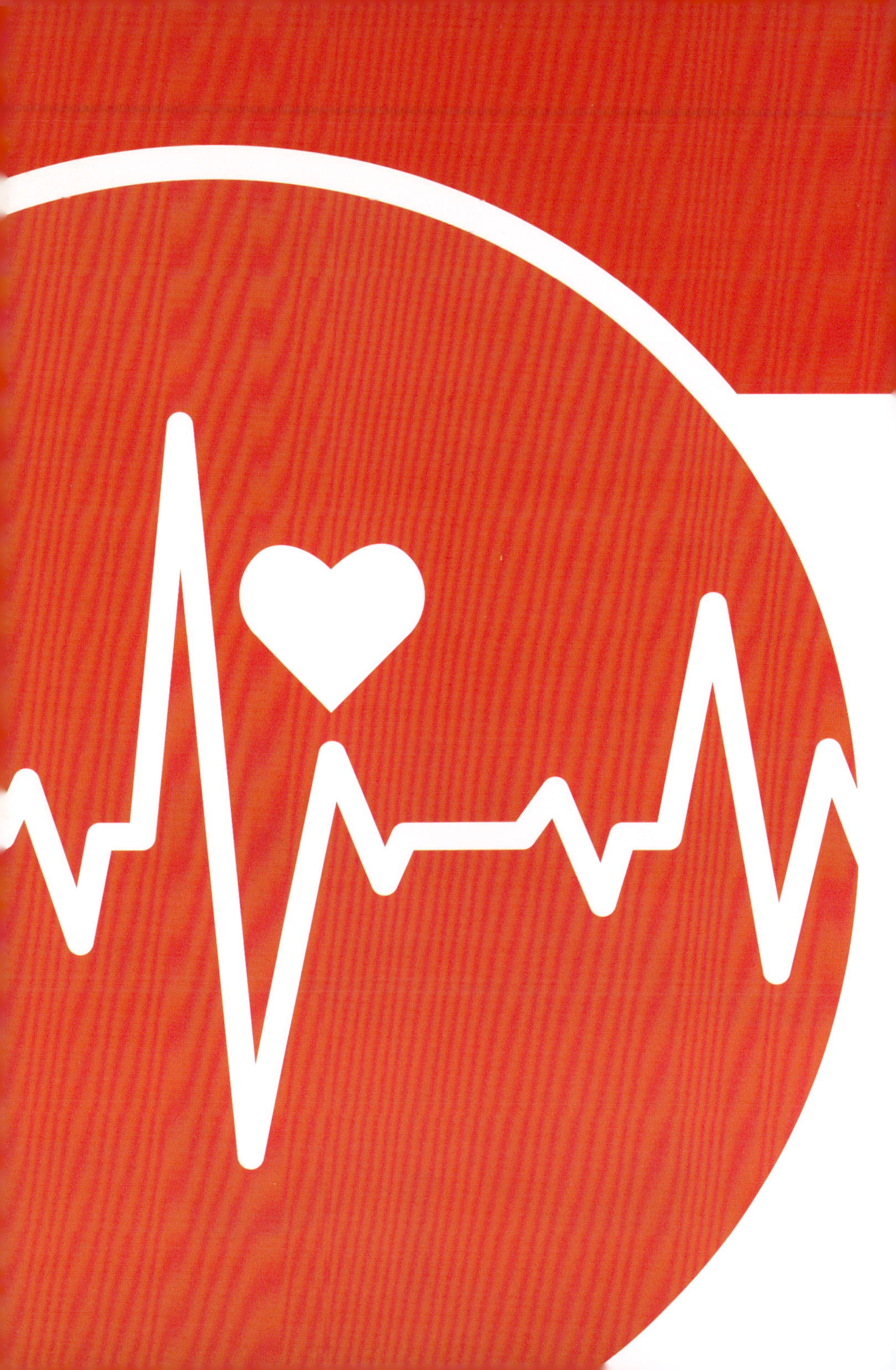

呼吸和循环

氧气是维持生命的重要物质。体内细胞如果缺氧会死亡——大脑细胞缺氧只能存活几分钟。呼吸时氧气进入肺部（92~93页），然后通过循环系统进入肌体组织。维持生命最重要的就是保持呼吸和循环畅通。呼吸过程是将含氧的空气送入肺气泡中，氧气通过血管壁进入血液内和血细胞结合，同时呼吸的废气二氧化碳被释放排出。氧气进入血细胞后，通过肺静脉从肺进入心脏；心脏通过动脉将含氧血压入身体各个部分，缺氧血通过静脉返回心脏；心脏通过肺动脉将血压送入肺，二氧化碳被释放，同时血细胞与氧结合再次进入体内循环。

心肺协同工作原理

含氧的空气通过口、鼻进入肺部，血液从心脏压送入肺部，在此血细胞与氧气结合。心脏通过动脉将含氧血压送入肌体。

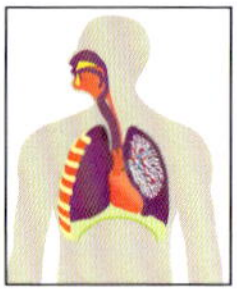

肺气泡内的气体交换

二氧化碳通过血细胞进入肺泡，氧气通过血管壁进入血细胞。

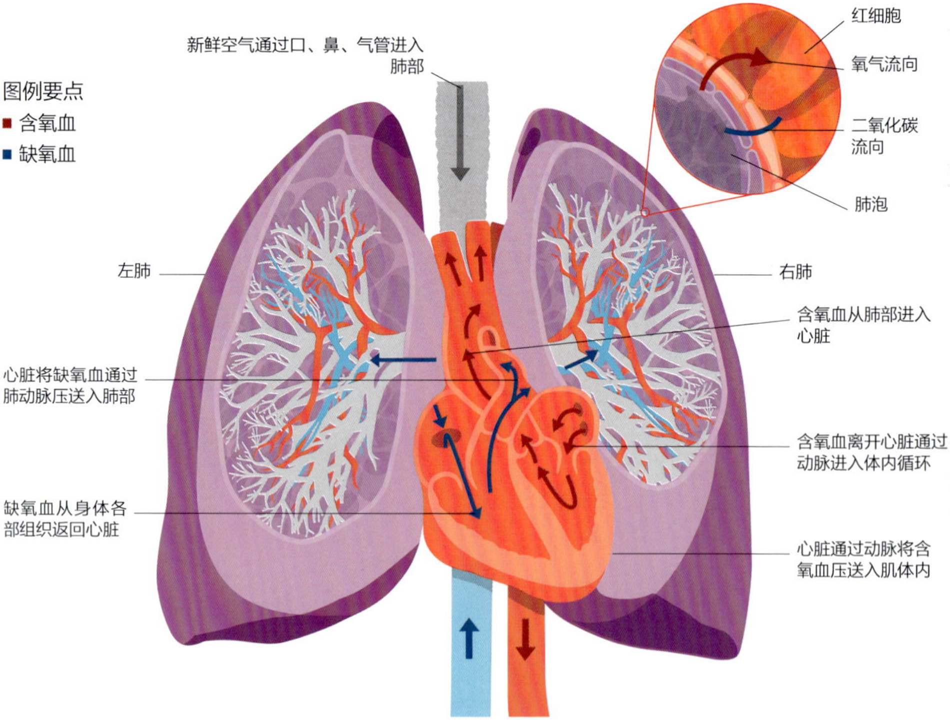

抢救生命的首要原则

本节讲述的重点是：在专业急救人员到来之前如何让伤员维持呼吸和循环。

无应答的伤员首先要保持气管畅通，保证呼吸（氧气可进入体内）和血液循环（含氧血液可进入肌体组织）。成人心脏停搏前几分钟，血氧浓度还会保持一定的水平，所以在心肺复苏的早期，胸部按压比人工呼吸更为重要。5分钟后血氧浓度下降，人工呼吸才变得更重要。胸部按压和人工呼吸的结合称为心肺复苏，简称CPR。

除了心肺复苏，一个专用仪器叫作自动体外除颤器（AED），通过电击心脏以恢复正常心跳。

对于儿童和婴幼儿，呼吸问题是导致心跳停止的主要原因。因此急救早期，在胸部按压开始前要给予5次人工呼吸。

胸外按压心肺复苏术

如果没有接受过任何心肺复苏法训练，也不愿意或不会人工呼吸，或者当前指导不建议此项操作，可以只进行胸部按压。紧急救助接线员可以提供胸外按压心肺复苏术的指导（72~73页）。

如果以下所有环节都能完成，伤员存活的机会就会更大：迅速拨打紧急电话求助、进行CPR以维持循环和供氧、正确进行AED救助、迅速进行专业治疗和高级生命支持。

生命救助链

早期求助

拨打120/999紧急求助，以便伤员迅速得到专业人员和AED的救助。

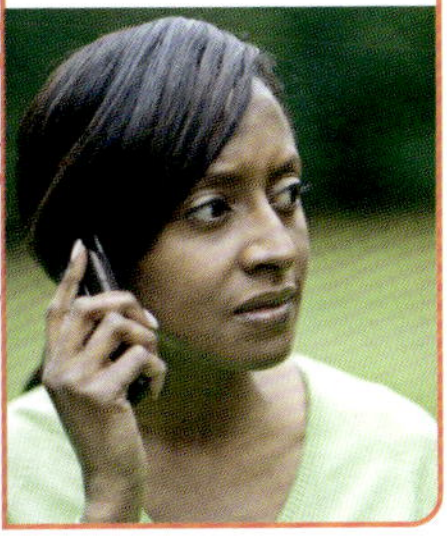

早期CPR

尽早进行胸部按压和人工呼吸，直到专业救援人员到达。

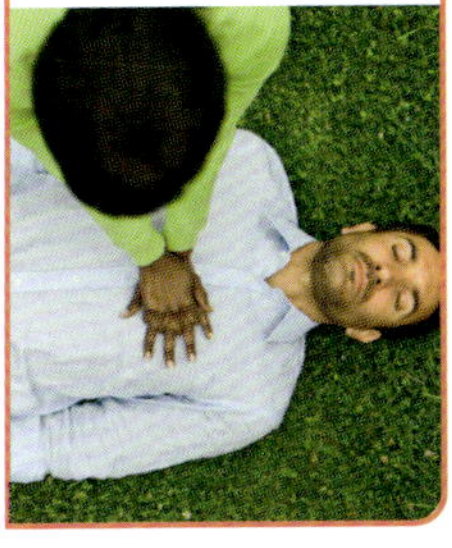

早期除颤

使用AED电击使心跳恢复正常节律。

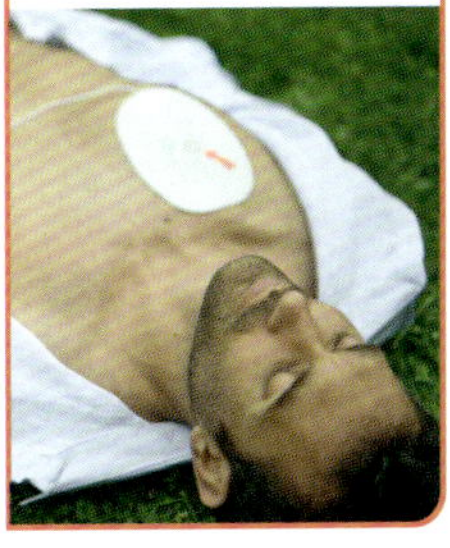

早期的专业救助

专科治疗和住院治疗可以稳定伤员的病情。

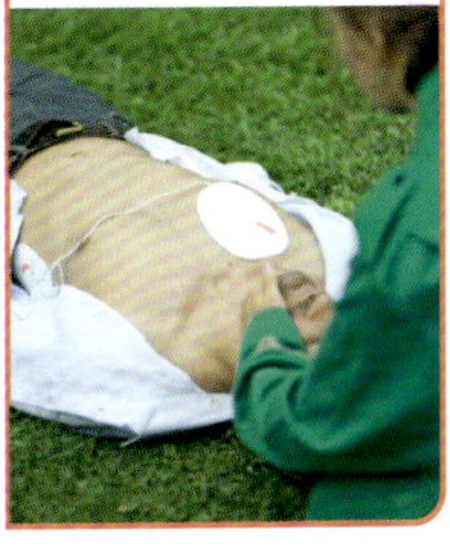

抢救生命的首要原则（续）

维持循环

如果心脏停止跳动，体内血液就无法循环，导致人体最重要器官——大脑缺氧。大脑细胞缺氧超过几分钟就不能存活。通过胸部按压可人工维持一部分循环（68~69页），原理是通过机械辅助心脏使血流进入肌体。垂直按压胸部中心以增加胸腔压力，心脏中的血液被挤压进入肌体各组织器官。当胸腔压力减少时，胸部隆起，更多的血液被吸回心脏；再次按压血液又被挤压出去。急救员不用脱掉伤员衣服也应该找到按压胸部时手掌应该摆放的位置。

为确保血液有充足的氧气供应，胸部按压和人工呼吸可结合起来运用。

恢复正常心律

自动体外除颤器（AED）用于在心脏停搏时恢复心跳。越早使用AED，伤员存活的机会就越大。每耽误一分钟，存活概率就会下降。

在使用AED前应该接受过培训，会进行心肺复苏（CPR），特别是胸部按压。在国内，机场及部分涉外酒店会备有AED，如需使用，应与工作人员联系。

有些公共场所的AED存放柜没有上锁；有些装有警报器，当门打开时，警报器就会激活，可能需要密码才能取到设备。

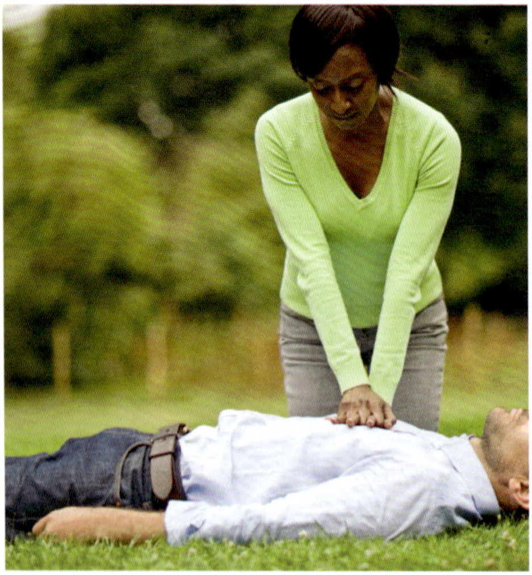

进行胸部按压

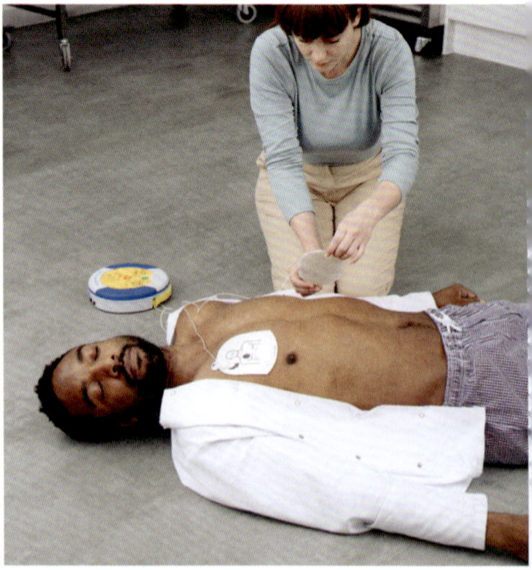

使用自动体外除颤器

开放气管的重要性

无应答的伤员气管可能狭窄或者阻塞。这可能由于肌肉的控制能力丧失，导致舌头后坠从而阻塞气管。一旦发生这种情况，伤员呼吸困难，发出声响，甚至呼吸停止。应抬高伤员下颌，使头部后仰，以便舌头抬起，气管保持通畅，能够进行呼吸。

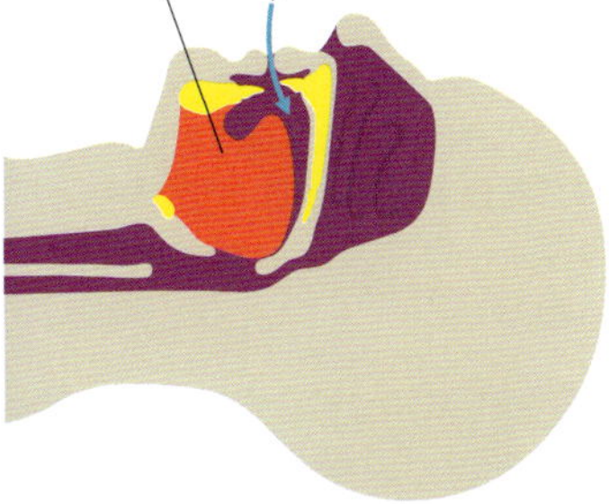

气管阻塞

失去知觉的伤员舌头后坠，阻塞喉咙和气管。

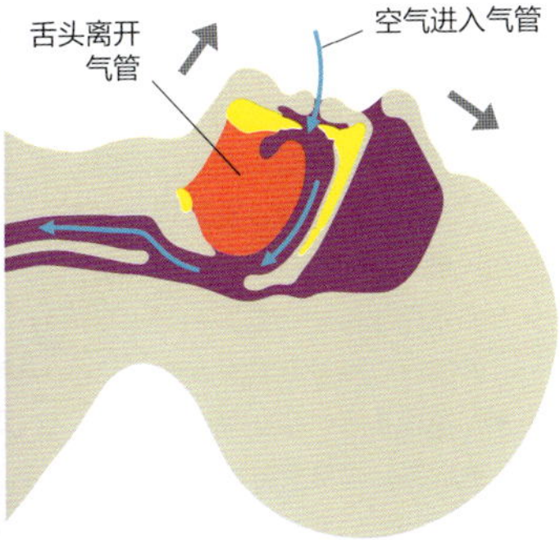

开放气管

头后仰，下颌上抬，舌根部位抬起，咽喉和气管被开放，空气得以进入体内。

为伤员做人工呼吸

人呼出的气体中含有16%的氧气（比吸入的空气少5%）和少量二氧化碳。因此呼出的气体中包含了足够氧气供给他人，通过人工呼吸使气体强行进入伤员肺部，可能增加存活机会。

通过给伤员进行人工呼吸（69页），气体得以进入伤员气管，到达肺泡，氧气被传送到肺内的血管。当你的嘴离开伤员后，他的胸部自然回落，含有废气的气体从肺中被挤压出来。该措施与胸部按压（68~69页）同时进行，可在救援人员到达前供给肌体组织足够的氧气。

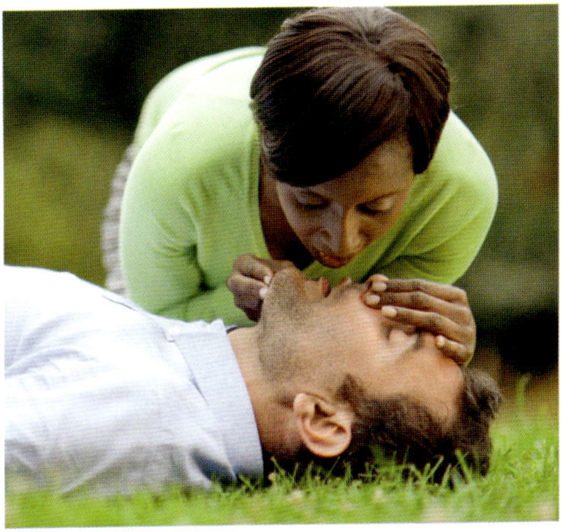

进行人工呼吸

注意

终末呼吸

这种类型的呼吸通常指一种短暂、不规律的喘息。常见于心脏停搏后的前几分钟，不要误认为这是正常呼吸。如果出现该情形，应毫不犹豫地进行心肺复苏。

抢救生命的首要原则（续）

成人复苏

以下描述的情形是遇到呼吸心搏骤停的成人伤员时需要使用的方法步骤。以下是每一步骤的详细技术解析。按顺序迅速地完成以下步骤，减少心肺复苏时的打扰。

检查伤员反应

- 通过询问问题或轻微摇晃伤员肩膀判断伤病者的反应（64页）。

伤员是否有反应?

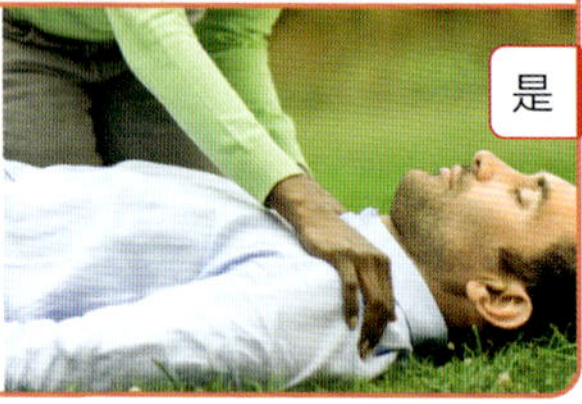

是

让伤病者在原地不动，对其伤势进行初级检查（46~47页）并按照严重程度优先处理。

否

开放气管、检查呼吸

- 头后仰、下颌上抬，开放气管（65页）检查呼吸情况（65页）。

呼吸是否正常?

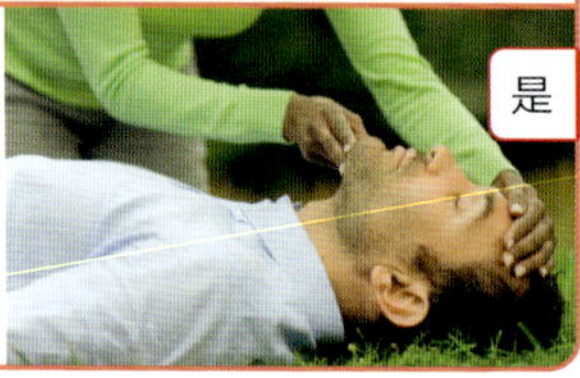

是

如果有可能的话，让伤者在原地不动，对其伤势进行初级检查（46~47页）并按照严重程度优先处理后，将伤病者摆放成复原卧位（66~67页）；拨打急救电话120/999。

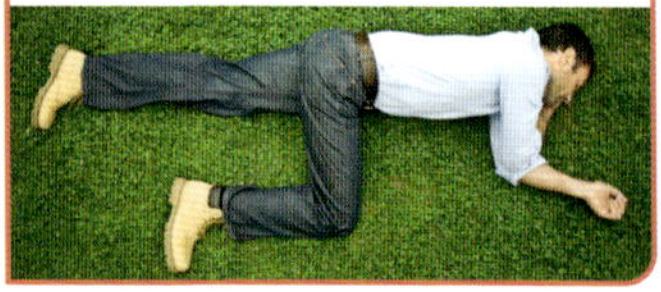

否

如果现场有他人，请人帮忙拨打120/999，帮助取来AED。

- 如果你是一个人，自己打电话。

开始心肺复苏术（CPR）

- 进行30次胸部按压（68~69页）。
- 两次人工呼吸（69页）。
- 30次胸部按压和两次人工呼吸（30：2）交替进行，并一直持续，直至以下几种情况发生：急救医护人员到达现场，伤员逐渐恢复知觉（例如咳嗽、睁开眼睛、企图说话或移动，并开始正常呼吸），急救员筋疲力尽。

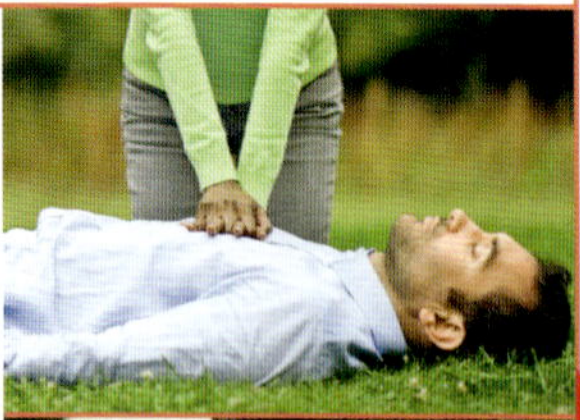

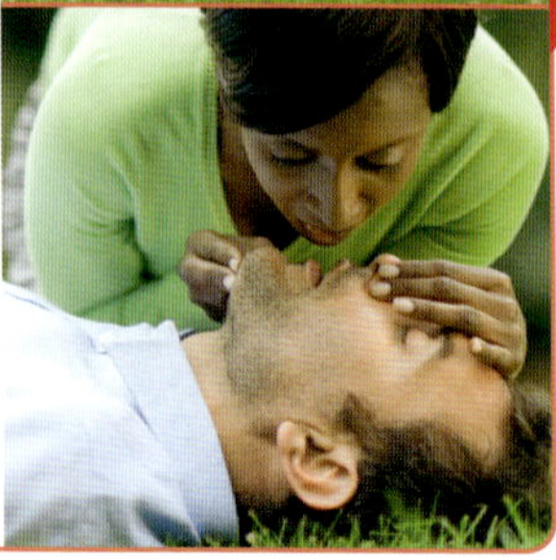

- 如果你是独自一人，尽快开始CPR，不要离开伤员寻找AED。
- 如果没有接受过任何心肺复苏法训练，也不愿意或不会人工呼吸，或者当前指导不建议此项操作，可以只进行胸部按压（72~73页）。紧急救助服务中心的人员可以提供胸外按压心脏复苏术的指导。
- 如果伤病者恢复正常呼吸，但仍没有应答，将其放置为复原卧位。

儿童/婴幼儿复苏

以下图例描述的是遇到失去知觉的儿童伤员时需要采取的措施和步骤，这包括年龄在1岁以上儿童或者1岁以下的婴儿。

检查儿童/婴幼儿的反应

- 通过交谈或者轻拍儿童肩膀或婴儿足部，判断其反应程度。

是否有反应?

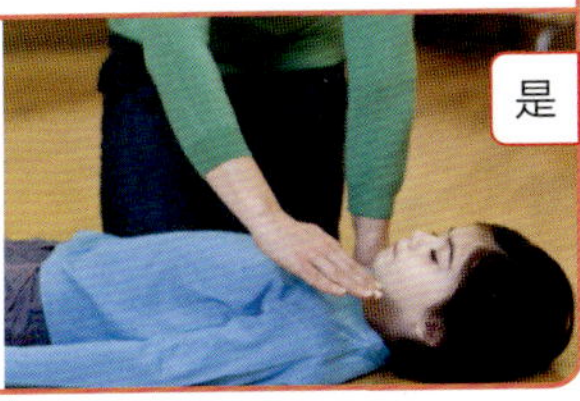

是

让儿童/婴幼儿伤者在原地不动，对其伤势进行初级检查（46~47页）并按照严重程度优先处理。

否

开始心肺复苏（CPR）

- 进行30次胸部按压（儿童见79页、婴儿见85页）。
- 两次人工呼吸。
- 30次胸部按压和两次人工呼吸（30：2）交替进行，并一直持续，直至以下几种情况发生：急救医护人员到达现场，伤童逐渐恢复知觉（例如咳嗽、睁开眼睛、企图说话或移动，并开始正常呼吸），急救员筋疲力尽。

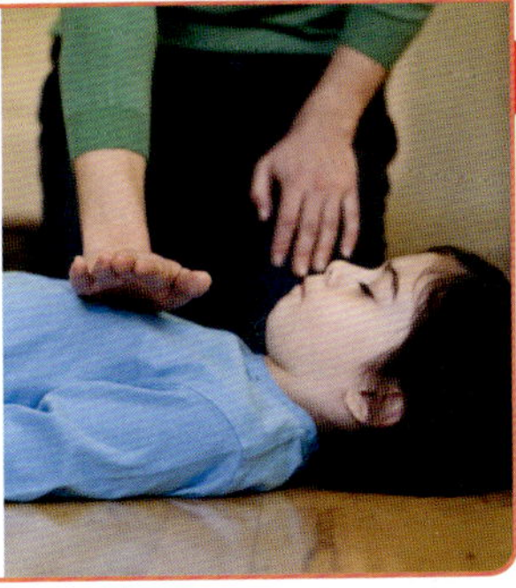

- 对儿童和婴儿来说，人工呼吸和胸外按压二者交替进行更有效。但是，如果没有接受过任何心肺复苏法训练，也不愿意或不会人工呼吸，或者当前指导不建议此项操作，可以只进行胸部按压（72~73页）。紧急救助服务中心的人员可以提供胸外按压心脏复苏术的指导。
- 如果你是独自一人，在拨打急救电话前，先进行1分钟的心脏复苏。如果有必要，将儿童或婴儿带到打电话的地方，不要离开儿童伤员寻找AED。
- 如果伤员恢复正常呼吸，但仍没有应答，将其放置为复原卧位。

开放气管、检查呼吸

- 头后仰、下颌上抬，打开气管（儿童见75页、婴儿见82页）。
- 检查呼吸情况（儿童见75页、婴儿见83页）。

呼吸是否正常?

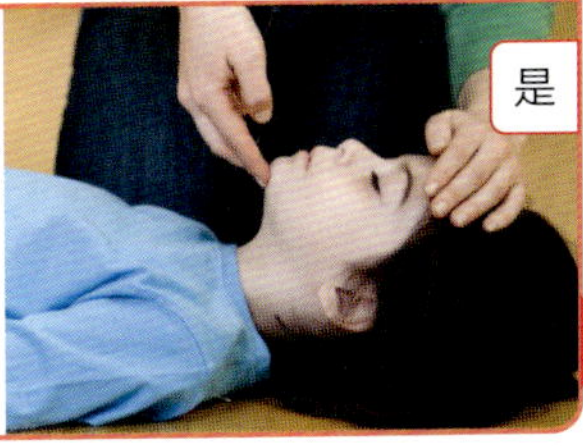

是

让儿童/婴幼儿伤者在原地不动，对其伤势进行初级检查（46~47页）并按照严重程度优先处理后，将儿童/婴幼儿伤者摆放成复原卧位（76~77页），或抱起婴儿（83页）；拨打急救电话120/999。

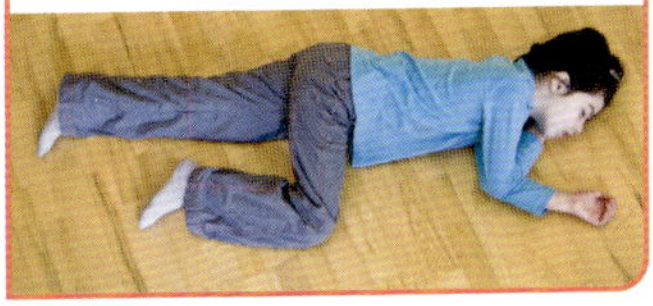

否

请人帮助拨打120/999。

- 如果现场有儿童专用AED，请人帮忙拿来。注意婴儿不能使用一般的AED。

给予基础人工呼吸

- 仔细清除口腔内可见的堵塞物。
- 进行5次人工呼吸（儿童见78页、婴儿见82页）。

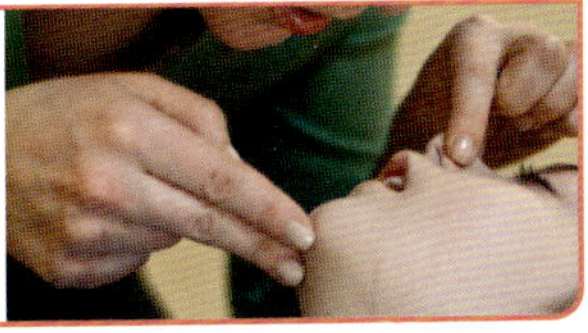

无应答的成人

以下描述的是为无应答的成人伤病者进行复苏的技术。救治时最好一直在伤病者的一侧进行，可以跪在伤病者的头部或胸侧，用正确的姿势进行复苏的各个步骤：开放气管、检查呼吸、进行胸部按压和人工呼吸（合称心肺复苏，简称CPR）。

在操作步骤的每一阶段都需要考虑下一步是否继续——比如伤病者是否有呼吸。以下的步骤可以指导急救员迅速并有序地完成操作。

首先应检查气管是否畅通。如果伤病者没有呼吸，立即开始心肺复苏（68~69页）。尽早使用AED可以增加伤病者存活的机会（86~89页）；如果伤者呼吸正常，检查是否有影响循环的情况（46页），如有必要，将伤者置于复原卧位（66~67页）。

注意

- 假设伤病者有颈部受伤，则应该轻拍伤病者肩部。

如何检查伤病者反应

发现受伤的人后，你首先要确定现场是否安全，明确伤病者是否失去知觉。通过轻拍伤病者的肩膀，询问“发生什么事了”或给予一些简单的命令如“睁开眼睛”，要低声而清晰地进行问话。

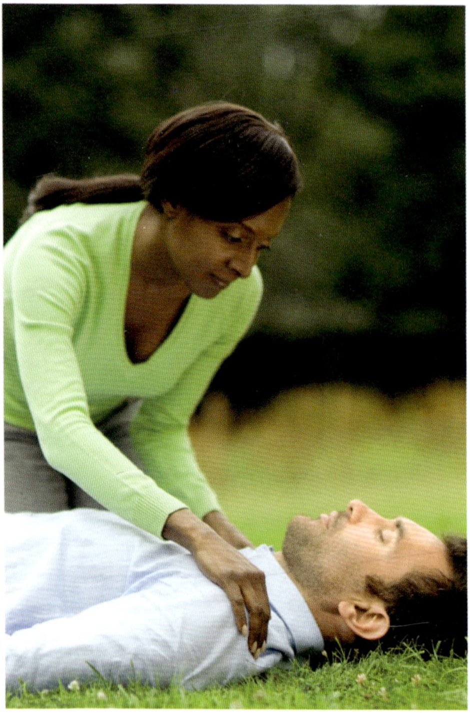

如果伤病者有反应

1 如果没有进一步的危险，让伤病者在原地不动，对其伤势进行初级检查（46~47页）并按照严重程度优先处理。如有需要，请呼唤救援机构救助。

2 监控并记录生命体征（54~55页），直到等到救援或伤病者恢复。

如果伤病者没有反应

1 大声呼救，让伤病者在原地不动，开放气管。

2 如果伤病者因原来体位无法开放气管，使其仰卧并进行操作。

参见如何开放气管（下一页）。

如何开放气管

1 将一只手放在伤病者前额，使其头部轻微后仰。这样做可使伤病者的嘴巴轻微张开。

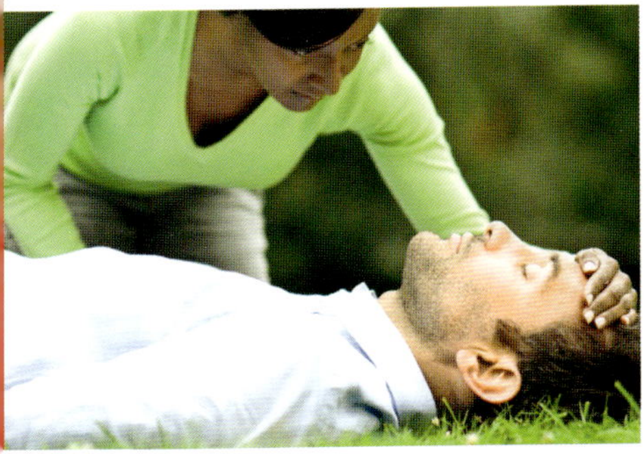

2 将另一只手的指尖放在伤病者的下颌处，上抬下颌，检查伤病者的呼吸情况。

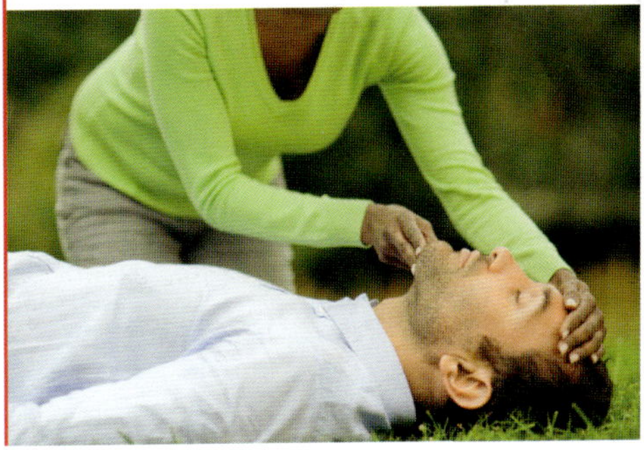

如何检查呼吸

保持气管开放，看、听和感觉正常的呼吸：看胸部起伏，听呼吸音，用你的脸颊感觉呼吸。采用上述措施判断伤病者是否有正常呼吸，每次时间不要超过10秒。如果怀疑可能是终末呼吸（61页），按照呼吸异常的情况立即进行人工呼吸。

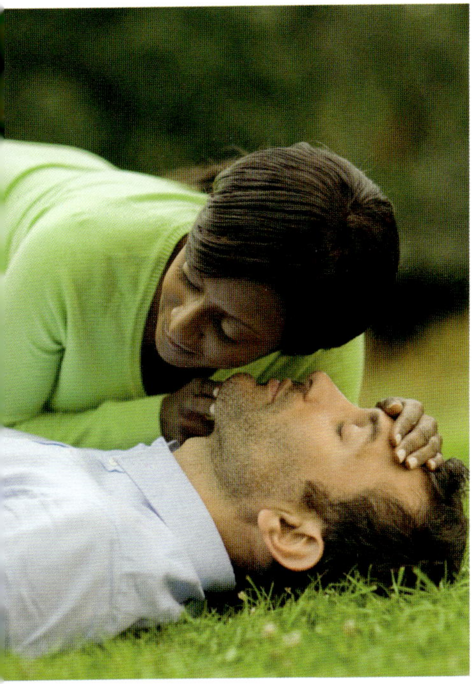

如果伤病者有呼吸

1 对伤病者的伤势进行初级检查（46~47页），并按照严重程度优先处理。

2 如有必要，将伤者放置为复原卧位，拨打急救电话120/999。
参见如何将伤者放置为复原卧位（66~67页）。

3 在等待救援过程中，监控并记录生命体征（54~55页）。

如果伤病者没有呼吸

1 请人拨打急救电话120/999。如果现场有AED，请人帮忙取来；如果现场只有你一个人，请自己拨打电话，并使用手机的免提模式拨打电话。

2 进行胸部按压，开始心脏复苏。具体操作见“如何进行心肺复苏术（CPR）”（68~69页）。不要离开伤病者寻找AED。

无应答的成人（续）

如何摆放复原卧位

如果伤员被发现时是侧卧或俯卧，可不必完全按下面的步骤去做。如果伤员是脊柱受伤，治疗措施见159~161页。

应对措施

1 跪在伤员一侧，除去他的眼镜和大件物品，例如手机、口袋里的大串钥匙，不要查找口袋中的小物品。

2 确定伤员的两条腿伸直，将近侧的伤员手臂与其躯干呈直角摆放，肘部弯曲，手掌向上。

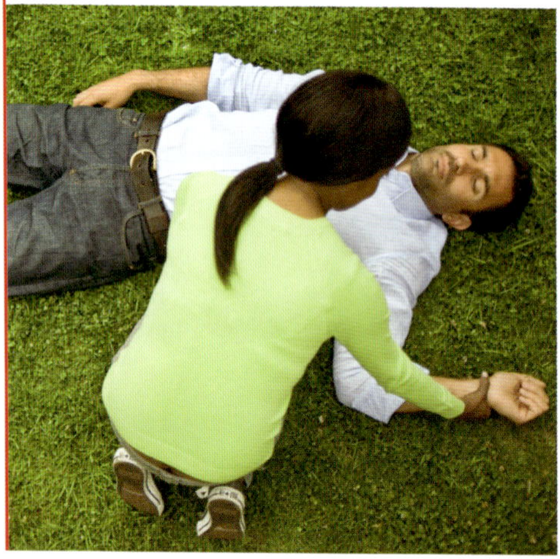

3 将另一侧的手臂跨过胸部，手背贴住靠近急救者一侧的脸颊。用另一只手抓住伤员对侧的大腿，使其弯曲，高于膝部，足部平放于地面。

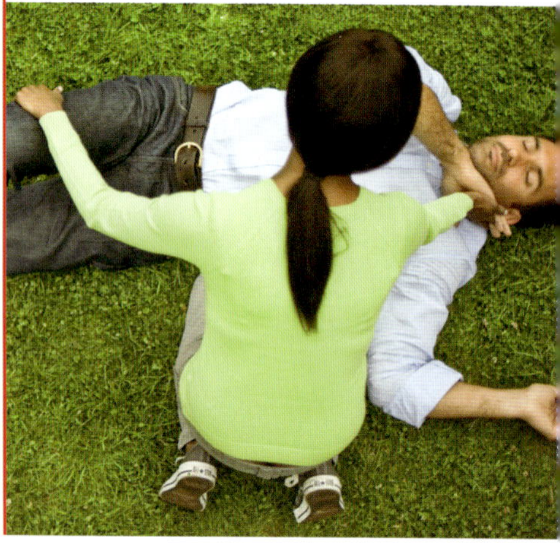

4 保持伤员的手背贴住面颊，拉住对侧的腿，使伤员朝急救者的方向转为侧卧。

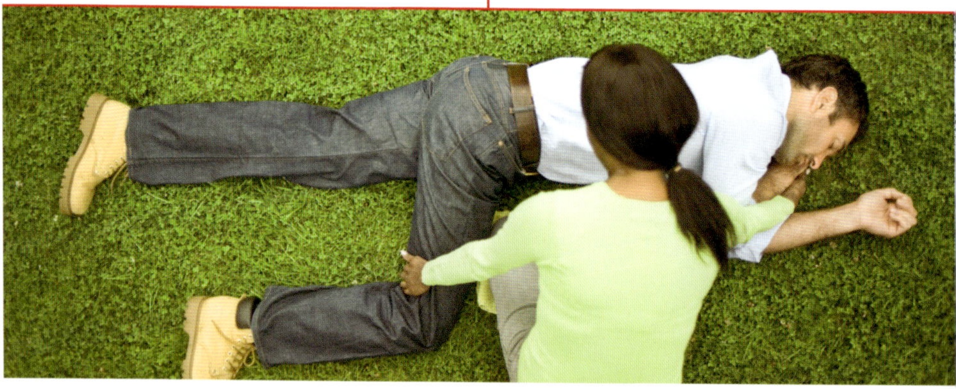

5 调整上方的腿以便伤员的臀部和膝部弯曲成直角。

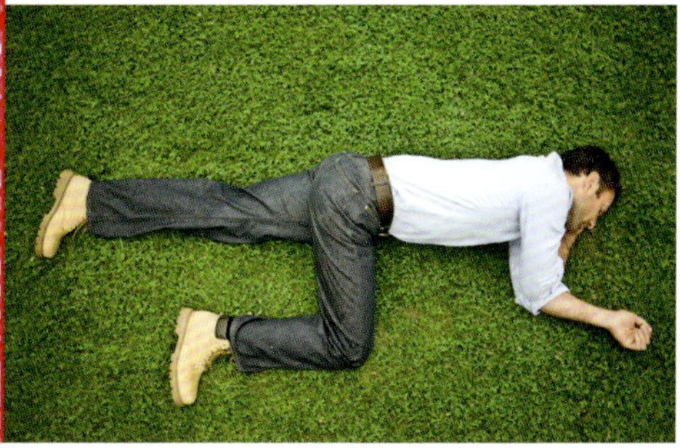

6 使伤员头后仰，下颌上抬使气管保持开放（65页）。

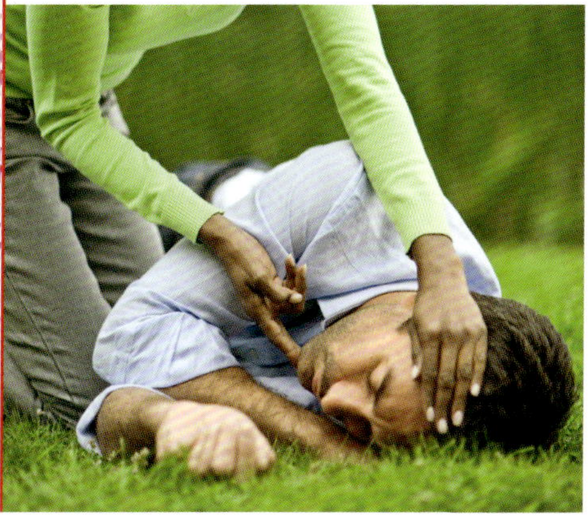

7 如果需要，调整伤员面颊下的手，保持头部倾斜，打开气管，让液体从嘴里流出。

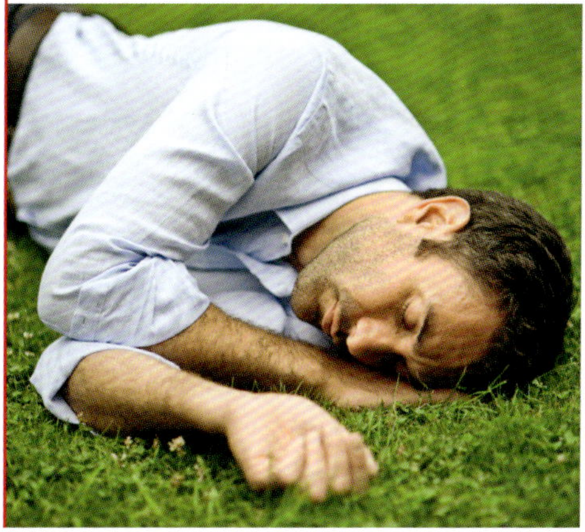

8 在此之前可先拨打急救电话120/999。监控并记录生命体征（54~55页），直到等到救援人员。

9 如果伤员复原卧位超过30分钟，让其平躺，稍后转向另一侧。如果有其他受伤部位则不建议这么做。

特殊案例 怀疑脊柱损伤的伤员复原卧位

如果怀疑伤员有脊柱损伤（159~161页），因为开放气管需要放置伤员于复原卧位，根据以下原则保持脊柱垂直：

- 如果你是独自一人，那么使用上述提及的方法。
- 如果有一个帮手，在翻动伤员时其中一人应护住头部。
- 如果有三人，则一个人翻身，一个人护住头部，另外一人在翻身时保持伤员背部垂直。
- 如果有四个以上的人，使用轴向旋转搬运法（161页）。

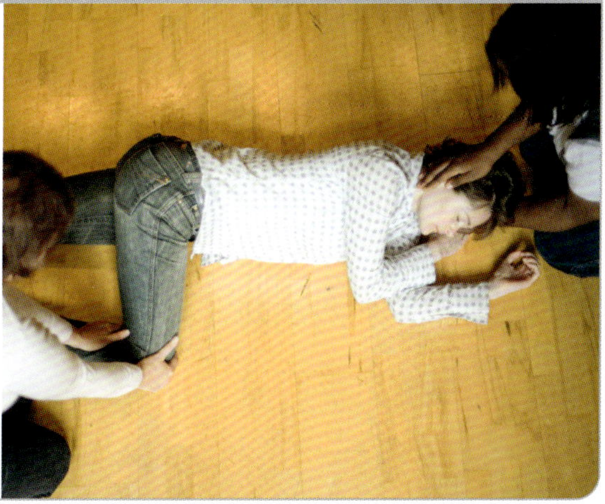

无应答的成人（续）

如何进行心肺复苏术（CPR）

应对措施

1 跪在伤员胸的一侧，将一只手掌根部放置在伤员胸部中间。可以通过伤员的衣服来定位手掌正确的按压位置。

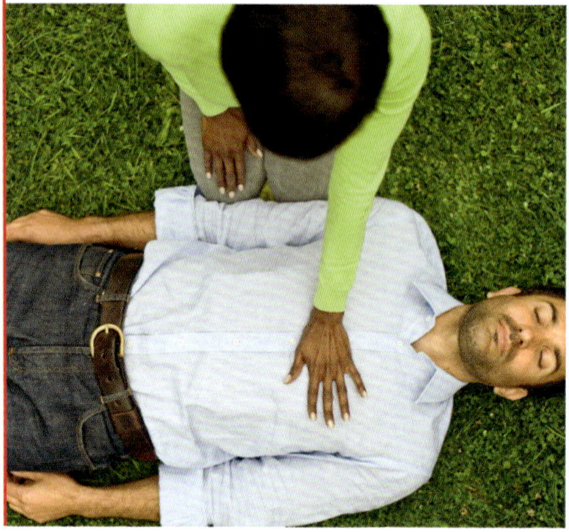

手掌位置

手掌放置在如图所示的伤员胸骨上方。确保没有按压到伤员的肋骨、胸骨底端或上腹部。

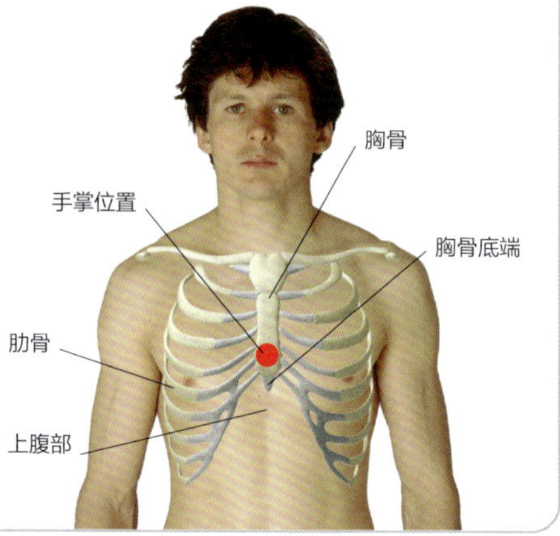

2 另一只手的掌根放在该手的手背上，两手手指交叉，确定手指不会接触到肋骨。

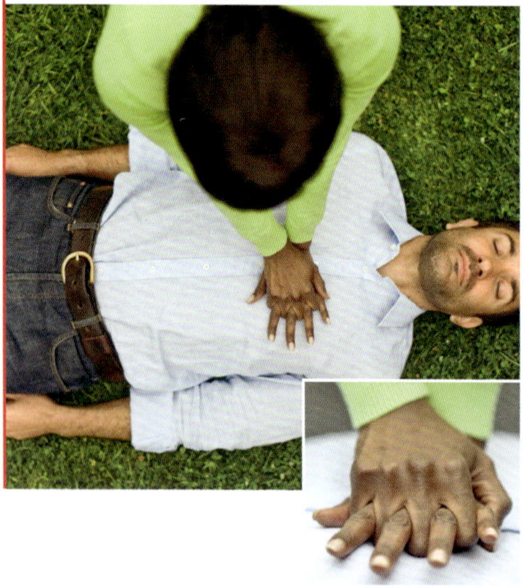

3 侧身对着伤员，手臂伸直，垂直向下，将胸骨向下按压4~5厘米，然后放松，保持掌根不离开伤员胸部。在进行下一轮按压前使胸廓充分回弹。

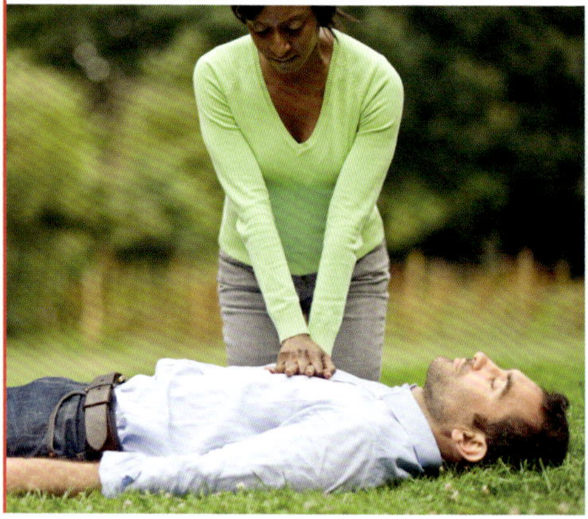

4 以每分钟100次的频率按压胸部30次。按压和放松的时间应是相同的。

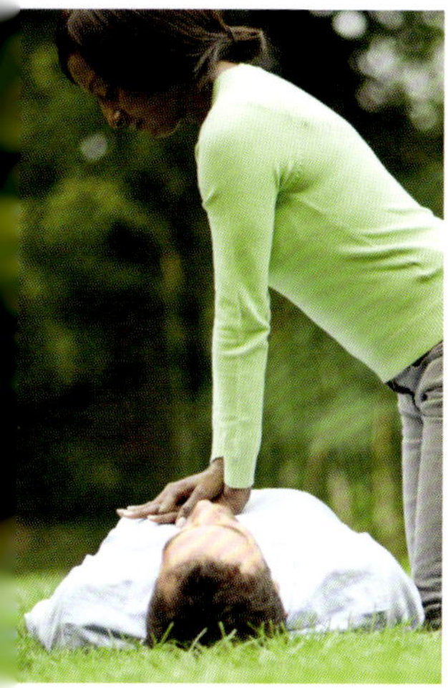

5 移动伤员头部，确定伤员的气管通畅。将一只手放在伤员的前额，另一手的两个手指托起伤员的下颌。将放在前额的手下移，用拇指和食指捏住伤员鼻翼，让伤员嘴巴张开。

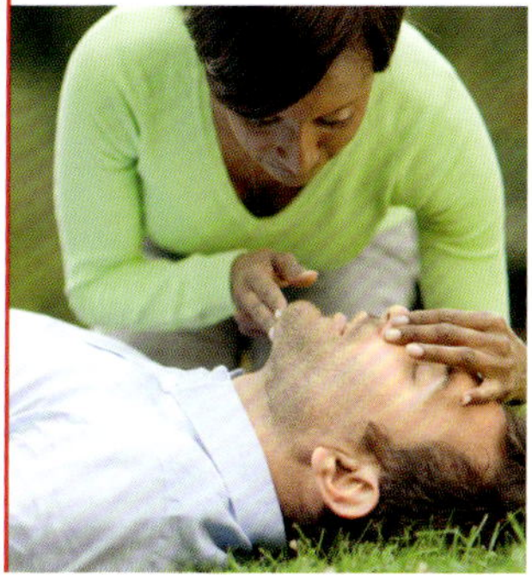

注意

- 如果有其他的急救员，每隔1~2分钟换一次人，但尽量不间断对心脏的按压。
- 如果伤者呼吸开始恢复正常，让其仰卧。密切监控伤者直到紧急救助人员到达。

6 吸一口气后，用你的嘴罩住伤员的嘴，确定没有漏气，向伤员嘴内吹气直到胸部鼓起，至少维持1秒。如果胸部没有鼓起，你可能需要调整头部的位置（见65页如何开放气管）。

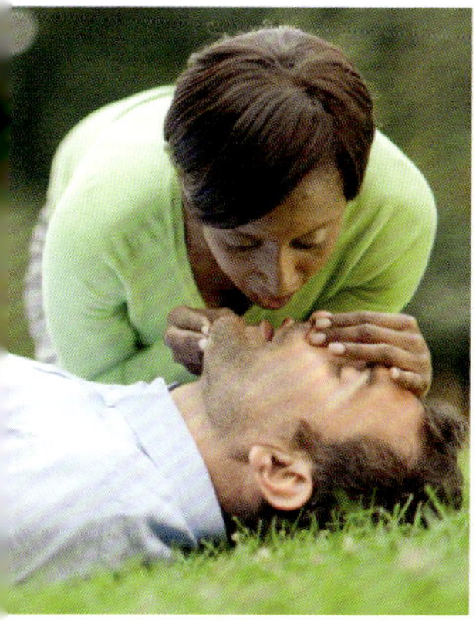

7 保持头部后仰，下颌抬起，移开你的嘴，观察伤员胸部的回落。如果你吹气时胸部可见明显上抬，嘴移开时伤员胸部回落，这就是一次有效的人工呼吸。如果胸部没有抬起，就需要调整伤者头部，继续进行第二次人工呼吸。

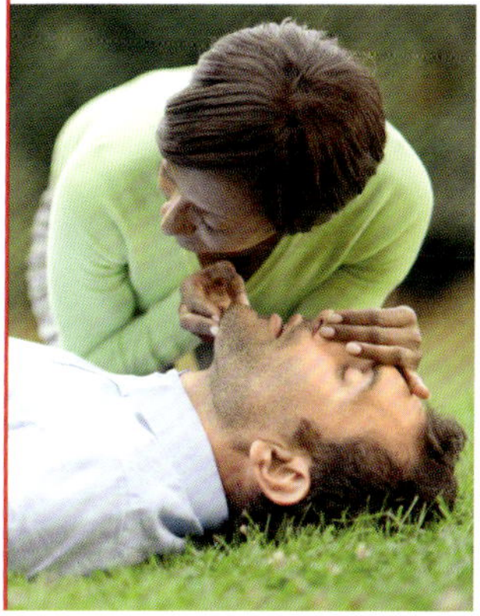

8 30次胸部按压和两次人工呼吸（30：2）交替进行，直到专业救援人员到达，或者伤员有应答反应，如咳嗽、睁眼、说话或故意移动，并开始正常呼吸，再或者你感到非常疲惫无法继续进行。

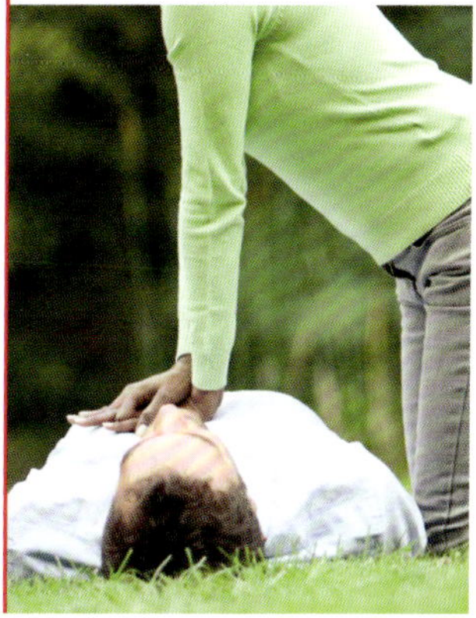

无应答的成人（续）

特殊情况下的心肺复苏术（CPR）

以下情况会增加实施心肺复苏术的难度：

- 如果国家相关指南建议在施救前佩戴手套和面罩（16页），以防止交叉感染，请严格执行。
- 如果没有接受过任何心肺复苏法训练，也不愿意或不会人工呼吸，或者当前指导不建议此项操作，可以只进行胸部按压（72~73页）。急救中心接线员可以提供胸外按压心脏复苏术的指导。
- 如果有其他的急救员，每隔1~2分钟换一次人，但尽量不间断对心脏的按压。
- 如果伤者在心肺复苏过程中呕吐，应将其推向身体一侧，并确保头朝向地板，以便于呕吐物排出体外。待呕吐后，清理口腔，立刻将伤员翻回仰卧姿势，重新开始心肺复苏术。
- 如果是一位妊娠晚期的孕妇需要心肺复苏，则需在心脏按压前将她的右侧胯部抬起，如下图所示。
- 在某些情况下，可能有必要改变人工呼吸的方式，比如伤员口部沾有有毒物质或有气孔（见下一页图）。还可以在人工呼吸时使用口袋面罩或者面罩。

为妊娠晚期的孕妇进行心肺复苏

在妊娠晚期，妇女平躺时子宫会压迫腹部的大动脉血管，这会限制下肢血液流回至心脏，从而影响胸外按压的效果。抬起孕妇的右胯可以防止此现象的发生。

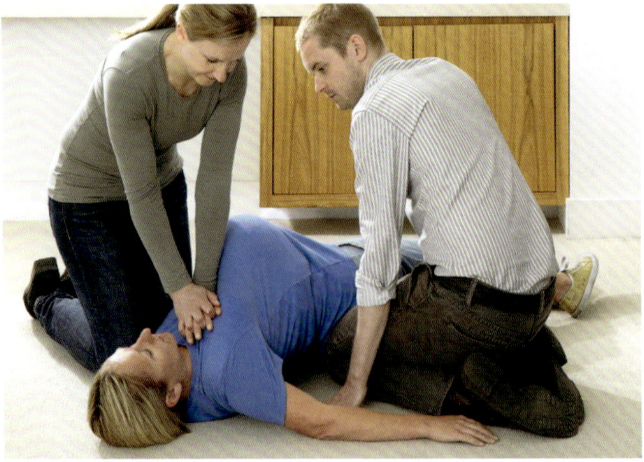

如何调整孕妇的体势

为确保胸外按压的效果，让孕妇的上半身尽量保持平躺的状态。请你的帮手跪坐在孕妇的右边，将膝盖置于孕妇身下以抬高她的右胯。如果只有你自己的话，将一卷衣服或毛巾塞在孕妇右臀部下方来抬高右胯。

人工呼吸的问题

如果人工呼吸时伤员胸部没有抬起来，可采取以下措施：

- 重新检查头部是否完全后仰、下颌抬起。
- 重新检查伤员的口腔，清除一些可见阻塞物，但不要用手指在嘴里抠。
- 在重复胸部按压前有两次成功的人工呼吸即可。

人工呼吸的不同方法

在不适合采用嘴对嘴人工呼吸的情况下，你需要使用嘴对鼻或嘴对造口的方法进行人工呼吸。

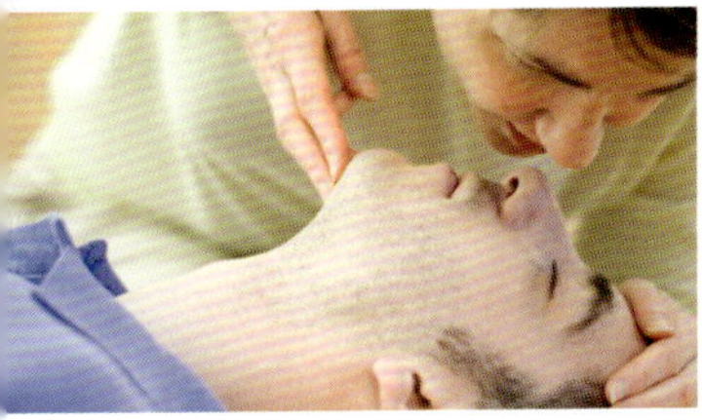

嘴对鼻人工呼吸

如果伤员从水中被营救出来，或者伤员的口腔受伤，缺少良好的密闭性，可以使用嘴对鼻的方式进行人工呼吸。先使伤员的嘴闭合，用你的嘴包住伤员的鼻腔保持良好的密闭性，缓慢将气体吹入伤员鼻腔，再让伤员嘴巴张开使气体呼出。

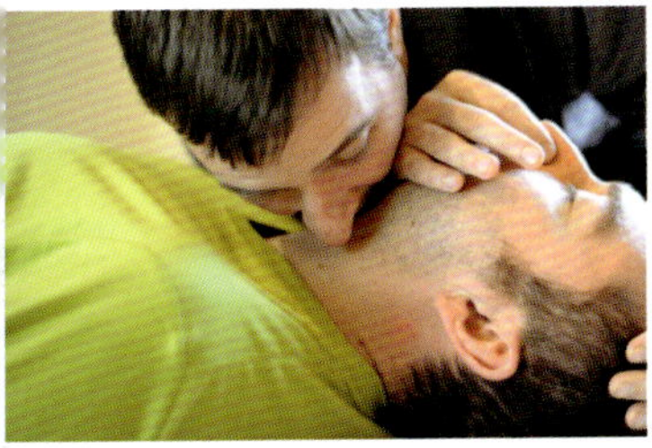

嘴对造口人工呼吸

做过喉部手术的伤员通过颈部一个开放的造口呼吸，代替嘴和鼻腔。进行人工呼吸前一定要检查是否有造口，如果发现有造口，用一只手遮住嘴和鼻腔，通过造口进行吹气。

面罩或小型口袋面罩

急救者出于卫生目的可使用一些辅助物品。面罩是一种放置在伤员嘴上方带有过滤作用的塑料薄膜。小型口袋面罩更结实一点儿，带有一个可用于吹气的气门。

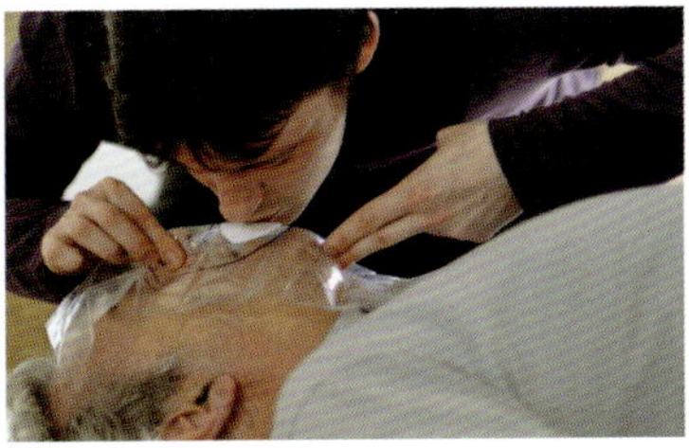

使用面罩

使伤员头部后仰以打开气管，将面罩展开放在伤员脸上，注意过滤器要在嘴上方，捏住鼻孔处使其闭合，通过过滤器进行人工呼吸。

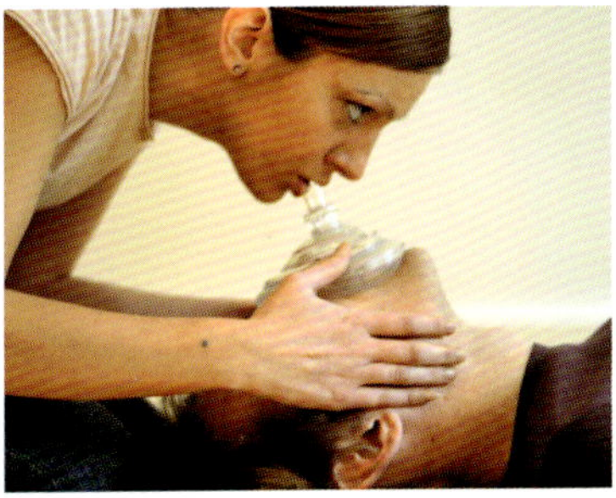

使用小型口袋面罩

跪在伤员头的一侧，开放气管，放置口袋面罩，比较宽的一端对着自己，盖住伤员的嘴鼻，通过气门进行人工呼吸。

救护车到达时

急救服务机构会先派一名先遣专业人员快速到达现场，救护车随后到达。告诉急救人员你是急救员，并详细告知现场发生的情况。同时继续进行心肺复苏（CPR），直到专业人员认为可以停止。注意听清要求你需要做的事，并在专业指导下执行。

急救人员要决定立刻将伤员送往医院还是留在现场继续急救，只有专业人员才可做出停止心肺复苏的决定。

无应答的成人（续）

注意

- 如果有多个急救员，每1~2分钟换一次人，以防力竭。
- 对昏迷且没有呼吸的儿童和婴儿而言，人工呼吸和胸外按压二者交替进行更有效（78~79页和84~85页）。
- 如果溺水者被救上岸后没有呼吸，人工呼吸和胸外按压二者交替进行为更佳（溺水，102页）。

胸外按压心肺复苏术

医护人员和经过培训的急救人员会施用人工呼吸和胸外按压二者交替的心肺复苏术（68~69页）。如果没有接受过心肺复苏法训练，不愿意或不会人工呼吸，或者被建议不做人工呼吸，进行胸部按压已被证实是最有效的办法。急救服务中心的接线员可以通过电话给未经过训练的人员提供胸外按压心脏复苏术指导。将通话设备调为免提模式，以便于跟随急救电话接线员的指导开展急救。急救员应尽快开始高质量的胸外按压，并一直持续，直至以下几种情况发生：急救医护人员到达现场，伤员逐渐恢复知觉（例如咳嗽、睁开眼睛、企图说话或移动，并开始正常呼吸），急救员筋疲力尽。

应对措施

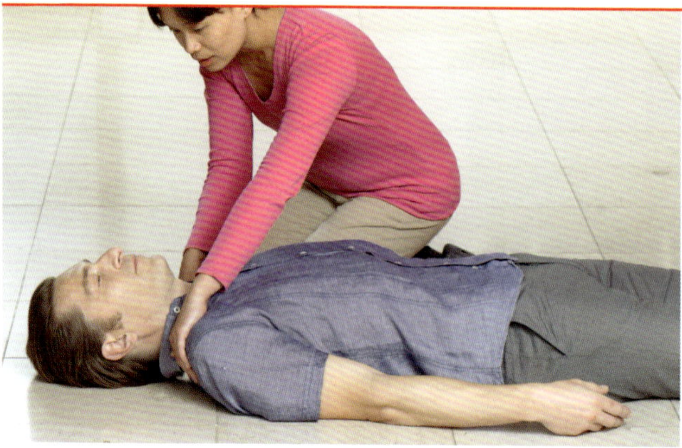

1 检查反应：轻摇伤病者肩膀，在耳边轻声呼叫或发出指令（64页）。

有回应：
初级检查（46~47页）并按照伤势严重程度优先处理。

无应答：
大声呼救并按照第2步打开气道。

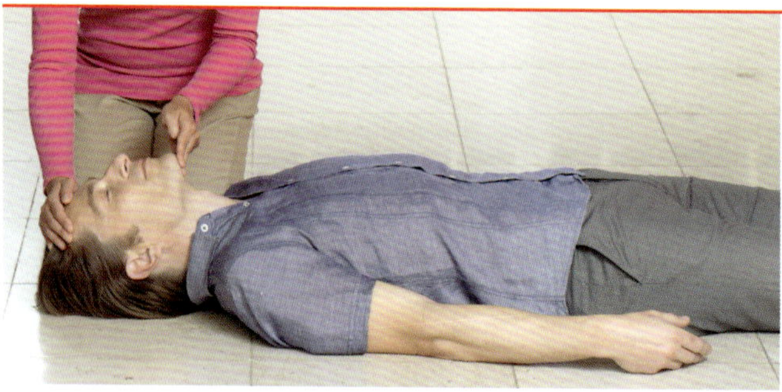

2 畅通气道：用一只手按着伤病者前额，使头部后仰，此时嘴应自然张开。用另一只手的食指及中指将下颚托起。

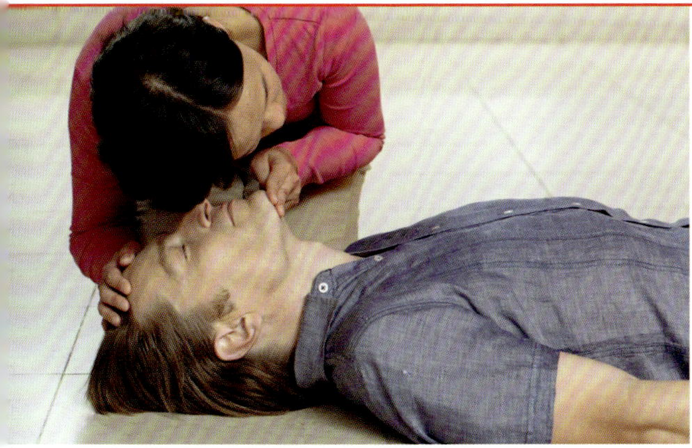

3 检查呼吸：观察（胸部起伏）、感觉（呼吸气流）、聆听（呼吸声）不超过10秒。

有呼吸：
进行初级检查（46~47页）并按照伤势严重程度优先处理。如有必要，将伤者放置为复原卧位（66~67页）。

无呼吸：
立刻拨打急救电话120/999，然后按照第4步开始胸外按压。

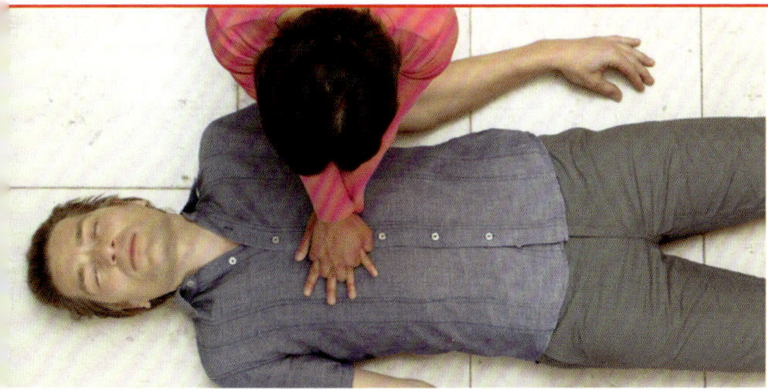

4 跪在伤员胸的一侧，将一只手掌根部放置在伤员胸部中间（68页）。可以通过伤员的衣服来定位手掌正确的按压位置，然后将另一只手的掌根置于这只手上，手指交扣。确定手指没有接触到伤者肋骨。

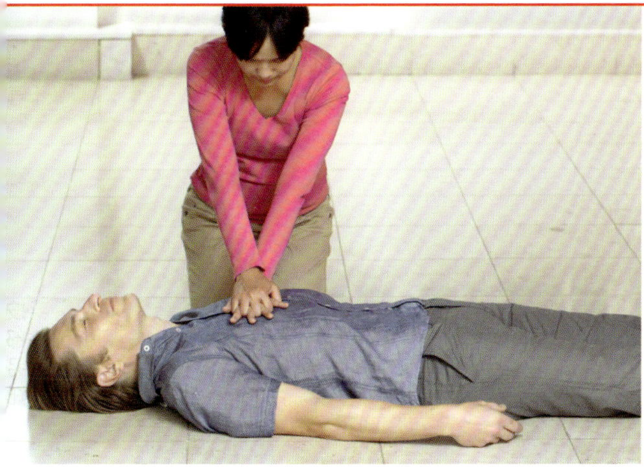

5 开始胸外按压：前倾上身靠近伤员，双臂伸直，垂直地以掌根将胸骨压下5~6厘米，然后放松，但掌根不要离开伤者胸部。注意按压及放松的时间要相等。

6 以每分钟100~120次的频率继续胸外按压，持续至以下几种情况发生：急救医护人员到达现场，伤员逐渐恢复知觉（例如咳嗽、睁开眼睛、企图说话或移动，并开始正常呼吸），急救员筋疲力尽。

失去知觉的儿童（一岁及以上）

本节介绍的是针对失去知觉儿童的复苏技巧，适用儿童年龄为1岁及以上，1岁以内的婴儿参见82~85页。对儿童进行急救时，可在同一侧进行，跪在伤病儿童头部或胸这一边。最好找一个合适的位置进行复苏的各个步骤：开放气管、检查呼吸、给予人工呼吸和胸部按压（合称心肺复苏术，简称CPR）。在急救操作的每一阶段都要做出判断，如孩子有呼吸吗？按照下一页的操作步骤，按顺序迅速地完成急救。

首要任务是检查气道是否畅通。如果孩子没有呼吸，开始心肺复苏（78~81页）。如果孩子呼吸正常，检查影响循环的情况（46页），如有必要，将其放置为复原卧位（76~77页）。

如果已知孩子心搏骤停，立即拨打急救电话120/999，同时告知急救人员携带自动体外除颤器（简称AED）（86~89页）。尽早获得更专业的护理可以挽救生命。

如何检查伤员反应

如果发现一个发病的儿童，首先要明确儿童是否有应答。可与孩子低声而清晰地交谈，询问“发生了什么事”或者“睁开眼睛”。将一只手放在他的肩膀上，轻轻拍打，查看是否有反应。

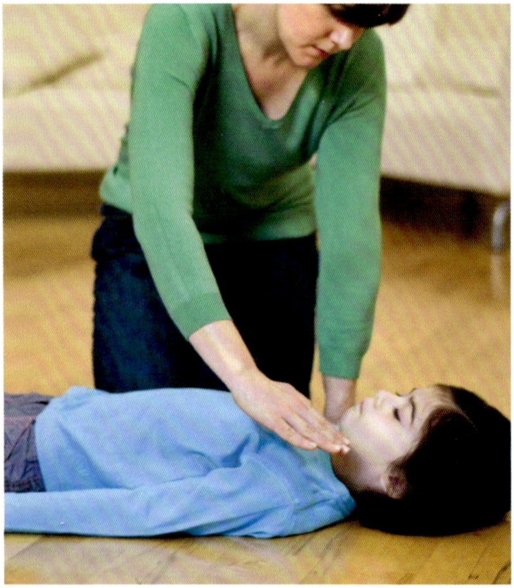

如果有应答

1 如果现场不存在进一步的危险，让儿童在原地不动。对其伤势进行初级检查（46~47页）并按照严重程度优先处理。

2 监控并记录生命体征（54~55页），直到救援人员到来或儿童恢复正常。

如果没有应答

1 大声呼救，保持原地不动，开放气管。

2 如果孩子被发现时的体位不能开放气管，可以将其翻身平躺，开放气管，参见如何开放气管（下一页）。

如何开放气管

1 将一只手放在患儿前额，使其头部轻微后仰，嘴会微微张开。

2 用另一只手的食指尖托住患儿下颌。不要挤压颌下的软组织，这样可能会阻塞气管。然后检查孩子是否有呼吸。详见下面内容“如何检查呼吸”。

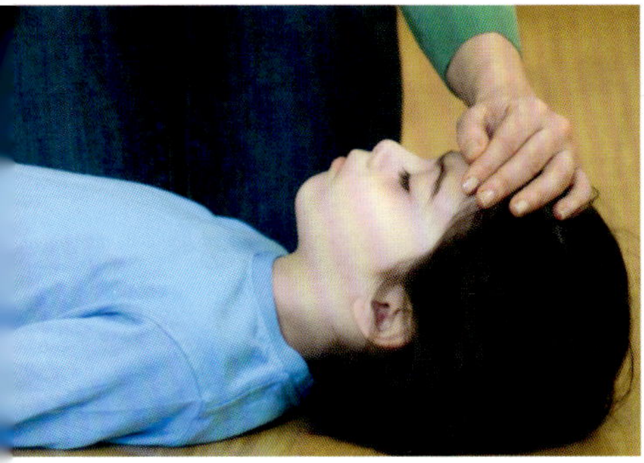

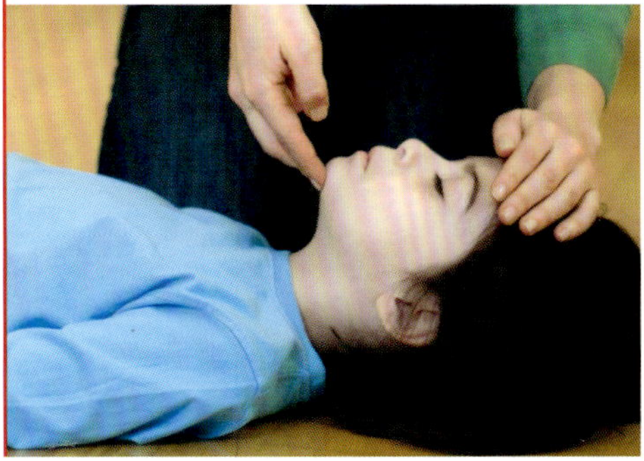

如何检查呼吸

保持呼吸时的气管开放，仔细查看、倾听并感觉患儿是否有正常呼吸——查看胸部起伏、倾听正常呼吸声音，用你的面颊感觉患儿呼吸。上述每个动作不超过10秒。

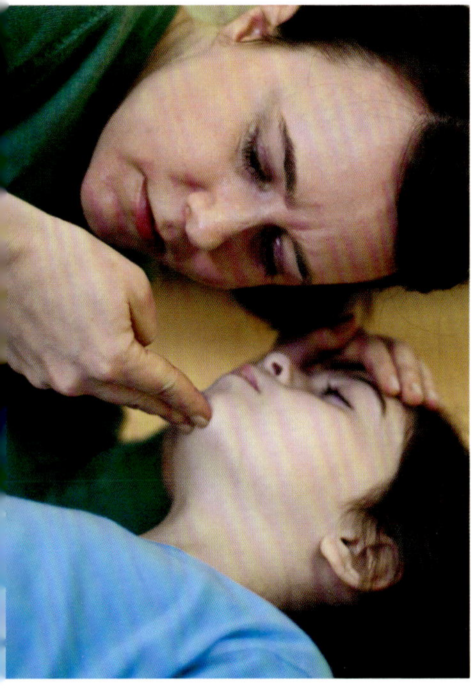

如果儿童有呼吸

1 对患儿的伤势进行初级检查（46~47页）并按照严重程度优先处理。

2 如有必要，将儿童放置为复原卧位。拨打急救电话120/999。
参见如何将儿童置于复原卧位（76~77页）。

3 监控并记录生命体征（54~55页），直到救援人员到来。

如果儿童没有呼吸

1 请周围的人帮忙拨打急救电话120/999。如果独自一人，先进行一分钟的心肺复苏然后拨打电话救助。通话时使用手机免提功能，或者如有可能可将受伤儿童带至可以拨打电话的地方。

2 开始5次基本的人工呼吸和心肺复苏(CPR)。参见如何进行CPR（78~81页）。

《 失去知觉的儿童（一岁及以上）（续）

如何放置复原卧位

如果孩子被发现时处于侧卧状态，放置复原卧位时不需要执行以下全部步骤。如果怀疑有脊柱损伤，处理方法见159~161页。

应对措施

1 屈膝跪在患儿一边，取下患儿的眼镜和口袋内大件物品，但不要花费太多时间查找小物件。

2 确定患儿两腿伸直。将靠近孩子一侧的上肢与躯干呈直角摆放，肘部弯曲，掌心朝上。

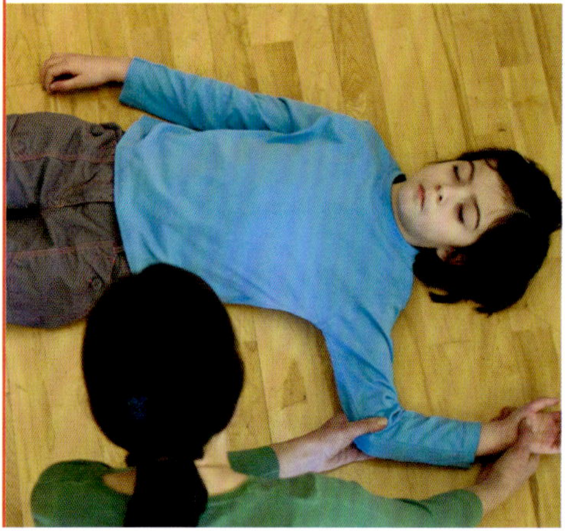

3 将患儿另外一侧的上肢拉过胸部，将其手掌背侧靠于患儿这一侧的脸颊部分。用你的另一只手抓住患儿另外一侧的大腿，使其弯曲，高过膝盖部分，足部平放在地面上。

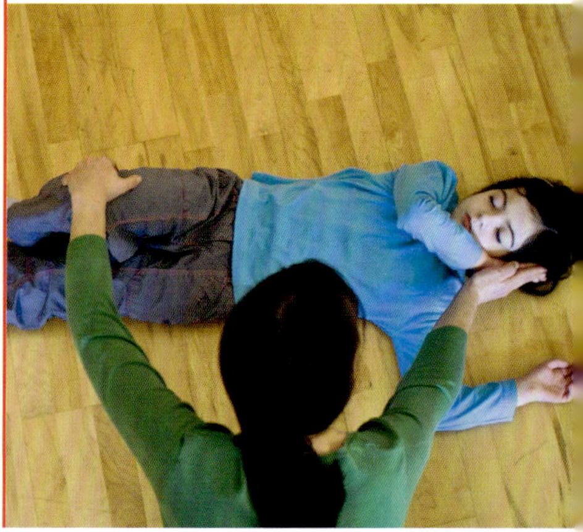

4 保持患儿的手背贴住面颊，拉住对侧的腿使其转向侧卧。

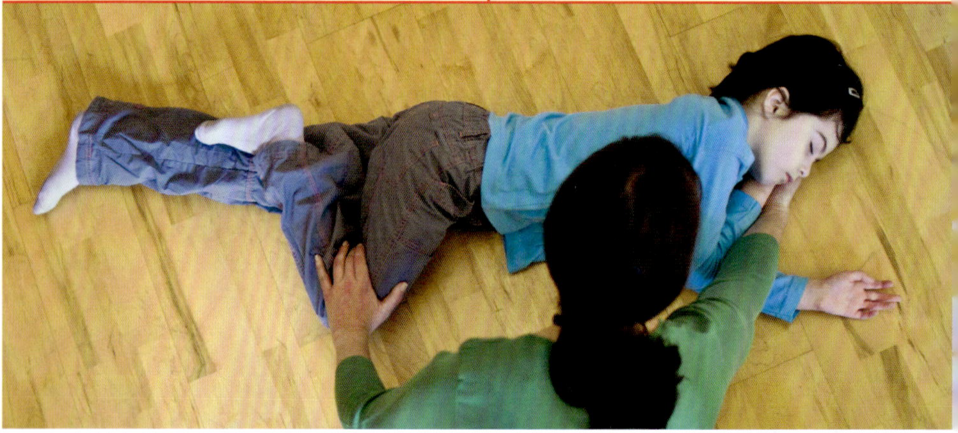

5 调整上侧的腿以便患儿的臀部和膝部弯曲呈直角。使患儿头后仰，下颌上抬以便打开气管。

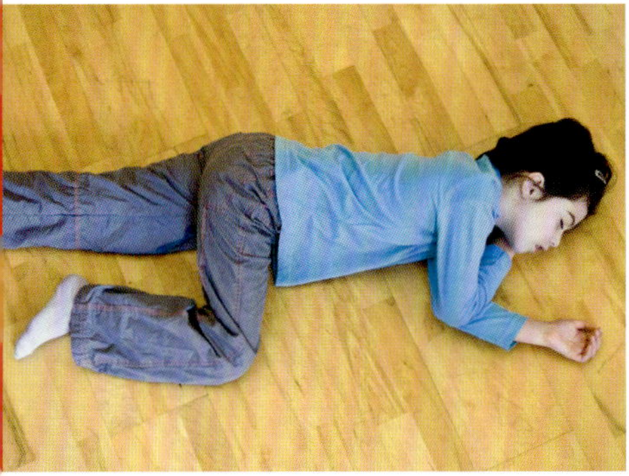

6 如果需要，调整患儿面颊下的手以便头部后仰，气道保持打开，以便于液体从嘴里排出。如果做不到这样，立即拨打急救电话120/999。监控并记录患儿的生命体征（54~55页），直到救援人员到来。

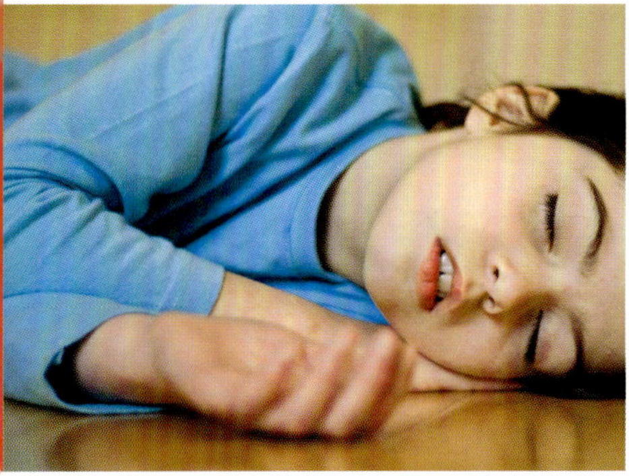

7 如果患儿维持复原卧位超过30分钟，应先让其平躺，然后翻身至另外一侧，除非有其他伤情不允许翻身。

特殊案例 脊柱损伤患儿的复原卧位

如果怀疑患儿有脊柱损伤（159~161页），为了开放气管又必须采取复原卧位，依据以下原则可使脊柱保持直线。

- 如果你是1人，则按照本页步骤操作。
- 如果有2人，一人固定儿童头部的同时另一人给患儿翻身。
- 如果有3人，一人固定头部的同时另一人翻身，第三人注意保持儿童背部呈一条直线。
- 如果有4人以上，可使用轴向旋转搬运法（161页）。

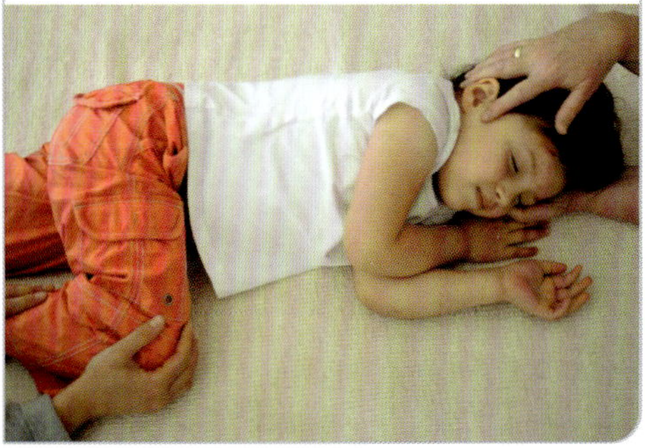

《 失去知觉的儿童（一岁及以上）（续）

如何进行心肺复苏术（CPR）

应对措施

1 一只手放在患儿前额，另一只手的两个手指托住上颌，以确定气管打开。

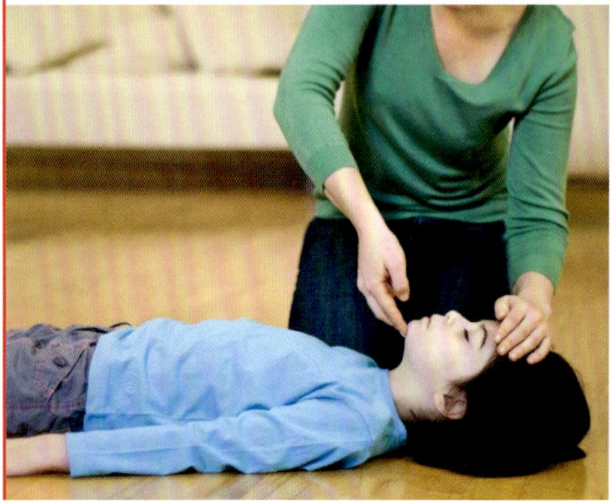

2 清除患儿口腔内可见的阻塞物，但不要用手指在口腔内乱抠。

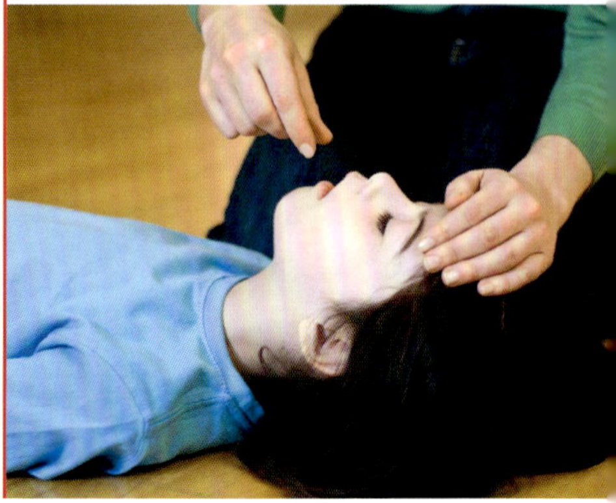

3 将放在额前的手腾出来，用大拇指和食指捏住患儿两侧鼻翼，确定鼻孔闭合以免气体逸出，让患儿的嘴张开。

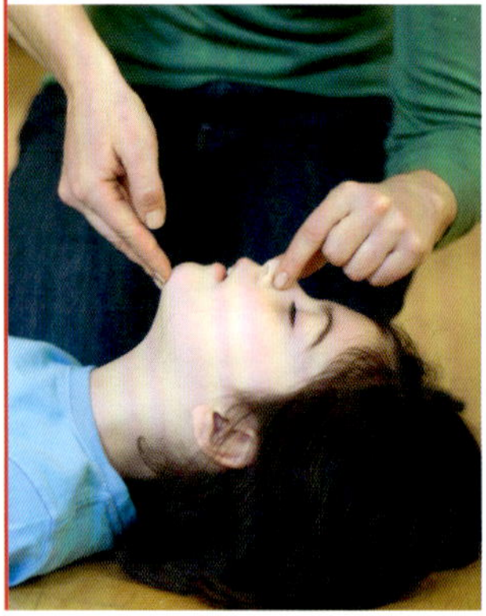

4 深呼吸后将自己的嘴唇罩住患儿嘴巴，确定形成密封状态。持续吹入气体一秒，直到患儿胸部隆起。

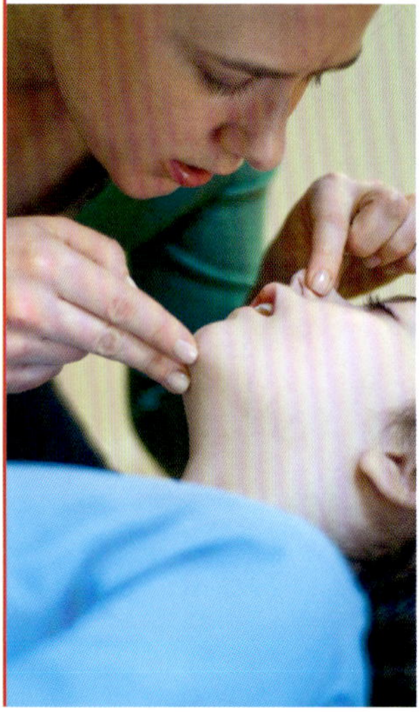

5 维持头部后仰和下颌抬起，离开患儿的嘴巴，观察胸部是否下降。如果在你吹气时患儿胸部抬起，嘴唇离开时胸部下降，说明已经进行了一次有效的人工呼吸。如果胸部并没有抬起，则需要调整患儿头部，重新进行5次人工呼吸（75页）。

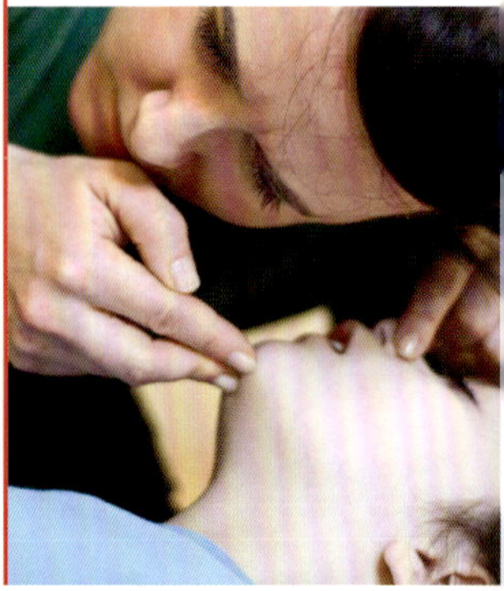

6 跪在患儿胸的一侧，一只手放在胸部中间。这个点就是你进行胸部按压的部位。

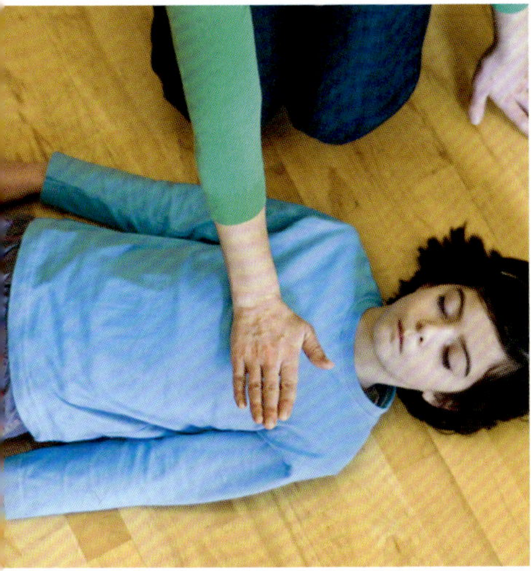

7 弯下身体，保持手臂垂直，用手掌根部垂直下压胸骨，使胸部下陷1/3。然后放松，但手不离开胸部，在下一次按压前使胸部完全回弹。以每分钟100次的频率按压胸部30次，按压时间和放松时间应该相同。

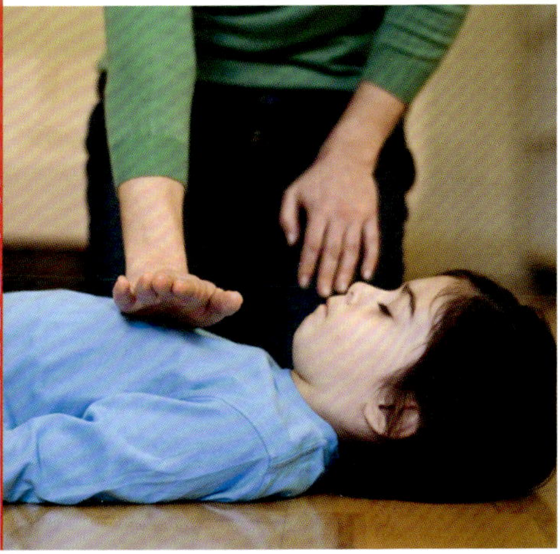

注意

- 如果有多个急救员，每1~2分钟换一次人，以防力竭。

按压位置

将一只手放置于患儿胸骨上方，如图所示。确保没有按压到患儿肋骨、胸骨最低点（剑突）或上腹部。

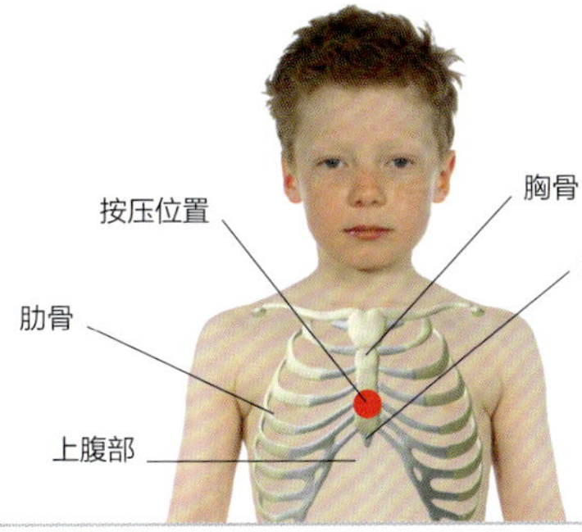

8 返回患儿头的一侧，开放气管给予两次人工呼吸。

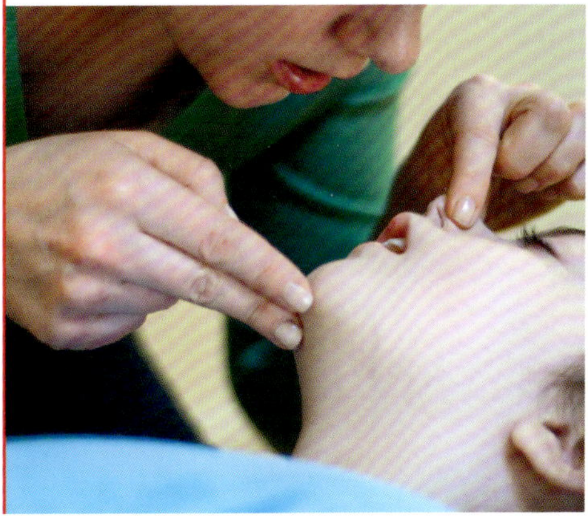

9 如果现场只有你一个人，30次胸部按压和2次人工呼吸（30：2）交替进行，并在持续一分钟后，拨打急救电话120/999。继续进行心肺复苏术（CPR），直至以下几种情况发生：急救医护人员到达现场，伤童逐渐恢复知觉（例如咳嗽、睁开眼睛、企图说话或移动，并开始正常呼吸），急救员筋疲力尽。

失去知觉的儿童（一岁及以上）（续）

特殊情况下的心肺复苏术（CPR）

有一些情形下可能较难进行心肺复苏（CPR）。

- 如果国家相关指南建议在施救前佩戴手套和面罩（16页），以防止交叉感染，请严格执行。
- 尽管施用人工呼吸和胸外按压二者交替的心肺复苏法会更加有效，但如果没有接受过任何心肺复苏法训练，也不愿意或不会人工呼吸，或者当前指导不建议此项操作，可以只进行胸部按压。急救服务中心的接线员可以通过电话提供胸外按压心脏复苏术指导。
- 如果有其他的急救员，每隔1~2分钟换一次人，但尽量不间断对心脏的按压。
- 如果患儿在心肺复苏过程中呕吐，应将其推向身体一侧，并确保头朝向地板，以便于呕吐物排出体外。待呕吐后，清理口腔，立刻将其翻回仰卧姿势，重新开始心肺复苏术。
- 如果患儿年纪较大，或者施救者较年幼，可以使用双手进行胸部按压，就像成人心肺复苏（CPR）一样（68~69页）。将一只手的掌根部放在胸部，另一只手的掌根放在该手的手背上，两手手指交叉，确定手指不会接触到肋骨。

如何进行胸外按压心脏复苏术

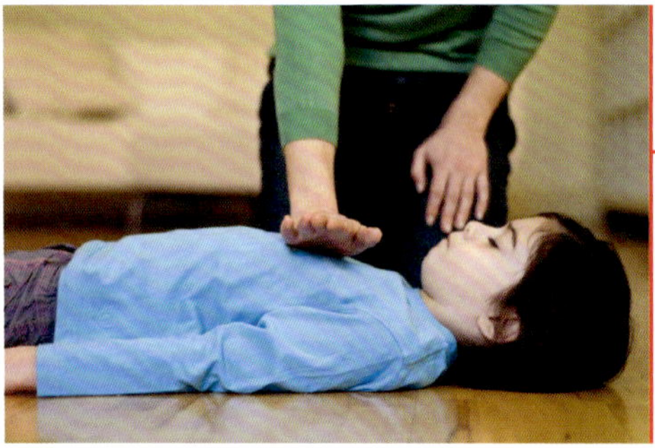

1 跪在患儿胸的一侧，将一只手掌根部放置在伤员胸部中间。

2 侧身对着患儿，手臂伸直，垂直向下，将胸骨向下按压至少1/3，然后放松（保持掌根不离开伤员胸部）。

3 以每分钟100~120次的频率重复按压，直到专业救援人员到达，或者患儿出现应答反应的迹象，如咳嗽、睁眼、说话或故意移动，并开始正常呼吸，再或者你感到非常疲惫无法继续进行。

人工呼吸的问题

如果人工呼吸时患儿胸部没有抬起来，可采取以下措施：

- 重新检查头部是否完全后仰，下颌抬起。
- 重新检查伤员的口腔，清除一些可见阻塞物，但不要用手指在嘴里抠。
- 在重复胸部按压前有两次成功的人工呼吸即可。

嘴对鼻人工呼吸

如果患儿从水中被营救出来，或者患儿的口腔受伤导致不能有良好的密闭性。你可以使用嘴对鼻的方式进行人工呼吸。将患儿嘴闭合，用你的嘴唇罩住其鼻腔形成良好的密闭性，缓慢将气体吹入患儿鼻腔，再让患儿嘴张开使气体呼出。

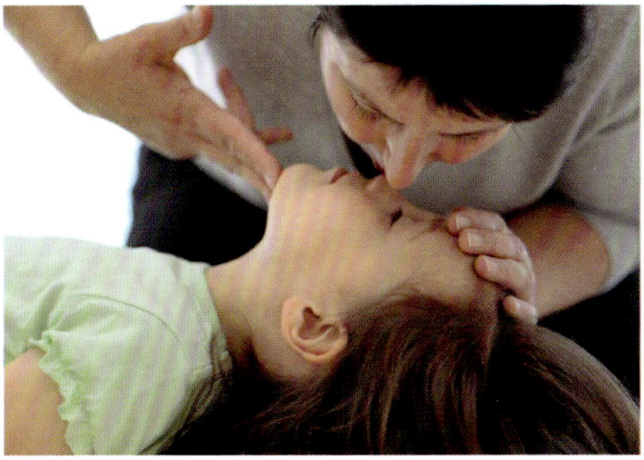

面罩或小型口袋面罩

急救者出于卫生目的可使用一些辅助物品。面罩是一种放置在伤员嘴的上方带有过滤作用的塑料薄膜。小型口袋面罩（Pocket Mask）更为结实一点，带有一个可用于吹气的气门。如果你知道这些物品之中任何一个的使用方法，就应该随身携带，在对患儿进行急救时使用。然而，如果身边没有这些物品又需要急救，也要毫不犹豫地进行人工呼吸。

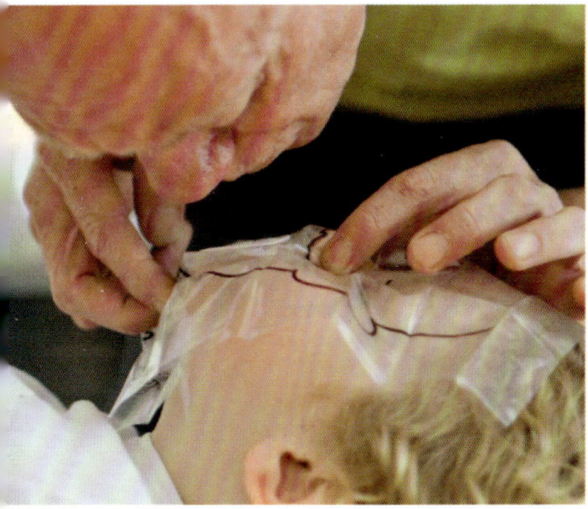

使用面罩

使患儿头部后仰以打开气管，将面罩放在患儿脸上，注意过滤器在嘴的上方，捏住鼻孔处使其闭合，通过过滤器进行人工呼吸。

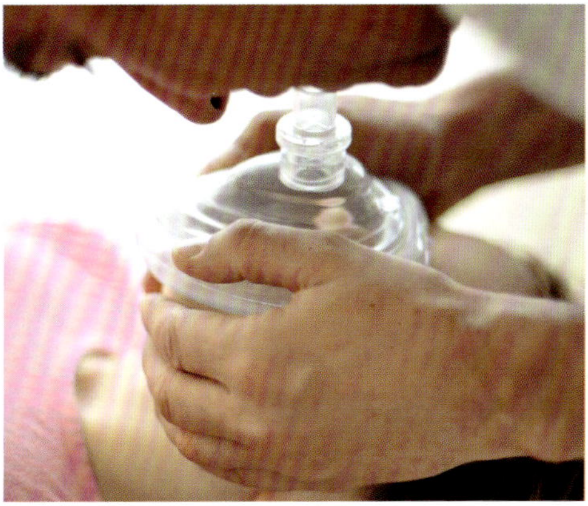

使用口袋型急救面罩

跪在患儿头的一侧，开放气管，放置口袋面罩，较宽的一端对着自己，覆盖住患儿的嘴鼻，通过面罩上的气门进行人工呼吸。

急救车到达时

急救服务机构会先派一名先遣专业人员快速到达现场，救护车随后到达。如果患儿还未连接自动体外除颤器（AED），急救人员将进行处置。同时，急救人员还将使用其他的药物和设备提供高级救助。注意听清急救人员要求你做的事，并在专业指导下执行。

急救人员要决定立刻将伤员送往医院还是留在现场继续急救，只有专业人员才可做出停止心肺复苏的决定。

失去知觉的婴儿（一岁以下）

以下介绍的是1岁以下婴儿无应答的复苏技术。对于1岁以上的幼儿，需要使用儿童复苏术（74~81页）。

始终从同一侧对婴儿展开以下步骤的救治：开放气管、检查呼吸、进行人工呼吸和胸部按压（合称心肺复苏术，简称CPR）。快速并连贯地完成这些步骤。首要任务是检查气道是否畅通。如果婴儿没有呼吸，开始心肺复苏（84~85页）。如果婴儿呼吸正常，检查影响循环的情况，以复原卧位将其抱起（下一页）；如果婴儿因已知的心脏问题而失去知觉，立即拨打120/999求助。

如何检查反应程度

轻微拍打婴儿的足底，呼唤他的名字，看是否有反应。注意不要摇晃婴儿。

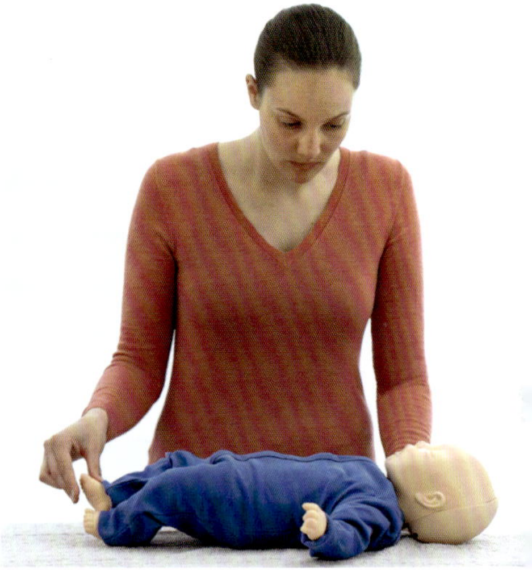

如果有反应

1 为婴儿进行初级检查（46~47页）并处理威胁生命的伤情。

2 如有必要，抱着婴儿打电话寻求专业医疗人员救助。在专业救援机构到达前，持续监控并记录生命体征（54~55页）。

如果没有反应

大声呼救，让婴儿仰面平躺在结实的表面上，立即开放气管。
参见如何开放气管（下图）。

如何开放气管

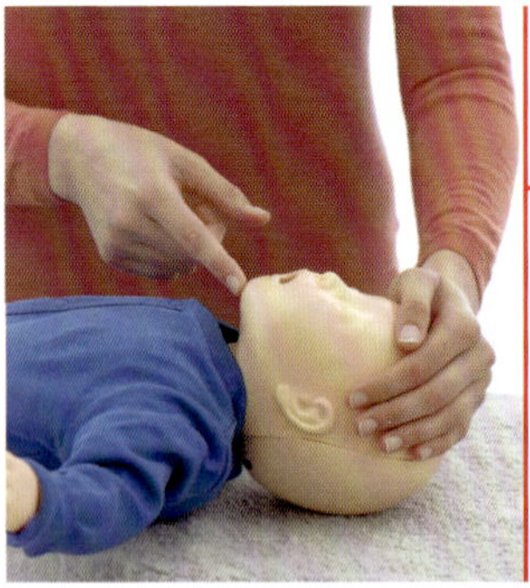

1 一只手置于婴儿前额，使头部轻微后仰。

2 用另一只手的一个手指轻微托起下颌，注意不要挤压颌下的软组织以免阻塞气管。

3 检查婴儿是否有呼吸，详见如何检查呼吸（83页）。

如何检查呼吸

保持气管开放，通过看、听和感觉来判断婴儿是否有正常呼吸。看胸廓有无起伏、倾听呼吸的声音、用自己的面颊感觉呼吸气流。上述每个过程不超过10秒。

如果婴儿有呼吸

1 检查是否有威胁生命的伤情，例如有严重出血，就需要立即处理。

2 将婴儿放置于复原卧位，有规律地监测并记录生命体征（54~55页），直到专业救援人员到达。
参见如何放置于复原卧位（下图）。

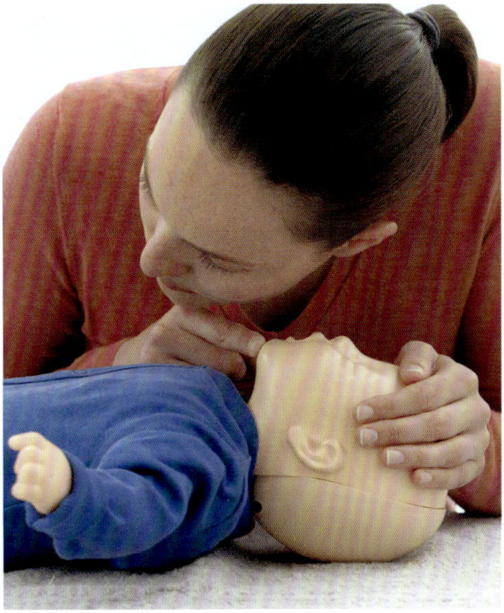

如果婴儿没有呼吸

1 请人拨打急救电话120/999。如果你是独自一人，在拨打急救电话前，先进行1分钟的心脏复苏。使用手机免提功能拨打电话，或者将婴儿带至能够拨打电话的地方。

2 先进行5次人工呼吸，然后开始心肺复苏操作。
参见如何进行心肺复苏(CPR)(84~85页)。

如何摆放复原卧位

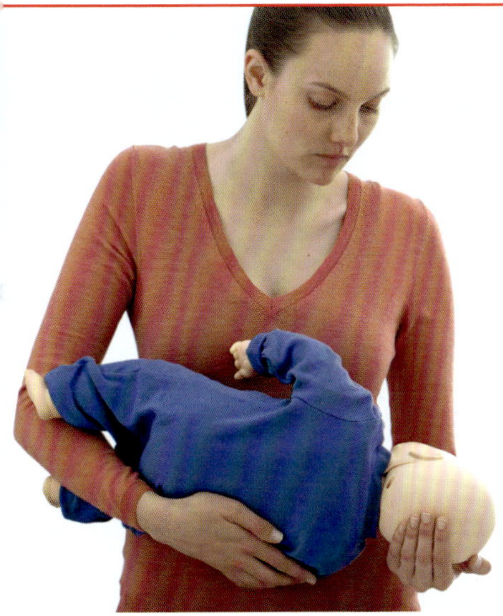

1 将婴儿横抱于胸前，注意头部向下倾斜，这种姿势可以防止舌头后坠窒息或吸入呕吐物。

2 监测并记录生命体征（54~55页），直到专业救援人员到达。

《 失去知觉的婴儿（一岁以下）（续）

如何进行心肺复苏术（CPR）

应对措施

1 让婴儿取平卧位，大致位于急救者腰部的高度，或者平躺于地面。将一只手放在婴儿前额，另一只手的一个手指尖托住婴儿下颌，以确保气管打开。

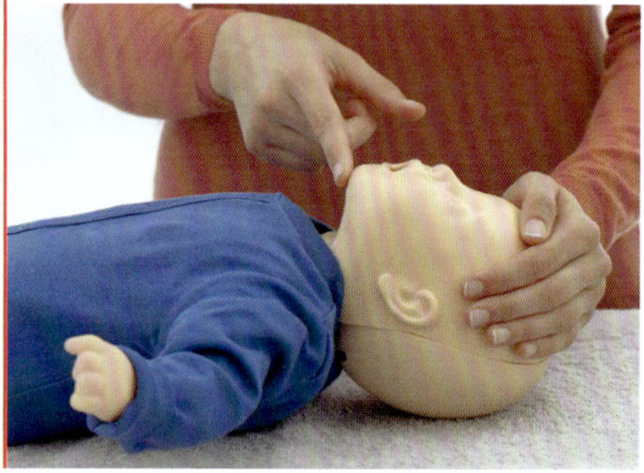

2 清除婴儿口鼻内的可见阻塞物，但不要用手指在婴儿嘴里乱抠。

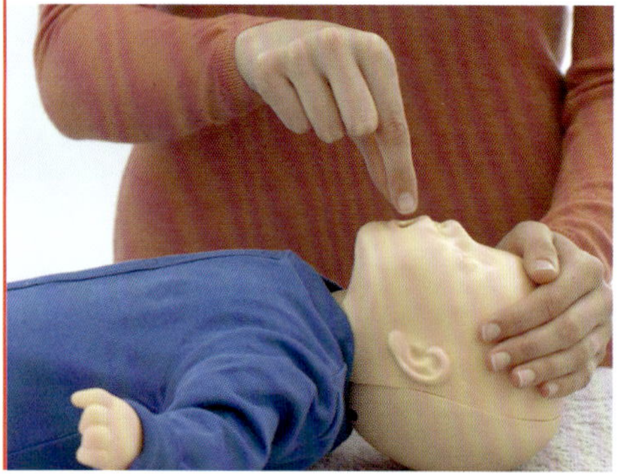

3 施救者吸气后，将嘴唇罩住婴儿口鼻形成密封。如果嘴唇不能完全将婴儿口鼻罩住，可使婴儿嘴巴闭合，仅仅罩住鼻腔。在1秒钟内将气体平稳吹入婴儿口腔或鼻腔内，其胸廓应隆起。

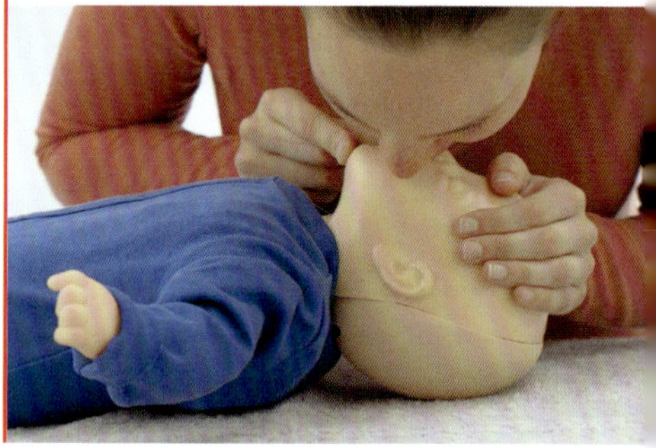

4 维持头部后仰和下颌微抬，施救者的嘴离开后查看婴儿胸廓是否下降。如果吹气时可见婴儿胸部抬起，吹气结束后胸部下降，说明已经进行了1次有效的人工呼吸。按照这种方式，进行5次人工呼吸。

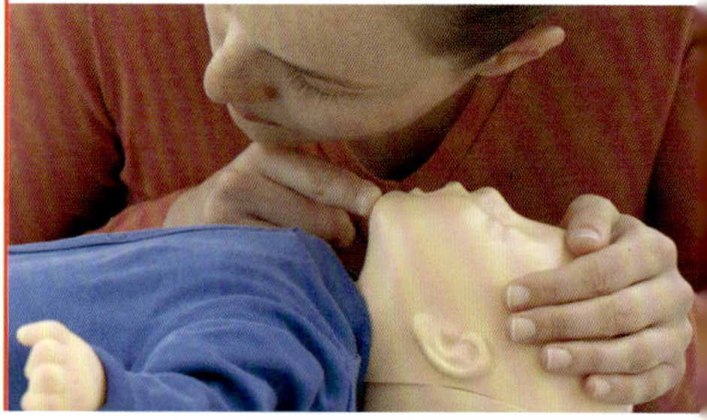

注意

如果你不能完成有效的人工呼吸应进行以下检查和操作：

- 重新检查婴儿是否头部后仰、下颌微抬。
- 重新检查婴儿口鼻，清除可见的阻塞物。不能用手指在婴儿嘴里乱抠。
- 检查是否能将婴儿口鼻完全罩住，形成密封空间。
- 在完成5次有效的人工呼吸后，再进行胸部按压。

如果婴儿在心肺复苏过程中呕吐，应将其推向身体一侧，以便于呕吐物排出体外。尽快重新开始心肺复苏术。

5 用两个手指的指尖放在婴儿胸部中央，垂直向下按压胸骨，使胸部下降1/3的深度。放松时手指不要离开婴儿胸部，在进行下一次按压前使胸部充分回弹。按压时间和放松时间相同，以每分钟100次的频率重复按压胸腔30次。

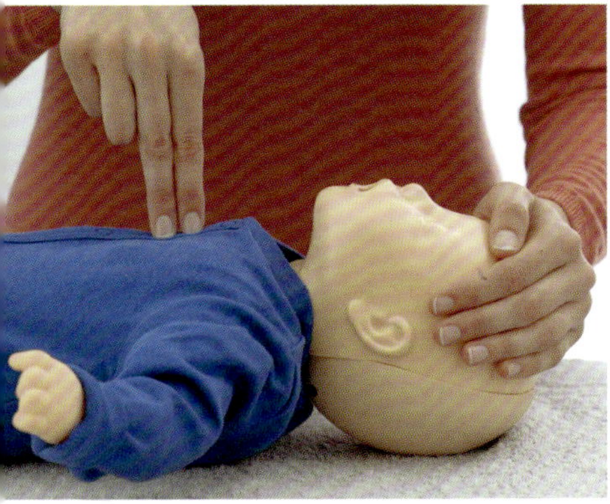

6 返回婴儿头部，开放气管，进行两次人工呼吸。

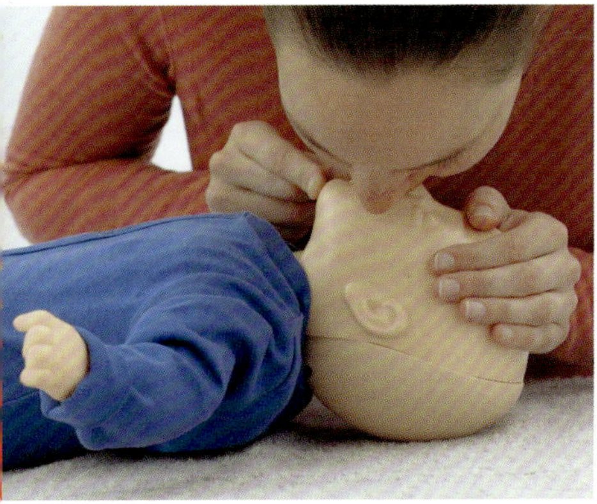

7 如果现场只有你一个人，30次胸部按压和2次人工呼吸（30：2）交替进行，并在持续1分钟后，拨打急救电话120/999。继续进行心肺复苏术（CPR），直至以下几种情况发生：急救医护人员到达现场，婴儿逐渐恢复知觉（例如咳嗽、睁开眼睛、企图说话或移动，并开始正常呼吸），急救员筋疲力尽。

手指位置

指将手指放置于胸骨上，如图所示位置，确保你没有按压在肋骨上、胸骨剑突或上腹部。

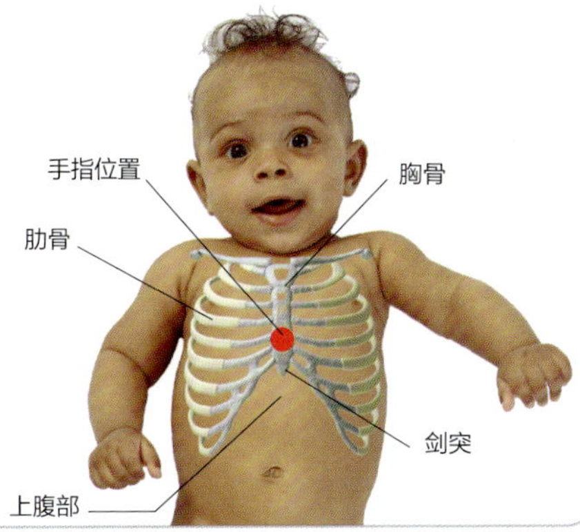

胸外按压心脏复苏术

尽管施用人工呼吸和胸外按压二者交替的心肺复苏法会更加有效，但如果没有接受过任何心肺复苏法训练，也不愿意或不会人工呼吸，或者当前指导不建议此项操作，可以只进行胸部按压。急救服务中心的接线员可以通过电话提供胸外按压心脏复苏术指导。将通话设备调为免提模式，以便于跟随急救电话接线员的指导开展急救。

注意

- 记住，如果你不愿意或不能进行人工呼吸时，可按每分钟100次的频率进行胸部按压。

如何使用自动体外除颤器（AED）

注意

- 确保使用AED时没有人接触伤员，否则会干扰AED仪器的正常工作，还可能有被电击的危险。
- 即使伤员已经恢复心跳，也不要关掉AED或拿开电极。
- 如果AED电极颠倒问题并不大。就算你将两个电极放错了位置，也不要试图更换，这样会浪费时间，还可能导致电极重新放错位置。

心跳停止，即发生心脏停搏，最常见的原因是异常心律，称为室颤。当心肌受损或者供氧不足时都会导致异常心律发生。一种称为自动体外除颤器（简称AED）的仪器可通过电击用于成人和1岁以上儿童纠正心律。AED可以安全有效地使用，无须事先培训。在多数公共场所都放置有AED，包括购物中心、火车站和机场（下一页中的标志在设备的外包装可见）。该仪器可分析并显示伤员的心律，会通过语音提示每一步的具体操作。大多数情况下，当使用到AED时，你已经开始进行心肺复苏操作。AED拿到后，在准备仪器、将电极贴到伤者身上的同时，还应该继续进行心肺复苏操作。

应对措施

1 打开AED，取出电极。脱掉或剪开伤员的衣服，擦去伤员胸部的汗水。

2 将电极垫片按指定的位置贴在伤员的胸部。除去垫片的衬纸或胶片，将其贴于伤员右胸上部，即锁骨下方。

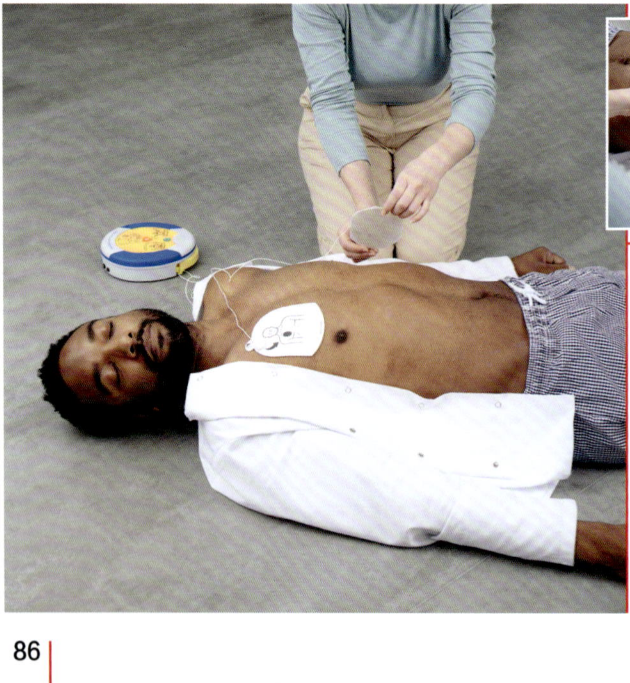

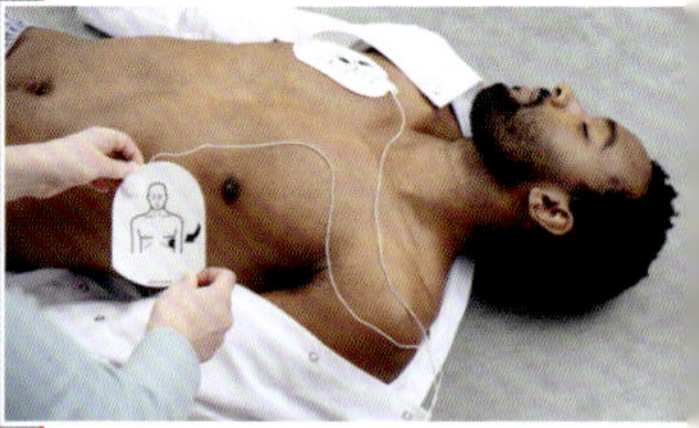

3 第二个电极贴于伤员左侧腋窝下（以上插图）。按照生产厂家使用说明准确按序摆放电极。

4 AED开始分析伤员心律时，确保没有人接触伤员。按照仪器的语音或屏幕提示操作（下一页）。

AED操作流程

AED一旦打开就会有语音或屏幕提示。下面将介绍一些常见的AED模式，它们中的每一台仪器都有不同的语音提示。在连接AED时，不要停止胸部按压。急救员应该按照AED的提示使用，直到有专业的急救员到达。

- 打开AED。
- 将电极贴于伤员胸部。

↓

AED准备分析伤员心律，可能提示“请站到一边，正在分析”或“分析中”。确定没有人接触伤员。

建议电击吗?

是 ↓

AED提示需要电击。机器开始充电。

↓

AED指示开始电击。

- 确定周围人都离开伤员。
- 型号不同的AED，操作方法也不同，有的需要按下电击按钮，有的自动发出电击。AED发出电击时，每击一次伤员身体可能会弹跳起来，这是正常反应。

↓

AED提示在仪器再次分析前进行30：2的胸部按压和人工呼吸（CPR），持续2分钟。

↓

AED重新分析伤员心律

- 如果伤员有应答的迹象，例如咳嗽、睁开眼睛、企图说话或移动，并开始正常呼吸，将伤者摆放呈复原卧位（66~67页）。保留AED仍连接在伤者身上。

否 ↓

AED提示不需要电击。

↓

AED提示在仪器再次分析前进行30：2的胸部按压和人工呼吸（CPR），持续2分钟。

↓

AED再次分析伤员心律。

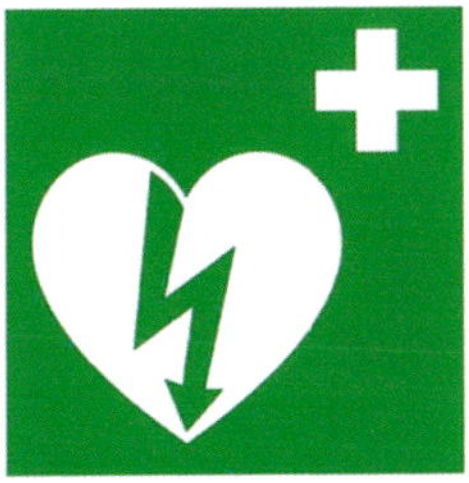

AED标志

所有存放AED的箱子前都贴有这个国际认可的标签。通用标准为绿色（如图），但也有一些组织使用其他颜色。

如何使用自动体外除颤器（AED）（续）

使用AED要考虑的事

注意

- 1岁以下的婴儿不能使用AED。

使用AED时偶尔会因为基础的医疗条件、外部因素、衣物或心脏停搏的原因使施救变得复杂。各种安全因素都应该是急救员首要考虑的事。

衣物和饰物

任何会影响电极的衣物和饰物都应该除去。正常数量的胸毛不会造成麻烦，但是如果电极不能和皮肤有很好的粘连性，就应该剃去胸毛。确定贴电极的部位没有任何金属物质，去掉衣物上原有的金属物，如胸罩内的金属托。

外部因素

胸部的水或过多的汗都会降低电击的有效性，因此胸部应保持干燥。如果伤员从水中被救上来（36~37页），在应用AED电极前要把胸部擦干。

如果伤员在电击后仍然没有知觉，立即进行心肺复苏（CPR），同时要断开AED的电流，否则电流会导致肌肉麻痹，会使人工呼吸和胸部按压难以操作。但是这不会影响AED的使用效果。

医疗条件

一些心脏有问题的伤员可能本身带有起搏器或有埋藏式心律转复除颤器（ICD），这些并不影响AED的使用。但如果能看出或能感觉到伤员胸部皮肤下有一个装置，不要将电极直接覆盖其上。如果伤员胸部有药膏，如硝酸甘油（GTN）缓释片之类，在应用AED前应该揭掉。

怀孕伤员

怀孕伤员没有使用AED的禁忌证。但怀孕导致的乳房增大可能导致一些问题。因此，放置电极时需要触摸一侧或两侧的乳房，这时必须注意维护和尊重伤员的尊严和隐私。

儿童适用AED电极的位置

成人AED也适用于8岁以上儿童。在1岁和8岁之间的儿童最好使用小儿专用AED或带有小儿电极的成人AED。如果没有，也可使用标准的AED和电极。

注意

- 1岁以下的婴儿不能使用AED。

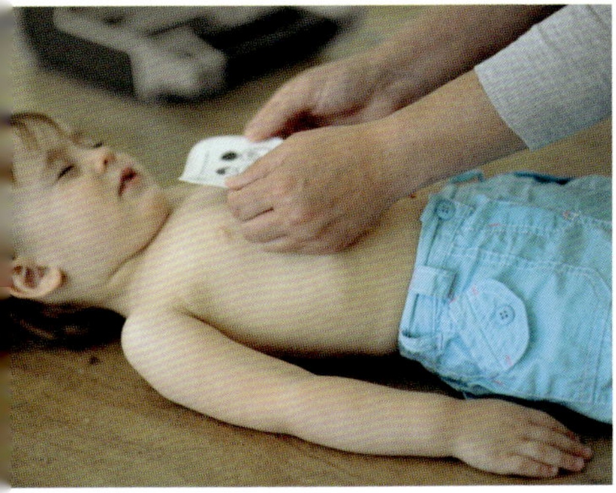

小儿AED电极位置

将一个电极板贴在儿童的后背中央，然后将另一块电极板贴在胸膛正中的位置。将两处电极与AED仪器相连，按87页叙述的程序操作。

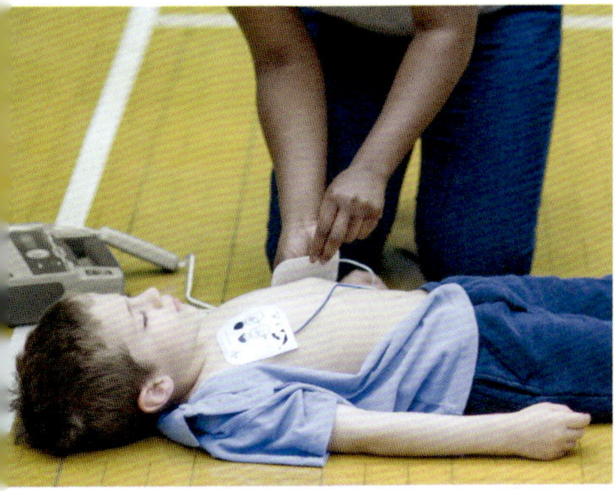

大孩子使用的AED电极

按成人标准将一个电极置于胸部右上侧，锁骨下方，第二个电极放在孩子的左侧腋窝下。确定电极长轴和孩子身体轴线保持一致。

交给专业急救人员

当急救机构人员到达现场时，继续营救直至他们接手救治。另外，还需要告诉他们：

- 患儿目前的状态，例如失去知觉、没有呼吸。
- 已经进行的电击次数。
- 患儿昏厥的时间和已失去知觉持续的时间。
- 如果可能，提供既往相关病史。
- 无论患儿什么时间恢复，要将AED电极留在他的身体上。注意任何从AED盒中取出使用过的物品，都要按医疗垃圾处理（242页）。通知相关人员盒子中需要增补的物品，以备下次使用。

05 呼吸系统

氧气是生存的基本要素。我们每呼吸一次，含氧的空气进入肺里，氧被转移到血液中，运输到全身各部位。呼吸时肺部的血液获取空气中的氧，并释放出二氧化碳（气体交换）。身体器官——气管和肺，组成呼吸系统，为循环系统和心脏提供身体运转所需要的氧气。

呼吸会受多种方式的影响：气管阻塞会引起窒息或憋气，肺内氧气和二氧化碳的交换会因烟雾的吸入受到影响，肺功能会因胸部损伤而削弱，或者呼吸机制会受环境的影响，如哮喘、焦虑也会导致呼吸困难。呼吸方面的问题会威胁生命，需要紧急处理。

目标和目的

- 评估伤员的情况。
- 找出问题原因并解决，使现场空气流通。
- 安抚伤者，消除其恐惧感。
- 保持伤员气管通畅，检查呼吸，如有必要，就进行人工呼吸。
- 如果有必要，寻求医疗救援。如怀疑有严重疾病和损伤，则立即拨打急救电话120/999。

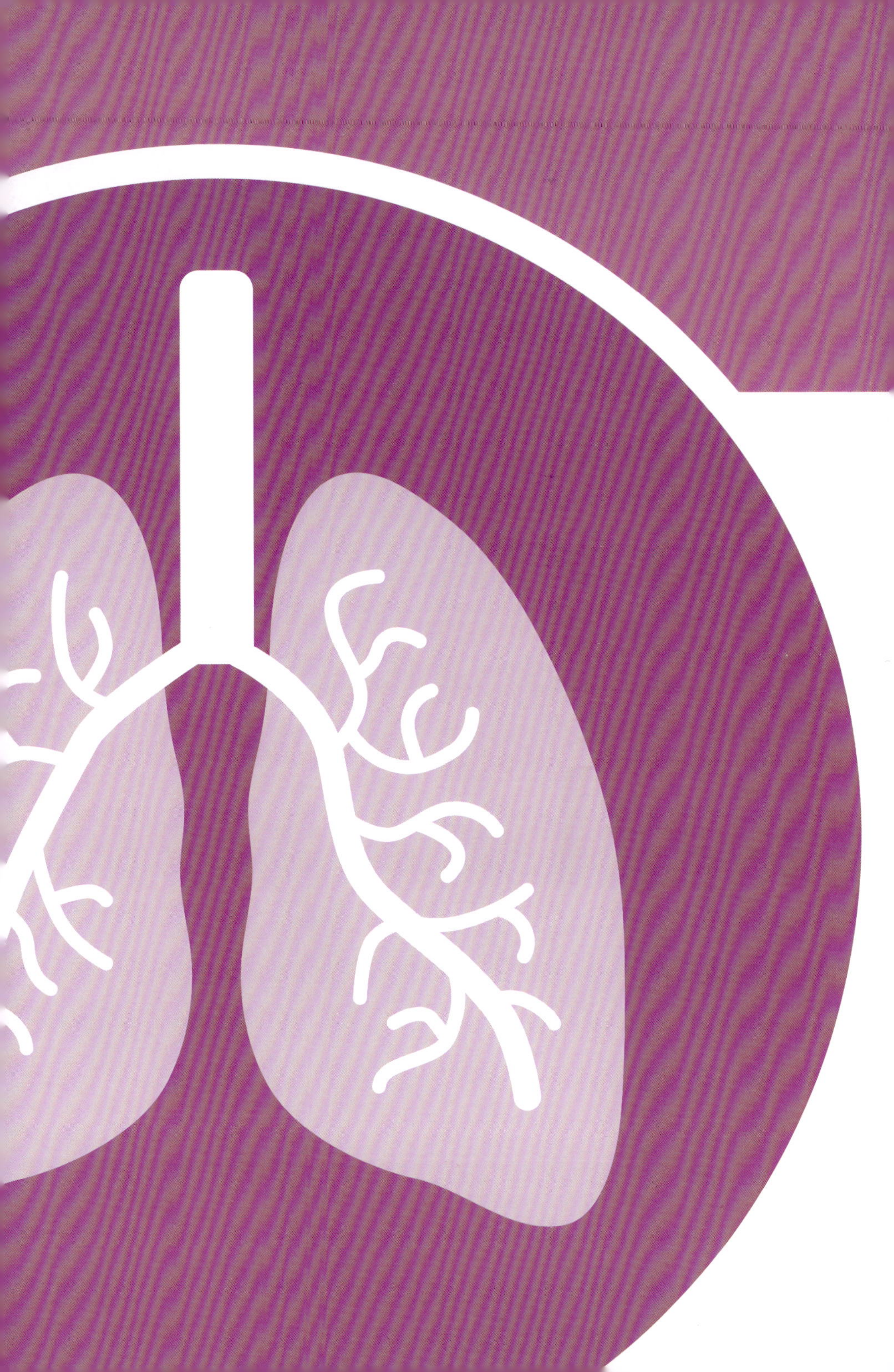

呼吸系统

呼吸系统由口、鼻、气管、肺和肺部血管组成。呼吸包括气体吸入呼出的过程和肺内及全身细胞的气体交换（氧气和二氧化碳）过程。

我们吸气时将空气中的氧气带入肺内，呼气时将废气排出体外，即呼吸产生的二氧化碳。

当我们吸气时，空气通过口鼻进入气管和肺。在肺内，氧气从肺泡中进入肺部的毛细血管，同时二氧化碳从毛细血管释放到肺泡中，随着呼气排出体外。一般男性肺容量平均约为6升（10品脱），女性大约为4升（7品脱）。

呼吸系统构造

肺为呼吸系统的主要部分，和循环系统一起完成气体交换的基本功能，将氧气输送到全身，将二氧化碳排出体外。

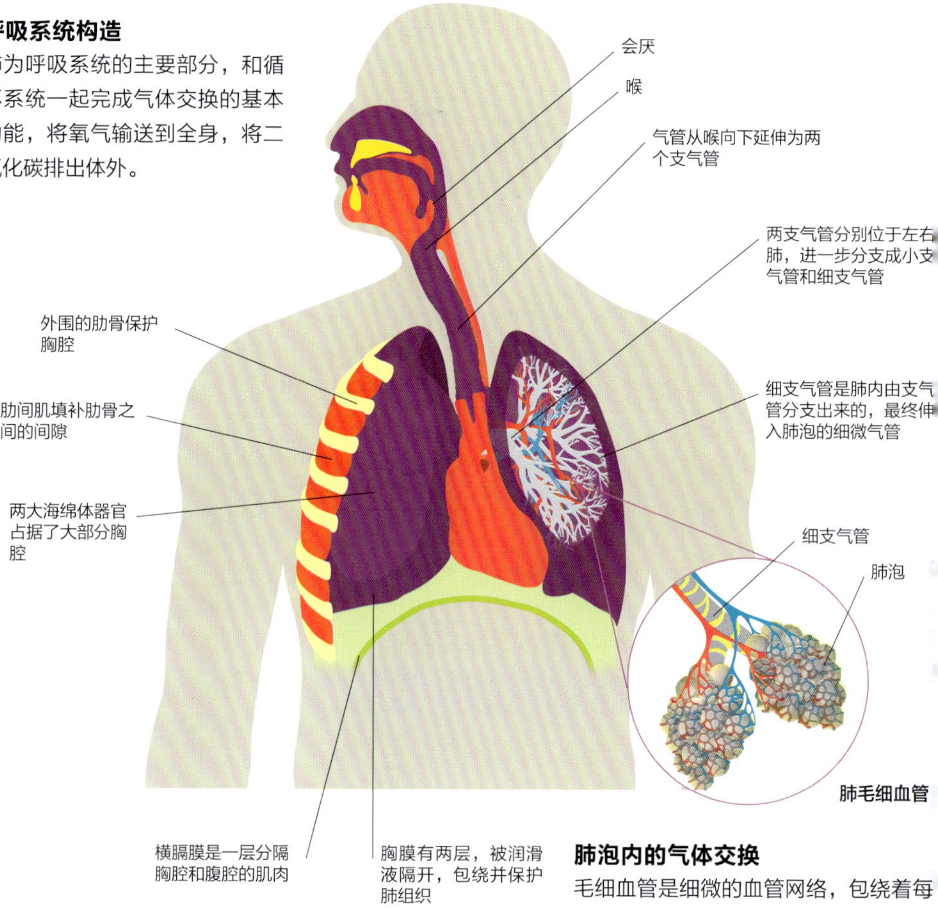

肺毛细血管

肺泡内的气体交换

毛细血管是细微的血管网络，包绕着每个肺泡。其血管壁的结构允许氧气渗透进入血液，同时释放二氧化碳。

呼吸工作原理

呼吸过程包括吸气和呼气，然后间歇一下。肺和体外空气之间的压力差决定气体是吸入还是呼出。当肺内压力比外界低时，空气被吸入；当压力高时，气体被呼出。肺内压力随着两块主要呼吸肌的收缩而改变，即肋间肌和横膈肌。

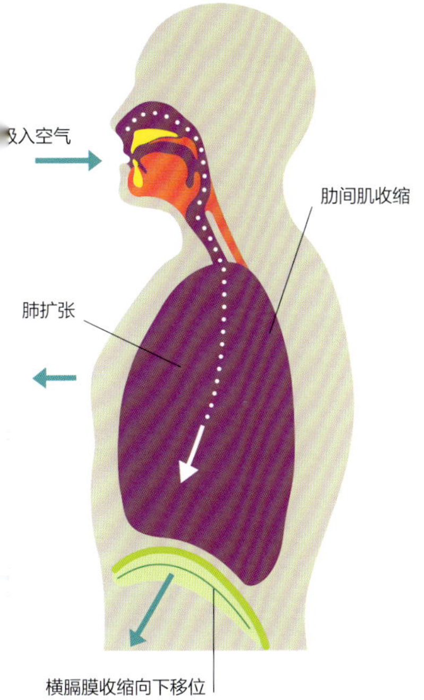

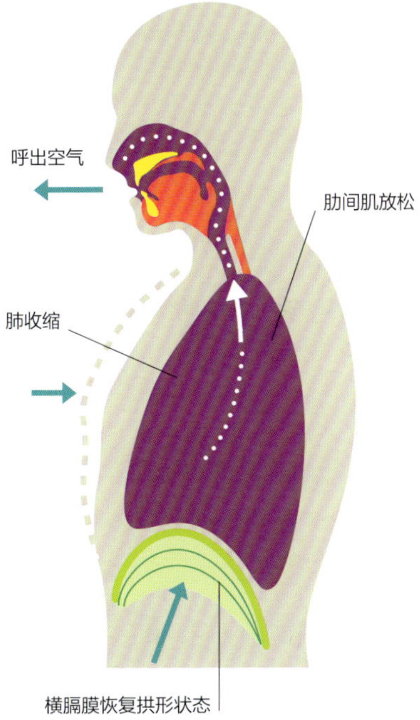

吸气

肋间肌和横膈膜收缩，使肋骨向上向外移动，胸腔隆起，肺扩张充满整个胸腔。肺内压力下降，空气进入肺内。

呼气

肋间肌放松，胸壁恢复原卧位，同时横膈膜放松恢复拱形状态。胸腔回缩，肺内压力增加，气体被呼出。

呼吸控制

呼吸是由大脑内的被称为呼吸中枢的神经细胞群所控制。该中枢对血液内二氧化碳浓度反应灵敏：浓度升高时，呼吸中枢通过刺激肋间肌和横膈膜收缩做出反应，进行一次呼吸。在正常情形下呼吸频率可自动调整，对异常的二氧化碳浓度、低氧浓度，或是对紧张、激动、受伤及疾病都会做出反应。

低氧

识别

中度或重度低氧，会有以下症状：

- 呼吸加快。
- 呼吸困难和气喘。
- 不能说话。
- 皮肤呈青紫色（发绀）。首先在末梢部位最为明显，如嘴唇、甲床、耳垂处。但当低氧加重时，发绀会影响身体其他各个部位。
- 焦虑。
- 烦躁不安。
- 头痛。
- 恶心，甚至反胃。
- 如果低氧状态不能迅速改善会导致呼吸暂停。

目标

- 确认原因，恢复正常呼吸，如有需要，安排送往医院。

当人体组织缺氧时会出现低氧症状，引起的原因有：窒息、憋气或中毒导致的心肺功能受损，通常伴随一系列症状出现，取决于缺氧程度。如果不能迅速得到治疗，低氧会是潜在的致命因素。因为充足的氧浓度是机体所有器官和组织维持正常功能所必需的，尤其是大脑。

对于健康的人来说，空气中的氧含量足够维持肌体组织的正常功能。然而，对于受伤或者生病的人来说，则会因到达肌体组织的氧气减少而使肌体功能下降。

轻微缺氧可使伤员神志模糊，但是肌体可通过呼吸频率和呼吸深度的增加来调节（93页）。但如果大脑细胞的氧气供应中断超过三至四分钟，大脑细胞就会死亡。本章将涉及的各种情形都会导致低氧症状。

引起低氧血症的情况

伤情或病情	原因
吸入的空气含氧量不足	●烟或有毒气体引起的窒息 ●气压改变，如高海拔地区或飞机上的低气压
气管阻塞	●气管阻塞或肿胀 ●悬颈或勒颈 ●口鼻被覆盖 ●哮喘 ●窒息 ●过敏反应
影响胸壁的情况	●挤压伤，例如坠落物或者人群拥挤造成的挤压 ●多根肋骨骨折或压缩性烧伤（constricting burns）造成的胸壁损伤
肺功能受损	●肺部损伤 ●肺不张 ●肺部感染，例如肺炎
控制呼吸的脑或神经受损	●损害大脑呼吸中枢的头部受伤或中风 ●某些中毒 ●因脊柱受伤引起的控制呼吸肌运动的神经麻痹
摄取氧的组织受损	●一氧化碳或者氰化物中毒 ●休克

也可参考：过敏性休克见227页/哮喘见104页/气管烧伤见179页/哮吼见105页/溺水见102页/悬吊或勒吊见99页/浓烟吸入见100~101页/胸部穿透伤见106~107页/中风见214~215页。

气管阻塞

呼吸气管可能被外部或内部的异物阻塞。例如，异物卡在喉部（96~98页）。阻塞的主要原因有：

- 异物吸入，例如食物。
- 伤员失去知觉，舌头后坠或血液、呕吐物阻塞气管。
- 因烧伤、烫伤、刺伤或过敏反应引起的喉部肿胀。
- 颌面部受伤。
- 肺部小气管收缩，哮喘发作（104页）。
- 颈部外部受到压力，如悬颈或勒颈。
- 一些食物会完全阻塞呼吸道，如花生和体液接触后可膨胀，葡萄对小孩子来说也特别危险。

气管阻塞必须迅速采取措施，如果伤者停止呼吸，则立即准备进行胸部按压和人工呼吸（失去知觉的伤病者56~89页）。

本节的内容适用于各种原因引起的气管阻塞，如果你需要了解特殊情况下的细节指导，参考以下章节。

注意

- 如果伤员失去知觉，立即开放气管检查呼吸（“失去知觉的伤病者”见56~89页）。

识别

- 低氧症状（94页），例如嘴唇、耳郭和甲床处呈青紫色（发绀）。
- 说话或呼吸困难。
- 异常呼吸音。
- 涨红、憋气的面孔。
- 伤员痛苦样症状，可能用手指着喉部或抓住颈部。
- 鼻翼扇动。
- 持续咳嗽。

目标

- 清除阻塞物。
- 恢复正常呼吸。
- 安排移送到医院。

应对措施

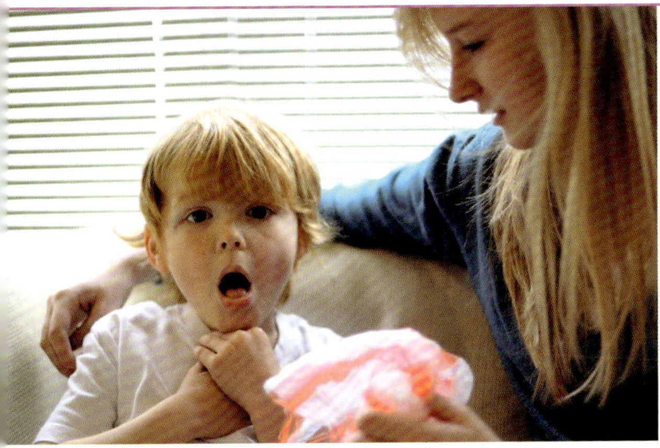

1 如果口腔内有可见异物，立即清除。

2 如果伤员意识清楚，呼吸正常，要消除其恐惧感，密切观察伤者的变化。

3 即使伤员表现为完全康复，也应拨打急救电话120/999。在专业救援人员到达前，监控并记录生命体征（54~55页）。

也可参考：哮喘见104页/气管烧伤见179页/成人窒息见96页/儿童窒息见97页/婴儿窒息见98页/溺水见102页/悬吊或勒吊见99页/浓烟吸入见100~101页。

成人窒息

注意

- 如果阻塞较严重，伤员不能言语、咳嗽或呼吸，最终会不应答。若伤员无应答，喉部肌肉会放松。
- 已进行腹部推击法的患者也必须寻求医疗救援。

异物卡在喉部会使喉部阻塞，导致肌肉痉挛。如果阻塞不严重，伤员能自行清除。伤员一旦无应答，立即开放气管，检查呼吸（65页），如果伤员没有呼吸，立即进行心肺复苏（CPR）以减轻阻塞。气管打开可用于人工呼吸。尽快准备进行人工呼吸和胸部按压。

识别

询问伤员："是否被呛住？"

- 轻微阻塞：伤员能说话、咳嗽和呼吸。
- 严重阻塞：伤员不能说话、咳嗽和呼吸直至无应答。

目标

- 清除阻塞物。
- 如果需要立即送往医院。

应对措施

1 如果伤员有呼吸，鼓励他继续咳嗽，清除口腔内明显的异物。

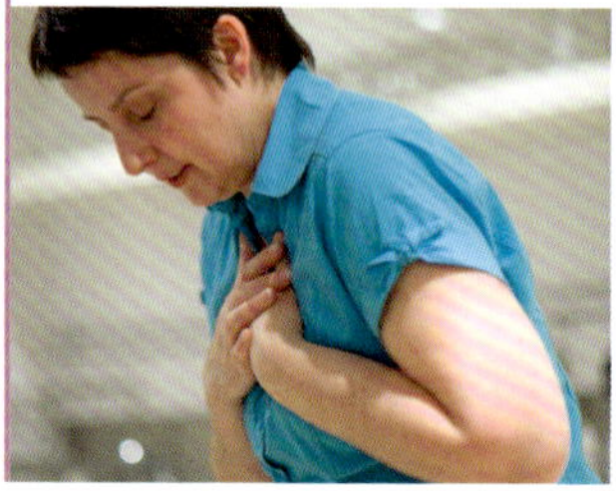

2 如果伤员不能说话、停止咳嗽或呼吸，立即拍击背部。用一只手扶住伤员上半身，帮助她向前弯腰。急救者用手掌根猛烈拍击其肩胛部。阻塞物清除后停止拍击，然后检查伤员口腔。

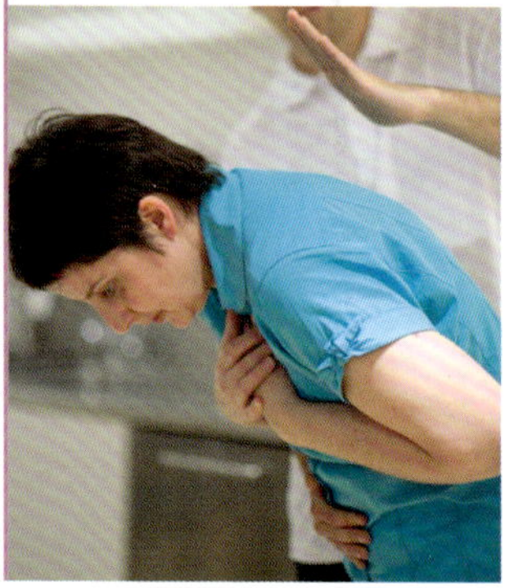

3 如果背部拍击不能清除阻塞物，尝试腹部推击法。站在伤员身后，双手环抱伤员上腹部，使伤员仍然向前弯曲。一只手紧握拳，放在肚脐部和胸骨剑突之间，另一手抓牢紧握的拳头，向内向上猛烈推击5次。

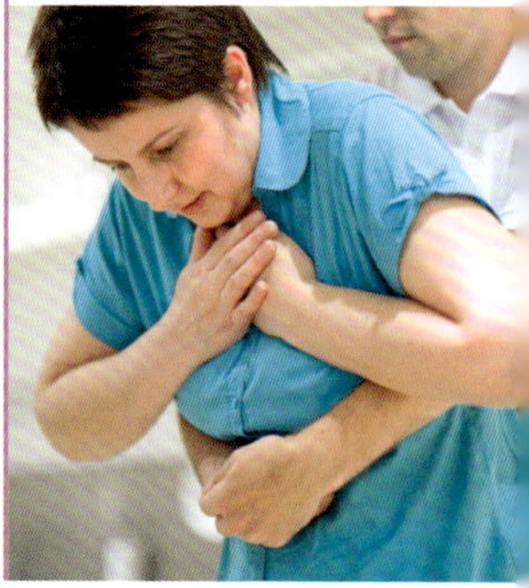

4 检查伤员口腔。如未能将阻塞物取出，应立即拨打急救电话120/999寻求帮助。

5 重复步骤2和3，每次都要检查伤员口腔，持续救治直到救援人员到达或伤员变得无应答（见本页左上"注意"）。

 也可参考：无应答的成人见64~73页。

儿童窒息（一岁及以上）

儿童特别容易发生窒息。他们有可能会被食物噎住，或者将小物件放入口中导致气管阻塞。

如果儿童发生窒息，急救员要反应迅速。若儿童无应答，喉部肌肉放松，气管开放可以进行人工呼吸。立刻准备对其进行人工呼吸和胸部按压。

注意

- 如果儿童一旦无应答，立即开放气管，检查呼吸（75页）。如果儿童停止呼吸，进行心肺复苏（CPR）以解除阻塞症状（78~81页）。
- 已经给予腹部推击法的患儿也要寻求医疗救援。

应对措施

1 如果儿童有呼吸，鼓励其咳嗽，以帮助清除阻塞物，清除口腔内明显可见的异物。

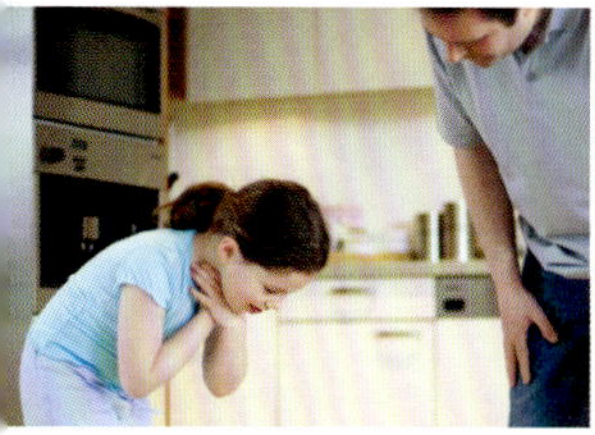

2 如果儿童不能言语，或者停止咳嗽和呼吸，立即拍击背部。使儿童上身弯曲，急救者用手掌根拍击肩胛部5次。检查儿童口腔，但注意不要用手指在嘴里乱抠。

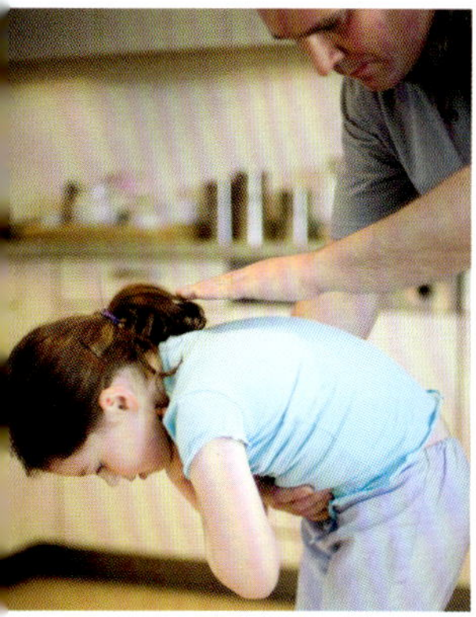

3 如果背部拍击无效，考虑用腹部推击法。急救者双手环抱儿童上腹部，确定其上身弯曲，急救者一只手握拳，放儿童脐部和胸骨剑突之间，另一只手紧握住拳头，猛烈向上向内推击5次，阻塞物清除后停止动作，再次检查儿童口腔。

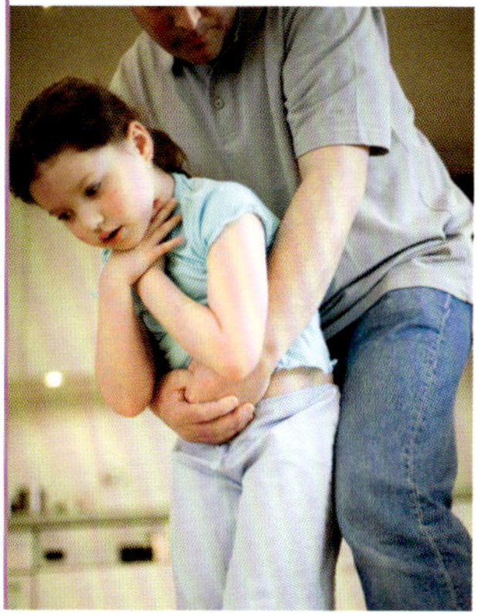

4 检查儿童口腔。如未能将阻塞物取出，应立即拨打急救电话120/999寻求帮助。

5 重复步骤2和3，每次都要检查儿童口腔，持续救治直到救援人员到达或儿童变得无应答（见本页右上“注意”）。

识别

询问儿童：“是否被呛住？”

- 轻微阻塞：儿童能说话、咳嗽或呼吸。
- 严重阻塞：儿童不能说话、咳嗽和呼吸直至无应答。

目标

- 清除阻塞物。
- 如果需要立即送往医院。

也可参考：失去知觉的儿童见74~81页。

婴儿窒息（一岁以下）

注意

- 婴儿一旦无应答，立即开放气管，检查呼吸（82~83页）。
- 如果婴儿没有呼吸，进行心肺复苏（CPR）以解除阻塞症状（84~85页）。

识别

- 轻微阻塞：婴儿能咳嗽，但啼哭困难，有异样杂音。
- 严重阻塞：不能发出任何声音，停止呼吸，最终变得无应答。

目标

- 清除阻塞物。
- 如果需要立即送往医院。

婴儿与成人相比，更容易因为食物或小物件而窒息。这时婴儿很快会呼吸窘迫，急救员要快速清除阻塞物。如果婴儿无应答，喉部肌肉放松，气管开放可以进行人工呼吸。这时立刻准备进行人工呼吸和胸部按压。

应对措施

1 如果婴儿不能啼哭、咳嗽或呼吸，将其翻转，面部朝下俯伏在你的前臂和大腿上。用一直手托住其颈部并固定住婴儿头部，用另一只手的掌根在婴儿两肩之间拍击5次。

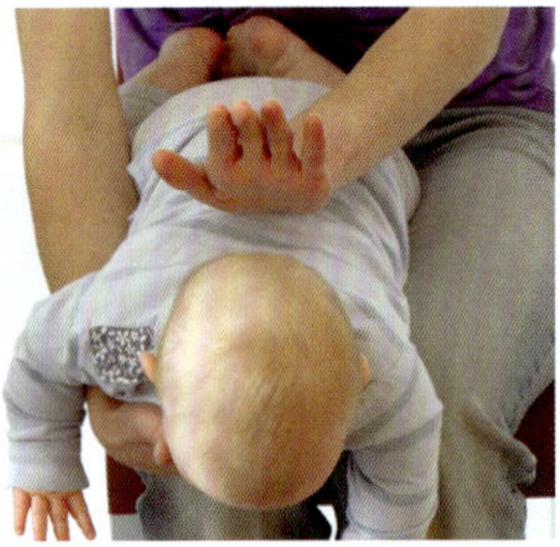

2 慢慢将婴儿翻转，使婴儿面部向上仰卧在大腿上。用手指检查口内是否有异物。切勿在婴儿口中搅动手指以防将异物挤回喉咙深处。

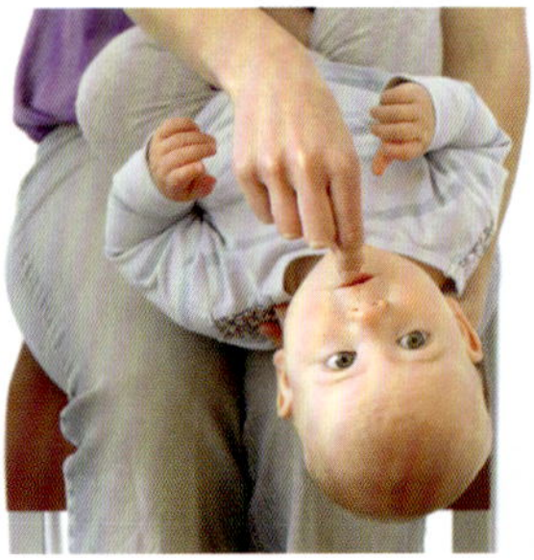

3 如未能将阻塞物拍出，应采取压胸法。此法与胸部按压相似，但会很疼，按压时频率更低。将婴儿仰卧放置于大腿上，手臂托住其后背，用手支撑头部，另一只手的两指放在乳腺下隔一手指的胸骨下半部，向下按压。

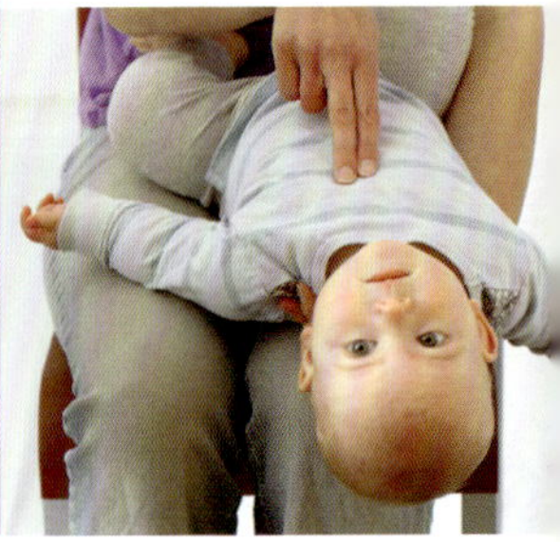

4 以尽快清除阻塞物为目标，最多按压五次。

5 检查婴儿口腔。如果阻塞物还未清除，重复步骤1和4三次。

 也可参考：失去知觉的婴儿见82~85页。

悬吊或勒吊

如果颈外部施加了压力，气管被挤压，进入肺部的气流就被阻断。这些压力的主要原因有：

- 悬吊——颈部被套索，身体悬吊起来。
- 勒吊——颈部或喉部被挤压。有时，悬吊或勒吊可能因为意外事故发生，例如衣服或领带被绞入机器内。悬吊可能会使脖子断裂，因此处理这种伤员要格外小心。

注意

- 除非必须，否则不要轻易搬动伤员，以免损伤脊椎。
- 不要破坏或乱动脖子上缠绕的东西，例如打结的绳索；警察可能需要作为证据。
- 如果伤员无应答，开放气管检查呼吸。

应对措施

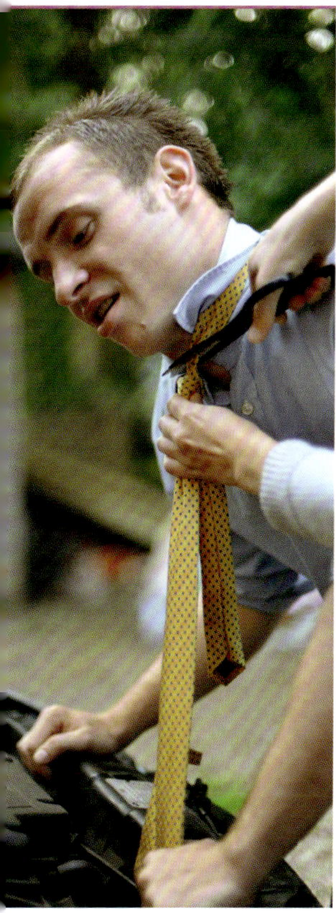

1 迅速解除伤员颈部的束缚。

2 如果伤员仍然悬吊着，在解除颈部和喉部挤压时注意支撑身体。记住，如果伤员无应答，会感觉他身体重量也增加了。

3 如果伤员有应答，帮助其平躺，同时注意支撑头颈部。

4 即使伤员表现为完全康复症状，也应拨打急救电话120/999，及时安排送医。监控并记录生命体征（54~55页）。

识别

- 脖子上缠有勒颈的东西。
- 脖子上有勒痕。
- 呼吸急促、困难，意识受损，皮肤呈蓝灰色（发绀）。
- 面部血管充血明显，面部或眼白上会出现微小红点。

目标

- 恢复正常呼吸。
- 安排移送到医院。

也可参考：脊柱损伤见159~161页/失去知觉的伤病者见56~89页。

浓烟吸入

烟、有毒气体（诸如一氧化碳）或有毒蒸气的吸入可能是致命的。吸入浓烟的伤员身体呈低氧状态（94页），因此需要紧急医疗救援。不要急于进行救治，这样可能会让自己同样置于危险境地。一个局限空间里弥漫的烟雾很快能熏倒所有没带防护设备的人。

烟雾吸入

困在火灾中局限空间里的人会吸入烟雾。塑料、泡沫板和覆盖墙面的合成材料燃烧时产生的烟雾含有毒物质。有烟雾吸入的伤者还要检查有没有火灾引起的其他伤害，如烧伤。

一氧化碳吸入

一氧化碳是一种有毒气体，但它无色
味。一氧化碳可以直接导致血红蛋白丧失携
的能力和作用，造成组织窒息。如果吸入大
一氧化碳，例如局限空间中的浓烟或车辆排
的废气，可快速致命。如果是长时间吸入低
度的一氧化碳，比如加热器或烟道的泄漏
体，也是可以致死的。

浓烟吸入的后果		
烟雾	**来源**	**后果**
一氧化碳	• 汽车排放的尾气 • 火灾排放的浓烟 • 被阻塞的烟囱、烟道倒灌 • 老旧的燃气/煤油/柴火/生物质炉灶和缺乏维护的锅炉所产生的废气 • 在密闭空间内使用便携式/一次性烧烤炉	• 长期暴露在低浓度一氧化碳中：头痛、意识模糊、有攻击行为、恶心和呕吐、大小便失禁 • 短时间在高浓度中暴露：皮肤呈青紫色、呼吸急促而困难、反应迟钝并导致无应答
浓烟	• 火灾：浓烟与火灾本身相比是更大的杀手，浓烟氧含量很低（被用于火燃烧），含有材料燃烧产生的有毒气体	• 急促、困难、带有杂音的呼吸 • 咳嗽、喘气 • 口鼻烧伤 • 口鼻烟灰堵塞 • 无应答
二氧化碳	• 位于地下深处的封闭场所容易积聚二氧化碳，造成危险，例如煤矿、矿井和地下油罐	• 憋气 • 头痛 • 意识模糊 • 无应答
溶剂和燃料	• 胶水 • 清洁剂 • 燃油 • 宿营用煤气和丙烷炉（吸毒者可能会用塑料袋包装液化毒品）	• 头痛和呕吐 • 意识受损 • 因使用塑料袋阻塞气管或呕吐物引起的窒息，可导致死亡 • 液化毒品是心脏停搏的潜在因素

应对措施

1 拨打急救电话120/999，告诉急救中心接线员伤者疑似吸入浓烟。

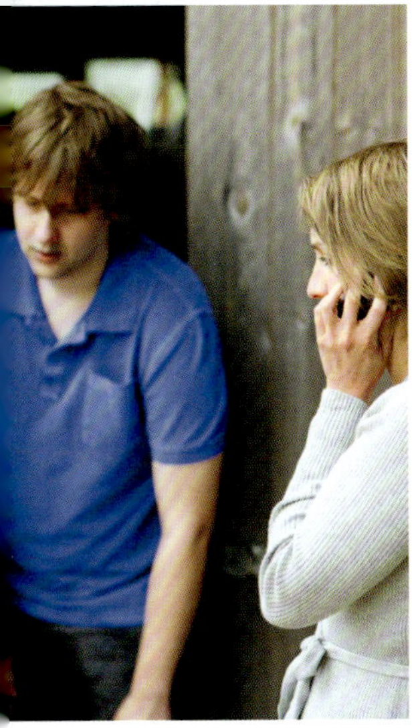

2 必须离开浓烟来源区域，帮助伤者从浓烟中转移到有新鲜空气的空间中。急救者自己切不可贸然进入浓烟密布的区域。

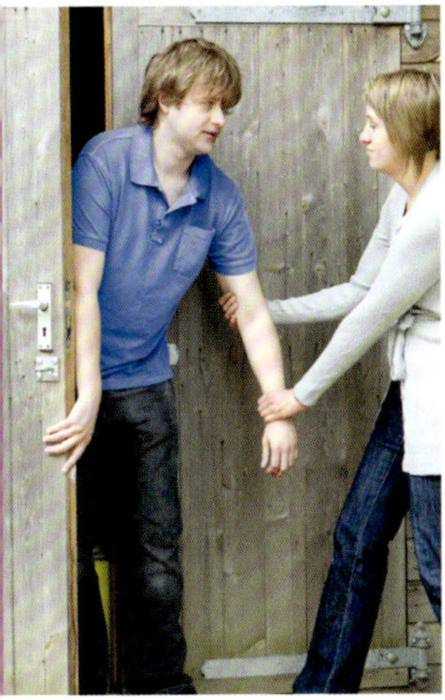

3 支持并鼓励伤者正常呼吸。如果伤者衣物仍然着火（33页），首先扑灭火焰，治疗一些明显的烧伤部位（176~179页）和其他损伤。

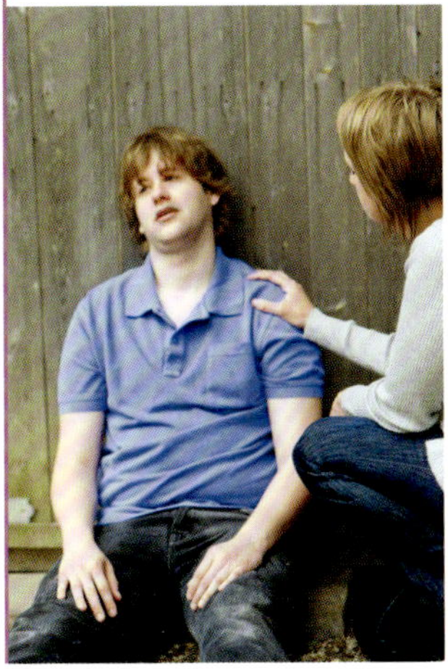

4 留在伤者身边直到救援人员到达，等待期间监控并记录生命体征（54~55页）。

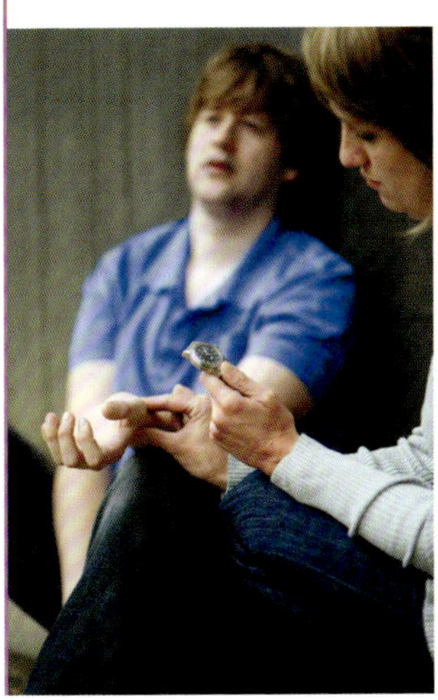

注意

- 如果伤者是在充满汽车尾气的车库内，打开门窗让气体排放后再进入。
- 如果伤员无应答，开放气管检查呼吸（失去知觉的伤病者56~89页）。

目标

- 恢复正常呼吸。
- 拨打急救电话120/999，获得紧急医疗救援。

也可参考：气管烧伤见179页/火灾见32~33页/低氧见94页/失去知觉的伤病者见56~89页。

溺水

注意

- 注意自身安全，避免将自己置于险地。
- 如果是液体化学品或废液，如料浆罐，需小心周围气体可能有毒。
- 许多溺水者会有反刍现象，此时需将其侧躺以确保气道的畅通。
- 如果你是经过训练的救生员，可小心在水中开始施行人工呼吸。
- 即使溺水者很快便清醒，也应拨打急救电话120/999请求救援。

由于淹没或浸没在液体中，溺水会导致呼吸障碍。由于鼻子、嘴巴和气道被淹没在水中，伤者不能呼吸，产生溺水（36页）。任何不涉及呼吸困难的浸水情况都不属于溺水，而是营救。

从水中获救的伤员需要经过初级检查（46~47页）来判断是否需要心肺复苏。如果溺水者无应答且没有呼吸，应在施行胸外按压前给予5次人工呼吸，然后再按照30：2的比例进行心肺复苏术。你应当立即拨打急救电话120/999请求救援。

目标

- 恢复呼吸。
- 及时安排送医。

应对措施

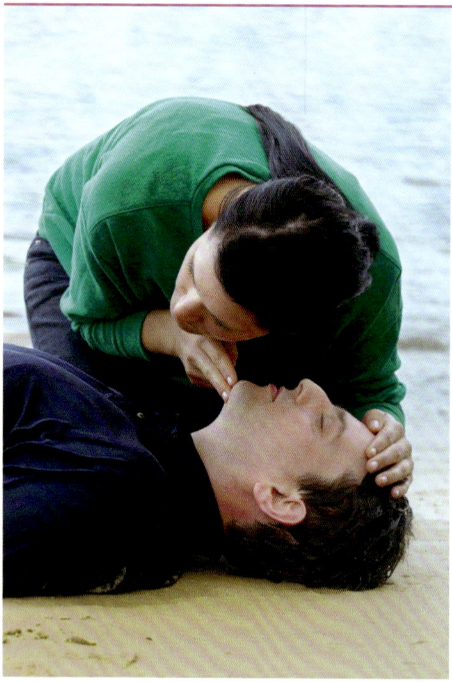

1 救出溺水者后（37页），应首先对其进行初级检查，检查反应程度、打开气道，并检查是否有呼吸。

2 如果溺水者已无应答，且无法正常呼吸，大声呼救，拨打急救电话120/999请求救援，或找人帮忙打电话，并让他帮忙取来AED。

3 检查气管，首先施行5次人工呼吸，然后完成30个胸外按压，再做2次人工呼吸。以30：2的比例进行心肺复苏术，并一直持续，直至以下几种情况发生：急救医护人员到达现场，伤员逐渐恢复知觉（例如咳嗽、睁开眼睛、企图说话或移动，并开始正常呼吸），急救员筋疲力尽。

4 如果能够找到AED，连接设备的同时不要停止心肺复苏（86~89页）。

5 如溺水者的呼吸开始恢复正常，可帮他盖上暖和的衣物和毛毯，以防止其体温过低（188~189页）。如果可能的话，帮他换掉湿衣服。在等待救援期间注意监控并记录生命体征（54~55页）。

也可参考：失去知觉的伤病者见56~89页/ 体温过低见188~189页/溺水见36~37页。

过度通气

过度通气是人过度焦虑时的一种常见现象，可能伴随恐慌性攻击，通常发生在近期经历过情感波折或有恐慌性攻击史的人群中。

发作时的患者会因为极度不正常的急促呼吸或深呼吸，导致血液中的二氧化碳不断被排出而引起一系列的化学反应。患者会因此感到头晕，出现颤抖等症状。当呼吸逐渐恢复正常时，这些症状也会随之消失。

注意

- 切勿建议患者用纸袋罩住口鼻，吸入自己呼出的空气，这可能会引发更加严重的问题。
- 儿童因为过度焦虑引发过度通气的情况很少见，应查找其他原因。
- 其他严重的病症也有可能引起呼吸急促和焦虑。

应对措施

1 坚定、和蔼地和伤病者交谈，消除其恐惧感。如果可以，将伤病者带到一个安静的地方，让其可以更容易更快速地重新调整自己的呼吸。如果能这样做，就要求现场围观者离开。

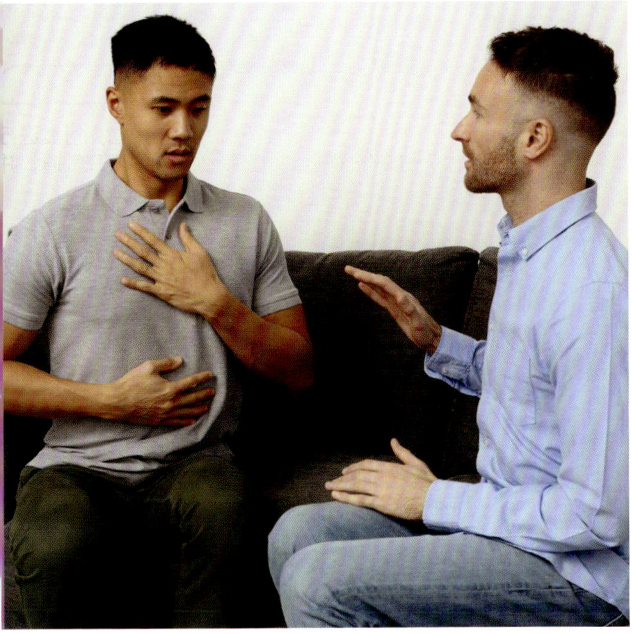

2 给予伤病者日后寻求防止和控制恐慌性攻击的专业医疗建议。

识别

- 不自然地快速呼吸。
- 脉搏加快。
- 焦虑。

还可能是：

- 头昏、晕厥。
- 发抖、大汗、口干或手部明显麻木感。
- 手足部和嘴唇周边麻木和痉挛。

目标

- 消除伤病者痛苦的原因。
- 安抚伤病者，使其冷静下来。

也可参考：心理健康危机224页

哮喘

注意

- 如果伤员第一次发作而且没有急救药，立即拨打急救电话120/999。
- 如果是伤病者无应答，开放气管检查呼吸（失去知觉的伤病者见56~89页）。

哮喘发作时，气管肌肉痉挛，导致气管变狭窄，呼吸困难。有时，会有一些已知的因素诱发哮喘发作，例如一次过敏反应、感冒、某一特殊药物或一支烟，此外也有不明的诱因，很多为突然发作。通常患有哮喘的患者在发作最初时即时使用缓释吸入剂自行处理。许多缓释吸入剂有蓝色盖子；灰色或白色盖子为预防性吸入剂，通常用于预防哮喘发作，不能用于治疗哮喘。

识别

- 呼吸困难。
- 喘气。
- 讲话困难，只能说简短的话或低语。
- 咳嗽。
- 痛苦焦虑。
- 低氧症状（94页），例如嘴唇、耳郭、（指甲）甲床发绀。
- 严重发作会出现呼吸衰竭，如果进一步恶化伤病者可能会停止呼吸，失去知觉。

目标

- 改善呼吸。
- 如果需要寻求专业治疗。

应对措施

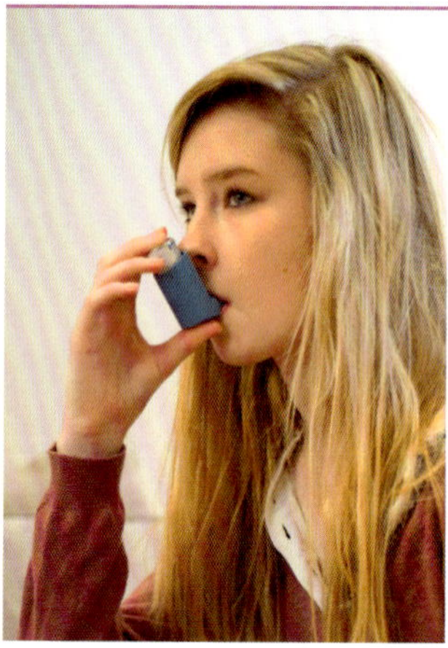

1 保持冷静，安慰病人。让病人坐着，保持一个舒服的姿势。使用雾化吸入器和支气管扩张药物。引导病人慢慢地深呼吸来缓解症状。

2 如病况轻微，病人的呼吸通常会在几分钟内改善并逐渐恢复正常。如果没有任何改善，病人可用自己的雾化吸入器每隔一两分钟喷一至两次，最多10次。如果病人有个人哮喘病史，应据此救治，并在必要时寻求医疗救助。

3 如遇病情严重或以下情况，应立即拨打急救电话120/999寻求医疗援助：病况没有任何改善，甚至加剧；使用药物吸入器并无效果；病患呼吸困难，无法讲话；病患感到疲软无力。

4 协助病人使用雾化吸入器，注意监控并记录生命体征（54~54页），直到救援人员到来。如果救援需要15分钟以上抵达，重复步骤2。

特殊案例 使用储雾器

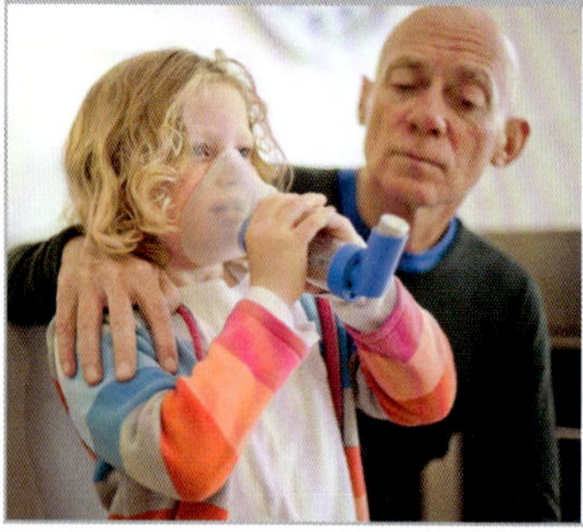

储雾器可被安装于哮喘吸入器上以帮助伤病者更有效地呼吸到气雾药剂，在儿童给药时使用特别有效。

哮吼

儿童呼吸困难发作称为哮吼，由气管发炎或喉炎引起。哮吼使人惊慌，但没有什么后遗症。哮吼常于夜晚病发，儿童的哭闹和焦虑情绪会使病情加剧。

如果哮吼持续发作或者变重，且伴随发烧，立即拨打急救电话120/999。儿童可能会得一种较少见、与哮吼症状相似的会厌炎，有一定的危险性。会厌（92页）是一个体积小、位于喉部的片状垂悬物，发炎肿胀后会完全阻塞气管，这时需要立即进行专业治疗。

注意

- 急救者不要将手指置于儿童咽喉部，这样会导致喉部肌肉痉挛，阻塞气管。
- 不要让孩子吸入蒸汽或带他们进入有蒸汽的房间，这不仅对救助无益，反而增加烫伤的风险。

应对措施

1 将儿童置于急救者膝盖上，扶住其后背。冷静地安抚儿童，让其不要惊慌。因为通常哮吼发作会让儿童恐慌，从而加重病情。

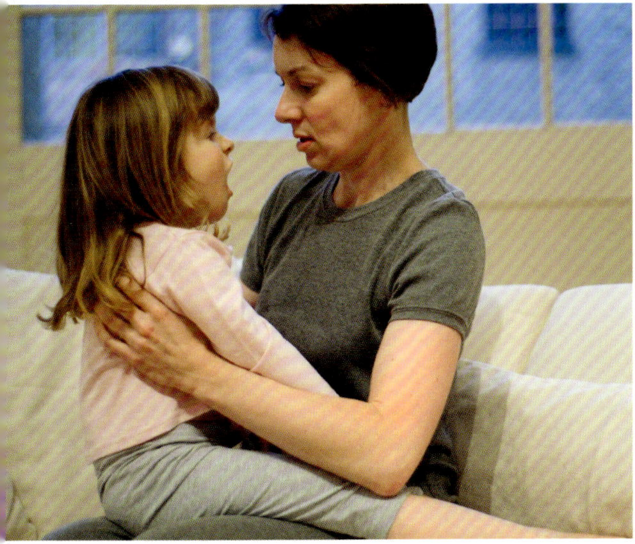

2 如果病情严重，寻求医疗帮助，拨打120/999寻求医疗援助。在等待救援期间，监控并记录生命体征（54~54页）。

识别

- 儿童呼吸窘迫。

还有以下症状：

- 短促、响亮地咳嗽。
- 粗糙的杂音，特别是吸气时（喘鸣）。
- 嗓音嘶哑。
- 皮肤发绀。
- 严重的情况下，儿童会用鼻子，颈部和上肢肌肉一起来帮助他呼吸。

如果出现下述症状，应怀疑会厌有问题：

- 儿童呼吸窘迫，且没有改善。
- 发高烧。

目标

- 安抚、支持儿童。
- 如果需要，寻求专业治疗。

胸部穿透伤

识别

- 呼吸困难且痛苦，急促、浅表性和不规则。
- 伤者有剧烈的惊慌感觉。
- 出现低氧症状（94页），包括皮肤发绀。

还可能有：

- 咯血，血中带有泡沫。
- 伤口周围的皮肤开裂，组织内大量空气聚集。
- 引发血液阵发性涌出伤口。
- 随着伤员的吸气，发出空气进入胸腔的声音。
- 颈部血管突出。

心、肺和周围的大血管均位于胸腔内，由胸骨和12对肋骨组成的肋骨架保护。肋骨架向下延伸以保护上腹部的器官，如肝和脾。

如果锋利的物体穿透胸壁，会对胸腔内和上腹部的器官造成严重损伤，引起休克。特别要注意肺部损伤，可能是直接受到的伤害或者因包绕和保护肺的两层胸膜穿透引起的间接伤害。空气进入胸腔，给肺形成压力，造成肺不张——气胸。

受伤的部分肺周围的压力也会影响到未受伤的肺，造成呼吸越来越困难。增加的压力会阻碍心脏输送血液，循环受到损伤导致休克，又名张力性气胸。

目标

- 闭合伤口，维持呼吸。
- 降低休克的风险。
- 安排紧急送往医院。

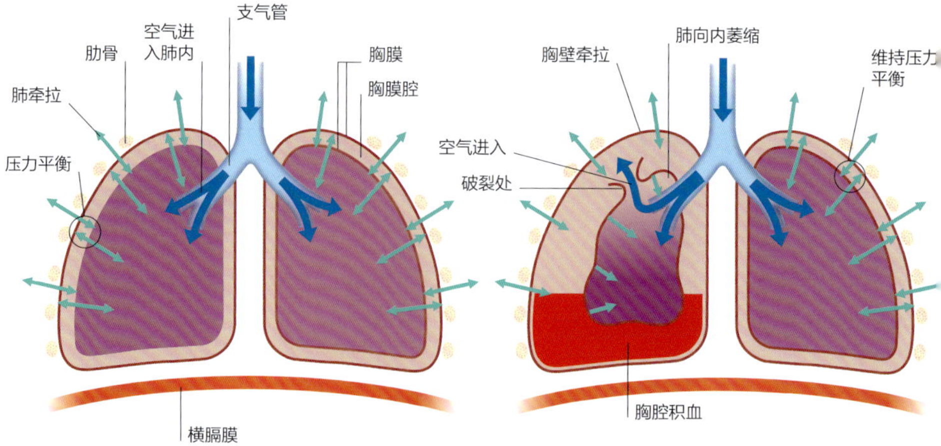

正常的呼吸
当肺“吸附”到胸壁时，就会因牵拉而膨胀。充满液体的胸膜腔内维持一定的压力以保持平衡。

萎陷的（右）肺
空气从右肺进入密闭的胸膜间隙，压力平衡改变。肺萎缩，脱离胸壁。

也可参考：低氧见94页/休克见114~115页/失去知觉的伤病者见56~89页。

应对措施

1 帮助伤者坐下，鼓励他们向受伤一侧倾斜，裸露伤口，如果未出血不需使用敷料。

2 如果伤口明显出血，直接用无菌敷料或清洁垫压住伤口以控制出血。伤员可能自己就能做到。

注意

- 如果听到胸部发出“吮吸”的声音（吮吸性伤口），用敷料封闭伤口。
- 让伤员禁食或禁水，因为可能需要麻醉。

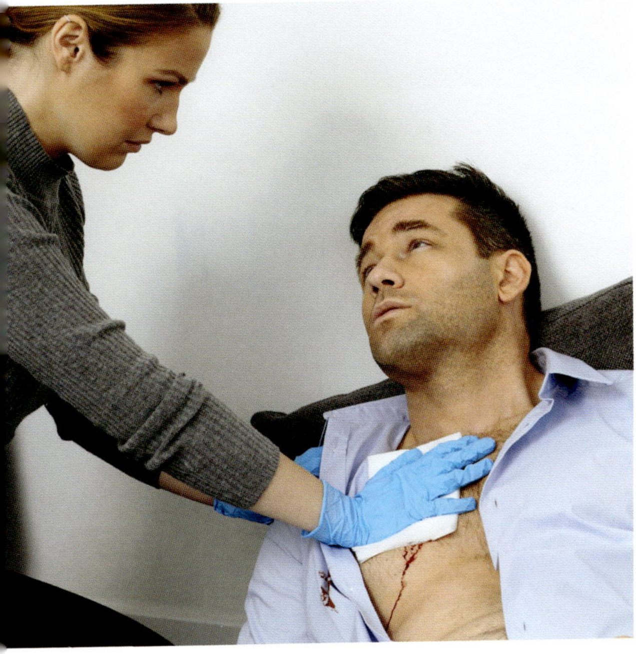

3 拨打急救电话120/999寻求医疗救助。只要伤员有应答，在等待救援过程中继续支持伤员保持相同体位。必要时，用低过敏性胶布固定敷料。

4 在等待救援期间，监控并记录生命体征（54~55页）。

特殊案例 如果伤者失去知觉

如果伤者无应答或者出现失去应答的趋势，开放气管检查呼吸（失去知觉的伤病者见56~89页）。如需将有呼吸的伤病者放置为复原卧位，帮助他们翻身到受伤的一侧，以便健康一侧的肺部能有效地进行工作。

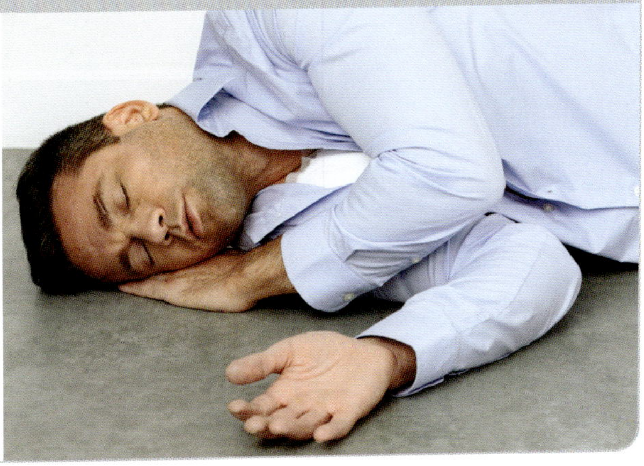

06 创伤和血液循环

心脏和血管一起合称为循环（心血管）系统。该系统担负着全身的血液供应，将氧和营养传送至全身各个部位。体内外严重的血或体液的丢失会导致循环系统受损，例如烧伤（176~181页）。本章介绍的急救技术，是指在受伤或患病影响循环系统的情况下，如何帮助维持心和脑的充足血液供应。

皮肤或身体表面的破坏称为创伤。创伤很吓人，特别是在大出血的情况下。但迅速采取恰当的措施可减少出血量，降低休克的风险。本章也包含了各种循环障碍和各种类型伤口的处理方法。

目标和目的

- 迅速冷静地评估伤员情况。
- 通过按压和抬高受伤部位以控制失血。
- 降低休克的风险。
- 如果怀疑有严重受伤或疾病立即拨打急救电话120/999。
- 清楚自己的需求，包括血源性感染的自我防护。

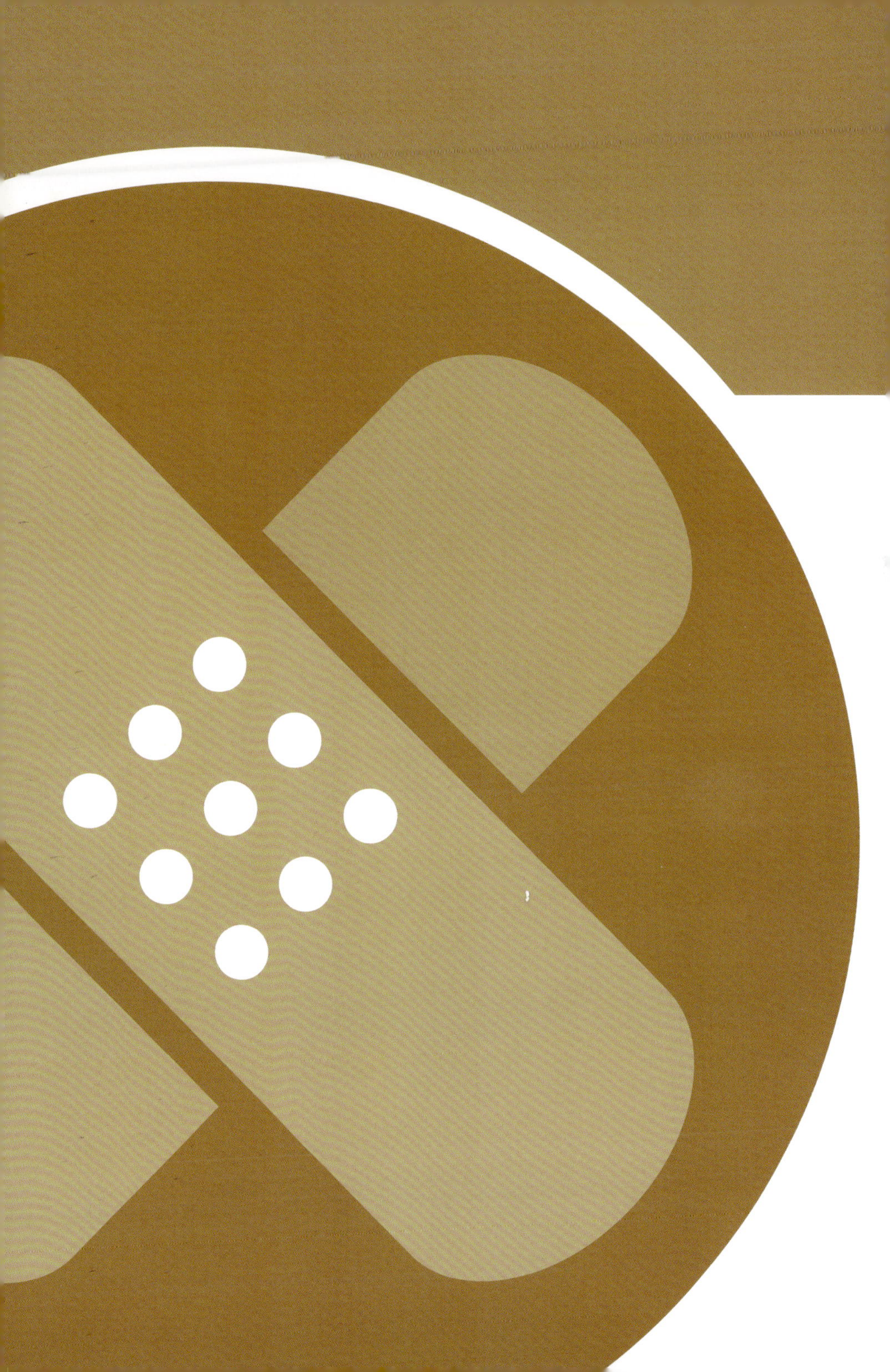

心脏和血管

心脏和血管组成了循环系统，源源不断供给肌体血液，携带氧和营养传送至肌体各个组织的同时将体内废物带出。

通过心肌的有规律收缩，血液被压送至全身各个部分。血液流经的血管分为三种：动脉、静脉和毛细血管。血液在主动脉中流动产生的压力称为血压，血压会因心跳的强度和阶段、血管的弹性、血容量和浓度而产生变化。

血循环机制

含氧血从肺流到心脏，通过动脉流到全身各个组织。缺氧血通过静脉返回心脏。

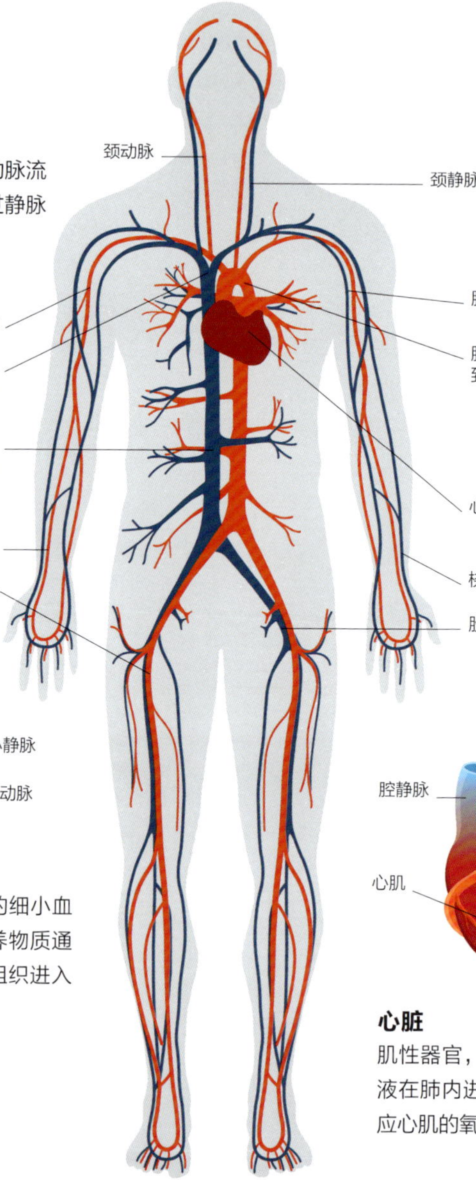

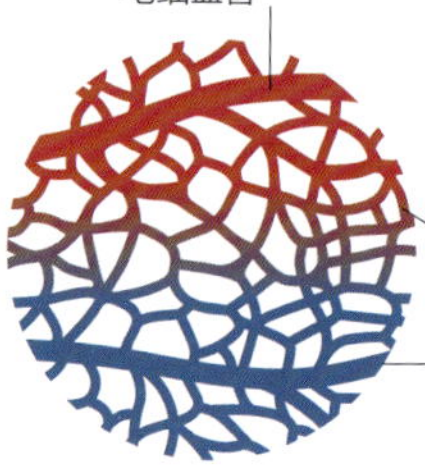

毛细血管网

肌体组织内连接动脉和静脉的细小血管网。在毛细血管内氧和营养物质通过血液进入组织，废弃物从组织进入血液内。

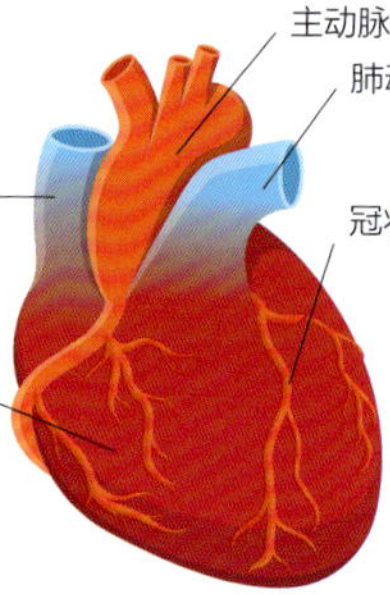

心脏

肌性器官，将血压送至全身，血液在肺内进行氧合。冠状动脉供应心肌的氧和营养物质。

图例要点

- 红色表示动脉输送含氧血
- 蓝色表示静脉输送缺氧血

心脏如何工作

心肌收缩将血液压送入肌体的各个部位就是一次心跳。受心脏产生的电脉冲控制，每次心跳有3个阶段：舒张期——心脏舒张，血流入心房（收集器）；心房收缩期——血液被挤压出心房流入心室；心室收缩期——血液离开心脏。

在舒张期，心肌舒张，含氧血经肺静脉由肺进入左心房。缺氧血从腔静脉（Veae Cavae）（进入心脏的大静脉血管）回流入右心房。

心房收缩期，两心房收缩，在心室和心房之间的瓣膜开放，以便血流进入心室。

心室收缩期，心室收缩。左心室壁压迫血流进入主动脉，输送至全身各部位。右心室将血压入肺动脉，到肺里进行氧合。

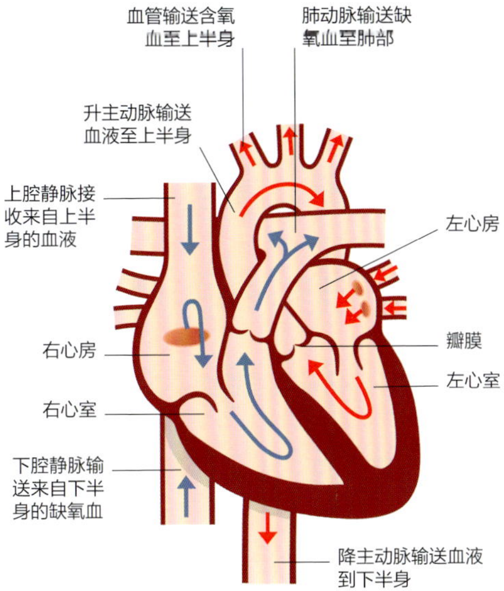

血液在心脏内的流动

右心房将体内缺氧血压入肺部，左心房通过主动脉将含氧血压入体内。

图例要点

- 红色表示动脉携带含氧血
- 蓝色表示静脉携带缺氧血

血液的成分

普通成人体内约有6升（10品脱）血液，平均每13千克体重有1升血液（1品脱/英石，1英石=6.35公斤）。血液一半以上为清澈的黄色液体（血浆），红细胞、白细胞和血小板悬浮于血浆中。红细胞含有血红蛋白和血色素，使红细胞能携带氧气。白细胞在肌体抗感染过程中发挥着重要作用，血小板能促使血液凝固。

一滴血液

每滴血中50%以上是血浆，血浆不仅含有红细胞、白细胞和血小板，还含有体内盐、激素、脂肪和糖。

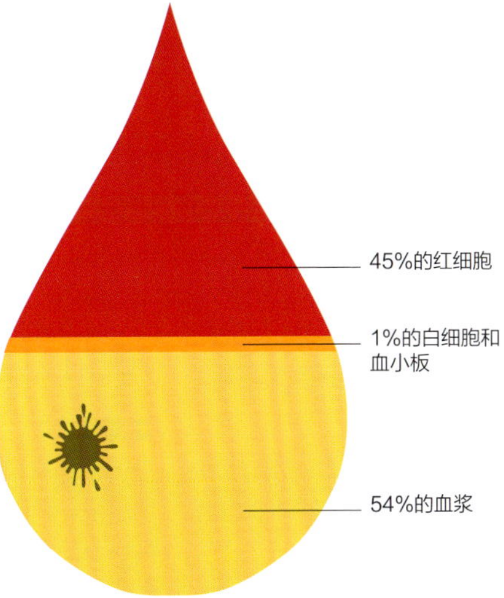

出血和伤口类型

血管受损后收缩，血液发生一系列化学反应后凝固成血块——形成覆盖在受伤区域的“栓子”（见下图）。如果大血管被撕裂或割断，在血液凝固之前会有无法控制的大出血，从而导致休克（114~115页）。

出血类型

出血类型根据受损血管种类进行划分。动脉携带着心脏泵出的含氧血。动脉一旦被割破，鲜血会随着每一次心跳从体内喷射出来。如果大动脉受损，体内血容量会迅速下降。来自静脉的血液已将氧转运释放到各组织内，呈暗红色，与动脉血相比压力较小。但静脉血管壁能变宽，使大量血液积聚在里面（静脉曲张）。如果大静脉或曲张的静脉受损，血液也会从里面大量涌出。

很多伤口都会伴随毛细血管出血。开始出血可能比较快，但通常出血量较少。击打身体就可以使皮肤下的毛细血管破裂，导致组织内出血（瘀血）。

伤口如何愈合

血管被切割或受损后会收缩（狭窄），以防止出血过多。伤口一侧的组织细胞，连同血小板引发一系列化学反应，导致一种可结网的物质形成，网困住血细胞形成血凝块。血凝块释放出一种称为血清的液体，内含抗体和特殊细胞，对受损区域进行修复。

最初，血凝块呈现像果冻一样的团块，纤维细胞形成栓状血凝块。随后，血凝块干结成硬壳（痂），封闭和保护伤口直到完全愈合。

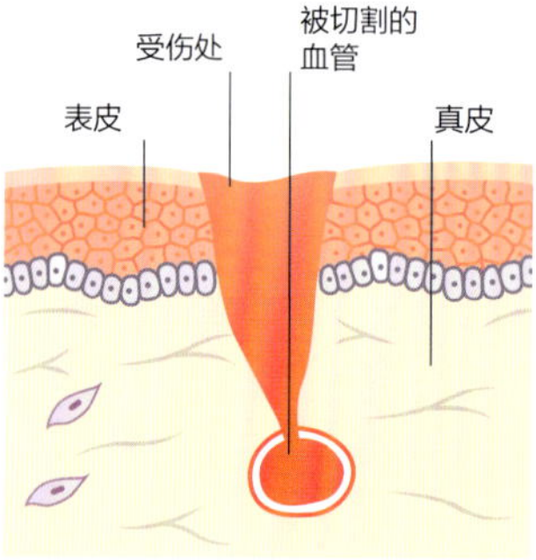

受伤

在受伤处，血小板积聚在一起形成血凝块，其他细胞被吸附到受伤的地方帮助修复。

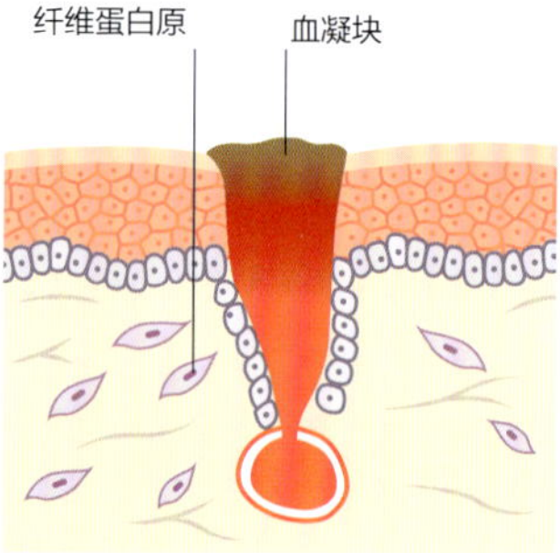

血凝结

血液中的血小板和血凝蛋白形成血凝块。新生组织细胞移往受损区域进行修复。

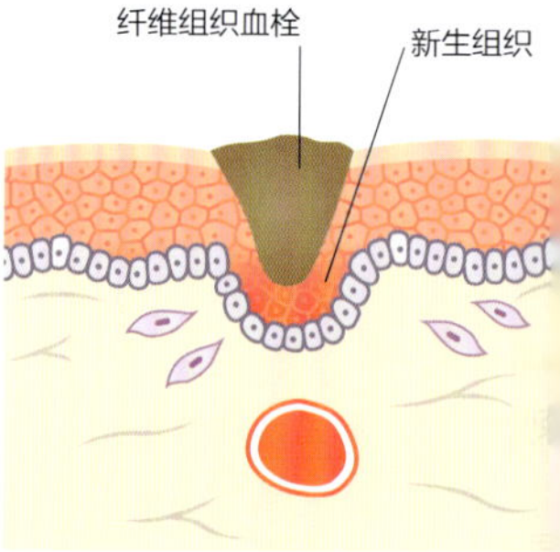

阻塞伤口和结痂

纤维组织的栓子在凝血块中形成，当皮肤下面的伤口愈合时，栓子变硬并结痂最后脱落。

伤口类型

根据造成伤口的物体（如刀或子弹）和方式的区别，伤口可分为几种不同类型。

各种类型的伤口都存在周边组织损伤和感染的危险。

切割伤

这是由锋利的物体（如剃刀）切割形成的一个齐整的切面。血管横截面被切断，所以会出血较多，肌腱或神经也有可能受到损伤。

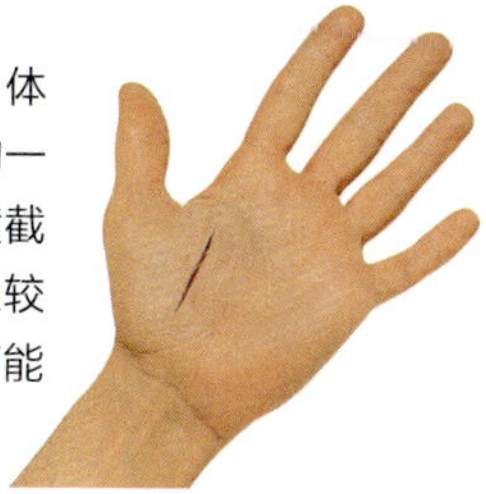

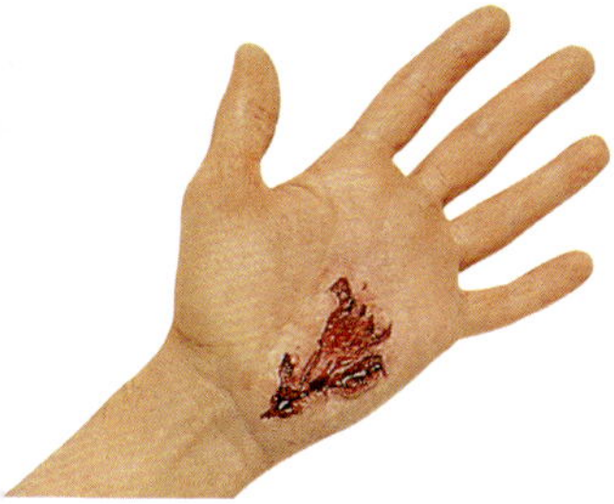

撕裂伤

由于重击或撕扯造成的伤口，该伤口可能比切割伤出血少，但可能会有更多的组织损伤。撕裂伤经常沾有细菌，感染的概率较高。

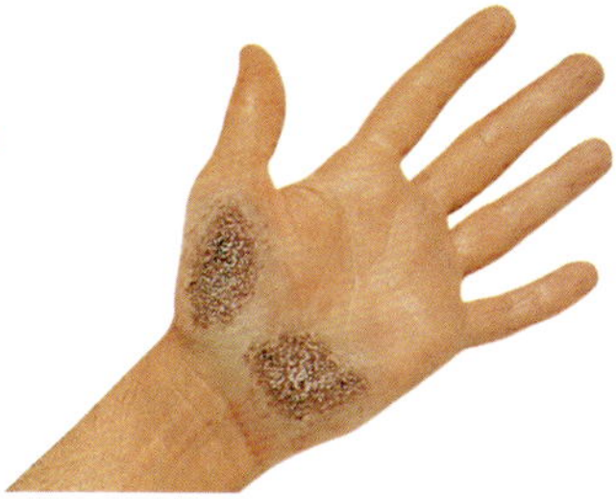

摩擦伤（擦伤）

皮肤表层擦伤形成的一类在表面的伤口，露出表皮下柔嫩的真皮。伤口区域红肿，擦伤经常由滑倒或者摩擦引起，会因为有异物进入引起感染。

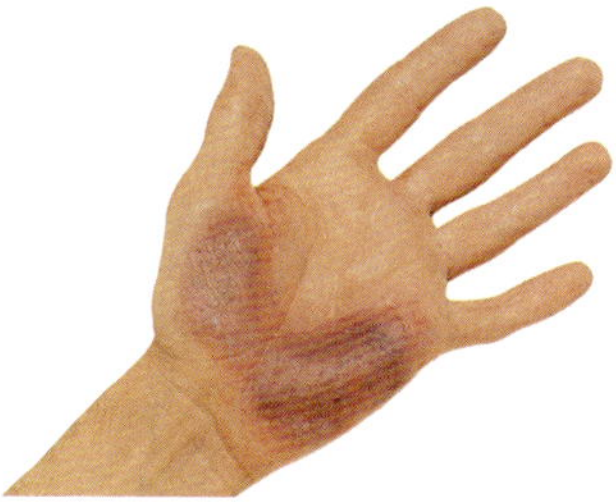

挫伤（瘀伤）

钝性打击使皮肤下的毛细血管破裂，血液渗入组织内，造成瘀伤。皮肤也可能破裂，大面积青肿和红肿表明可能会有深层受损，例如骨折或内伤。

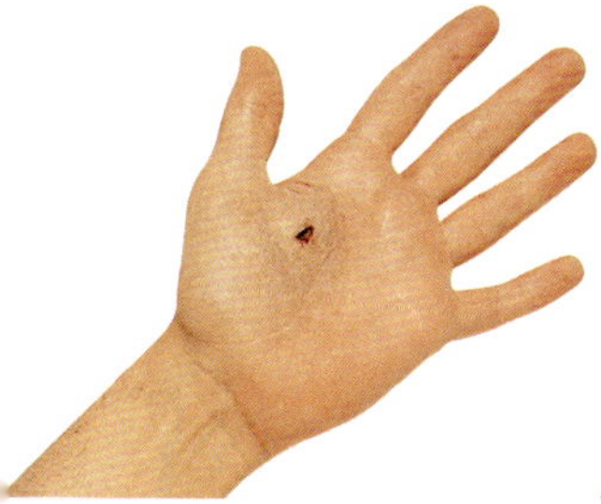

刺伤

踩到钉子上或被利器刺中会导致刺伤。通常入口小、刺入深，会造成内部伤害。细菌和污后会被利器带入体内，这种伤口的感染概率非常高。

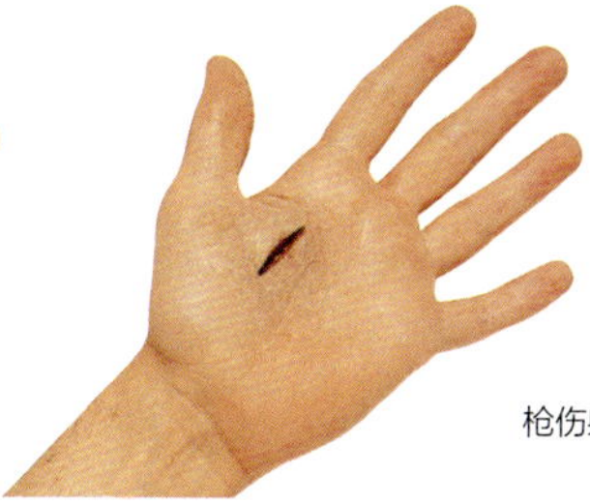

扎伤

由尖锐器具造成的伤口。通常为刀穿透进入体内。身体的扎伤必须认真治疗，因为会有重要脏器受损和威胁生命的内出血等危险。

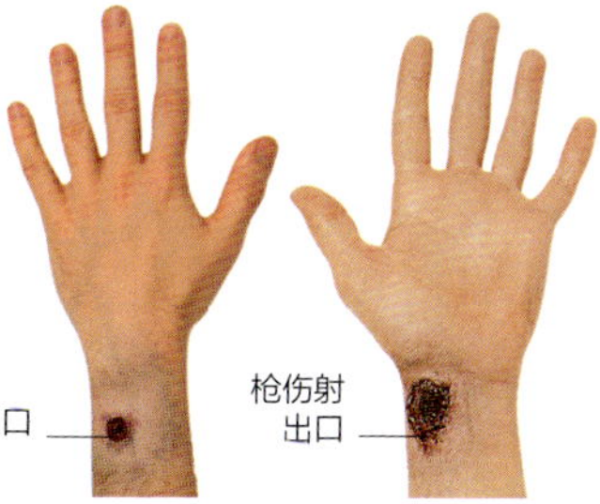

枪弹伤

子弹或其他发射物射入或射穿身体，造成严重的内伤，来自空气中的污染物和部分衣物会被带入体内。枪伤的入口小而齐整，但出口较大而且凌乱。

休克

注意

- 因可能有麻醉的需要，要让伤者禁水、禁食。如果伤员感到口渴，可用少量的水湿润其嘴唇。
- 不要将伤者单独留下，除非一定要去拨打急救电话。
- 不要用热水瓶或其他直接的热源给伤员保暖。
- 如果病人是在孕后期，协助病人偏左侧躺下以防子宫限制血液回流。将卷好的衣服放在右臀下，以稍微抬高并支撑身体。
- 如果伤者无应答，开放气管检查呼吸（失去知觉的伤病者56~89页）。

循环系统（将氧分输送到肌体组织，同时带走产生的废物）产生障碍时会威胁生命，导致重要的器官例如心、脑缺氧，所以需要及时给予救治。恐惧和疼痛会加重休克症状，安抚伤员并使其感觉舒适可减少休克继续发展的风险。

休克最常见的原因是严重失血。如果失血量超过1.2升，大约为肌体正常血容量的1/5，会发展为休克。多数情况下为内出血所致，也可能是以下原因引起：内部器官的隐藏性出血（118页）、体腔流出的血（118页）或闭合性骨折造成的血管损伤。其他体液的丢失也会导致休克，诸如腹泻、呕吐、肠梗阻和严重烧伤等情况都会引起严重体液丢失。

此外，在循环血容量正常的情况下也有可能发生休克，但心脏收缩无力会导致无法让血液正常循环的情况下发生。心脏病引起休克的可能性非常大，例如因心脏病发作或心力衰竭而引起的心源性休克。其他诱因包括严重的感染（感染性休克）、强烈的过敏反应（过敏性休克）和脊柱损伤（神经性休克）。

血液或体液丢失的后果

大概失血量	肌体反应
0.5升	● 很小或没有影响；这是正常的献血量
2升	● 激素（如肾上腺素）被释放，脉搏加速，出汗 ● 非重要部位的小血管如皮肤血管关闭，将血和养分转移至重要脏器 ● 休克症状开始出现
2升以上或更多（超过成人正常血容量的1/3）	● 因大量失血，脉搏会变得非常微弱 ● 病人会逐渐处于无应答状态 ● 呼吸慢慢停止，最终心脏停止跳动

也可参考：过敏性休克见227页/内出血见118页/严重烧伤和烫伤见176~177页/严重外出血见116~117页/脊柱损伤见159~161页/失去知觉的伤病者见56~89页。

应对措施

1 治疗能发现的任何引起休克的病因，例如严重外出血（116~117页）或严重烧伤（176~177页），并安抚伤病者。

2 让患者躺下，如果现场有毯子或垫子，帮助伤者躺在上面，可以起到保暖作用。将伤者双腿抬高，超过心脏的位置，以助血液回流至重要器官。

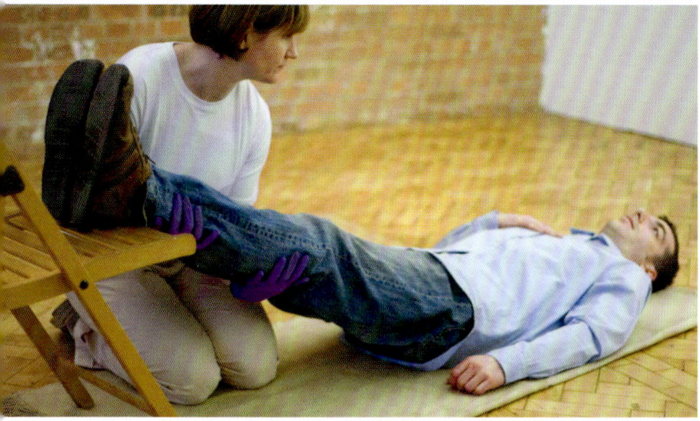

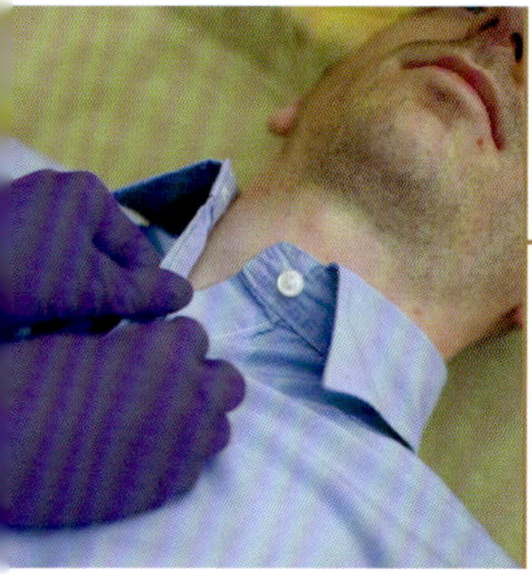

3 拨打急救电话120/999寻求援助。告知急救中心接线员病人有疑似休克的现象。

4 解松颈部、胸部和腰部过紧的衣物。

识别

最早期：

- 脉搏急促。
- 皮肤苍白、湿冷。
- 出汗。

发展成休克：

- 快速、浅表性的呼吸。
- 脉搏虚弱呈“丝状”。若手腕部脉搏消失，表明肌体大约已经失去一半的血容量。
- 皮肤呈青紫色（发绀），尤其是嘴唇内侧。如果按压指甲甲床或耳郭处，仍然不能立刻恢复颜色。
- 虚弱和眩晕。
- 恶心，甚至呕吐。
- 口渴。

当大脑供氧量减少时：

- 烦躁不安，甚至具有攻击性。
- 张口大喘气。
- 失去知觉。
- 最后心脏停止跳动。

目标

- 识别休克。
- 检查引起休克的明显原因。
- 改善心、脑、肺的血液供应。
- 安排紧急送往医院。

5 给伤者的身体或腿部盖上外套或毯子，为其保暖。

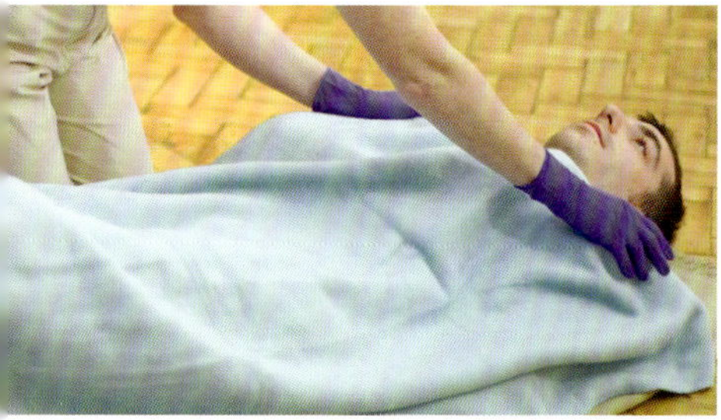

6 注意监控并记录生命体征（54~55页），直到救援人员到来。

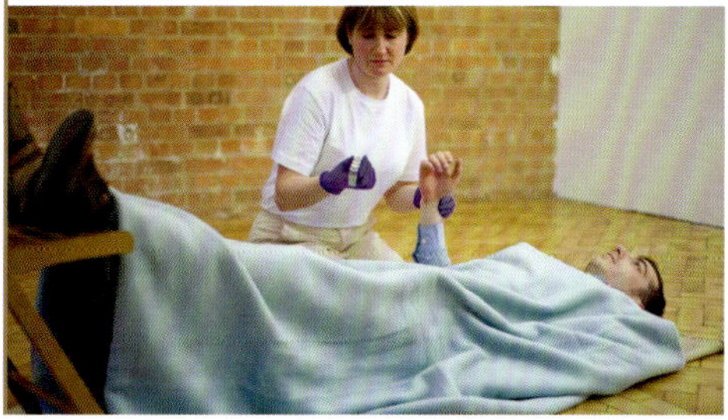

严重外出血

注意

- 脱下或剪开衣物将伤口充分暴露出来（236页）。
- 如果伤口有异物，通过按压，给嵌入异物的伤口两侧施加压力，不要直接按压物体异物。
- 如果出血严重，可能的话，应使用止血敷料（239页）。
- 因可能有麻醉的需要，伤员需禁水、禁食。
- 如果伤病者失去知觉，立即开放气管检查呼吸（失去知觉的伤病者56~89页）。

目标

- 控制出血。
- 预防并减少休克的风险。
- 减少感染的危险。
- 紧急送往医院。

严重出血时，出血量大会使人感觉很难受。如果不能及时控制出血，就可能发展为休克，接着伤员会失去知觉。

口腔或面部的出血可能会影响呼吸。处置严重出血时，首先检查伤口内是否有异物（123页），如果有，要小心处理但不要直接按压异物。不要试图取出异物。如果直接按压不能帮助止血，可能需要施以止血带（117页）。

应对措施

1 用手指或手掌将无菌敷料或清洁布垫直接按压伤口止血；如果没有无菌敷料或布垫，可让伤员自己按压伤口。伤员可能需要帮助。

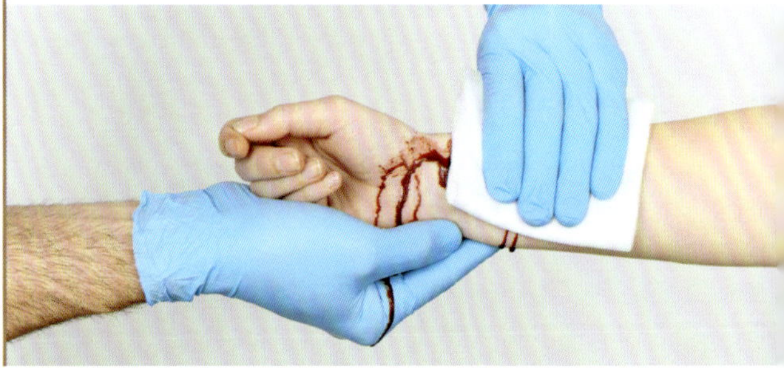

2 请求他人帮忙拨打急救电话120/999寻求援助，需告知救护车派遣中心接线员病人的伤口位置和具体出血状况。

3 以绷带固定敷料或布垫加压止血，出血控制后检查血液循环，确保正常（247页）。确认已经拨打急救电话120/999。

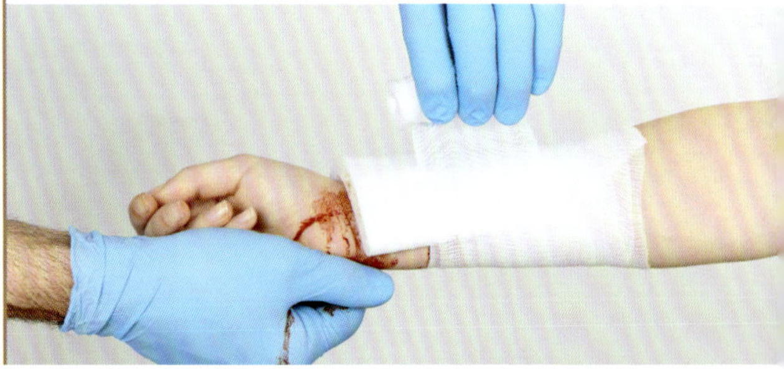

 也可参考：伤口异物见123页/休克见114~115页。

4 如果现场有毛毯或地毯，帮助伤员躺在上面，这样可起到保暖作用。如果有休克迹象（114~115页），抬高伤员下肢并支撑住，使其高于心脏水平。

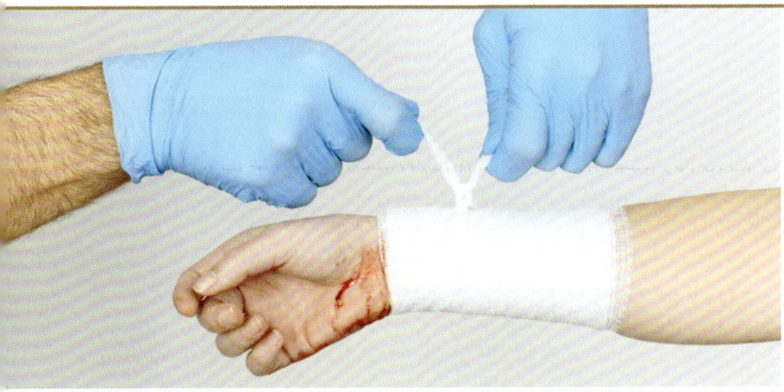

5 如果持续有血液渗出，取下敷料，更换新的敷料或布垫加压止血（见第1步，对开页）；止血后，用绷带固定敷料，在布垫上系结以保持加压。

6 用悬吊或绷带支撑受伤部位。每10分钟检查一次绷带下的血液循环情况（247页），如果循环受阻，解开绷带使其恢复血液循环。

7 注意监控并记录生命体征（54~55页），直到救援到达。

特殊案例 使用止血带

如果无法通过以上步骤为肢体止血，可能需要使用止血带。使用专业医疗器械需接受高阶培训。最好使用成品，并按使用说明操作。将其置于受伤部位上方约5厘米处，避开关节。可以的话直接放置在皮肤上以免滑落，确保不会卷起来或扎到皮肤。

如果没有专用的止血带，且救治者接受过培训，可用其他办法临时代替。使用无弹性的材料，且宽度和长度足够勒紧伤口，如折叠三角绷带、领带、衬衫袖子或头巾，并运用“锚机”技术。按照上面介绍的方法将材料缠绕在肢体上，打个结。用一根坚固的长棍穿过第一个结，并在棍上系上第二结将其固定。旋转棍子直到出血停止，然后在上面绑上第二根布条，以防止它移动。

意识清醒的伤者会感到难受，所以需要减轻疼痛。记录使用止血带的时间，并告诉急救人员。千万不要自己松开止血带，除非专业的医疗救援人员。

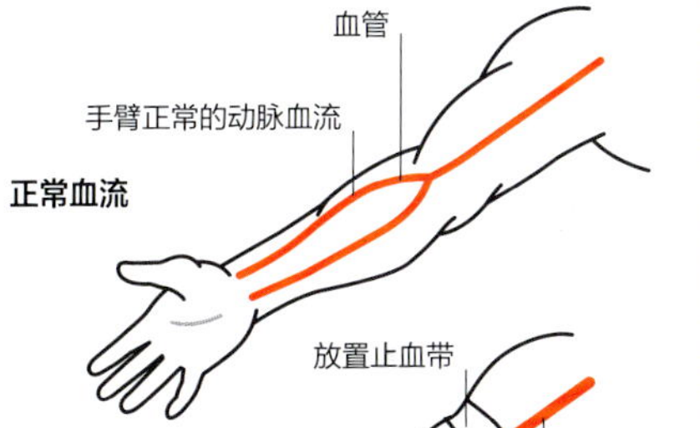

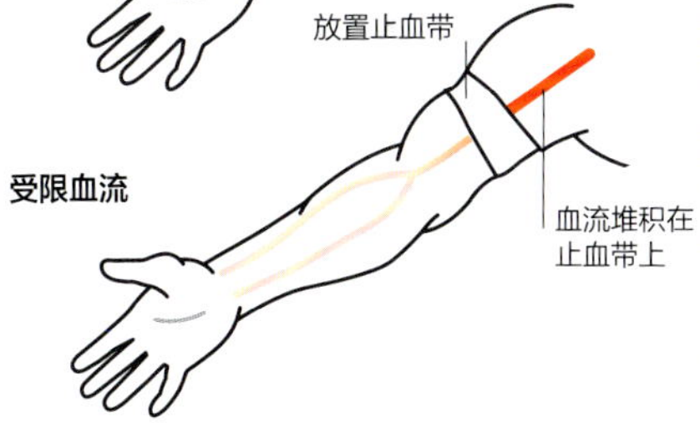

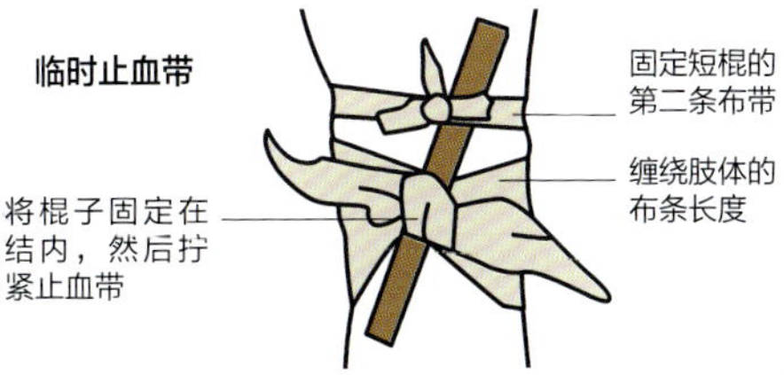

内出血

识别

- 最初：皮肤苍白、湿冷。如果持续内出血，皮肤可能呈青紫色（发绀）。
- 脉搏快速、细弱。
- 口渴。
- 神志不清、不安静、焦躁易怒。
- 可能会出现衰竭，失去知觉。
- 七窍出血。
- 如果为暴力受伤，有“损伤痕迹”——受伤部位皮肤变色，并带有衣物碎片或残留着被压碎的物体等。
- 疼痛。
- 伤病者提供了近期受伤、患病的信息。

目标

- 降低休克的风险。
- 安排紧急送往医院。

体腔内出血多发生在受伤后，例如骨折或被钝物打击，但有时是自身原因所致，如胃溃疡出血。内出血的主要危险症状是休克（114~115页）。此外，血液积聚在重要器官（如肺和大脑）周围，会造成压迫。如果伤员没有明显的失血现象但有休克征兆，在很大程度上要怀疑内出血。注意检查有没有七窍出血，例如耳朵、嘴和鼻，也可能有尿道和肛门部位的出血。

出血的部位决定了出血的不同表现（见下表），最明显的是开放体腔（七窍）的出血。这些部位的出血非常危险，能导致休克。此外，七窍的出血可能提示会有一些严重内部伤情或疾病。休克的治疗见114~115页。

内出血的潜在症状

部位	血液外观	出血原因
口	• 咳出的血呈鲜红色、泡沫样	• 肺出血
	• 呕出的血呈红色或深棕色，类似咖啡沉淀物	• 消化系统出血
耳	• 鲜红的血液	• 内耳或外耳道受伤，鼓膜穿孔
	• 稀释、呈血水样	• 头部受伤引起的脑脊液漏
鼻	• 鲜红的血液	• 鼻孔内血管破裂
	• 稀释、呈血水样	• 头部受伤引起的脑脊液漏
肛门	• 鲜红的血液	• 痔疮、肛门或肠下部的受伤
	• 黑色、柏油样便，恶臭味	• 肠部疾病
尿道	• 红色或烟雾状尿液，有时带血块	• 肾、膀胱或尿道的出血
阴道	• 鲜红色或暗红色血液	• 月经、流产、妊娠、分娩以及外力造成的受伤

也可参考：挤压伤见120页/头部受伤见146~147页/休克见114~115页。

刺伤

如果伤员被刺伤，例如掉落到栏杆上，不要试图将伤员抬离刺入的异物，否则可能加剧内伤。立即拨打急救电话，对事故做详细的描述。急救机构会带来专门的切割设备以解救伤员。

注意

- 因可能有麻醉的需要，要让伤员禁水、禁食。

目标

- 防止进一步受伤。

应对措施

1 拨打急救电话。如果可以请其他人帮忙拨打电话，清楚地向急救调度中心描述现场情形，以便他们携带合适的设备。

2 支撑住伤员身体直到救援人员到达，在等待救援期间安抚伤员情绪。

断肢

身体的某些部位，如手指或脚趾、四肢，甚至耳朵，都可能被部分或完全切断。在许多情况下可以通过显微外科再植恢复。手术需要常规麻醉，所以伤员要禁水、禁食。将伤员和断肢尽快送往医院是非常重要的，因为有可能发生休克，应立即处理。

注意

- 不要冲洗断肢部位。
- 包裹断肢时注意不要直接接触冰块。
- 因有麻醉的需要，要让伤员禁水、禁食。

目标

- 控制出血。
- 减少休克的危险。
- 紧急安排送往医院。

应对措施

1 直接按压无菌敷料或清洁布垫止血（116~117页），同时抬起受伤部位，使之高于心脏水平。

2 用绷带固定敷料或布垫，把止血带拉紧，但要松紧适宜以免损害循环（247页）。治疗伤员的休克症状（114~115页）。

3 拨打急救电话120/999寻求援助。告知救护车派遣中心病人有断肢。注意监控并记录生命体征（54~55页），直到救援人员到达。

4 用厨房塑料薄膜或塑料袋将被切断的部分包起来；用薄纱或柔软的织物包裹，然后将它放入装满碎冰的容器中；写下受伤时间、地点和病人的名字后交给急救医疗人员。

也可参考：严重外出血见116~117页/休克见114~115页。

挤压伤

注意

- 不要抬起重物体。
- 因可能有麻醉的需要，伤者应禁水、禁食。

目标

- 寻求专业紧急救援的同时采取可能的措施进行急救。

交通事故、建筑工地事故是挤压伤最常见的原因。其他可能的原因包括爆炸、地震和火车碾压。

挤压伤可包括骨折、水肿和内出血。挤压力也会使循环受损，使受伤部位上下感觉麻木，受压的肢体也无法触摸到脉搏。

长时间受压的危险性

如果伤者长时间被压，可导致两种严重并发症。首先，长时间挤压可造成肌体组织大面积受损，特别是肌肉组织。一旦压力被解除，体液漏入受伤部位，伤者很快会出现休克。

其次，更为严重的是：受压部位受损的肌肉组织会聚集有毒物质，如果突然释放进入血循环，这些有毒物质可导致肾损伤，或心脏停搏（59页）。这一过程称为“挤压综合征”，非常严重时可危及生命。

应对措施

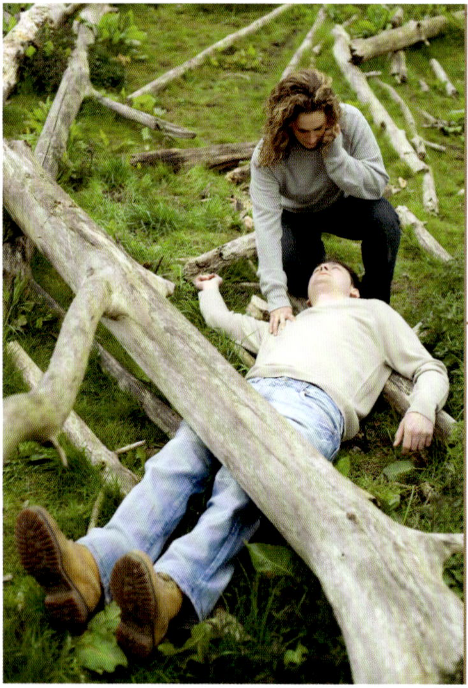

1 如果已知伤者被压时间不超过15分钟，尽快移开压住伤员的物体。控制内出血，固定和支撑可能骨折的部位（138~140页）。治疗伤员的休克症状（114~115页）。

2 如果伤员被压时间超过15分钟，或无法搬动压住伤员的物体，保持伤员原地不动。安抚伤员，减轻其恐惧心理。

3 拨打急救电话120/999，向调度中心详细描述事故细节。

4 在等待救援期间，观察并记录伤者生命体征（54~55页）。

也可参考：骨折见138~140页/严重外出血见116~117页/休克见114~115页。

割伤和擦伤

通过按压和抬高肢体，很容易控制小擦伤的出血。通常使用创可贴，伤口几天会自愈。只有出现以下情况才需要寻求专业救治：血流不止；有异物嵌入伤口（123页）；有特殊感染的风险，例如人或动物咬伤（205页）；被脏东西扎伤；有感染迹象的旧伤（122页）。

注意

向伤员询问是否接种过破伤风疫苗。如有以下情况，寻求专业医疗帮助：

- 伤员伤口污秽。
- 伤员从未接种过疫苗。
- 伤员不确定接种的时间和次数。

应对措施

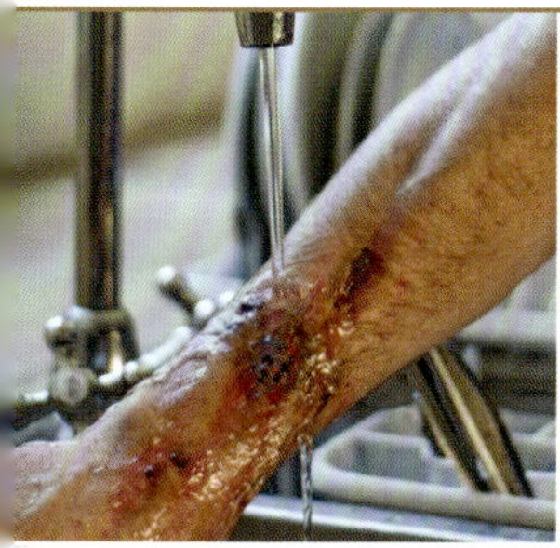

1 如果伤口较脏，用流动的自来水冲洗或使用无酒精湿纸巾清洁伤口，然后用纱布将伤口擦拭干，再覆盖无菌纱布。

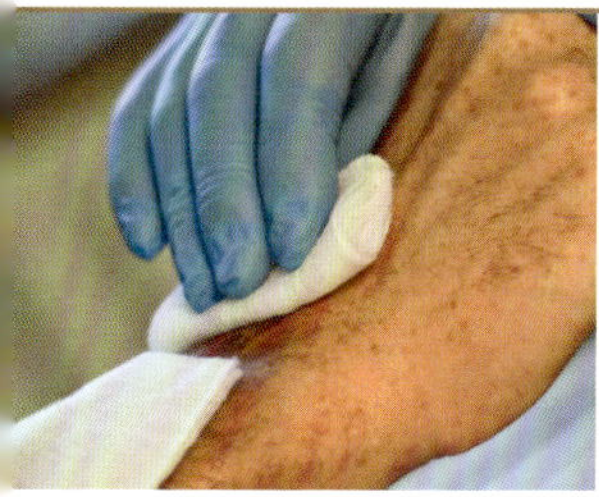

2 用肥皂和水清洗伤口周围，擦洗时注意避开伤口，用干净的纱布将水蘸干。清除伤口的覆盖物，更换为无菌敷料。如果有特殊感染的风险，建议伤员去医院寻求专业救治。

目标

- 控制出血。
- 减小感染的风险。

特殊案例 破伤风

破伤风是由一种破伤风梭菌引发的危险性感染。如果细菌进入伤口，可在坏死组织中迅速繁殖，释放毒素并通过神经系统扩散，使肌肉痉挛和麻痹。破伤风可通过免疫接种进行预防，通常在儿童时期接种，并且需要在成人阶段重复接种。

挫伤

血液流至皮下或皮下组织引起的挫伤，可以马上显现，或在受伤几天后出现。挫伤也可能提示有内伤。老年人和服用抗凝药的人容易出现挫伤。

目标

- 减少受伤部位的流血，减少血肿。

应对措施

1 抬高并在一个感觉舒适的位置支撑受伤部位。

2 冷敷受伤的部位（245页）至少20分钟。

也可参考：伤口异物见123页/感染伤口见122页/内出血见118页。

水疱

注意

- 不要将水疱弄破，以免增加感染的危险。

皮肤被反复摩擦或暴露在热源（175页）下会引起水肿。受损部位的皮肤漏出的体液积聚在皮肤表层，形成水疱。

应对措施

1 用流动的清水冲洗受伤部位，用无菌纱布垫轻柔地将受伤部位及其周围皮肤彻底蘸干。如果受伤部位不能清洗，尽可能保持伤口干净。

2 用黏性敷料覆盖水疱，确定敷料覆盖范围比水疱大。最理想的是使用水疱专用敷料，因为它有一个缓冲垫可以提供额外的保护，使人感觉舒适。

感染伤口

识别

- 感觉伤口越来越疼痛。
- 伤口红、肿、痛。
- 伤口内有脓液、渗液形成。
- 颈部、腋窝或腹股沟处淋巴结肿大并有触痛感。
- 皮肤上有轻微的红线通向颈部、腋窝或腹股沟处淋巴结。如果有感染发生，会有发烧症状，如出汗、口渴、发抖和嗜睡。

目标

- 防止进一步感染。
- 如果需要应寻求专业治疗。

一些开放的伤口可能含有细菌。细菌可能由引起受伤的物体带入，或来源于外界环境、呼吸、手指或伤口中嵌入的衣物碎片（例如枪伤）。出血时可冲掉一些脏物，白细胞也会杀死残留的细菌。但是，如果污染物或坏死组织留在体内，感染可在体内扩散至全身，也会产生破伤风（121页）的风险。

在48小时内没有开始愈合的伤口就可以认为被感染。感染风险较高的伤员需要接受抗生素或破伤风（121页）免疫治疗。

应对措施

1 用无菌敷料或较大的干净纱布覆盖伤口，再用绷带包扎。

2 用悬吊或绷带抬高并支撑住受伤部位，有助于减少伤口周围的水肿。

3 建议伤者去看医生，如果出现感染（有发烧症状，如出汗、寒战和嗜睡），立即送伤员去医院就诊。

也可参考：出血和伤口类型见112~113页/割伤和擦伤见121页。

伤口异物

处理伤员伤口前，最重要的是清除伤口内异物，例如小的玻璃碎片或沙砾，否则可能会引起感染或愈合缓慢。最好用镊子夹出皮肤表面的玻璃碎片或沙砾，也可用流动的自来水冲洗。注意不要试图拔掉嵌入伤口的异物以免损伤周围的皮肉组织，加剧出血症状。应用纱布覆盖并用绷带包扎。

注意

向伤员询问是否接种过破伤风疫苗。如有以下情况，寻求专业医疗帮助：

- 伤员伤口污秽。
- 伤员从未接种过疫苗。
- 伤员不确定接种的时间和次数。

应对措施

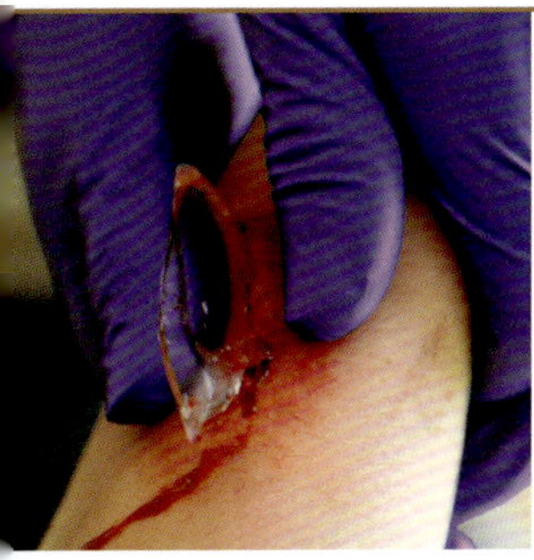

1 按压异物两侧以控制出血。

目标

- 控制出血，但注意不要将异物按入伤口中。
- 降低感染的风险。
- 安排运送伤员去医院。

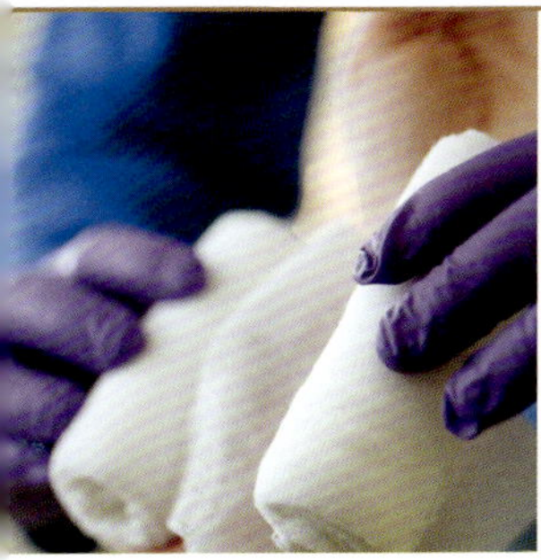

2 用一块纱布覆盖伤口和异物，在异物两侧垫上纱布垫（可用卷起来的绷带作为填充物），且高于异物，从而保证在包扎时绷带不会压到异物。

特殊案例

嵌入大异物伤口的包扎

如果无法将纱布垫高至异物顶端，可将一块洁净的薄纱布覆盖在异物上，两侧填充纱布垫，在异物的上下包扎以固定在适当位置。

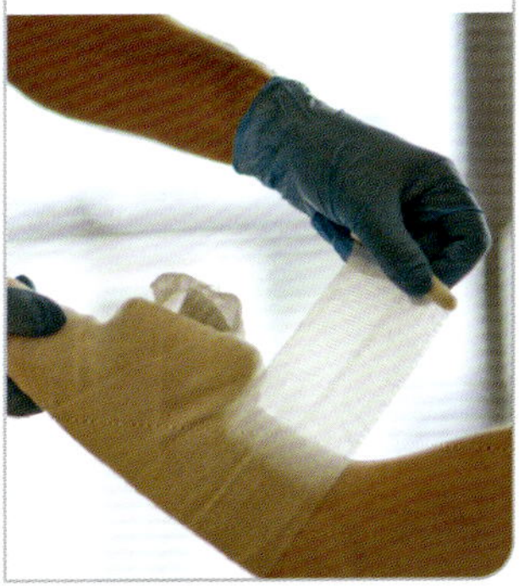

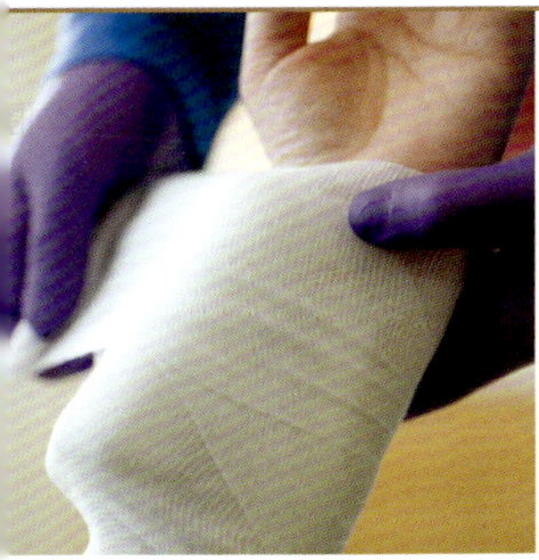

3 足够高的填充物可以避免在包扎绷带时压迫到异物，包扎完成前不要取下填充物。安排将伤者送往医院。

也可参考：割伤和擦伤见121页/嵌入的鱼钩见197页/严重外出血见116~117页/碎片见196页。

头皮伤和头部伤

注意

- 在任何时间如果伤员无应答，立即开放气管，检查呼吸（失去知觉的伤病者见56~89页）。

目标

- 控制出血。
- 送伤员到医院。

头皮下有很多小血管，因此任何一处头皮割伤都可能导致大量出血。头皮伤通常比表面上看起来更严重。

然而，在某些情况下，头部出血有可能是更严重的创伤，如颅骨骨折，亦可能与颈部损伤有联系。为此，应该仔细检查有头皮伤的伤员，特别是酒精和药物中毒可能掩盖严重头部伤的症状。如果怀疑有头部伤，要按头部损伤治疗（146~147页）。此外，要注意有无颈部（脊髓）损伤。

应对措施

1 如果受伤部位皮肤外翻，小心地将其恢复到原来的样子，同时安抚伤员。

2 用消过毒的敷料或者干净的布垫覆盖伤处，轻压伤口处来帮助止血，这样也可以减少休克的可能性。

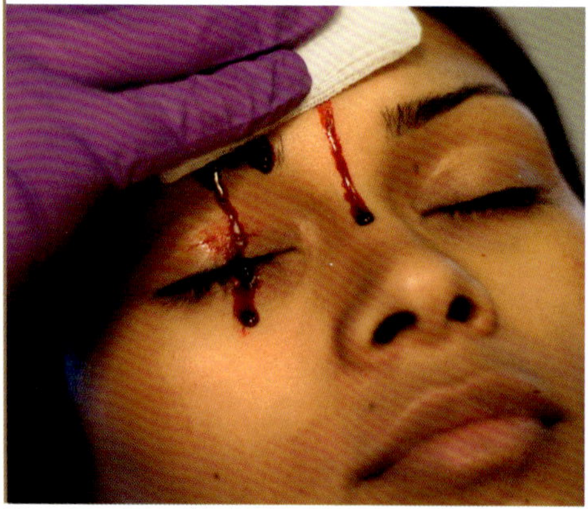

3 用绷带绕头部包扎伤口，确保纱布垫固定在伤口位置时有一定压力。

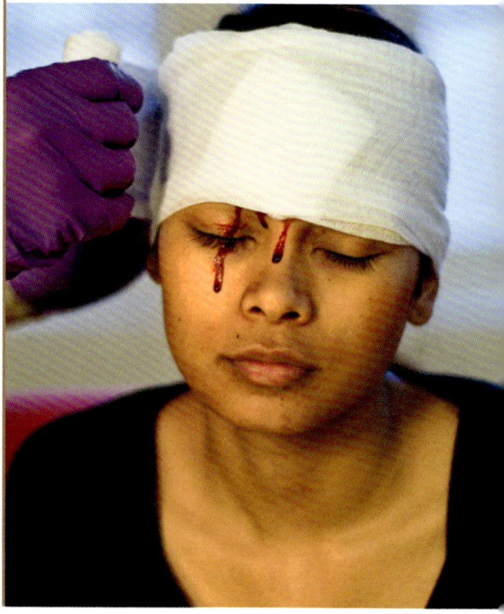

4 帮助伤员躺平，头部和肩部略微抬高。如果伤员感觉头晕、眩晕或有休克迹象，立刻拨打急救电话。在等待救援期间监控并记录生命体征（54~55页）。

也可参考：头部伤见146~147页/休克见114~115页/脊柱损伤见159~161页。

眼伤

眼睛可能会被直接的打击或尖利的金属、沙砾和玻璃碎片擦伤或划伤。一切眼伤都有潜在的严重危险，因为伤员的视力会受损，即使眼睛表面（角膜）的擦伤也会引起伤痕或感染，可能对视力造成永久的损害。

注意

- 不要触摸或尝试取出刺入、嵌入眼球或虹膜的异物。

应对措施

1 帮助伤员平躺，尽可能扶住头部，保持不动。告诉伤员保持两眼不动，没受伤眼睛的转动也会带动受伤眼睛的转动，可能使损伤进一步加重。

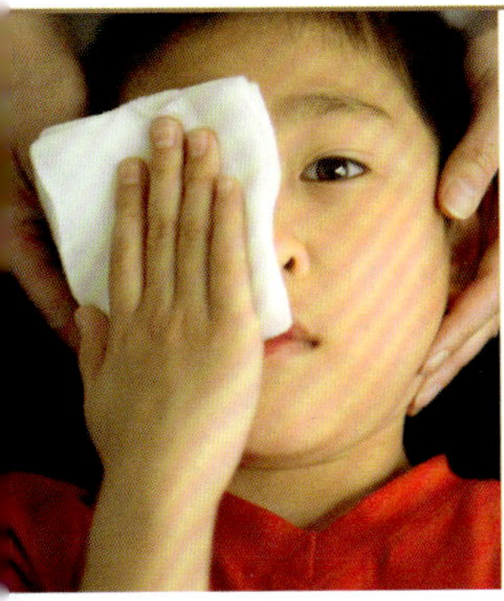

2 用无菌敷料或干净纱布垫捂住受伤的眼睛。如果要隔一段时间才能得到医疗人员救治，用绷带扎紧敷料。

3 安排运送伤员去医院。

识别

- 眼睛或眼睑疼痛。
- 明显的伤口出现充血现象。
- 部分或全部失明。
- 伤口处有血液或清澈的液体流出。

目标

- 防止受到进一步损害。
- 送伤员去医院。

耳出血

耳出血可能是由于鼓膜破裂（穿孔）、耳部感染、头部一侧受击打、爆炸影响引发的。症状包括耳痛、耳聋、晕眩，有血或血水状液体显示可能有更加严重的头部创伤（146~147页）。

注意

- 如果怀疑伤员有头部受伤的情况（146~147页），在现场扶住伤员头部，拨打急救电话。

应对措施

1 帮助病人处于半坐的姿势，头向受伤的那边倾斜，使血水可以流出。

2 用无菌敷料或干净纱布垫轻轻按压伤耳，注意不要塞住耳朵。送伤员去医院。

目标

- 送伤员去医院。

也可参考：耳中的异物见199页/头部损伤见146~147页。

鼻出血

注意

- 不要让伤员仰头，因为血流至咽喉部会引起呕吐。

目标

- 保持气管通畅。
- 控制出血。

鼻部出血常见于鼻腔内部毛细血管破裂，也可由鼻子受撞击、打喷嚏、挖鼻孔或擤鼻子引起，也可能是高血压或服用抗凝药造成的。

如果伤员失血较多，鼻出血会很严重。此外，如果头部受伤引起的出血，血液可能稀薄，看起来像水一样。这提示会有非常严重的伤情，可能会有颅骨骨折、脑脊液从脑内流出等情况。

应对措施

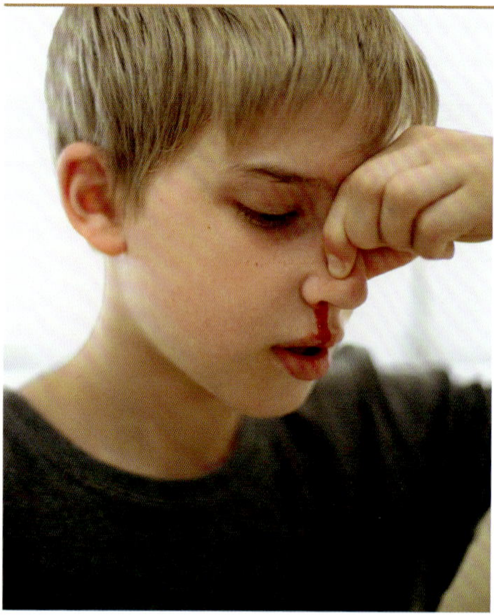

1 让伤员坐下，使其头部向前倾斜，让血液从鼻腔内流出。让伤员通过口腔呼吸（这也有镇静的作用），捏住其鼻翼10分钟以上。必要的话协助伤员完成。

2 让伤员不要讲话、吞咽、咳嗽、吐痰或吸鼻子，这样可能影响血液凝结。给伤员一块干净的布或化妆纸擦去流出物。

3 10分钟后，告诉伤员放松，不要再捏鼻子。如果出血没有停止，让伤员再次捏住鼻子。

4 出血止住后，伤员仍然要保持前倾，用温水将鼻腔周围清洗干净。让伤员安静休息几个小时，避免用力。尤其注意不要擤鼻子以免妨碍血液凝结。

5 如果血止住后又再次出血，则帮助伤员捏住鼻子。

6 如果出血较严重，或持续出血超过30分钟，要将伤员送往医院。

特殊案例 幼儿鼻出血

幼儿鼻出血会让人感到担忧。让其身体前倾，帮助他们捏住鼻子并进行安抚，可以给幼儿一个碗接住从嘴里吐出来或鼻子内流出的液体。

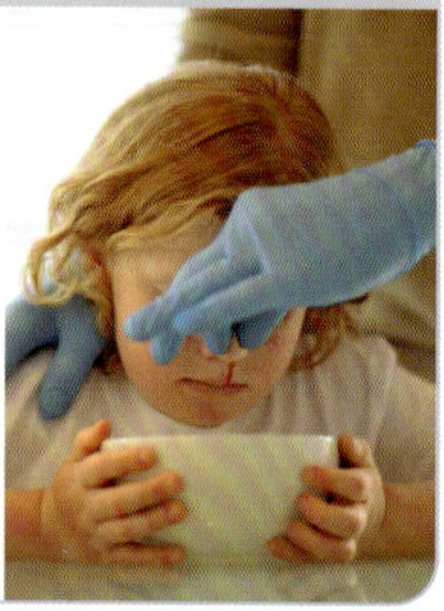

 也可参考：鼻中的异物见199页/头部伤见146~147页。

成人牙齿撞掉

如果成人牙齿被撞掉，尽可能将牙齿留在原来的牙槽上。也可以用厨房塑料保鲜膜包裹牙齿，或者将其放入盛有牛奶的小容器里，以防变干。无论如何伤者都应尽快就医，以便尽快植入新牙。

注意

- 不要触摸伤者掉落牙齿的根部，或将其存放在牛奶以外的地方，以免损害牙组织，减少再植和康复的机会。
- 保留所有牙齿的碎片。

应对措施

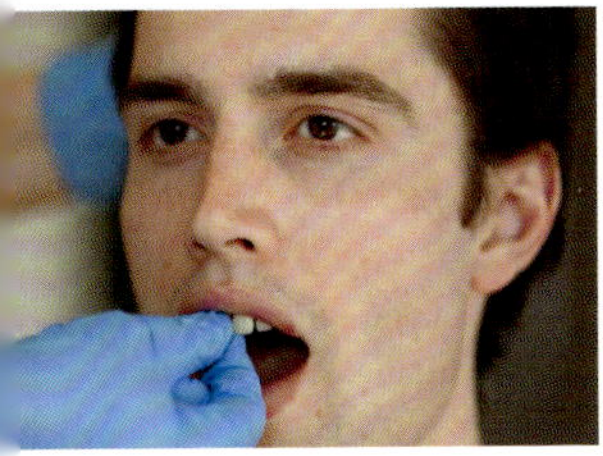

1 从牙冠一端拿起牙齿，在流动的冷水下冲洗十秒钟。轻推牙齿插入牙槽内，并用纱布覆盖，然后让伤员轻轻合上嘴。

2 如果无法将牙齿放入牙槽内，在流动的冷水下冲洗十秒钟，并放入塑料保鲜膜内保存。如果没有冷水，将牙齿放在盛有牛奶的容器中，而不是水或盐水。

3 将伤者送往牙医处重新植入。

特殊案例
牙槽出血

牙槽部位的止血，可将一块纱布卷起来，薄厚程度以防止伤员牙齿相碰为宜，放入空牙槽中让伤员咬紧。

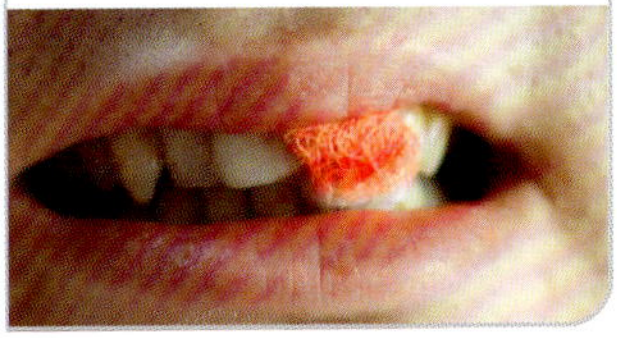

口出血

舌头、嘴唇或口腔内壁的受伤可能是轻微的，也可能很严重。通常是伤员自己牙齿掉落或拔牙所致。口出血有时可能量很大，比较吓人。此外，血被吸入肺内是很危险的，会引起呼吸问题。

注意

- 如果伤口有较多出血、持续30分钟以上或再次出血，寻求医生或牙医进行治疗。

目标

- 控制出血。
- 防止血液吸入，保持气管通畅。

应对措施

1 让伤员坐下，头向前，轻微向受伤部位倾斜以便让血液从口腔内流出。把无菌纱布放在伤口上，让伤者用拇指和其他手指按压伤口10分钟。

2 如果继续出血，更换纱布垫。告诉伤员让血液从嘴里流出，如果吞咽进去可能引起呕吐；注意不要漱口，否则会影响血液凝固，同时建议伤者12小时内不要喝热饮。

手指伤口

注意

如果发生以下情况，立即寻求医疗救助：

- 剧痛。
- 严重出血。
- 断指。
- 手指明显变形。
- 裂开的伤口。
- 手或手指麻木，软弱无力，无法活动。
- 伤口有异物。

目标

- 止血。
- 评估伤员是否需要医生诊断。

从小割伤到擦伤，到对骨骼、肌腱和韧带造成潜在危险的伤口，手指受伤其实很常见。指甲也是最容易受伤的部位之一。手是最精细、最协调的部位，人们需要手来完成许多活动，因此，手部的伤口更加需要细心处理。

手指割伤可能只是割破了皮肤，也有可能割坏了在皮肤下隐藏的血管、神经和肌腱。如果这些底层结构被伤害了，还可能会造成大出血、淤血、畸形，甚至丧失感知与活动能力。

应对措施

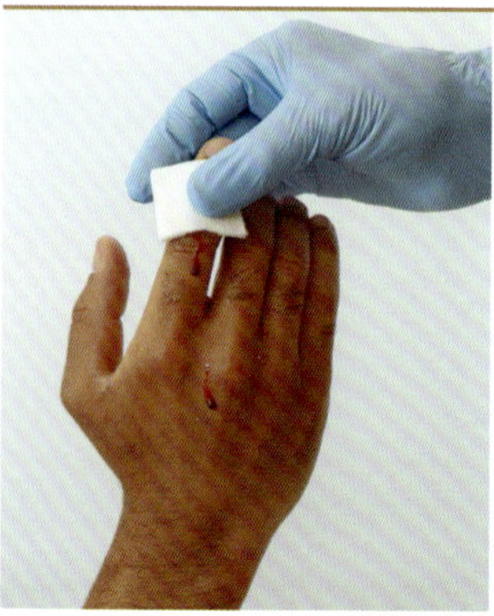

1 用无菌纱布或清洁布垫在伤处施压来减少出血。

2 将伤手举高并在伤处继续施压直到伤口停止出血。

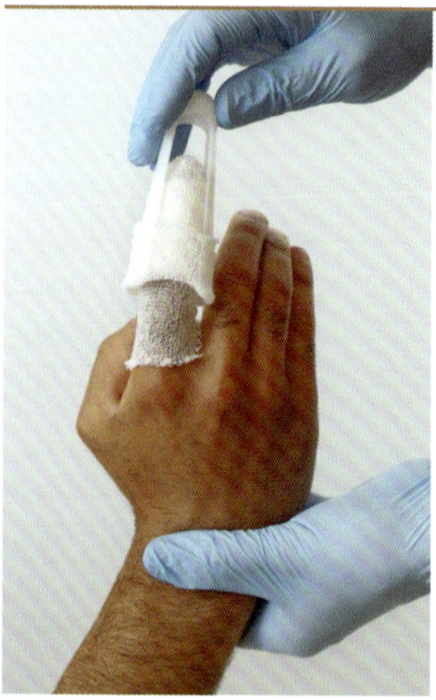

3 止血后包扎并保护伤口，可使用胶布敷料，或者对于较大的伤口，使用敷料垫，并用管状纱布绷带或手指绷带卷固定（240页和252页）。

4 如有需要，寻求医疗机构协助。若需送伤员去医院，请将受伤的那只手臂吊高（256页）。

也可参考：断肢见119页/伤口异物见123页。

手掌伤口

手掌部位有丰富的血液供应，也是这个部位受伤后会大量出血的原因。手掌较深的伤口会损伤手的肌腱和神经，导致手指感觉和运动功能丧失。

手握拳、用绷带包扎是控制出血的有效方法。然而，如果伤员手掌受伤部位嵌有异物，不能握拳，这种情况可按照123页描述的方法处理伤口。

目标

- 控制出血，减少休克的风险。
- 减小感染的危险。
- 安排去医院。

应对措施

1 用无菌敷料或清洁的纱布垫按压手掌，让伤员握拳压紧或用另一只手协助握紧。

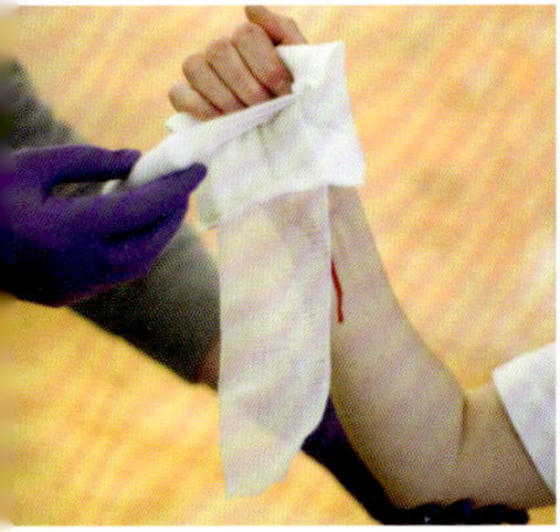

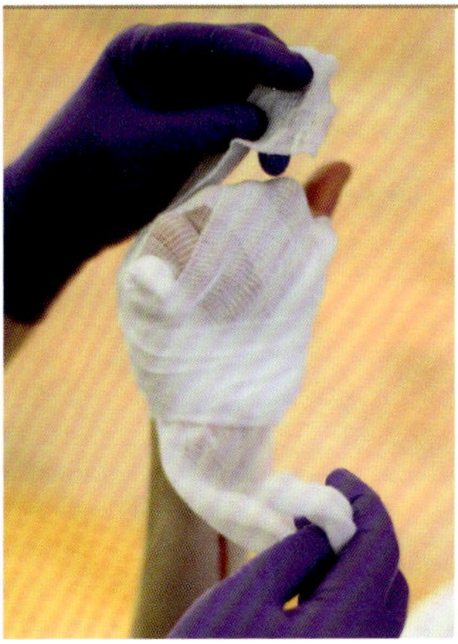

2 将手抬高并支撑住，将伤员手指包扎进去以便能紧握纱布垫；留出拇指以便检查血液循环情况。绷带末端在手指部位上方打结以保持一定的压力。

3 用悬吊托住手臂，保持在一定的高度（256页），安排送伤员去医院。每隔10分钟检查大拇指血液循环（247页）。如有需要，移除绷带然后重新包扎。

关节处受伤

手肘内侧和膝关节后侧有很多大血管，一旦受伤，会引起大出血。采取下列措施可帮助减少出血和预防休克，但也要确保绷带以外的部分有足够的血液循环。

目标

- 控制出血情况。
- 防止和减少休克的风险。
- 安排送医院。

应对措施

1 用无菌纱布或干净纱布垫压紧受伤部位，在伤处施压来减少出血。抬高并支撑受伤的肢体。

2 确定绷带已将纱布固定住，且对伤口有按压作用。如果可能，帮助伤员躺下，并抬起双腿，尽快将伤员送医院。

3 每隔10分钟检查绷带下方肢体的血液循环（247页）。如有需要，移除绷带然后重新包扎，从而调节松紧。

也可参考：伤口异物见123页/休克见114~115页。

腹部伤口

注意

- 不要触摸腹腔流出的肠内物。用干净的塑料袋或保鲜膜覆盖，以防止肠道表面失去水分。
- 因可能有麻醉的需要，伤员需禁水、禁食。
- 如果伤员无应答，开放气管检查呼吸（见失去知觉的伤病者56~89页）。如果伤员有呼吸，非必要尽量不改变伤者体位。

目标

- 降低休克的风险。
- 安全紧急送往医院。

刺伤、枪击或挤压可造成严重的腹部伤。器官或大血管可能被戳破、划伤或破裂，造成外部出血、腹腔内的内脏器官流出、内伤及出血，这是非常危险的。

应对措施

1 帮助伤员躺在较硬的地面上，可能的话垫一条毯子。松开束紧的衣物，如腰带、衬衫。

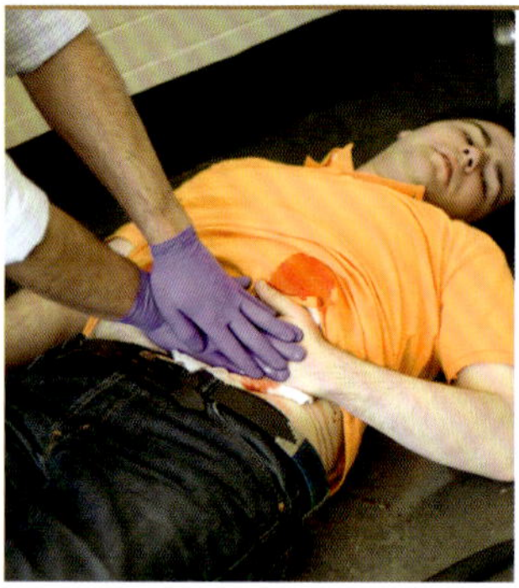

2 用无菌敷料或干净布垫覆盖并紧压伤口，伤员自己可以协助按压。抬高并扶持伤员的膝盖以减轻对伤口的牵引。

3 拨打急救电话120或999。治疗伤员的休克（114~115页），注意监控并记录伤者的生命体征（54~55页），直到急救人员到来。

阴道出血

注意

- 如果出血严重，拨打急救电话。
- 处理休克情况，在等待救援期间观察并记录生命体征（54~55页）。

目标

- 安抚伤病者，使其感到舒适。
- 如有必要安排送往医院。

妇女的感觉很灵敏，阴道出血通常是月经出血，但也可能提示有更严重的情况，如流产、怀孕、怀孕晚期、分娩或性侵犯引起的损伤。如果出血严重，会发展为休克。

如果一个妇女受到性侵犯，最重要的是保存证据。可能的话，有礼貌地建议她在法医检查前不要清洗和上卫生间。如果她希望换掉衣物，最好将换下的衣物完整地存放于干净塑料袋内。注意她可能很敏感脆弱或更倾向于女性救助者。

1 尊重妇女的隐私，给她一条干净毛巾。尽可能让她保持感觉舒服的体位。

2 如果伤者感觉周期性疼痛，可服用推荐剂量的解热镇痛药或自备的止痛药。

也可参考：休克见114~115页。

静脉曲张出血

静脉内有静脉瓣控制血液流向心脏。如果这些瓣膜损伤，血液在瓣膜后淤积形成静脉肿胀，这种情况称为静脉曲张，通常发生在下肢。

曲张的静脉是绷紧的，静脉壁变薄，经常凸起，在受影响区域形成典型的结节。静脉受到轻微的撞击就可能破裂，导致大量出血。如果出血不能控制住，很快就会发展为休克。

目标

- 控制出血。
- 降低休克的风险。
- 安排紧急送往医院。

应对措施

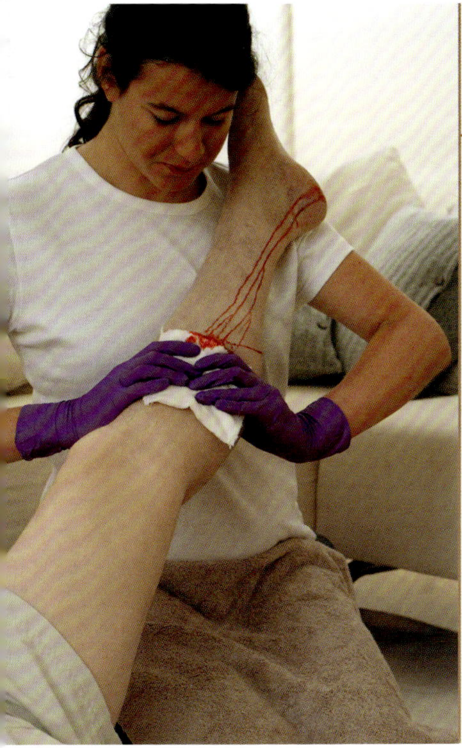

1 帮助伤员躺平，立刻尽可能地将伤腿抬高以减少出血。

2 急救者用肩膀或椅子架住受伤的腿，用无菌敷料或干净的纱布垫直接按压受伤部位，直到出血控制住。如果需要，小心剪开衣物，充分暴露出血部位。

3 脱掉病人的紧身衣物，如袜带或弹力长袜，因为这些可能会加剧出血情况。

4 保持腿部抬高，在敷料上放置另一块大而柔软的垫子。用绷带扎紧能增加压力，但注意不要太紧，以免下肢血液循环受影响（247页）。

5 拨打急救电话120/999。保持伤者的腿抬高，支撑到救援人员到达，在此期间定期监控并记录生命体征（54~55页）。此外，每10分钟检查绷带以外肢体的血液循环（247页）。

也可参考：休克见114~115页。

07 骨骼、关节和肌肉损伤

骨骼构成支撑着人身体的框架。在骨骼的很多部位通过关节相连，由韧带支撑，肌肉附在骨骼上使人能够活动。身体大部分活动是随意控制的，由大脑通过神经到肌体每个关节和肌肉的脉冲进行协调。

对急救者而言，很难辨别骨骼、关节和肌肉受伤。本章概述了骨骼、肌肉和关节的基本功能，以及受伤后的影响，也涉及各类受伤的急救治疗办法，从严重骨折到扭伤、拉伤和脱位都有涵盖。

除此以外，本章还介绍了头部和脊椎受伤的急救方法。在神经系统部分的解剖学信息中，还阐释了这些部位受伤可能对大脑和脊髓造成的潜在威胁。

目标和目的

- 快速冷静地评价伤员情况。
- 支撑受伤的部位。
- 减少休克的风险。
- 如果怀疑有严重损伤拨打急救电话120/999。
- 安抚伤员使其感觉舒适。
- 清楚自己的需求。

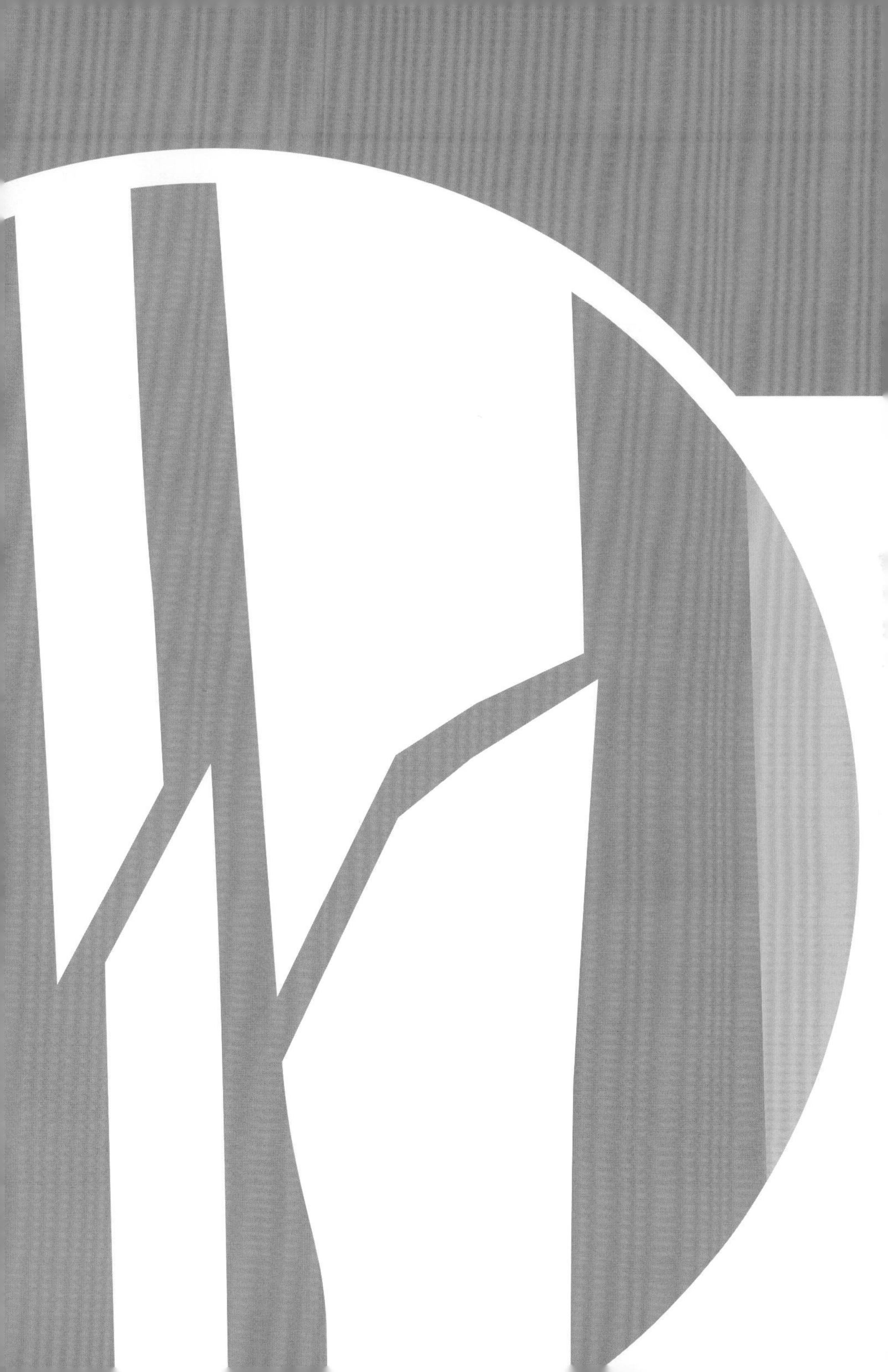

骨骼

躯体以骨架作为支撑，支持肌体的肌肉、血管和神经。骨骼中许多骨头保护着身体的重要脏器如大脑和心脏。在骨骼的许多部位，骨骼通过关节相连，通过韧带来支持，肌肉通过肌腱与骨的连接实现运动功能。

骨骼

人体共有206块骨头，组成肌体的保护性框架。颅骨、脊柱和胸廓保护身体的重要结构，骨盆保护腹部脏器，上下肢的骨头和关节使身体能够运动。

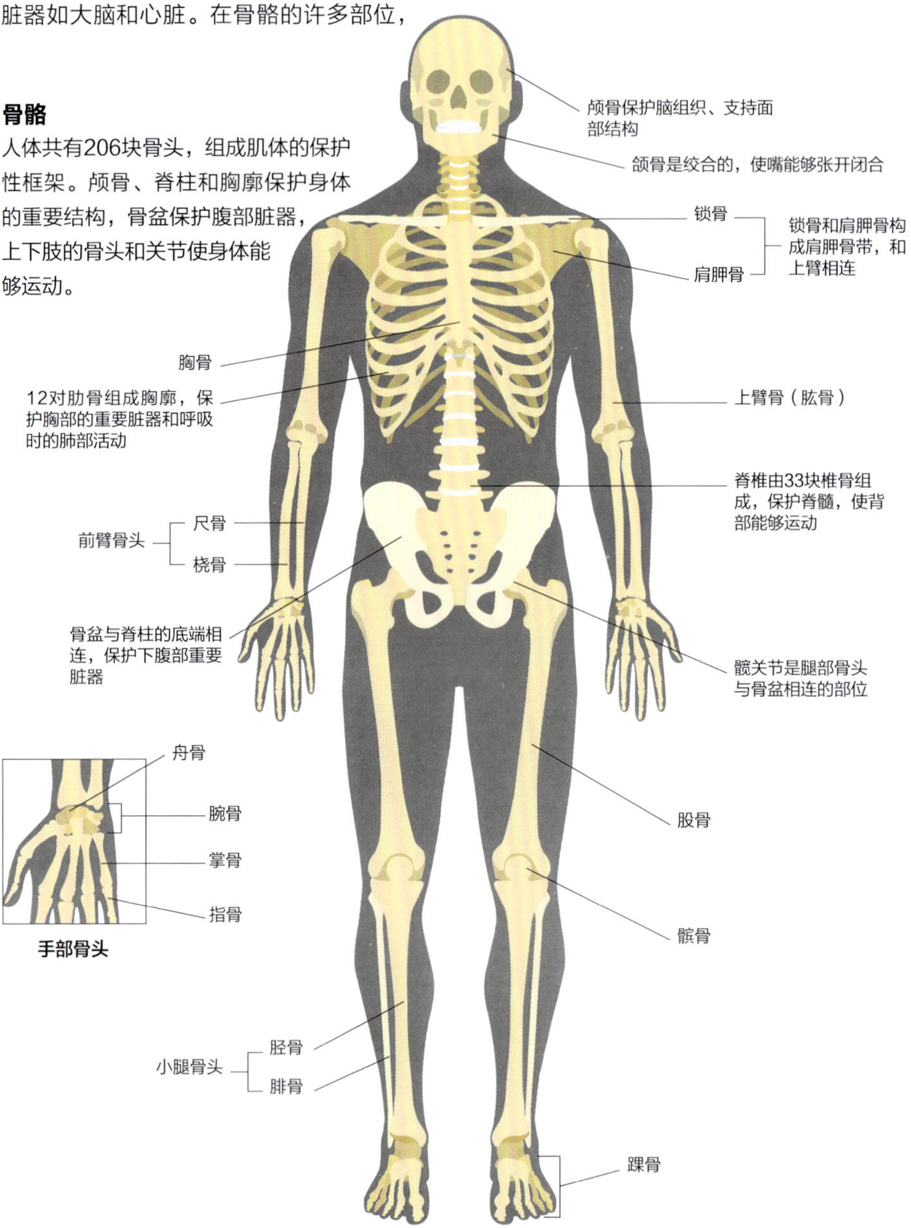

脊柱

脊椎也被称为脊椎骨或脊柱，有一系列功能：支撑头部，保持肌体上半身柔韧，帮助支撑身体重量和保护脊髓（144页）。脊柱由33块椎骨组成圆柱体，通过关节相连。在每块椎骨中间都有纤维组织，称为椎间盘，能帮助维持脊柱的柔韧性和肌体晃动时的挤压。与脊椎骨相连的肌肉和韧带能帮助固定脊柱、控制背部活动。

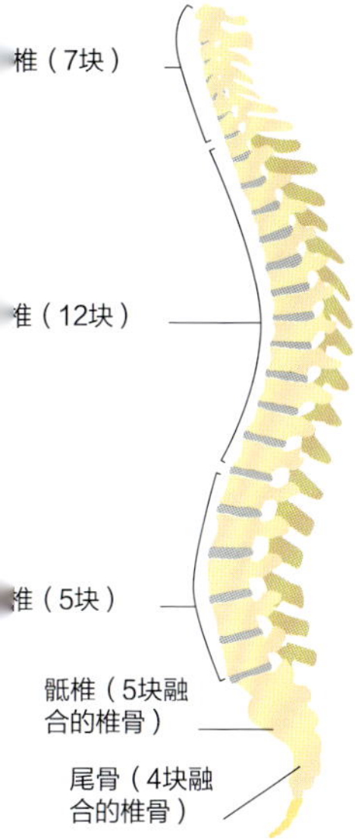

脊柱

椎骨分为5类：颈椎支撑头部和颈部；胸椎形成肋骨的固位凹；腰椎帮助维持体重，保持稳固；骶椎支撑骨盆；尾骨构成脊柱的底端。

保持脊柱弹性的结构

连接椎骨的关节和椎骨间的椎间盘组织，使脊柱能够活动，这是相邻椎骨间的有限活动。但椎骨、椎间盘和韧带联合在一起能使脊柱作为一个整体而活动。

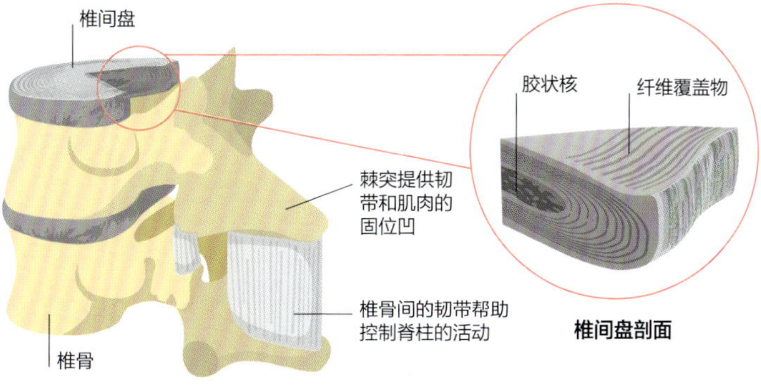

椎间盘剖面

脊柱的局部

颅骨

突出的颅骨保护脑组织和脊髓顶端，也支持眼睛和其他面部组织。颅骨由几块骨头组成，在关节处通过骨缝融合。在骨头内部有颅内窦，可减轻颅骨内压力。覆盖在脑组织上的骨头呈圆穹状的称为头盖骨，其他几块骨头形成眼窝、鼻子、面颊和颌。

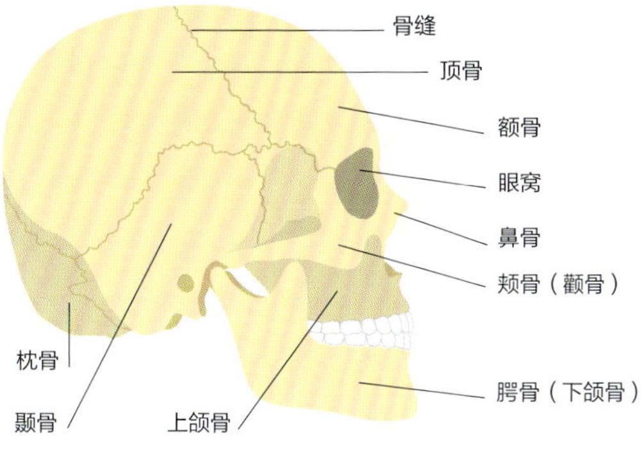

颅骨结构

这张图片显示了头盖骨和面部主要的骨头。颚骨是颅骨中唯一能运动的骨头。

骨、肌肉和关节

骨是含有钙和磷的活性组织，这些物质使骨头坚硬、牢固。从出生到成人早期，通过来自外界的钙沉积，使骨得以不断生长，也可以在受伤后长出新的组织。年龄的原因和一定的疾病会使骨变得脆弱，容易折断或碎裂，可能会在重压甚至自发情况下发生。遗传问题或骨损伤例如软骨病、癌症或感染都会导致骨畸形或脆弱。青少年时期骨损伤会使骨变短，活动功能也可能因此受到影响。

骨结构

每块骨头由膜（骨膜）覆盖，其包含神经和血管。在这个膜下面是一层骨密质，中心为骨松质。在一些骨骼中，在中心处具有包含称为骨髓的软组织的腔。

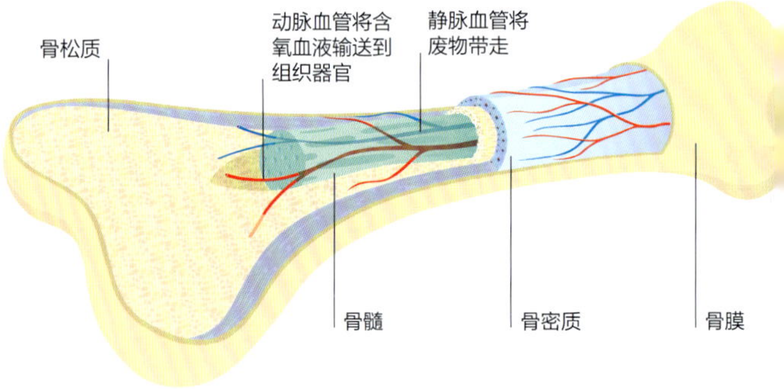

肌肉

肌肉能使肌体的不同部位活动。骨骼肌控制活动和姿势，通过坚韧的纤维组织（肌腱）与骨相连，成组运动。一群肌肉收缩，相对的另一群肌肉放松。

平滑肌作用于内脏器官，例如心脏，即使人在睡眠时也持续不断地工作。它们是由自主神经系统控制。

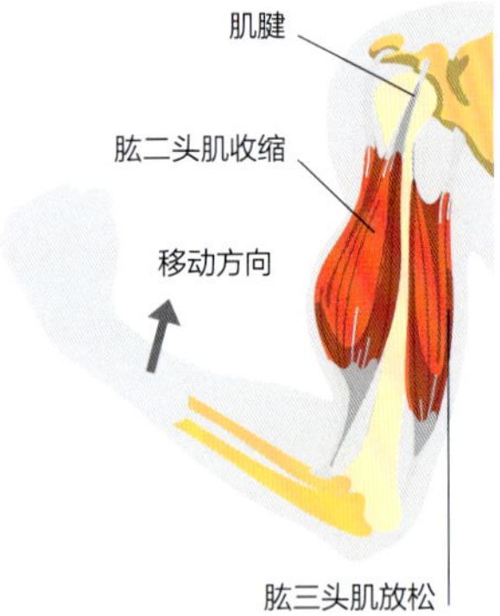

手臂弯曲

上臂前侧的肱二头肌收缩(紧缩)，拉动前臂向上弯曲。同时肱三头肌放松、伸展。

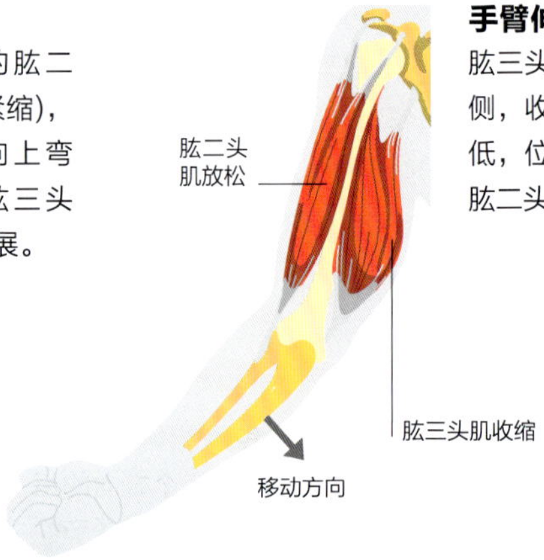

手臂伸直

肱三头肌在上臂的后侧，收缩时使前臂降低，位于上臂前侧的肱二头肌相应放松。

关节

关节是一块骨头和另一块骨头的连接点。一些关节（固定的关节）由骨边缘严密结合或融合到一起，固定的关节通常位于颅骨和骨盆。更多关节是可活动的，骨边缘通过纤维组织也就是韧带相连接，形成关节囊包绕关节。关节囊的内层（滑膜）生成液体以润滑关节，骨边缘被软骨保护。使关节活动的肌肉通过肌腱与骨相连，活动的程度和类型取决于骨连接的方式、韧带的力度和肌肉的排列。

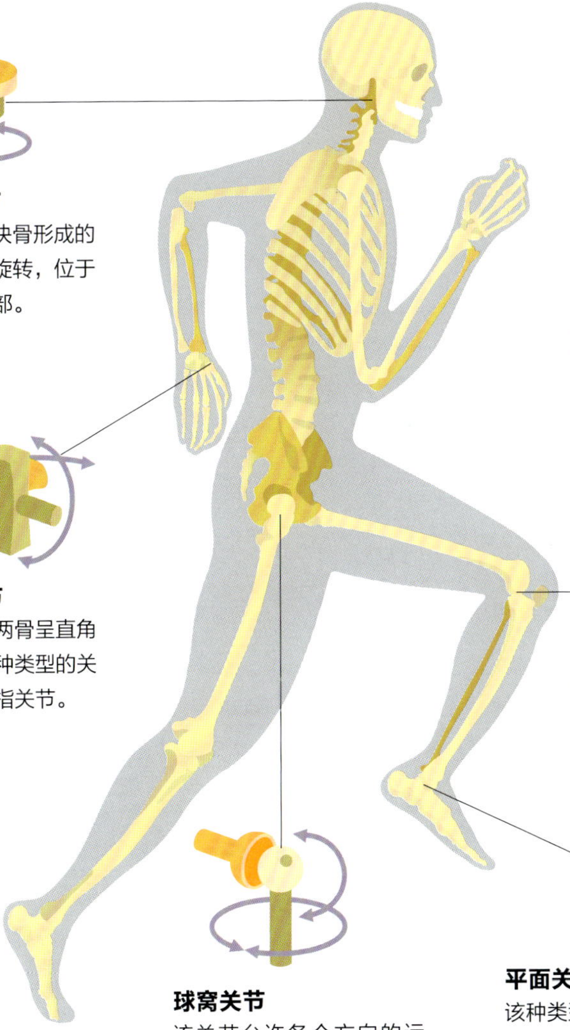

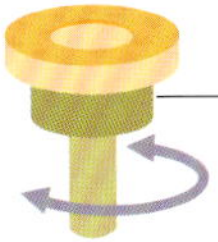

寰枢关节
骨在另一块骨形成的固定环内旋转，位于颅骨的底部。

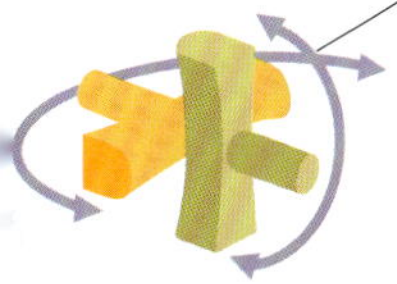

鞍状关节
关节内的两骨呈直角嵌合，该种类型的关节只有拇指关节。

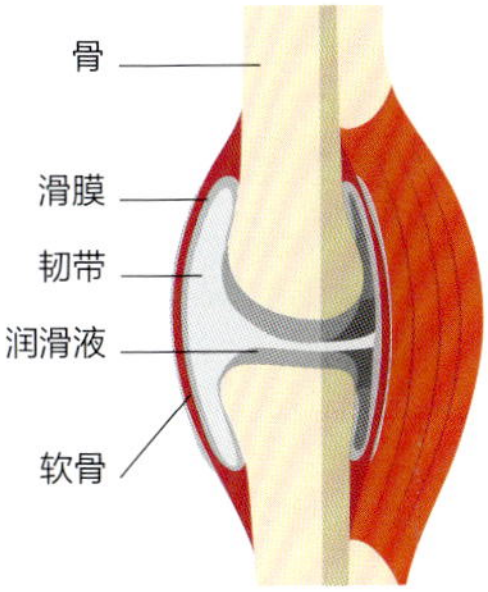

活动关节的结构
软骨覆盖在骨边缘，以减少摩擦。韧带将两侧的边缘连接在一起，关节由充满润滑液的关节囊包绕。

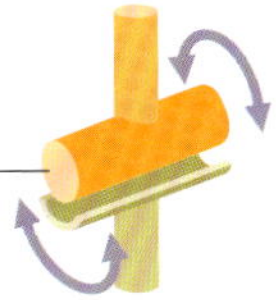

铰链关节
关节可在一个平面上弯曲和伸直，主要是膝关节和肘关节。

球窝关节
该关节允许各个方向的运动，例如髋关节和肩关节。

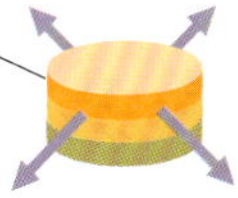

平面关节
该种类型的关节表面几乎是平的，彼此间可滑动。这种关节位于腕部和足部。

骨折

识别

骨折有以下症状：

- 骨折部位畸形、肿胀、瘀伤，疼痛或活动困难。
- 肢体正常活动或身体部位活动困难和/或疼痛，或完全无法活动（例如不能行走）。
- 肢体变短、弯曲或扭曲。
- 骨断的一端有粗糙的摩擦感，可被听到和感觉到，不要故意使其发出声音。
- 休克迹象，特别是股骨或骨盆骨折时。
- 伤口，特别是骨断的一端突出（开放性骨折见140页）。

目标

- 防止受伤部位的移动。
- 安排送往医院，在转运过程中提供舒适的支撑保护。

骨头折断或断裂称为骨折，一般骨头折断需要相当大的压力，除非骨头有病或老化。然而，正在生长的骨头较为柔软，可能会像嫩树枝一样裂开、弯曲或折断。关节处会因为受到严重的打击而导致骨折断，扭曲或扭伤也可能引起骨折。

受伤类型

骨折分为开放性和闭合性两种。发生开放性骨折时，折断骨头的断裂处可刺破皮肤表面，或在骨折部位有个伤口。开放性伤口有较高的感染风险。闭合性骨折是指骨折处皮肤完好。

骨没有完全折断，或是被撞击时骨折断的一端没有错位——即为稳定骨折，常见于腕部、肩部、踝部和臀部。通常，这些骨折没有进一步的损害，可只做轻微处理。不稳定骨折断裂一端很容易移动，有损伤骨折周围的血管、神经和器官的危险，导致内出血，并有可能发展为休克（114~115页）。如果骨被折断或韧带被撕裂就会造成不稳定骨折，要小心处置以防进一步损害。

闭合性骨折的处理

1 让伤员静止不动，在悬吊或绷带固定前，急救者需用手支撑住骨折部位上下处的关节，或让别人帮忙。

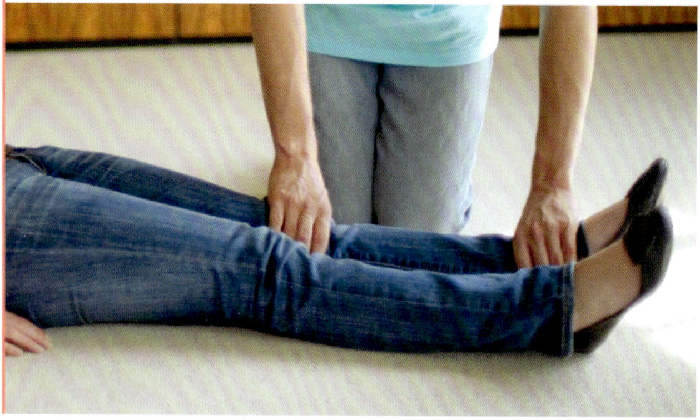

2 在受伤部位周围放置衬垫做临时支撑，送伤员去医院。手臂受伤的伤员可用私家车运送，腿部受伤的伤员则需要拨打急救电话120/999。

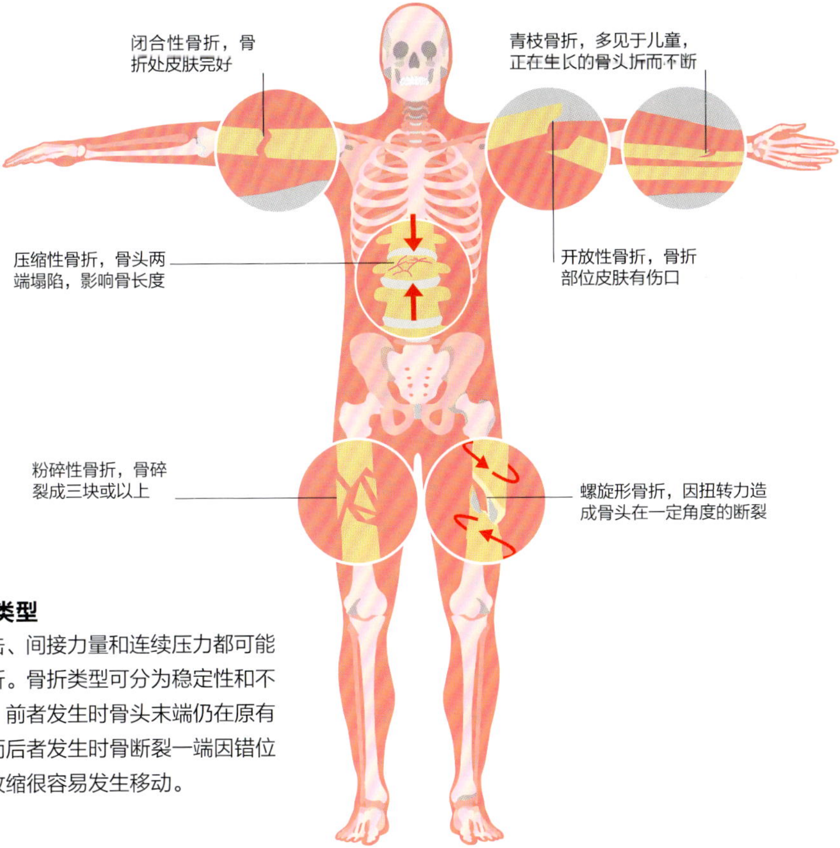

骨折的类型

直接撞击、间接力量和连续压力都可能导致骨折。骨折类型可分为稳定性和不稳定性，前者发生时骨头末端仍在原有位置，而后者发生时骨断裂一端因错位或肌肉收缩很容易发生移动。

3 如果为了让支撑更牢固和/或不能立刻送医院，可将骨折处固定到身体没受伤的部位上。上肢骨折可用悬吊固定（255~257页），下肢骨折可用宽折叠绷带将受伤的腿固定在没受伤的腿上（253页），注意结要打在没有受伤的一侧。

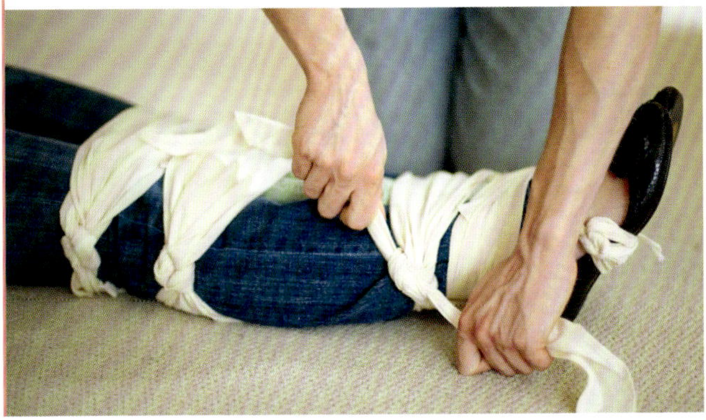

注意

- 在受伤部位被固定和保护前不要搬动伤员，除非身处险境。
- 因有麻醉的需要，要让伤员禁水、禁食。

4 每10分钟检查悬吊或绷带外侧的血液循环情况（247页）。如果血液循环受影响，要松开绷带并重新包扎。如有必要，治疗休克（114~115页）。不要抬高受伤的腿。等待救援时观察并记录生命体征（54~55页）。

也可参考：挤压伤见120页/内出血见118页/休克见114~115页。

骨折（续）

注意

- 在受伤部位被固定和支撑前不要搬动伤员，除非身处险境。
- 因为可能会有麻醉的需要，叮嘱伤员禁水、禁食。
- 不要直接按压突出的骨头断裂端。

目标

- 在受伤现场防止伤员失血、活动和感染。
- 安排送往医院，在运送途中给予合适的支撑。

特殊案例
突出的骨

如果骨头末端突出，用干净柔软的纱布垫托在骨端周围，保证绷带包扎时不会按压到伤处。

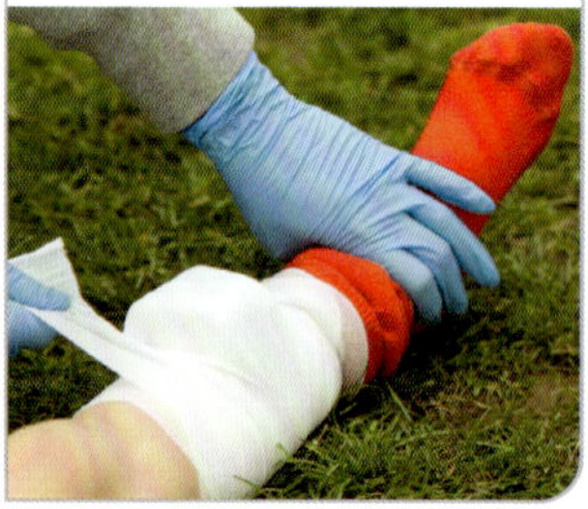

开放性骨折的处理

1 支撑伤处上下关节，可请围观者协助。用无菌敷料或大块的干净无绒纱布垫覆盖伤口，紧压受伤部位周围止血（116~117页），小心不要按压到突出的断骨。

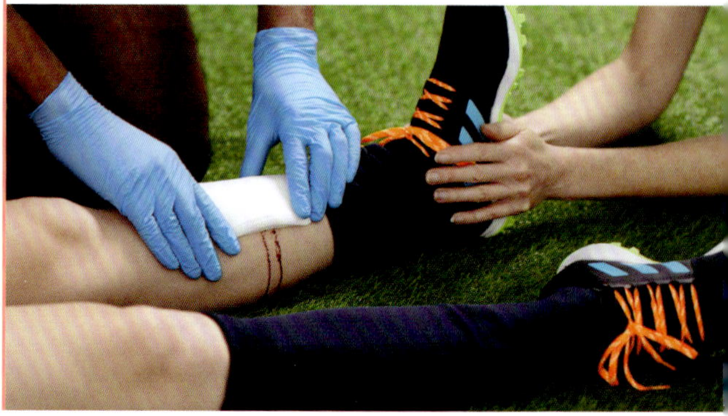

2 用绷带固定住敷料和纱布垫，请人帮忙稍微抬高肢体，以便于将绷带绕过肢体下方。固定绷带末端，避免在伤口处打结或粘贴绷带（见插图）。每10分钟检查一次绷带下的血液循环情况（247页）。

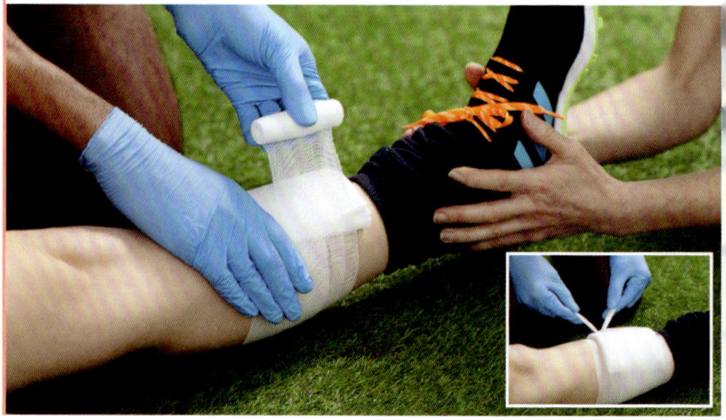

3 对于闭合性骨折，在伤口处放置填充物（138~139页）。将伤员送到医院去。手臂受伤的伤者可以用私家车运送，如果腿部受伤，请拨打120/999寻求紧急帮助。如果路程延误，请将受伤的肢体固定在身体未受影响的部位（139页）。

4 如果需要治疗伤员休克（114~115页），请勿抬起伤腿。注意监控并记录生命体征（54~55页），直到急救人员到来。

也可参考：严重外出血见116~117页/休克见114~115页。

关节脱位

关节受伤会使骨头部分或完全脱离原位。脱位是强大的力量使骨头扭曲至异常位置，或是暴力造成肌肉受损引起的。这种很痛的损伤，经常发生在肩关节、颌关节或拇指、指关节。脱位可能与韧带拉伤（142~143页）、关节囊的滑膜受损有关。

关节脱位会导致较严重的后果。若脊椎脱位，脊髓会受损。肩关节或髋关节脱位，可能会损伤到控制肢体的神经从而导致瘫痪。许多关节脱位也可能伴随骨折发生，如果很难辨别出是闭合性骨折（138页）还是脱位，按骨折来治疗。

注意

- 不要试图将脱位的关节复位以免造成进一步损伤。
- 除非身处险境，否则在受伤部位被固定前不要轻易搬动伤员。
- 因为可能有麻醉的需要，让伤员禁水、禁食。

识别

- 严重的疼痛。
- 关节不能活动。
- 受影响关节肿胀和瘀伤。

目标

- 防止受伤部位活动。
- 安排送往医院，转运过程中注意给予合适的支撑。

应对措施

1 建议伤员保持静止不动，如果伤员肩关节脱位，帮助伤员支撑受伤手臂，保持在最合适的位置。

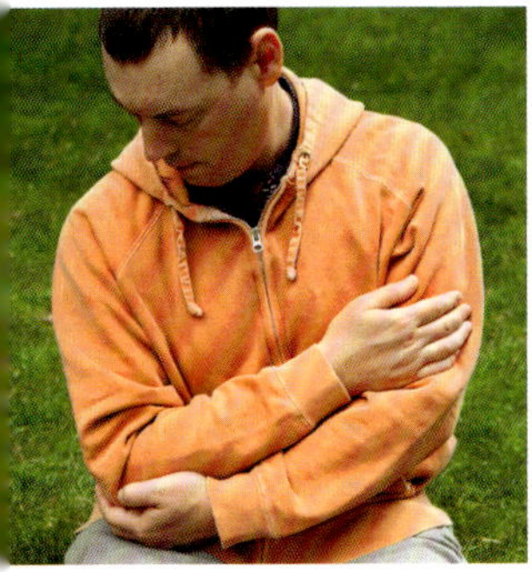

2 用三角巾固定受伤手臂（255~257页）或用宽折叠绷带（249页）固定受伤的腿。

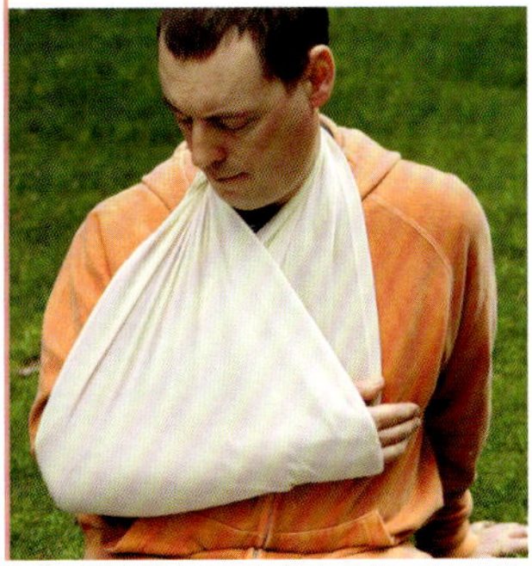

3 在受伤肢体和躯干之间放置纱布垫。为了给受伤手臂提供额外支撑，可以用宽折叠绷带（253页）将包扎三角巾和身体绕一圈。

4 安排运送伤员去医院。如果需要治疗伤员休克（114~115页），请勿抬起伤腿。注意监控并记录生命体征（54~55页），直到急救人员到来。

5 每10分钟检查一次绷带下的血液循环情况（247页）。如果血液循环受影响，要松开绷带并重新包扎。

也可参考：骨折见138~140页/休克见114~115页/拉伤和扭伤见142~143页。

拉伤和扭伤

骨和关节周围的软组织——韧带、肌肉和肌腱有几种情况会被损伤，这些软组织的损伤通常称为拉伤或扭伤。过于用力或突然活动使组织过度伸展，部分或完全撕裂时会造成扭伤。因此拉伤和扭伤经常与运动锻炼联系在一起。

拉伤和扭伤应根据以下原则进行初步治疗：

- 受伤部位休息。
- 使用冰敷或冷敷（245页）。
- 提供合适的支撑，抬高受伤部位。

该方法能够减轻症状，但是如果怀疑有严重的受伤，按骨折（138~140页）方法进行治疗。

损伤类型

肌肉和肌腱可能扭伤、撕裂或挫伤。当肌肉过度伸展可能发生扭伤，也可能部分撕裂，这些情况经常发生在肌肉和肌腱连接处。断裂时，肌肉和肌腱完全撕裂，会发生在主要的肌肉或肌腱处。深度挫伤主要发生在身体上有大量肌肉的部位。这些类型的损伤通常伴随周围组织的出血，可导致疼痛、血肿和瘀伤。

韧带是关节处连接骨骼的纤维束，韧带部分或完全撕裂时发生扭伤。踝关节是身体最常受影响的部位。靠近关节的韧带拉伤，通常是由于突然的弯曲运动使关节内的骨分离太远，拉伤包绕的韧带。

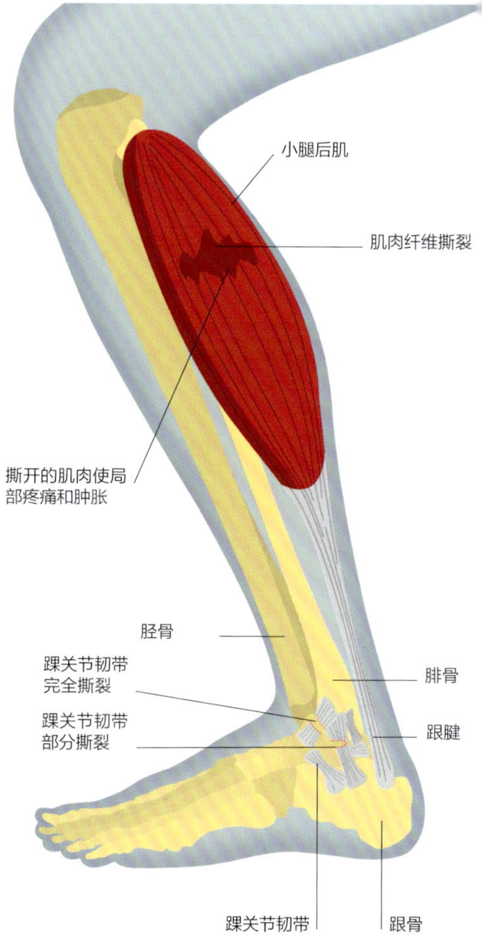

肌肉和肌腱损伤

扭伤是指韧带的拉伸或撕裂，而拉伤是指连接肌肉和骨骼的肌肉或肌腱的拉伸或撕裂。肌肉拉伤和韧带扭伤是由于摔倒或扭转导致组织拉伸或撕裂。这会导致痉挛疼痛、肿胀，并可能导致暂时的僵硬和活动能力下降。

应对措施

1 帮助伤员坐下或躺平，以一个舒适的位置支撑受伤部位，最好能抬高。

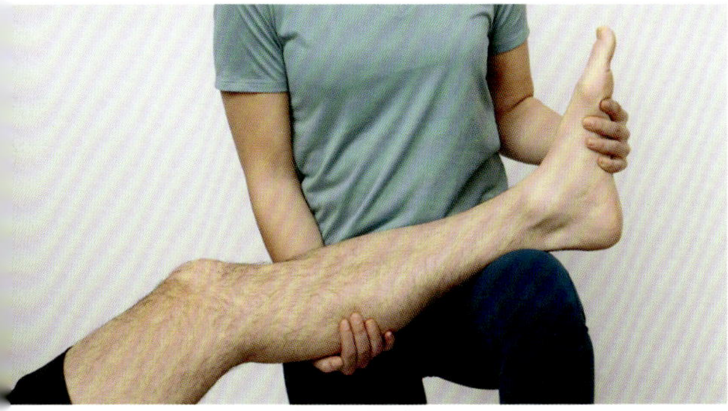

2 冷敷受伤部位，把冰袋或冷垫（245页）敷在受伤部位，有助于减少肿胀、瘀血和疼痛。

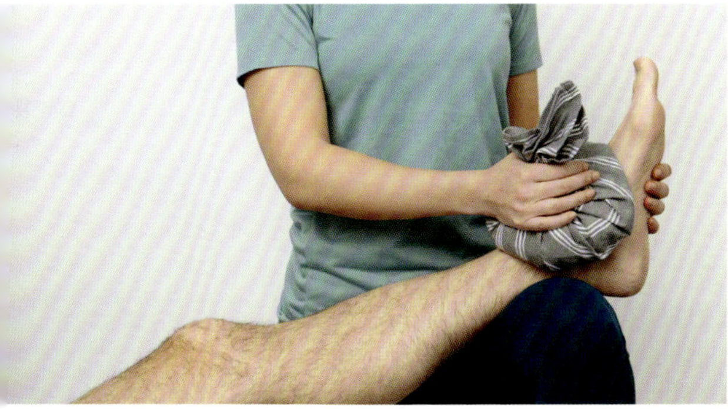

3 抬高受伤部位有助于减轻瘀伤和肿胀。冷敷时间不要超过20分钟。

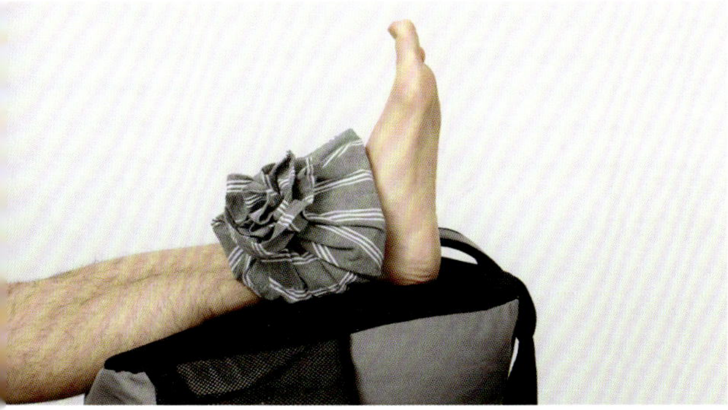

4 如果疼痛很严重或伤员受伤部位不能活动，应安排送往医院。此外，建议伤者让伤处休息，并在必要时就医。

识别

- 疼痛和触痛。
- 受伤部位活动困难，特别是关节扭伤时。
- 部位肿胀、瘀伤。

目标

- 减少肿胀和疼痛。
- 如果需要，送往医院。

也可参考：冷敷见245页/骨折见138~140页。

大脑和神经系统

神经系统是人体的信息采集、储存和控制系统。它是由人体的中央处理器，即大脑、神经细胞和纤维网组成的。

神经系统有两个主要部分：中枢神经系统由大脑和脊髓组成，周围神经系统由连接大脑、脊髓到肌体其他部位的所有神经组成。此外，自主神经系统控制肌体的基本功能，如消化、心率和呼吸。中枢神经系统接收和分析来自全身所有部位的信息。神经以高速的电脉冲形式，在脑和其他神经间传递信息。

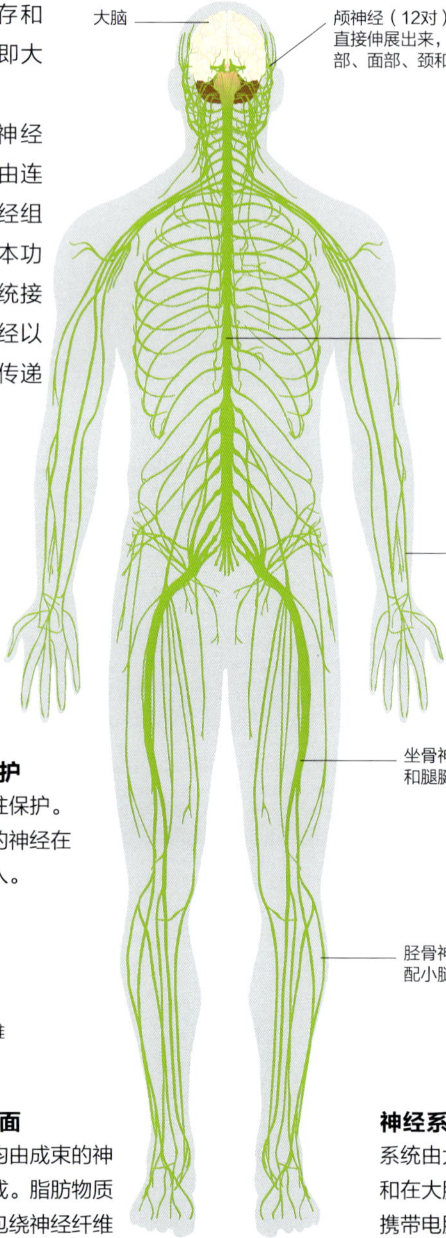

神经系统结构

系统由大脑、脊髓和在大脑和肌体间携带电脉冲的神经网络组成。

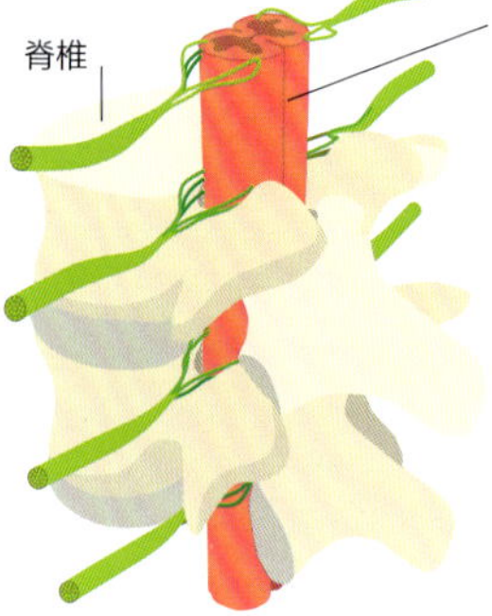

脊髓的保护

脊髓被脊柱保护。来自脊髓的神经在脊柱间出入。

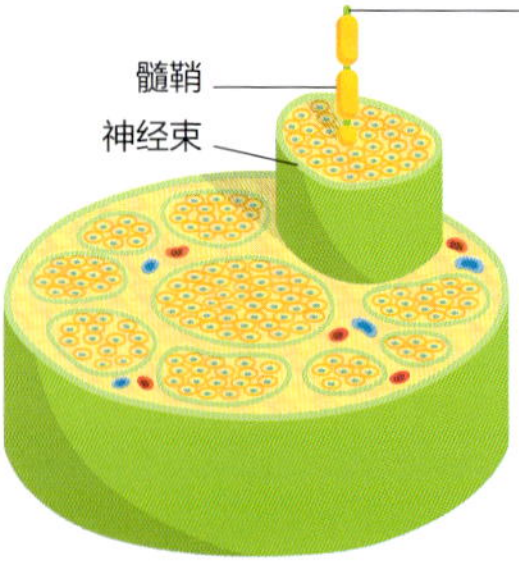

神经横截面

每根神经均由成束的神经纤维构成。脂肪物质（髓鞘）包绕神经纤维并使大神经纤维与外界隔离。

大脑和脊髓

大脑和脊髓组成了中枢神经系统（CNS）。该系统由数十亿个相互联系的神经细胞（神经元）构成，并被3层膜（脑膜）包绕。清澈的液体称为脑脊液，在脑和脊髓内流动，起到减震、供氧和提供营养、带走废物的作用。大脑有三个主要结构：前脑主要支配意识、感觉和思维；小脑协调运动、平衡和姿态；脑干控制基本功能（如呼吸）。脊髓的主要功能是传递大脑和周围神经间的信息（右图）。

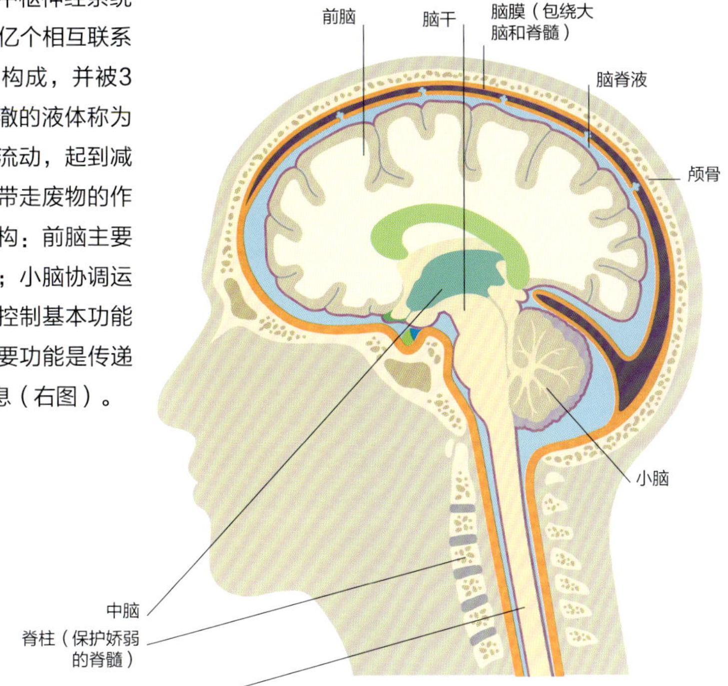

大脑结构

大脑被颅骨包绕，主要有三部分：前脑（在最外层，称为大脑皮质）、小脑和脑干。

周围神经

周围神经系统由两组成对神经组成，即颅神经和脊神经，连接着中枢神经系统和肌体。颅神经为12对，从大脑内伸展出来。31对脊神经从脊髓分支出来，进入肌体其他部位。神经组成的神经纤维束接收信息（感觉神经）和发送信号（运动神经）。

自主神经

一些颅神经和小脊髓神经组成自主神经系统。该系统与肌体的基本功能（如心率和呼吸）有关。系统的两部分（交感神经系统和副交感神经系统）相互平衡。交感神经系统通过释放激素使身体做好应激反应准备，心率增快、减少皮肤和肠道血流量；副交感神经系统释放激素发挥相反的镇静作用。

头部损伤

注意

如果你注意到以下头部损伤恶化的征兆，请寻求医疗救助：

- 嗜睡加重。
- 持续不断的头痛。
- 思维混乱、晕眩、失去平衡和/或失忆。
- 语言障碍。
- 行走困难。
- 呕吐。
- 复视觉。
- 癫痫。

评估应答水平

定期检查伤员，并记录每次观察的结果，重点关注病情的变化，因为在照顾伤员时，其病情可能反复。

- 伤员是否清醒？他的眼睛是否能开合自如？他能否正常地回答问题？
- 伤员是否对声音有反应？能否回答简单的问题并按照指令做出相应的动作？
- 伤员是否对疼痛有反应？受疼痛刺激时能否睁开或转动眼睛？
- 伤员是否对任何外界刺激都没有回应？

头部损伤很常见，并存在严重恶化的风险，因为可能会导致伤者的大脑受损。除此之外，还有可能造成脊椎颈部损伤、头皮损伤和颅骨骨折。

如果伤员只是受了轻伤，如瘀青和头皮损伤，他们可能能够应答正常。但如果头部遭受了严重损伤，如运动伤害，其应答能力可能会暂时受损。

大脑被包覆在颅骨内，在脑脊液的缓冲下，可能会因为头部撞击而受到震荡。脑震荡会引发暂时性无应答，伤员可能会经历短暂的思维不清，但事后可能完全恢复。

严重的撞击可能会导致颅内出血或脑肿胀，并造成脑受压，这是一种非常严重的状况。颅内压力会逐渐增加，症状可能立即出现，亦可能在数小时后，甚至几天后才出现。伤势严重程度和性质与其对大脑的影响相关。遭遇车祸或从高处坠落可造成严重的头部损伤。

头部损伤诱因

大脑在被撞击时会使颅内受到震荡（左下图）。某些损伤会引起颅内出血，引起颅内压力增加，并导致脑组织损伤（右下图）。

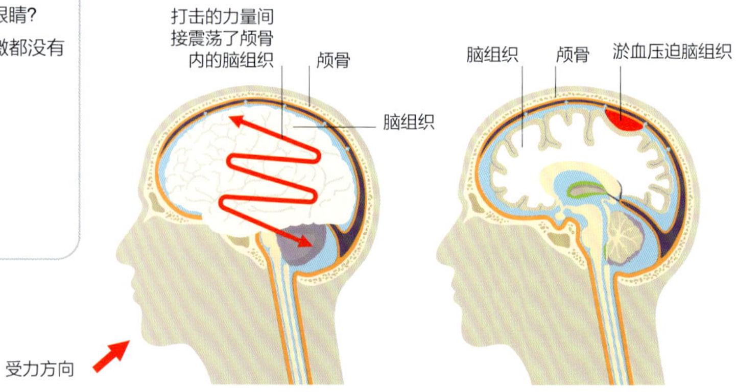

脑震荡　　**脑受压**

应对措施

1 让伤员坐下，冷敷伤处（245页），请伤者自己轻轻托住冷敷。评估伤员的应答程度（按146页文本框中步骤）。如有头皮伤口，可直接按压止血（124页）。

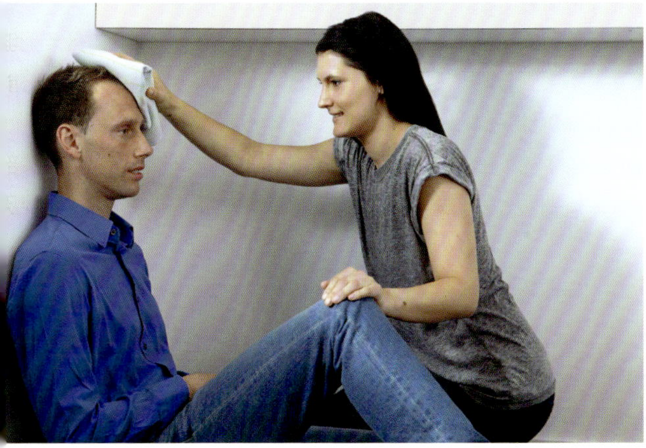

2 定期监控并记录生命体征（54~55页）。尤其需要关注应答程度是否有变化。

3 伤者恢复意识后，需有人专门负责照看。

4 如果伤者是由运动而造成的意外伤害，在医生进行全面评估之前，不要让他们重返运动赛场。

5 如果伤员出现了伤势恶化的先兆 （参见上一页的“注意”框）或是以下情况之一，建议伤员寻求医疗救助：

- 在65岁以上。
- 曾接受过脑手术。
- 正在使用抗凝血药物。
- 在受伤时伴有毒品使用或酒精中毒。
- 没有人可以负责照看伤员。

特殊案例 严重的头外伤

拨打急救电话120/999，告知接线员你怀疑伤员有头部损伤。保持气道畅通。让伤员保持原地不动。不要移动伤员以防增加脊髓损伤的危险性（160~161页）。定期监控并记录生命体征（54~55页），直到救护人员到来。特别关注伤员的应答程度。

识别

可出现以下症状：

- 短暂的无应答状态。
- 头皮损伤。
- 眩晕或恶心。
- 失忆，特别是失去在意外发生当时或意外发生前后的记忆。
- 轻微头疼。
- 思维混乱。

严重的头部创伤还可能导致：

- 应答程度变差。
- 无应答。
- 血或血水从耳鼻流出。
- 两眼瞳孔大小不一。

目标

- 将伤员交付到能够负责的人员手中。
- 如有需要，寻求医疗救助；重伤病人，立即安排送医院治疗。

也可参考：面部损伤见148页/头皮伤和头部伤见124页/失去知觉的伤病者见56~89页。

面部损伤

注意

- 不要用绷带包扎面部的较低部位或下颌，避免引起伤员呕吐或呼吸困难。
- 因为可能有麻醉的需要，要让伤员禁水、禁食。
- 如果伤员无应答，开放气管检查呼吸（失去知觉的伤病者见56~89页）。
- 如果无应答的伤员有呼吸，帮助伤员放置为复原卧位（66~67页），受伤侧朝下以便血液和其他体液能流出，在伤员头下放置软垫。小心有颈部（脊柱）受伤的危险。

识别

- 受伤部位疼痛；如果颌部受伤，讲话会困难。
- 呼吸困难。
- 面部肿胀和变形。
- 瘀血或黑眼圈。
- 鼻腔或耳朵内有清澈的液体或水样血流出。

目标

- 保持气管通畅。
- 减轻疼痛和肿胀。
- 紧急安排送往医院。

面部的骨折通常由猛烈冲击造成。严重的面部骨折可能发生在斗殴后，会有眼窝变形、肿胀和瘀血、组织错位或口鼻的出血。面部骨折的主要危险是血、唾液或肿胀的组织堵塞气管导致呼吸困难。

检查一个面部受伤的伤员，要假设有颅骨、脑和颈部的损伤。有可能将面部骨折误认为是黑眼圈。

应对措施

1 帮助伤员坐下，保持气道畅通。

2 让伤员吐出嘴里的血块、松动的牙齿或假牙，保留牙齿随同伤员一起带到医院（127页）。

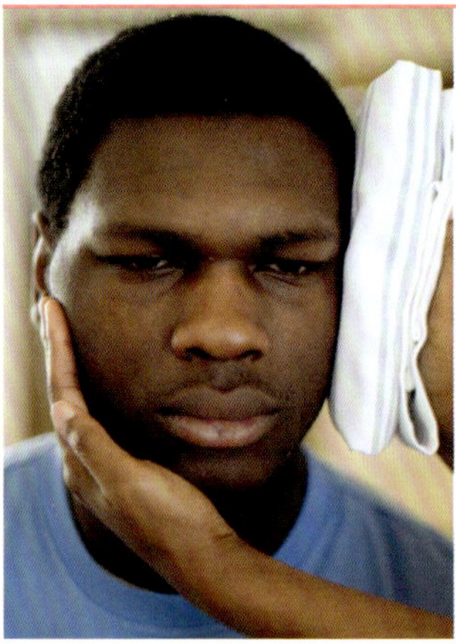

3 轻轻地冷敷伤者脸部（245页）以减轻疼痛和肿胀，请伤者自行托住冷敷。如休克，有必要马上治疗（114~115页）。

4 拨打急救电话120/999寻求医疗救助。

5 注意监控并记录伤者生命体征（54~55页），直到救援人员到达。

也可参考：头部受伤见146~147页/成人牙齿撞掉见127页/休克见114~115页/脊柱损伤见159~161页。

下颌损伤

颌骨骨折通常是直接外力的结果，例如下巴受到重击。在一情况下，颌一侧受到重击产生的间接压力可导致另一侧骨折。倒后下巴着地可能造成两侧都骨折。面部受到外力作用可能导下颌错位，甚至打哈欠。

如果面部严重受伤，颌骨骨折不止一处，按照面部损伤情况理（148页）。

识别

- 讲话、咀嚼和下颌活动困难。
- 下颌活动时疼痛、恶心。
- 牙齿松动或移位及流口水。
- 口腔内外肿胀和瘀血。

应对措施

1 如果伤员没有严重的伤，协助其坐下，把头前倾以便液体从口腔内流出。鼓励伤员吐出松掉的牙齿，保留好牙齿，随同伤员一起带到医院。

2 给伤员一个软垫，托住下颌部。

3 安排送伤员去医院，途中自始至终支撑住下颌。

目标

- 保护气管。
- 送伤员去医院。

颧骨和鼻子损伤

面颊骨和鼻子的骨折通常是由于面部受到直接打击所致。肿的面部组织可能引起不适，鼻腔内气管堵塞，使呼吸困难。这部位的受伤应该到医院接受检查。

注意

- 如果有清澈的液体或像水一样的血从伤员的鼻腔中流出，按头部损伤方法治疗（146~147页）。
- 因为可能有麻醉的需要，让伤员禁水、禁食。

应对措施

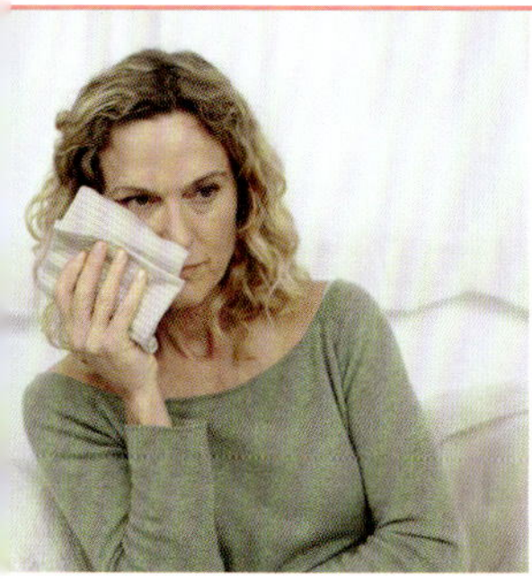

1 轻轻地冷敷伤处（245页）以减轻疼痛和肿胀，如可能请伤者自行托住冷敷。

2 如果伤员有鼻出血，试着捏住鼻子止血（126页）。安排运送伤员去医院。

识别

- 疼痛、肿胀和瘀伤。
- 明显的伤口或口鼻出血。

目标

- 减轻疼痛和肿胀。
- 安排运送伤员去医院。

也可参考：面部损伤见对开页/头部损伤见146~147页/成人牙齿撞掉见127页/鼻出血见126页。

锁骨损伤

识别

- 疼痛和触痛，活动后加剧。
- 肩肿胀、变形。
- 可让伤员尝试托住受伤手臂的肘部，头部偏向受伤一侧，尝试放松肌肉以减轻疼痛。

目标

- 固定受伤的肩和手臂。
- 安排运送伤员去医院。

锁骨在肩胛骨和上胸骨之间形成“支柱”，支撑手臂。锁骨很少是因为直接打击而折断，通常由于来自肩部或手臂的冲击传到锁骨，产生间接压力，例如跌倒时外展的胳膊着地。锁骨骨折多发生在年轻人运动中，锁骨的断端错位可引起肿胀、周围组织出血和肩部畸形。

应对措施

1 扶伤者坐下，轻轻地将受伤的手臂放在他们觉得最舒服的位置。让伤员用另一只手托住受伤侧的肘部，或帮助伤者这么做。

2 用悬吊支撑受伤侧的胳膊（255页）。确保打结处远离伤处。

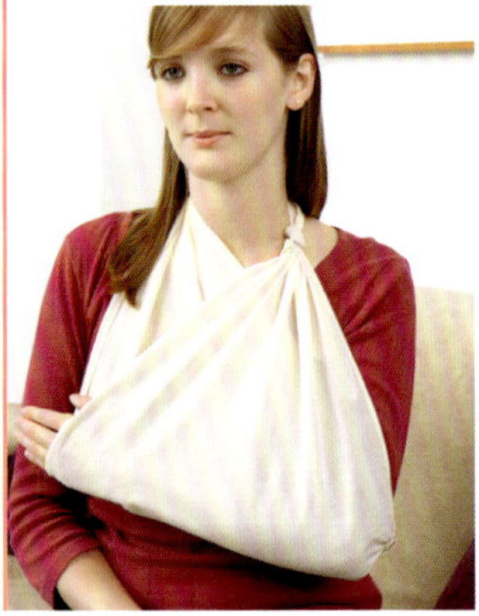

3 通过将折成宽条的绷带（253页）放在胸和悬吊周围，支撑手臂和躯干，从而使伤员感觉更舒适一些。

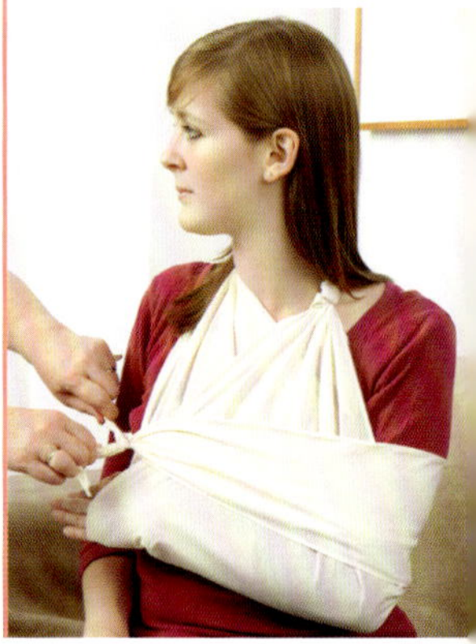

4 让伤者保持最舒适的姿势，安排将其送往医院。

 也可参考：骨折见138~140页/上臂受伤见152页。

肩部损伤

跌倒时肩部或外展的胳膊着地，或者一股强大的扭力可使骨脱离肩胛窝，造成肩关节脱位。同时，肩关节的韧带可能撕。这种伤非常疼痛，有些人还会经历多次反复脱位，可能需要术加固。

跌倒时肩部着地可能导致肩部连接锁骨的韧带拉伤。肩部受还可能伤及肩关节囊和周围的肌腱，老年人通常会发生这类扭。治疗肩部扭伤，可参照“拉伤和扭伤”的处置步骤——使受部位休息，使用冰敷或冷敷（245页），提供舒适的支撑，抬受伤部位（142~143页）。

注意

- 不要试图将错位的肩部复位。
- 让伤员托住胳臂，头向受伤一侧倾斜可减轻疼痛。
- 因为可能有麻醉的需要，让伤员禁水、禁食。

识别

- 严重的疼痛，活动时加剧；伤员因疼痛不愿意活动。
- 伤者试图通过支撑手臂和头部向受伤的一侧倾斜来减轻疼痛。
- 肩部看起来较平、有尖角。

目标

- 支持并固定受伤手臂。
- 安排送往医院。

应对措施

1 协助伤员坐下，轻轻地将受伤的手臂放在他们觉得最舒服的位置。让伤员用另一只手托住受伤侧的肘部，或帮助伤者这么做。

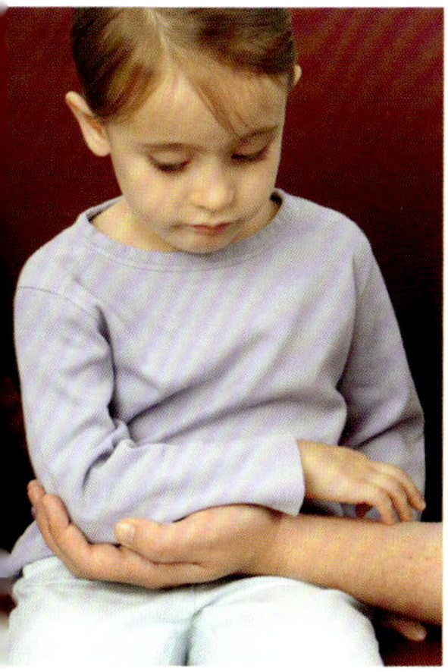

2 用悬吊支持受伤的手臂（255页），打结时注意避开受伤的一侧。

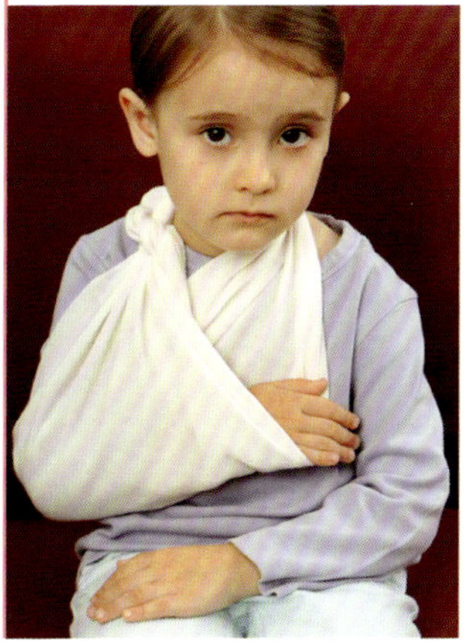

3 如果需要可附加支撑，使用宽折叠绷带包扎胸部和悬吊以固定胳膊和胸部。

4 让伤者保持最舒适的姿势，安排将其送往医院。

也可参考：骨折见138~140页。

上臂受伤

注意

- 因为可能有麻醉的需要，让伤员禁水、禁食。

识别

- 疼痛，活动时加剧。
- 骨折处变形，有触痛。
- 迅速肿胀。
- 瘀伤，可能发展缓慢。

目标

- 固定受伤手臂。
- 安排送往医院。

上臂最严重的受伤是肱骨骨折。直接撞击的力量可导致上臂骨骨干骨折。尤其要注意的是：老年人更常见的是因跌倒而引起肩膀一侧的肱骨骨折。

肱骨上端的骨折通常是稳定性骨折（138~139页），因为断裂端仍在原位。因此，虽然感觉胳膊很痛，但不会很快出现骨折症状。可以先治疗疼痛而暂时不处理骨折。

应对措施

1 协助伤员坐下，去掉所有的饰物，如手镯、戒指和手表，轻轻地将前臂水平放置在其胸前最舒适的位置，可以让伤员自己托住胳膊。

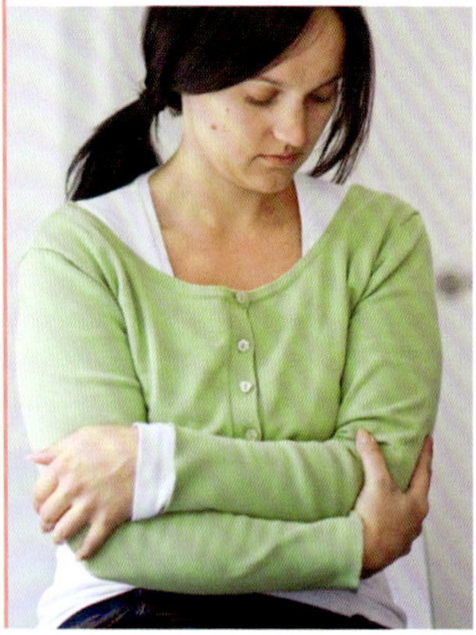

2 在手臂和胸部间放入三角巾，准备进行手臂悬吊（255页）。在受伤手臂和身体间放置软垫，用悬吊固定胳膊和软垫。

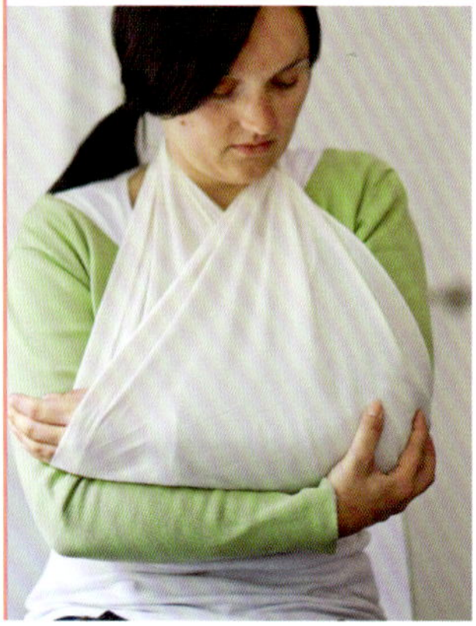

3 如果需要额外的固定，或到医院的路途较长，可在胸部和悬吊上包扎宽折叠绷带以固定手臂；注意绷带要在骨折部位上方。

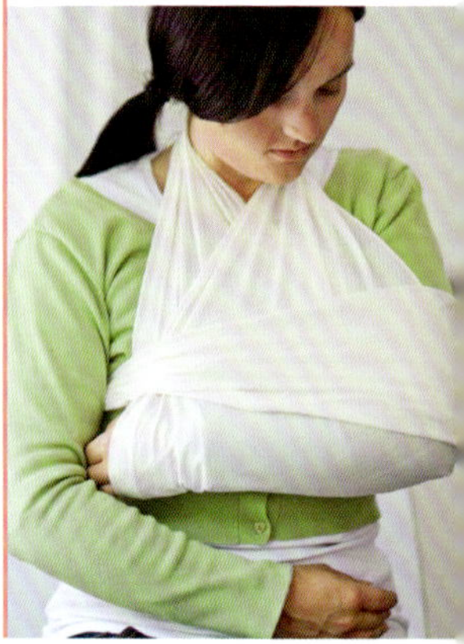

4 安排送伤员去医院。

 也可参考：骨折见138~140页。

肘部损伤

跌倒时手部着地通常会造成肘部骨折或错位。儿童可能经常摔坏肘上部的肱骨，这属于不稳定骨折（138页）。骨断裂端可能会损伤大血管。需要定期检查手臂的血液循环情况。一些人肘部受伤后，肘部变得僵硬而很难伸直，不要试图强行弯曲手臂。

注意

- 因为可能有麻醉的需要，让伤员禁水、禁食。
- 不要试图活动受伤的手臂。

应对措施

1 如果肘部能弯曲，按上臂受伤处置，去掉所有饰物，如手镯、戒指和手表。

2 如果伤员手臂不能弯曲，协助其坐下，在肘部周围放置软垫如毛巾，让肘部得到支撑并感到舒适。

3 使手臂处于最舒适的位置，用宽折叠绷带固定，注意绷带要避开骨折部位。

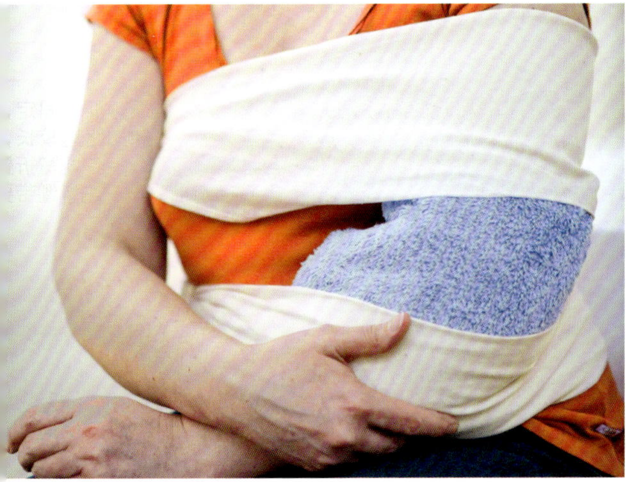

识别

- 疼痛，活动时加剧。
- 骨折部位触痛。
- 肿胀、瘀伤和畸形。

目标

- 固定胳膊，防止关节进一步损伤。
- 安排送伤员去医院。

4 安排送伤员去医院。

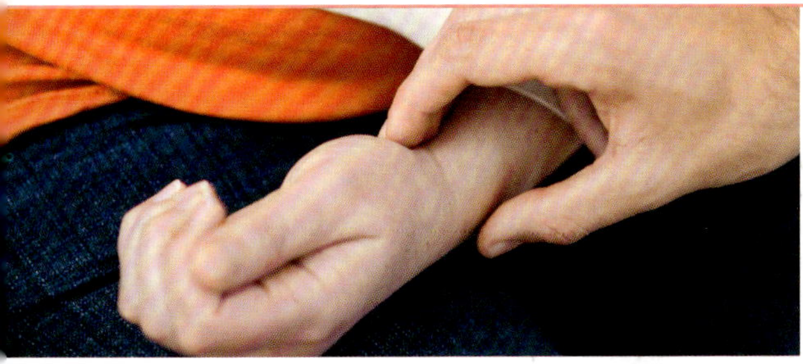

5 在救援人员到达前每隔10分钟检查受伤部位的腕部脉搏（55页）。如果不能摸到脉搏，松开绷带，轻轻把肘部伸直，直到摸到脉搏。在该位置固定手臂。

前臂和腕部损伤

注意

- 因为可能有麻醉的需要，让伤员禁水、禁食。

识别

- 疼痛，活动时加剧。
- 肿胀、瘀血和变形。
- 开放性骨折可能有出血。

目标

- 固定受伤手臂。
- 安排送伤员去医院。

受到重击或跌倒时，前臂骨骼（桡骨和尺骨）可能发生
折。因为这些骨骼肌肉很少，断裂端可能刺穿皮肤，造成开放
骨折。

跌倒时手如果外展，先着地可造成腕部骨折，称为柯莱斯
折，常见于老年人。

腕关节很少脱位，但经常被扭伤，要区别是骨折还是扭伤
困难，特别是微小的舟骨（在拇指底部）受伤。如果不能确定
话应按骨折处理。

应对措施

1 让伤员坐下，固定并扶住受伤前臂，横在胸前，可以的话让伤员自己托住。将伤口暴露出来并处理。

2 将三角巾放置在胸部和伤肢之间，准备做悬吊（255页）。用软垫（例如小毛巾）包住前臂。

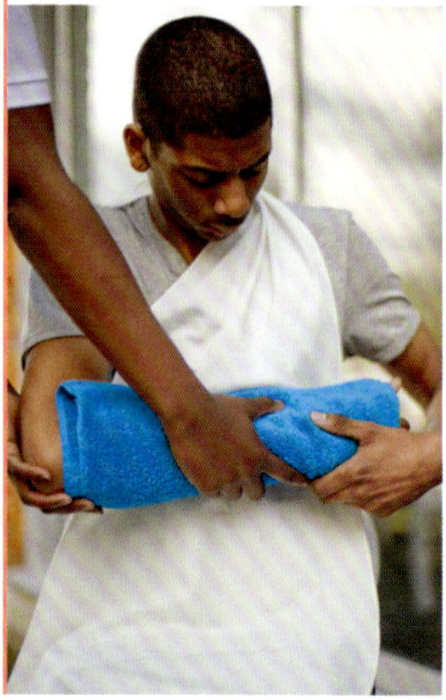

3 用悬吊固定胳膊和
垫，注意在受伤一侧
结。

4 如果需要额外固定或
医院的路途较长，可
一条折叠的宽绷带捆在身体
悬吊上，使上肢固定在胸前，
尽可能将绷带靠近肘部。安
送伤员去医院。

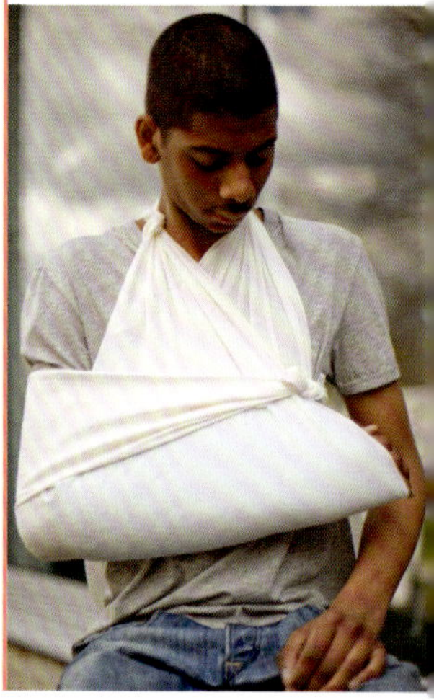

也可参考：骨折见138~140页/严重外出血见116~117页。

手和手指损伤

手的关节和骨骼可受到不同类型的损伤，例如骨折、切割伤擦伤。小骨折通常由直接的外力造成，猛烈的撞击经常造成指关节骨折。

挤压伤造成的多处骨折会影响手部大部分乃至全部骨骼。骨折可能是开放性的，有严重的出血和肿胀，需要立刻做急救处理。跌落时手部着地，有时会造成拇指或指关节的错位或扭伤。因为手指骨折造成的变形不会很明显，可将怀疑有骨折的手与没受伤的手进行比较。

注意

- 因为可能有麻醉的需要，让伤员禁水、禁食。

识别

- 疼痛，活动的时候加剧。
- 肿胀、瘀伤和变形。
- 开放性骨折可能出血。

目标

- 抬高手部并固定。
- 安排送伤员去医院。

应对措施

1 协助伤员坐下，让其抬起并支撑住受伤的腕部和手，必要时可帮助伤者。处理出血症状，用无菌敷料或大块干净无绒的纱布垫覆盖伤口。

2 在手开始肿胀前去掉戒指，保持手部抬高以减轻肿胀，用柔软的垫子包裹手，做好额外的保护。

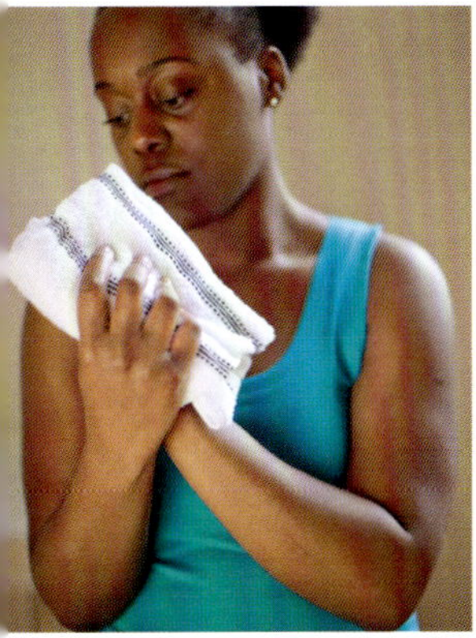

3 用抬高的悬吊将受伤手臂固定在胸前。

4 如果需要额外的保护或去医院的路途较远，可用折叠的宽绷带将手悬吊固定在胸前，注意避开受伤部位。安排送伤员去医院。

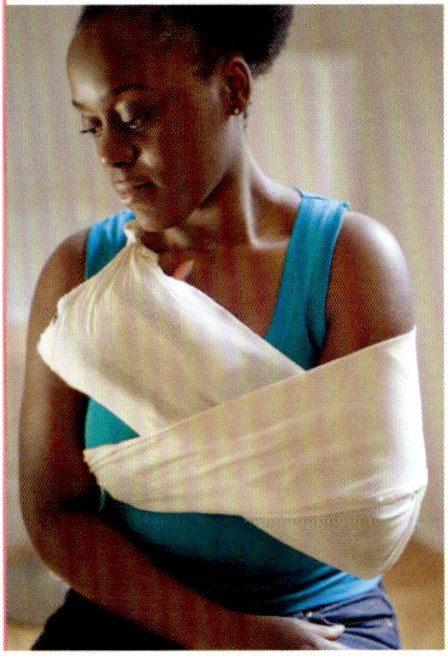

也可参考：挤压伤见120页/关节脱位见141页/骨折见138~140页/手掌伤口见129页。

肋骨损伤

注意

- 如果伤员无应答，开放气管检查呼吸（失去知觉的伤病者见56~89页）。
- 如果伤员需要安置于复原卧位，应躺向受伤一侧，以便没受伤一侧的肺能正常工作，胸腔可正常扩展。

跌倒或胸部受重击、挤压伤产生的直接力量可造成一根或多根肋骨骨折。如果骨折处有外伤或肋骨断裂端刺穿肺，伤员呼吸会严重受损。

胸部损伤可导致肋骨骨折区域与胸壁的其他部位不一样，产生胸壁塌陷。伤员吸气时受伤部位胸壁下陷，呼气时受伤部位鼓起。这种“反常”呼吸会造成严重的呼吸困难。

较低位置的肋骨骨折可能会损伤内脏，如肝、脾，造成内出血。

识别

- 损伤部位疼痛。
- 深呼吸时有疼痛感。
- 损伤部位瘀青、肿胀或者有伤口。
- 浅表性呼吸。
- 反常胸部运动。
- 内出血（118页）和休克（114~115页）征兆。

目标

- 支撑胸壁。
- 安排运送伤员去医院。

应对措施

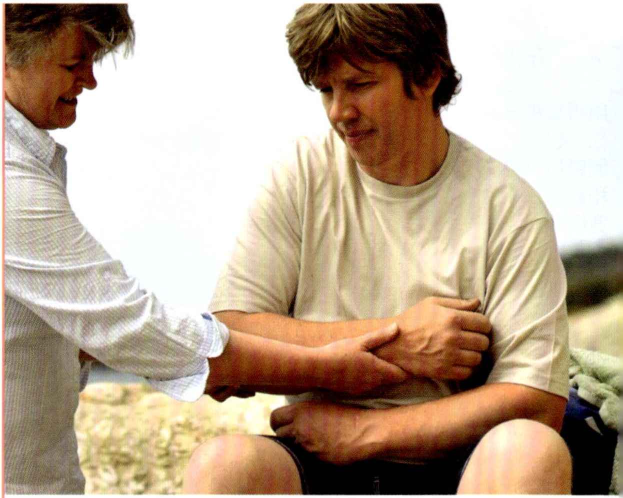

1 协助伤员坐下，让其自行扶住受伤一侧的手臂，必要的话协助伤员完成。用悬吊固定受伤侧的手臂（255~257页）。

2 安排运送伤员去医院。

也可参考：腹部伤口见130页/胸部穿透伤见106~107页/休克见114~115页。

骨盆损伤

骨盆损伤通常是由于外力所造成的，如交通意外，从高处坠落，或被重物压碎。这些意外可造成骨盆稳定性或不稳定性骨折，其中不稳定性骨折可危及生命。

骨盆骨折可能会伴有骨盆内器官和组织的损伤，例如膀胱和尿道。骨盆内大器官和尿道的出血是很严重的伤情，可导致休克。

应对措施

1 帮助伤员平躺，头部放平或放低以降低休克的风险，保持双腿伸直放平。

2 在伤员膝盖和踝部等骨突出的地方放置垫子。用折叠的三角绷带将两腿固定在一起（253页）。用折叠的窄绷带以八字形包扎法固定足部和踝部（下图①），以折叠的宽绷带固定膝部（下图②）。

3 拨打急救电话120/999，治疗伤员的休克（114~115页），千万不要抬高伤员腿部。

4 在等待救援期间，注意监控并记录生命体征（54~55页）。

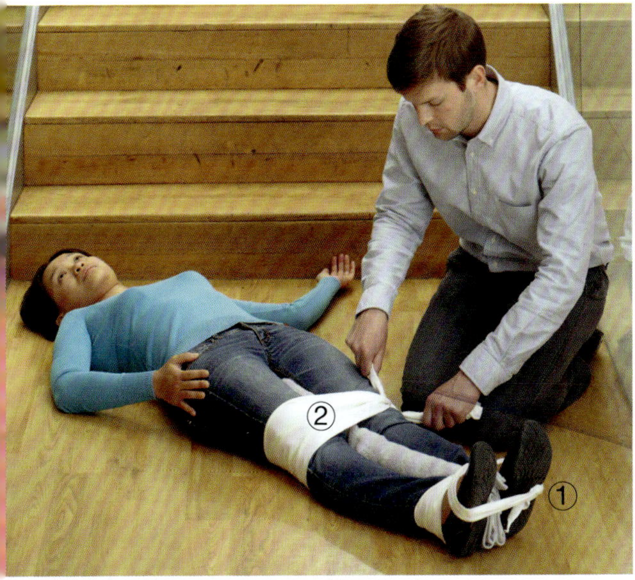

注意

- 因为可能有麻醉的需要，让伤员禁水、禁食。
- 尽量减少移动伤员以防更加严重的损伤。
- 如果疼痛增强，就不要将伤员的两腿固定在一起。在这种情况下，用软垫（如衣物和毛巾）包绕受伤部位。

识别

- 虽然腿没有受伤，但伤员不能行走，甚至不能站立。
- 臀部、腹股沟和背部有疼痛和触痛，活动后加剧。
- 排尿困难或疼痛，衣物上有血污。
- 有休克和内出血症状。

目标

- 减少休克的风险。
- 安排紧急送往医院。

也可参考：骨折见138~140页/内出血见118页/休克见114~115页。

背痛

注意

如果出现以下症状，要拨打急救电话120/999：

- 20岁以下或55岁以上伤员出现的急性背痛。
- 近期有受伤史，例如交通事故或从高处坠落。
- 其他疾病症状，如发烧和背痛同时出现。
- 两腿后侧麻木和刺痛。
- 沿着脊柱周围肿胀或变形。
- 膀胱或肠道功能异常。

背痛很常见，许多成人在日常生活中都经历过，可能是急性（突然发作）或慢性（长时间的）。背痛通常与年龄相关的退化因素或肌肉、韧带、脊柱、椎间盘或神经轻微损伤有关，这可能是重体力劳动、跌倒或翻身、活动扭伤所致。引起背痛的严重情况较少见，不属急救范围。

许多情况下就是单纯的背痛，经常是腰部，发生在20~55岁之间的人身上。少量的伤员背痛可能放射到腿部，称为坐骨神经痛，由神经根受压所致。

发生在20岁以下或超过55岁人群的脊柱损伤，或由于更严重的伤势造成的脊柱损伤，要仔细检查和处理（160~161页）。

识别

- 抬物或手工操作时弯腰有疼痛感。
- 疼痛向下放射到腿部，受影响的腿有麻木和刺痛感，这就是坐骨神经痛。

目标

- 减轻疼痛。

应对措施

1 建议伤员要继续活动受伤部位，鼓励伤员尽早恢复正常活动。

2 成年伤员可服用推荐剂量的自备止痛片。

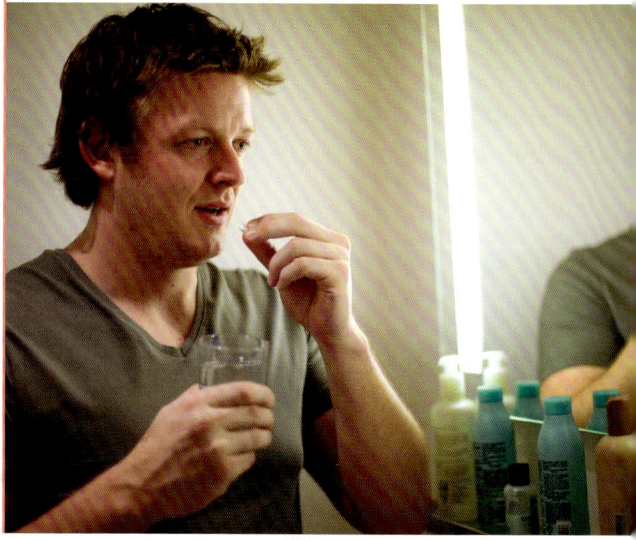

3 必要的话建议伤员去医院治疗。

也可参考：骨折见138~140页/脊柱损伤见159~161页。

脊柱损伤

脊柱损伤可涉及背部或颈部的一个或多个部位：脊椎、椎间盘、周围肌肉和韧带，或脊髓和分支出来的末梢神经。

脊柱损伤最严重的风险是脊髓的损伤，该损伤可导致受伤区域以下的运动或感觉的丧失，其原因是椎间盘的错位或脱位、骨折的断裂端使脊髓和神经根被压迫，从而造成短暂的损害。如果脊髓部分或完全受损，损伤会是永久性的。

最重要的指标是损伤机制，如果背部或颈部受到异常的压力，应怀疑有脊椎损伤，特别是伤员诉说有感觉改变或活动困难时更应注意。如果事故中的暴力使伤员前倾或后倾、脊柱弯曲，就必须怀疑伤员有脊椎损伤。从始至终要特别注意，避免头、颈和脊柱做不必要的活动。

即使脊椎没有任何损伤也可能有脊髓损伤，脊柱骨折大大增加了脊髓损伤的风险，最易骨折的部位是颈椎和腰椎。

如有以下事故发生，急救者要警觉可能有脊柱损伤：

- 高空坠落，例如从梯子上掉落。
- 运动失控摔伤，例如体操和蹦床。
- 浅水处跳水，触及水底。
- 从马上或摩托车上摔下。
- 争夺橄榄球被撞倒。
- 汽车突然减速。
- 重物砸落在背部。
- 头面部受伤。

识别

当脊柱损伤时，有以下症状：

- 颈部或背部的受伤部位疼痛，这可能被其他更痛的伤势掩盖。
- 脊柱的生理弯曲处出现阶梯状、不规则或扭曲现象。
- 脊柱外皮肤有触痛感。

当脊髓损伤时，还有以下症状：

- 肢体失去控制，活动能力减弱或丧失。
- 感觉丧失，或有异常感觉，如灼伤感或刺痛感；伤员可能会诉说肢体僵硬、沉重或不灵活。
- 大小便失禁。
- 呼吸困难。

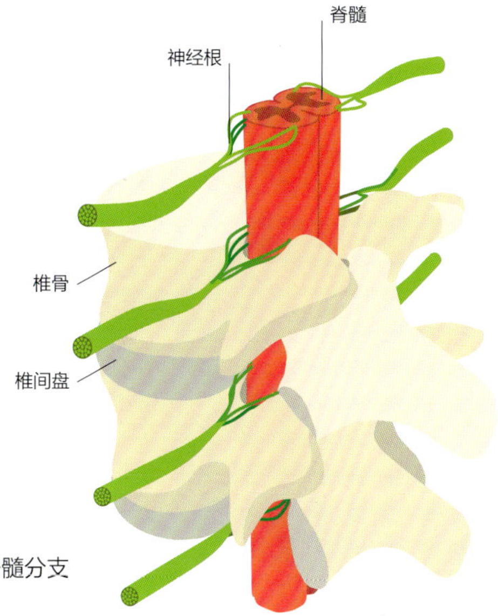

脊髓保护

脊髓被骨骼性的脊柱保护，从脊髓分支出的神经在相邻椎骨间出现。

脊柱损伤（续）

注意

- 除非身处险境，不要在现场搬动伤员。
- 如果不得不搬动伤员，使用轴向旋转搬运法（161页）。

目标

- 防止进一步损伤。
- 紧急安排送伤员去医院。

对有应答伤者的处理

1 安抚伤员。建议他们不要移动，尤其要保持头部和颈部的科定。拨打急救电话120/999，或请他人帮助。

2 如果伤者不能保持稳定的头部位置，急救者可跪在伤员的头后侧，用肘部支撑在地面或膝盖上以保持手臂稳定。扶住伤员头部两侧，手指分开，使耳朵不被捂住，以便伤者能听到说话。使头部稳定地固定在中间位置，头、颈和脊柱保持在一条直线上。

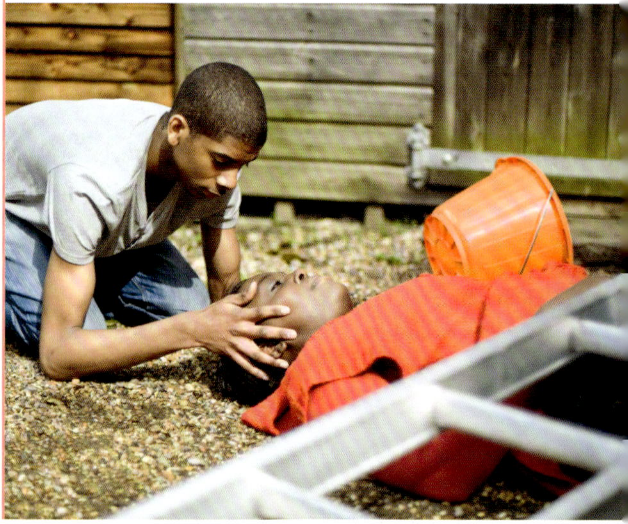

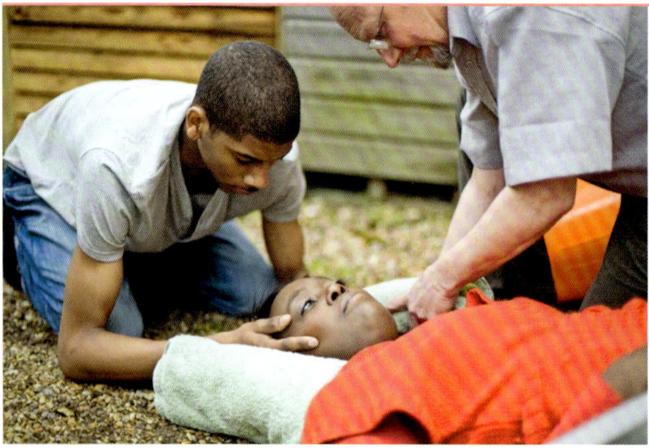

3 请协助者把卷成筒状的毯子、毛巾或衣物放在伤员的头颈两侧，保持头部在中间位置。不管时间有多长，在专业救援人员接手之前要一直扶住伤员头部。

4 在等待救援期间，请协助者注意监控并记录生命体征（54~55页）。

对无应答伤病者的处理

1 跪在伤员的头后侧，急救者用肘部支撑在地面或膝上以保持手臂稳定。固定住伤员头部两侧，扶住头部以便伤员头、躯干和腿保持在一条垂直线上。

2 使用推颌法开放伤员气管。将指尖置于颌角处，轻轻抬起伤员下颌以开放气管，注意不要使伤员颈部倾斜。

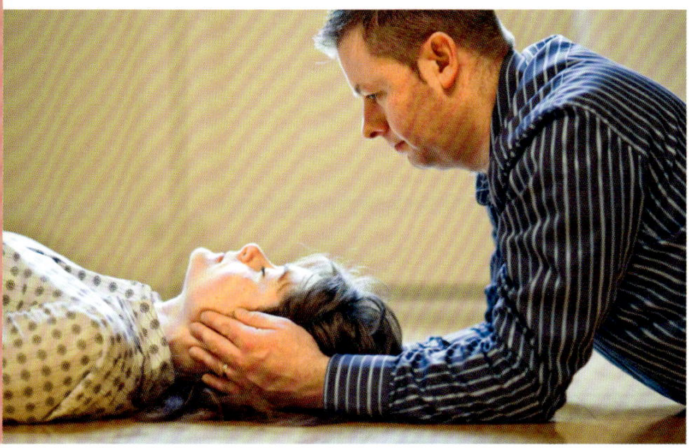

3 检查伤员呼吸，如果有呼吸，继续固定住头部。拨打急救电话或请他人协助。

4 如果伤员没有呼吸，进行心肺复苏（CPR）（68~69页）。如果伤员需要翻身，使用轴向旋转搬运法（见下文）。

5 在等待救援期间，请协助者注意监控并记录生命体征（54~55页）。

注意

- 如果伤员必须搬运，最好要有协助者帮助，使用轴向旋转搬运法。
- 如果急救者独自一人，可先离开伤员拨打急救电话。如果伤员气管不能保持通畅，在离开前应将伤员放置为复原卧位（66~67页）。

目标

- 保持气管通畅。
- 如有必要，进行心肺复苏术（CPR）。
- 防止进一步的脊髓损伤。
- 紧急安排送伤员去医院。

特殊案例 轴向旋转搬运法

1 该方法用于脊柱损伤伤员的翻转。急救者支撑住伤员的头颈部时，请协助者轻轻拉直伤员四肢。安排三个人在伤者一侧，将伤员拉向自己一侧，另两人在对面一侧协助向前推。在伤者腿侧的协助者应将手放在对面一侧的腿下，中间的协助者应托住伤员腿部和臀部。

2 指挥协助者一起翻转伤员，并注意保持伤员头、躯干和腿一直保持在一条直线上；小腿应保持在轻微抬高的位置，以保持脊柱垂直。

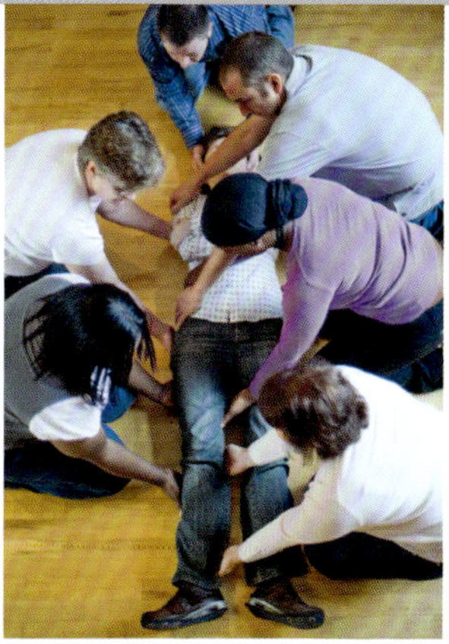

急救员的位置

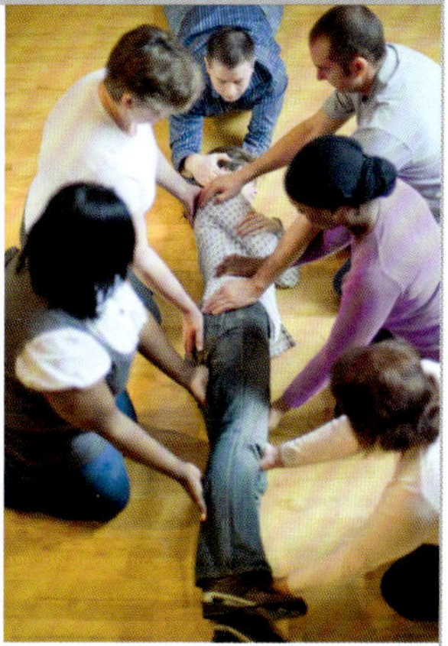

翻转伤员

也可参考：失去知觉的伤病者见56~89页。

臀部和大腿损伤

注意

- 因可能有麻醉的需要，让伤员禁水、禁食。
- 即使伤员有休克迹象，也不要抬高伤员的腿，不然可能导致进一步的内部损伤。

识别

- 损伤部位疼痛。
- 无力行走。
- 休克症状。
- 伤肢变短，膝和足部外翻。

目标

- 固定伤肢。
- 紧急送往医院。

大腿骨骼（股骨）最严重的损伤是骨折。一股很大的外力（例如汽车撞击或高空坠落）会使股骨干骨折。这是很严重的损伤，因为股骨断裂端可能刺穿主要血管，引起大量失血，导致休克。

股骨颈的骨折常见于老年人，特别是老年妇女因骨密度下降使骨变得脆弱（骨质疏松）。这类骨折通常是稳定性骨折，骨两端仍在一起。股骨颈骨折的伤员在骨折被发现前甚至还能走路。髋关节最严重的损伤是脱位，尤其常发生在接受过髋关节置换手术的人群中，但这种情况比较少见。

特殊案例 照顾伤者为推迟的户外救援做准备

如果受伤事件发生在偏远的乡村户外，例如登山远足时，紧急救援人员可能要等很长时间才能到达，而且可能需要直升机撤离。拨打急救电话120/999，并留在伤员身边。给伤者保暖以防止其体温过低（190~191页）。如果可能，放置一层干燥的隔离物在伤者身下，如帚石楠、苔藓或最好是防水的备用毛巾，不要使用自己的衣服。按照对开页中描述的步骤将伤者的腿固定在未受伤的腿上。用毯子或备用的外套（非救助者的外套）覆盖伤者，确保盖住他们的头部，如果可能的话，用箔纸或塑料生存袋包裹他们。在等待救援期间，注意监控并记录生命体征（54~55页）。

结合夹板的使用可提供辅助支撑，例如利用一根与臀部到脚长度相同的长条状物体、拐杖或栅栏柱。将夹板放置在受伤肢体的外侧。在伤员的双腿之间，以及夹板与受伤的腿之间塞入软垫。按照下一页的步骤将他们与未受伤的腿用绷带固定。

在伤员的腿之间、夹板和受伤的腿之间插入填充物。

 也可参考：关节脱位见141页/骨折见138~140页/内出血见118页/休克见114~115页。

应对措施

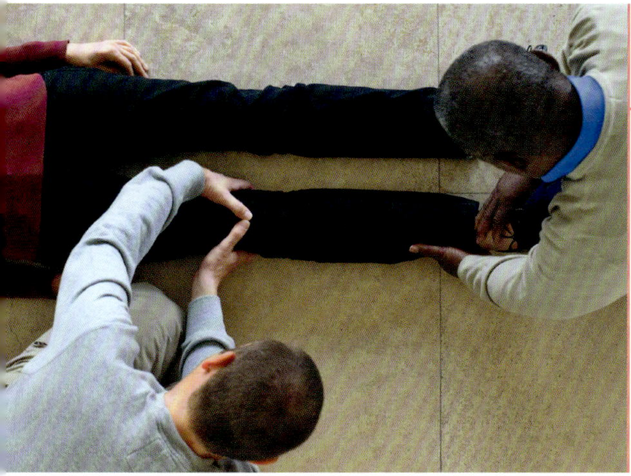

1 协助伤员躺平。如果可以，让他人在膝盖处轻轻地扶住伤肢并固定。

2 轻轻拉直伤员的腿，必要的话可牵引下肢。在拉腿时注意固定踝部，轻轻地拉成直线，如果疼痛增强立即停止。

3 拨打急救电话120/999。如果救护车能很快到达，在等待期间继续固定伤肢。

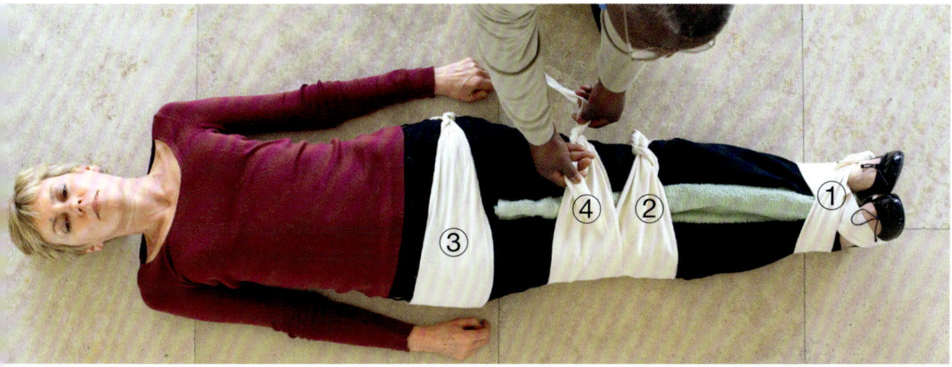

4 如果救护车还不能迅速到来，先将伤者的伤腿固定在未受伤的腿上。轻轻地将健康的腿与伤腿并拢，分别在踝和足部（上图①）用折叠的窄绷带（253页）固定，然后在膝部（上图②）使用折叠的宽绷带，在骨折的上（上图③）下（上图④）处各增加一条绷带。在腿之间放置软垫以防止骨间的摩擦。绷带在没受伤一侧收紧。

5 每10分钟检查一次绷带下的血液循环情况（247页）。如有必要，要松开绷带并重新包扎。采取相应的措施治疗休克（114~115页），用毯子或衣物保暖。注意不要抬高腿部。监控并记录生命体征（54~55页），直到救护车到来。

小腿损伤

注意

- 因为可能有麻醉的需要，让伤员禁水、禁食。
- 即使出现休克的征兆也不要抬高伤员的双腿，因为有可能造成进一步的内伤。

识别

- 损伤部位疼痛。
- 腿部肿胀、瘀伤和变形。
- 开放性伤口。
- 伤腿不能站立。

目标

- 腿不能活动。
- 安排送往医院。

小腿损伤包括胫骨和腓骨骨折，软组织（肌肉、韧带和肌腱）损伤。

胫骨骨折通常是因为遭受重击（例如被行驶车辆的保险杠撞击）所致。因为胫骨上肌肉较少，骨折很容易形成伤口。腓骨可因使踝部扭伤的力量而折断。

应对措施

1 协助伤员以最舒适的姿势躺平。急救者用手固定并支撑受伤小腿，扶住膝盖和脚踝以防止任何活动。如果有伤口，小心地暴露伤口并处置出血，在伤口上覆盖敷料做好保护。

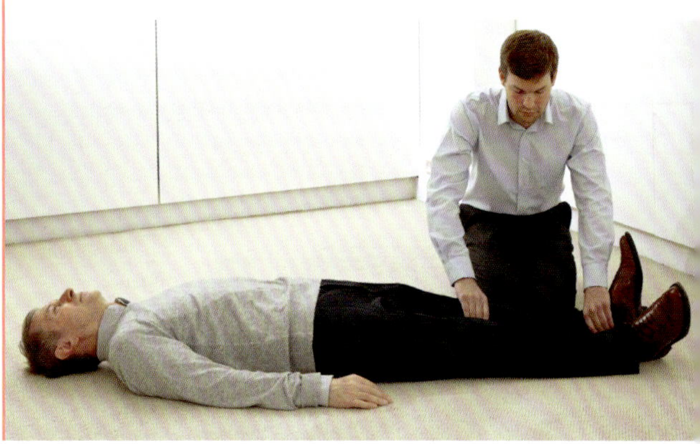

2 拨打急救电话120/999寻求医疗救助。在救护车到达前要保持小腿固定。不要抬高受伤的小腿；如果出现休克的征兆，可以抬高未受伤的那条腿。

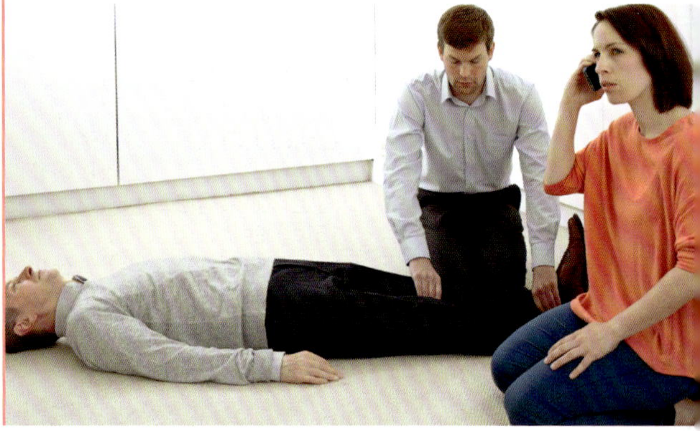

也可参考：骨折见138~140页/严重外出血见116~117页/拉伤和扭伤见142~143页。

3 如果救护车来迟，可将伤腿和健康的腿固定在一起。将伤腿与健康的腿并拢，在两腿下放置绷带。足部和踝部用折叠的窄绷带（下图①），膝部（下图②）和骨折部位的上（下图③）下（下图④）侧用折叠的宽绷带。在小腿间放置软垫。在足和踝部使用8字形包扎，其他部位用绷带固定，注意在健康的腿一侧打结。

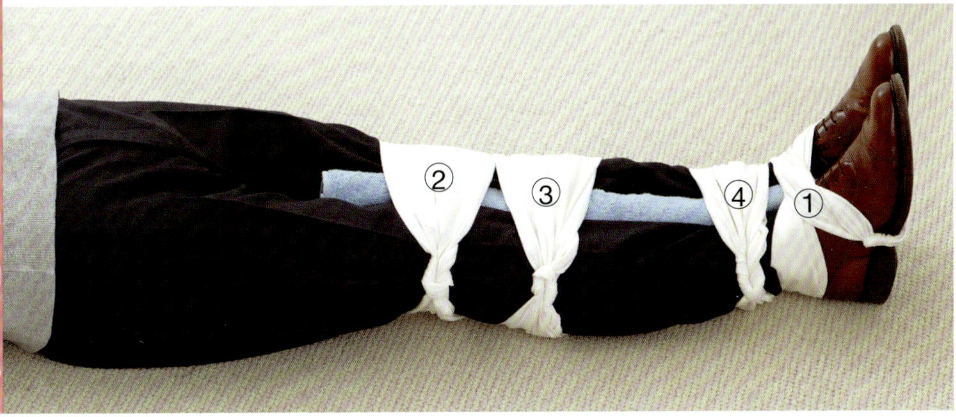

4 如果去医院的路途远而崎岖，在伤腿外侧从膝部一直到足部放置软垫。按上述方法用宽绷带固定腿部。如果有必要，需处置伤员的休克（114~115页）症状，但不要抬高双腿。

特殊案例 接近踝部的骨折

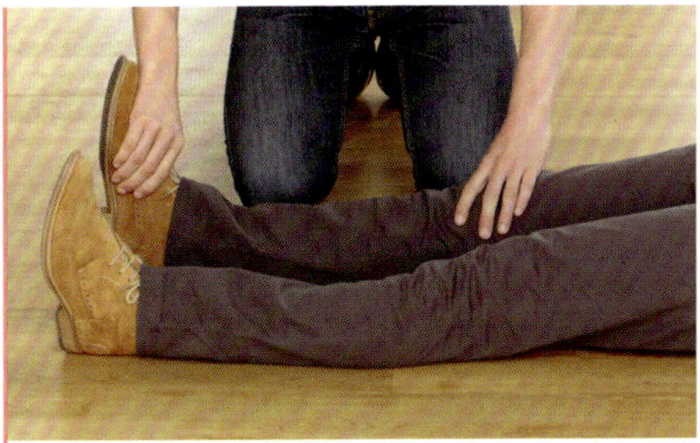

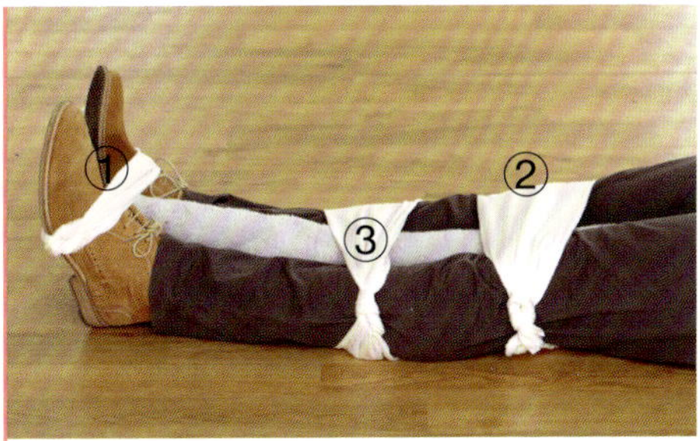

1 急救者用手固定并支撑受伤小腿，扶住膝盖和脚踝（不要在骨折部位）以防止任何活动。如果有伤口，处置出血，在伤口上覆盖敷料做好保护。拨打急救电话120/999寻求医疗救助。在救护车到达前要保持小腿固定。如果有必要，需处置伤员的休克（114~115页）症状，但不要抬高受伤的腿。出现休克时应抬高健康的那条腿。

2 如果救护车来迟，可将伤腿和另外一条腿固定在一起，请协助者在你绑定绷带时从旁固定双腿。将伤腿与健康的腿并拢，在脚上放置折叠的窄绷带（253页）。在双膝下穿过两条折叠的宽绷带，一条绷带留在膝盖处（上图②），另外一条往下移至骨折部位上侧（上图③）。在小腿间放置软垫，固定脚上的绷带（上图①），并固定其他两处绷带（先②后③）。注意在健康的腿一侧打结。

膝关节损伤

注意

- 不要试图强行伸直膝关节，软骨错位或内出血均使膝关节不能安全地伸直。
- 因可能有麻醉的需要，让伤员禁水、禁食。
- 禁止伤员行走。

识别

- 尝试活动时膝盖疼痛。
- 膝关节肿胀。

目标

- 以最舒适的姿势保护膝盖。
- 安排送伤员去医院。

膝关节是连接股骨和胫骨的承重关节，可以弯曲、伸直，在弯曲时可轻微旋转。

膝关节由强壮的肌肉和韧带支撑，前面有被称为髌骨的圆盘状骨保护，软骨盘保护主要骨骼的骨端面，直接打击、暴力扭曲或扭伤会损伤这些结构。膝关节损伤可能包括髌骨骨折、软骨扭伤和损害。

膝关节受伤使伤员关节不能弯曲，要告知伤员不要用伤腿行走。膝关节出血或渗液可导致膝部明显肿胀。

应对措施

1 协助伤员躺平，最好有毯子垫在地面隔离。在受伤关节下放置软垫（例如枕头、毯子或外套），以支撑膝部保持最舒适的姿势。

2 关节处包裹软衬垫。用绷带卷固定软垫，上至股骨中点，下至小腿中点。

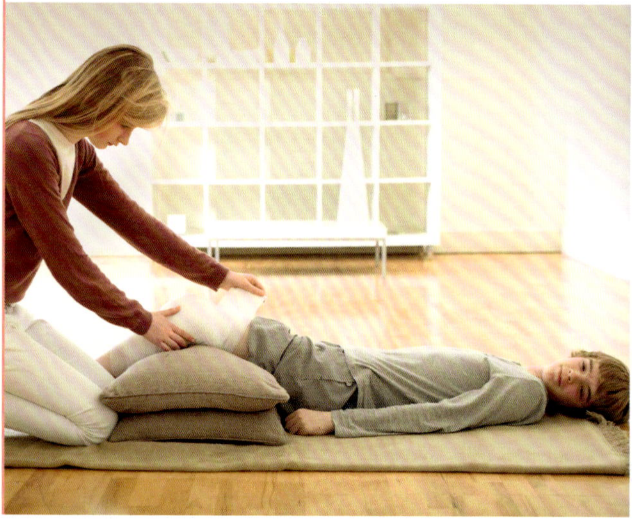

3 拨打急救电话120/999。伤员膝部需要保持最舒适的姿势，并应由救护车送往医院。

也可参考：拉伤扭伤见142~143页。

踝部损伤

脚踝扭伤是最常见的一种脚踝损伤，通常由踝部扭曲所致，可按拉伤和扭伤（142~143页）方法处理：

- 让伤处得到休息。
- 冰敷伤处（245页）。
- 提供舒适的支撑。
- 把受伤部位抬高。

如伤员的伤腿无法负担任何重量，或者脚踝处出现严重的肿痛和/或变形，按照接近踝部的骨折（165页）处理。需要留意的是，尽管有些伤员骨折，但仍旧能够走路并活动脚趾。如果你不确定伤员是否踝部受伤，可按骨折处理。

注意

- 如果伤员在踝骨附近有肿痛的情况，这有可能是骨折。按照骨折支撑固定下肢接近脚踝处（165页），并尽快安排病人就医。
- 因为可能有麻醉的需要，让伤员禁水、禁食。

识别

- 疼痛，活动和足部承重时加剧。
- 受伤部位肿胀。

目标

- 减轻疼痛和肿胀。
- 必要时寻求医疗援助。

应对措施

1 在伤员尽量舒适的情况下支撑固定脚踝，以抬高为佳。

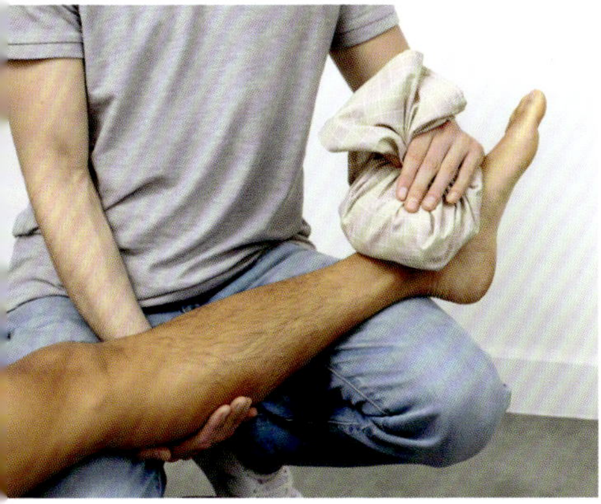

2 使用冷敷，例如冰袋或冷垫（245页），放在扭伤部位以减轻肿胀和瘀伤。

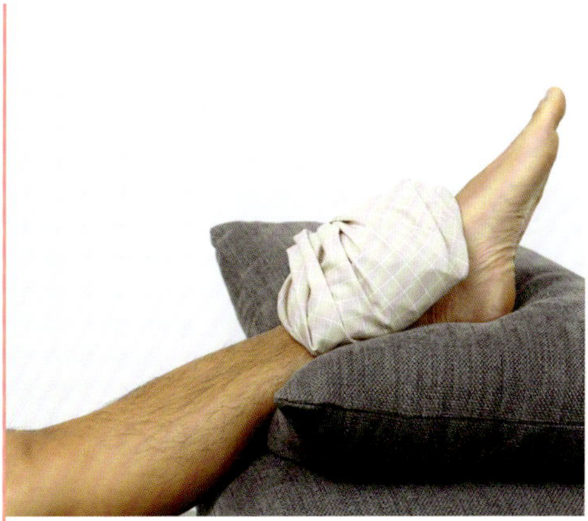

3 抬高并支撑受伤肢体。冷敷时间不要超过20分钟。如果疼痛严重，或伤者无法用受伤的腿行走，安排送往医院。建议伤者休息脚踝，如有需要，寻求医疗救助。

也可参考：拉伤和扭伤见142~143页/小腿损伤见164~165页。

脚和脚趾损伤

注意

- 因为可能有麻醉的需要，让伤员禁水、禁食。

识别

- 行走困难。
- 活动僵硬。
- 瘀伤和肿胀。
- 变形。

目标

- 减轻肿胀。
- 安排送往医院。

足部的骨和关节可遭受不同类型的损伤，例如骨折、切割伤和挤压伤。小骨折通常由直接外力造成，可将受伤足与未受伤足进行比较，特别是脚趾部位，因为骨折可造成变形，但一开始并不明显。多处骨折可影响足部的很多或全部骨骼，通常是挤压伤造成。这些骨折可以是开放性的，有严重出血和肿胀，需要立即给予急救治疗。脚和脚趾损伤的伤员必须送往医院治疗。

应对措施

1 协助伤员躺平，小心固定和支撑伤腿。如果有伤口，小心地暴露伤口并处理出血部位。在伤口上覆盖敷料且做好防护处理。

2 在脚肿胀前取下脚上的饰物。

3 冷敷伤腿，例如用冰袋和冷垫（245页），有助于减少肿胀和疼痛。冷敷时间不要超过20分钟。

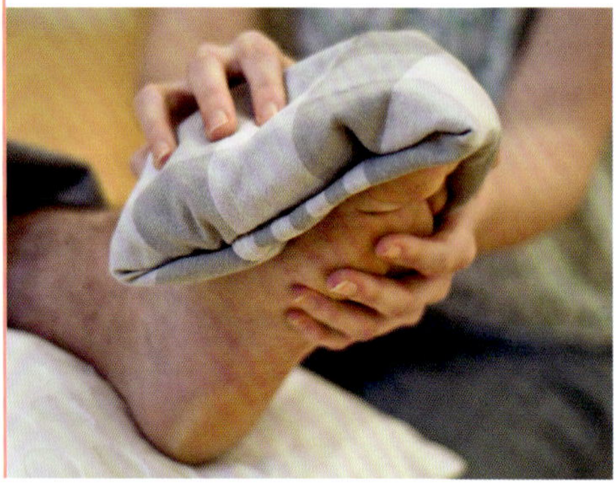

4 在伤员足部周围放置软垫，并用绷带包扎固定。

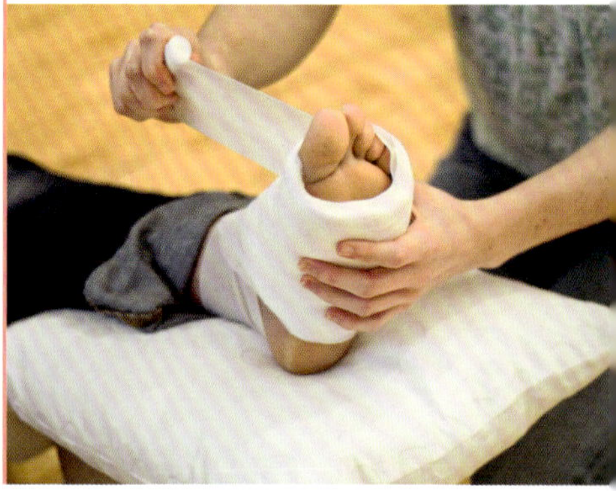

5 安排送伤员去医院。如果没有救护车，要注意途中保持脚部抬高。每隔10分钟检查绷带周围血液循环（247页）情况。如血液循环受阻，应放松绷带，重新包扎。

也可参考：挤压伤见120页。

抽筋

抽筋是指一块或更多肌肉突然发生疼痛性痉挛，通常是睡眠时发生，有时剧烈运动后也会发生。通常由于肌肉中化学物质堆积、大量出汗或脱水导致体内盐和水分过度流失造成，可通过舒展和按摩受影响的肌肉缓解症状。

目标

- 减轻痉挛和疼痛。

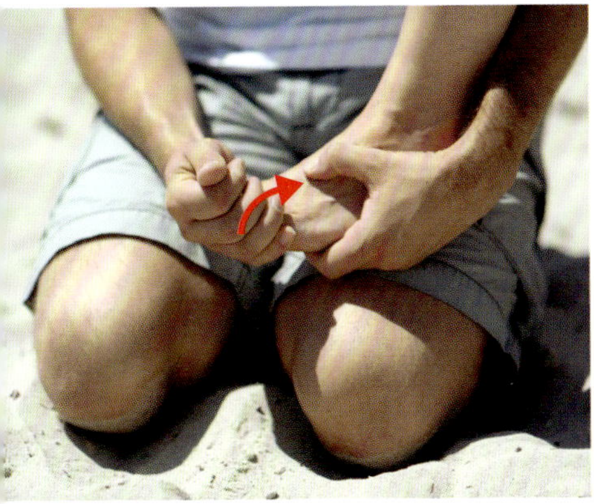

足部抽筋

帮助伤员站起来，将其重心落在前足；急救者可将伤员痉挛的脚放在自己膝上，帮助伸展足部肌肉。一旦痉挛缓解，即用手指按摩脚部。

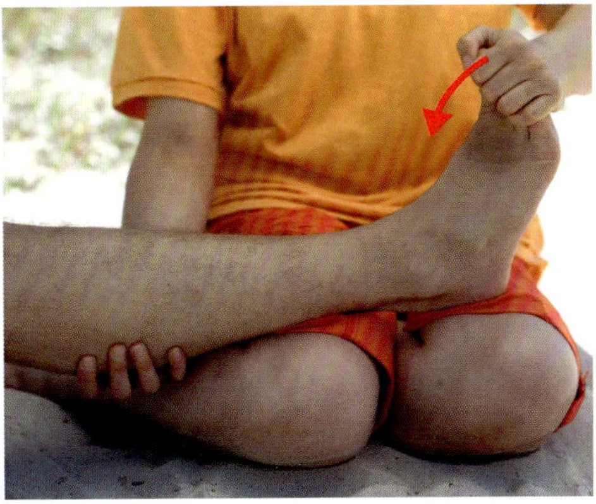

小腿抽筋

协助伤员膝部伸直，固定足部，将足部向小腿弯曲以伸展小腿肌肉，然后按摩小腿背部痉挛部位。

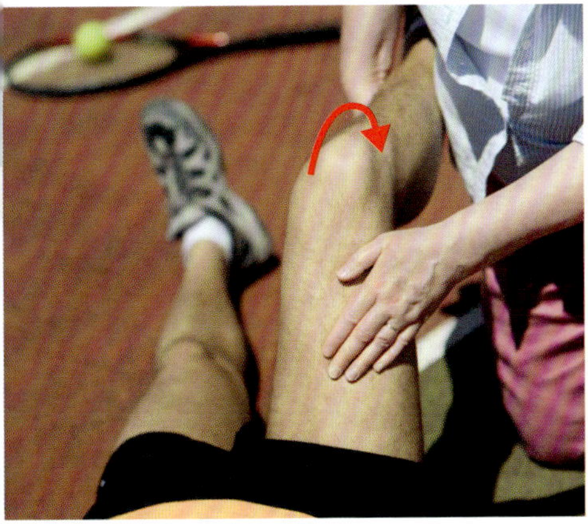

大腿前部抽筋

协助伤员躺平，弯曲膝盖以伸展大腿肌肉。待痉挛过后按摩痉挛的肌肉。

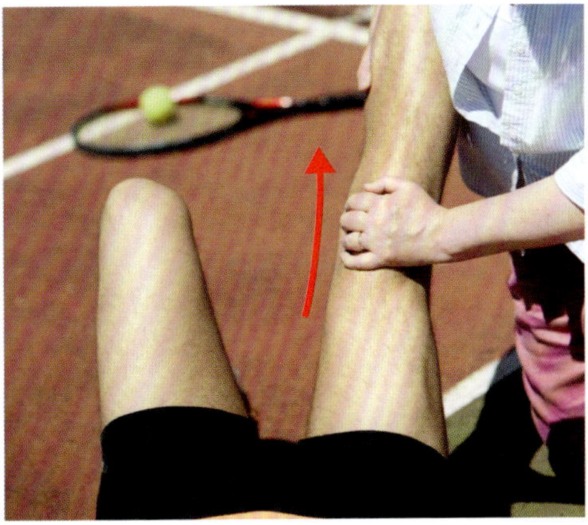

大腿后部抽筋

协助伤员躺平，抬高腿部弯曲膝盖以伸展大腿肌肉。待痉挛过后按摩痉挛的肌肉。

也可参考：脱水见184页。

08 冷和热的影响

本单元讲述了由环境因素引起的损伤和疾病的影响，例如过度的冷和热。皮肤保护肌体，帮助体温维持在正常范围内。皮肤可被火、滚烫的液体和腐蚀性的物质所损伤。本章涵盖了评估烧伤的各种方法，不论是轻微的还是严重的损伤。

异常温度不仅损伤皮肤而且影响身体的其他功能。损伤可能是局部的，例如冻伤或晒伤；也可能是全身的，例如热衰竭或低温。小儿和老年人最容易受异常温度影响。

目标和目的

- 迅速冷静地评估伤员情况。
- 安抚伤员，使其感觉舒适。
- 如果怀疑有严重疾病或损伤，拨打120/999急救电话。
- 清楚自己的需求。

对于烧伤

- 保护自己和伤员脱离险境。
- 评估烧伤情况，防止进一步的伤害，减轻症状。

对于异常温度

- 保护伤员免受冷热的伤害。
- 恢复正常体温。

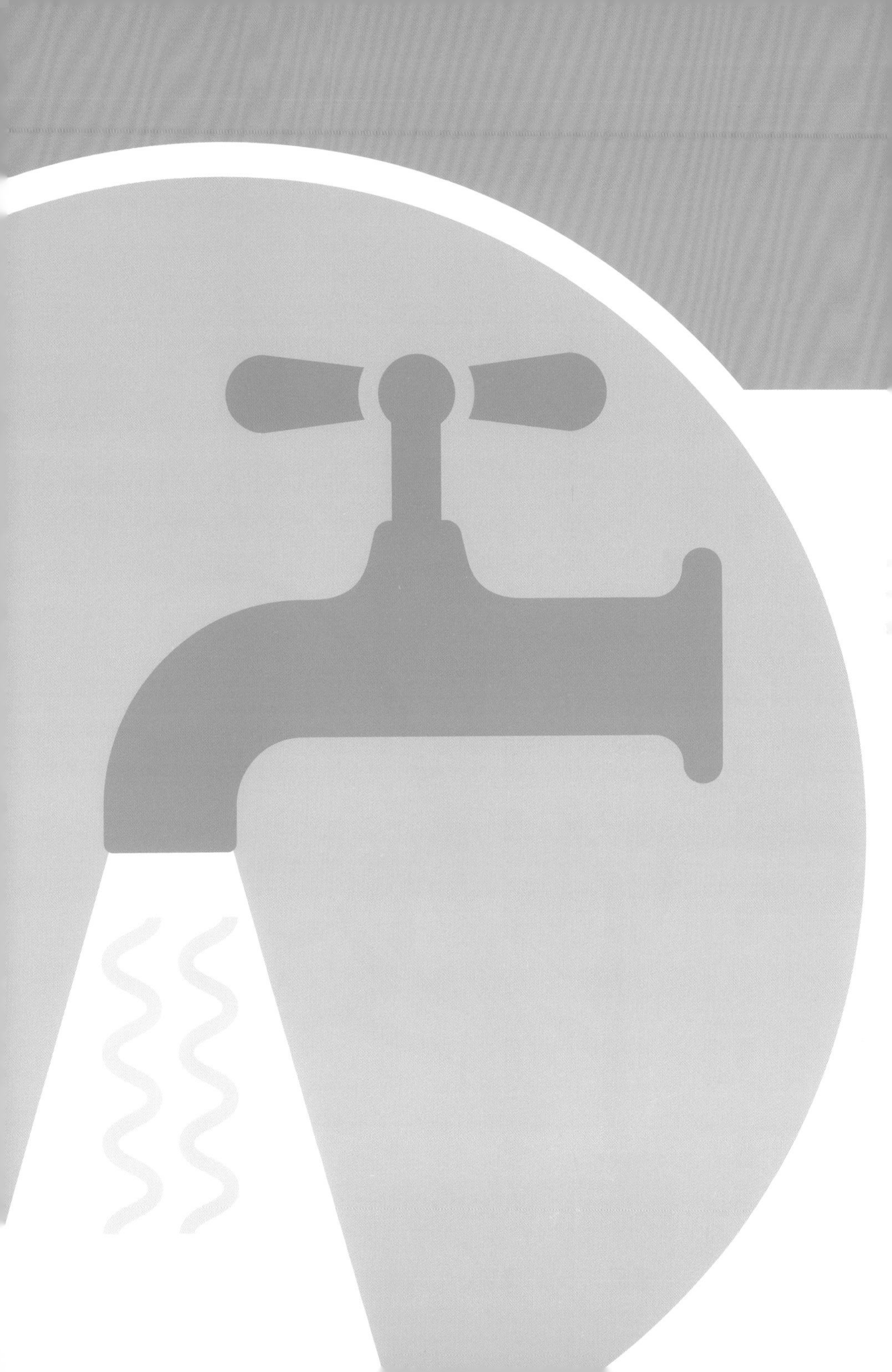

皮肤

皮肤是身体最大的器官，在保护身体免受伤害、感染以及维持体温恒定方面起着重要的作用。

皮肤包括两层组织——外层的表皮和内层的真皮，位于皮下脂肪组织之上。表皮的最外层由凋亡的扁平皮肤细胞层构成，不断脱落和再生。一种被称为皮脂的油性物质保护着表皮，它是由皮脂腺分泌的，会保持皮肤的柔软和防水性。

位于皮肤底层的真皮包含血管、神经、肌肉和皮脂腺，还有汗腺和汗毛（毛囊）。位于真皮层的感觉神经末梢使身体表面对诸如冷、热、痛，甚至最轻微的触摸有感觉。血管供给皮肤营养，通过保存和释放热能来调节体温。

皮肤的结构

皮肤由两层构成：外层较薄的表皮和底层较厚的真皮。皮肤的大部分结构，例如血管、神经和毛发根都包含在真皮中。

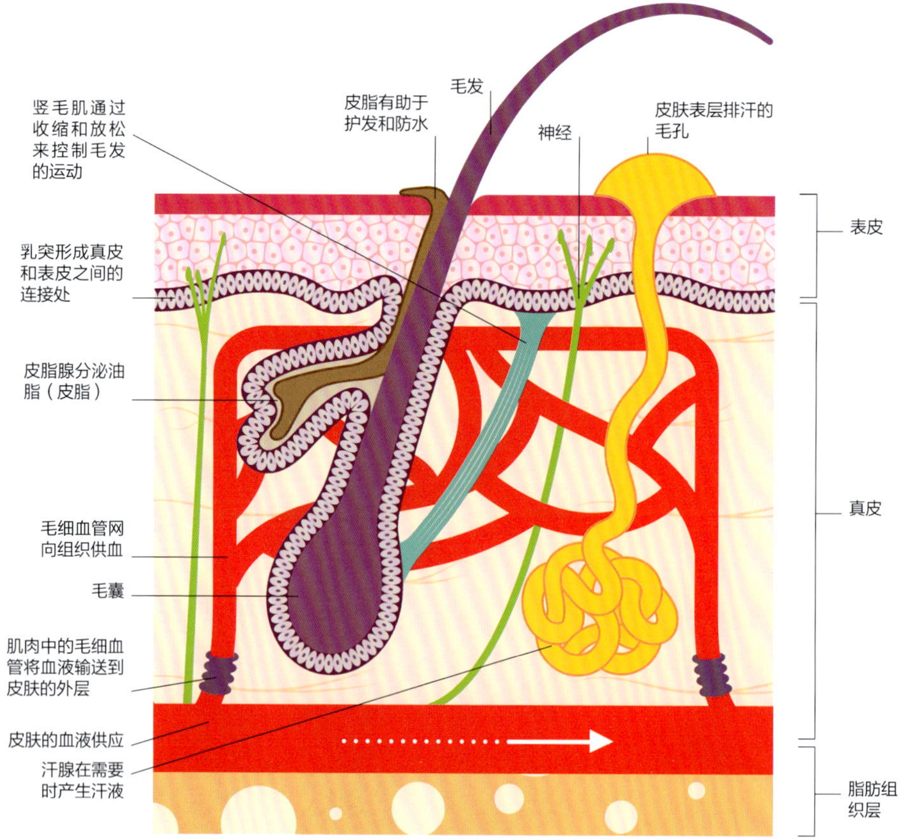

保持体温

皮肤的主要功能之一是帮助把体温维持在最适宜的36℃~37℃。位于大脑的下丘脑负责调节体温，如果通过这个恒温调节器的血液温度上升或下降的幅度超出了适宜温度的范围，各类机制被激活，必要时会使肌体升温或降温。

肌体如何保温

肌体感觉到很冷时，会采取一些措施来阻止热量散失。身体浅表的血管收缩以保持肌体主要器官的热量不散失。汗腺分泌减少，汗毛竖起以锁住皮肤表层的热气。除了阻止热量流失的应急措施，身体其他系统会产生更多的热量，代谢加快。此时肌肉活动产生热量，可能是主动的，例如体育锻炼；也可能是被动的，如寒冷情况下打寒战。

肌体如何散热

在热的情况下，肌体一系列调节机制被激活，加速热量散失，从而防止体温变得太高。皮肤浅表的血管扩张，血流量增加，加快散热。另外，汗腺变得更加活跃，大量出汗，汗水的蒸发带走热量，从而使皮肤变得凉爽。

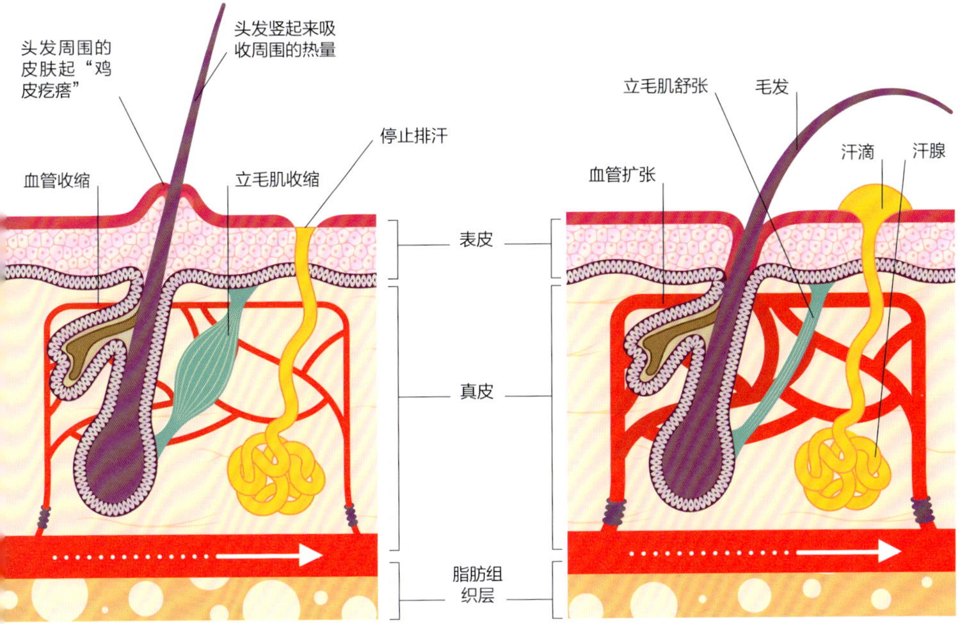

皮肤如何对低温做出反应
血管收缩，皮肤血流减少。立毛肌收缩，汗毛直立留住皮肤表层的热量。

皮肤如何对高温做出反应
血管扩张，皮肤发红，热量散发。汗腺活跃排出汗液，随着汗液的蒸发皮肤温度降低。

烧伤的评估

皮肤被烧伤后，会失去抗感染的天然屏障功能。此外，因为组织液（血清）从毛细血管中渗出可能造成体液流失。组织液会积聚在皮肤下，形成水肿或直接渗出。

还有一些相关的损伤，导致大量体液流失，后期继发感染，会发展成更严重的后果。

评估内容

考虑烧伤发生的情况非常重要，气管是否受影响以及烧伤的程度、位置和深度等情况都很关键。

引起烧伤的原因很多。通过明确烧伤的原因，急救者能够确定一些造成可能后果的潜在问题。例如，在一个封闭空间里的火灾可能会产生有毒的一氧化碳气体，或易燃材料释放有毒的烟雾。如果影响到伤员气管，造成呼吸困难，需要紧急进行医疗处理，并马上送往医院。

烧伤的程度也会提示休克是否发生。休克通常发生在大量体液丢失的情况下，会使生命受到威胁。肌体烧伤面积越大，液体大量丢失，休克发生的危险性越高。

如果肢体烧伤，体液会在肢体组织周围积聚，引起疼痛肿胀。如果肢体被衣服或鞋袜等束缚，体液积聚会更严重。

烧伤使细菌进入皮肤，带来严重感染的危险。

烧伤类型和可能的原因

烧伤类型	原因
干烧伤	● 火焰 ● 接触热的物体，如家用电器或香烟 ● 摩擦——绳索擦伤
烫伤	● 蒸汽 ● 烫的液体，如茶、咖啡和热油
电烧伤	● 低压电，如使用家用电器 ● 高压电，如高空电缆 ● 闪电
冻伤	● 霜冻 ● 接触冰冷的金属 ● 接触冷气，例如液氧和液氮
化学烧伤	● 工业化学品，吸入的烟雾和腐蚀性的气体 ● 家用化学品和试剂，比如油漆、氢氧化钠、除草剂、漂白剂、灶具清洁剂和其他强酸或强碱的化学试剂
放射线烧伤	● 晒伤 ● 过度暴露于太阳灯的紫外线下 ● 暴露于放射线下，如X射线

烧伤的深度

烧伤是根据皮肤损害的程度来分类的。有三种类型：表面烧伤、中度烧伤和深度烧伤。伤员在一个事件中可能会受到一种或多种程度的烧伤。

表面烧伤仅仅涉及皮肤最外层的表皮，这种类型的损伤如果及时给予正确的急救，不形成水疱的话，通常痊愈得很好。晒伤是表面损伤中最常见的，其他原因包括小的家庭事故。二度（中度）烧伤非常疼痛，表层细胞遭到破坏，使皮肤变红形成水疱。一般情况下，这种烧伤也能痊愈，但如果损伤面积超过了成人身体皮肤的20%或者儿童的10%，将有致命的危险。

三度（深度）烧伤的病人会失去触痛感，从而掩盖了损伤的严重性。皮肤会呈苍白蜡色或烧焦状，需紧急医疗救治。重度烧伤的伤处周围还可能出现一度和二度烧伤。

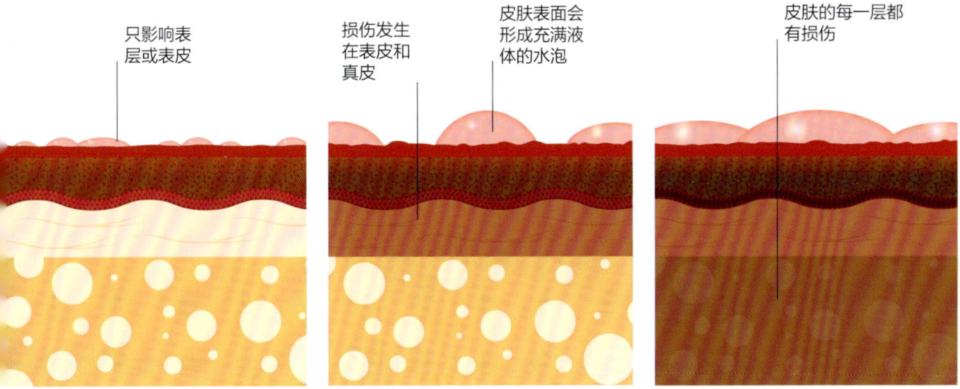

表面烧伤
这种类型的烧伤仅仅涉及皮肤最外层，有红肿和触痛的特点。

中度烧伤
损伤表皮，皮肤变红有刺痛。由于体液从损伤的组织中渗漏，皮肤表面形成水疱。

深度烧伤
这种类型的损伤，皮肤各层都被影响，神经、脂肪组织、肌肉和血管可能也会有一些损伤。

需要医疗救治的烧伤

如果伤员是儿童，无论是多小的烧伤，都要寻求医疗建议，或者带着小孩去医院就医。对于成人，严重烧伤应予医疗处理，这些烧伤包括：

- 深度烧伤。
- 面部、手掌、足或会阴部的烧伤。
- 环绕手臂或腿部的烧伤。
- 全部中度烧伤面积超过体表的1%（相当于伤员手掌大小的面积）。
- 全部表面烧伤面积超过伤员体表的5%（相当于5个手掌的面积）。
- 全部化学灼伤、电灼伤。
- 混合了不同深度的烧伤。

如果不能确定烧伤的严重程度，应寻求医疗建议。

严重烧伤和烫伤

注意

- 不要去掉粘在烧伤部位的任何东西，以免导致进一步的损伤和烧伤部位的感染。
- 不要使水疱破裂。
- 不要在烧伤部位使用任何类型的洗剂或软膏，以免损害组织，增加感染的危险。不推荐在烧伤部位使用特殊敷料、喷剂和凝胶降温。
- 不要使用黏性敷料，或用胶布直接粘贴皮肤，这样会扩大烧伤面积。
- 如果伤员脸部烧伤，不要遮盖烧伤处，这样做可能会导致呼吸窘迫、气管阻塞。
- 因为可能有麻醉的需要，让伤员禁水、禁食。

识别

- 受损部位可能有表面烧伤、中度烧伤和深度烧伤。
- 疼痛。
- 呼吸困难。
- 休克的症状（114~115页）。

目标

- 阻止继续被烧伤，减轻疼痛。
- 保持气管通畅。
- 处理合并的损伤。
- 降低感染的风险。
- 安排紧急送往医院。
- 收集相关信息给急救机构。

急救员需谨慎救治烧伤病人。烧伤或烫伤持续时间越长，损伤越严重。若病人是被火所烧伤，应默认病人也被浓烟和热气所伤。

急救员首先要帮病人冷却降温烧烫伤部位（尽快将热源与伤者隔离可减轻伤者的痛苦），并继续为病人持续降温20分钟以上，或直至痛楚有所减轻。严重烧伤的病人可因水分流失而进入休克状态，此类病人需立即接受医治。

不管哪个年龄阶段的伤员，必须考虑非意外伤害的可能性。准确记录发生的事件、采取的治疗措施。如果不得不脱掉或剪掉衣物，要保存好以备进一步的调查。

应对措施

1 第一时间为烧烫伤部位降温。用大量清水冲洗伤处，并及时将病人送医院。帮助伤员坐下或躺下，避免伤口与地面接触以保持伤口清洁。

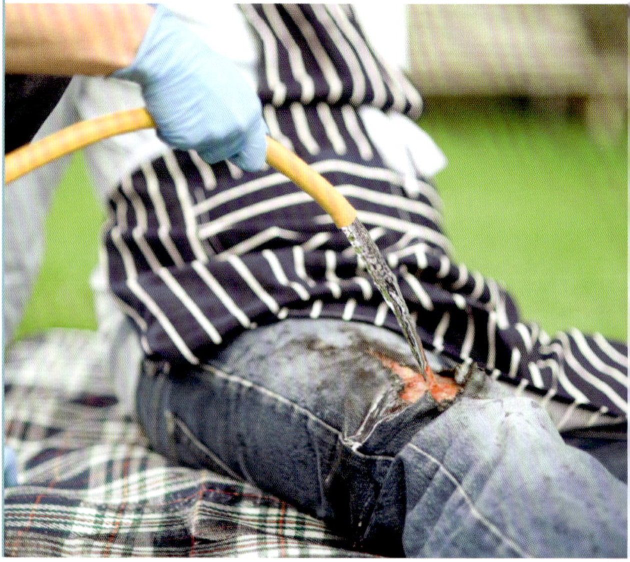

2 拨打急救电话120/999寻求医疗救助。如有可能，请求他人拨打电话以便急救员继续为伤处降温。

 也可参考：气管烧伤见179页/火灾见32~33页/休克见114~115页。

3 烧伤部位的降温应至少持续20分钟，或直到疼痛减轻；同时观察有无呼吸困难的迹象。避免为伤员过度降温而造成失温，尤其应谨慎处理儿童与老人的烧伤。

4 不要触摸或以其他方式处理烧伤，在组织肿胀前轻轻地摘掉戒指、手表，解下腰带，脱掉鞋子、烧焦或冒烟的衣物。急救者进行降温的同时，可由协助者完成。注意不要去掉粘在伤处的衣服。

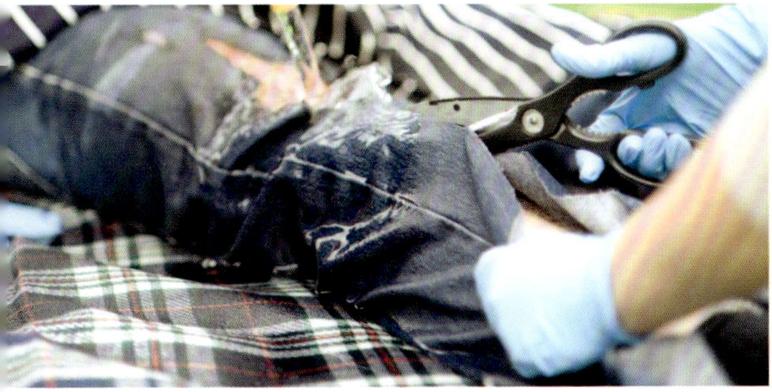

5 当伤口被降温后，用保鲜膜覆盖伤处以防感染，去掉保鲜膜的前两圈，然后用干净的部分缠绕伤处。伤员的手和脚可套上一个干净的塑料袋；用绷带固定或用胶带粘住塑料袋，而不是受损处的皮肤。如果没有保鲜膜，可使用无菌敷料，或临时使用无绒的材料，例如折叠的三角巾。

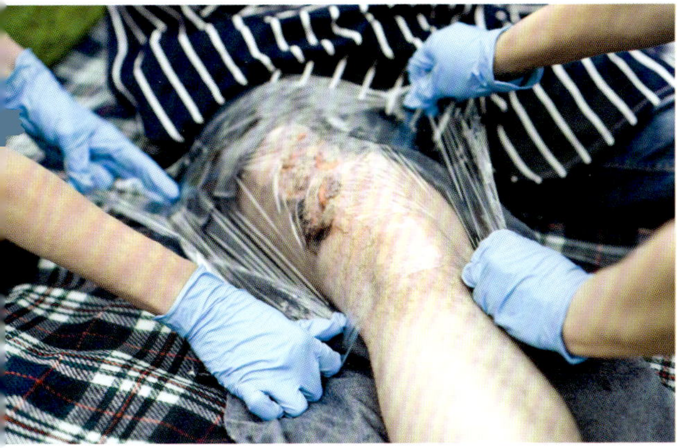

6 安抚伤员，帮助其保暖。必要时治疗休克（114~115页）。记录伤者伤情细节。注意监控并记录生命体征（54~55页），直到救护人员到来。

轻度烧伤和烫伤

注意

- 不要弄破水疱，或使用其他方法处理损伤部位。
- 不要使用黏性敷料，或胶布直接粘贴皮肤，因为在揭掉时会撕掉损伤的皮肤。
- 不要用软膏或油剂，以免损坏组织，增加感染的危险。
- 不推荐使用特殊敷料、喷剂和凝胶降温。
- 不要在水疱上涂抹药膏。

识别

- 皮肤红肿。
- 烧伤部位的疼痛。

后期可发展为：

- 烧伤部位皮肤形成水疱。

目标

- 阻止烧伤。
- 减少疼痛和肿胀。
- 降低感染的危险。

特殊案例 水疱

不要弄破水疱。但如果水疱破裂或可能破裂，使用无黏性的敷料完全盖住水疱，直到水疱消失。

小面积的表面烧伤和烫伤经常是由于家庭小事故导致，例如碰到热的电熨斗或烤箱。大多数轻微的烧伤可通过急救处理自然愈合。然而，如果你担心烧伤的严重程度，应建议伤员寻求医疗援助（烧伤的评估见174~175页）。

烧伤后形成水疱，这些小水疱是组织液漏到烧伤部位表皮下形成的，不能弄破水疱，以免增加感染的危险。

应对措施

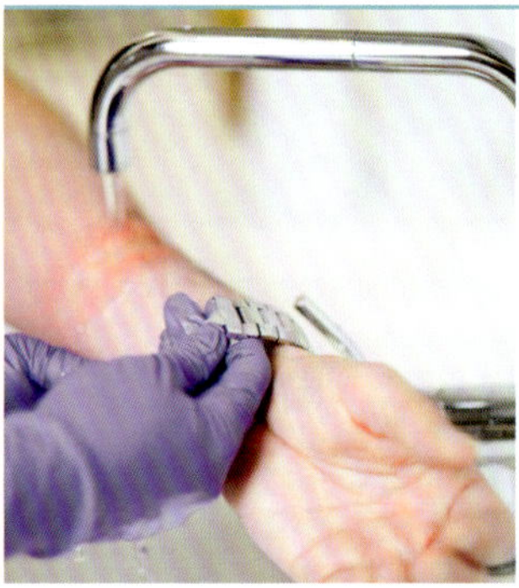

1 用大量清水冲洗伤处，为伤口降温20分钟以上或痛楚有所减轻。

2 在烧伤部位皮肤肿胀前，轻轻地取掉首饰、手表、腰带或紧身的衣服。

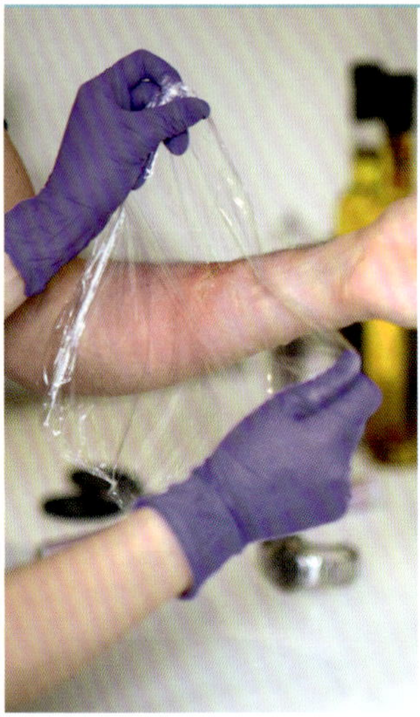

3 当伤口被降温后，用保鲜膜覆盖烧伤部位，或在伤员的手和脚上套一个干净的塑料袋。保鲜膜的长度应超过烧伤面积，不要缠绕肢体以避免身体组织肿胀。如果没有保鲜膜或塑料袋，用无菌敷料或无绒的衬垫和柔软的绷带，注意保持松紧合适。

4 如果伤员是儿童，或者怀疑伤员的伤情，应去医院治疗。

也可参考：烧伤的评估见174~175页。

气管烧伤

任何面部、口腔和喉咙的烧伤后果都非常严重，因为气管会迅速肿胀。通常烧伤的症状很明显，如果伤员在一个局限的空间被烧伤，因为可能吸入热气和毒气，所以首先要怀疑伤员有气管损害。

对于特别严重的气管烧伤，如果没有特殊的急救治疗，肿胀会迅速阻塞气管，带来严重缺氧的危险，所以需要迅速地联系专业的医疗救治。

注意

- 如果伤员无应答，开放气管，检查呼吸（失去知觉的伤病者见56~89页）。

识别

- 鼻、口腔周围的烟灰。
- 鼻头烧焦。
- 舌头发红、肿胀或烧伤。
- 口腔周围皮肤的损伤。
- 声音嘶哑。
- 呼吸困难。

目标

- 保持气管通畅。
- 安排紧急送往医院。

应对措施

1 拨打急救电话120/999，告诉急救中心接线员伤员疑似气管烧伤。

2 采取可能改善伤员的供氧措施，如松开脖颈处的衣服。

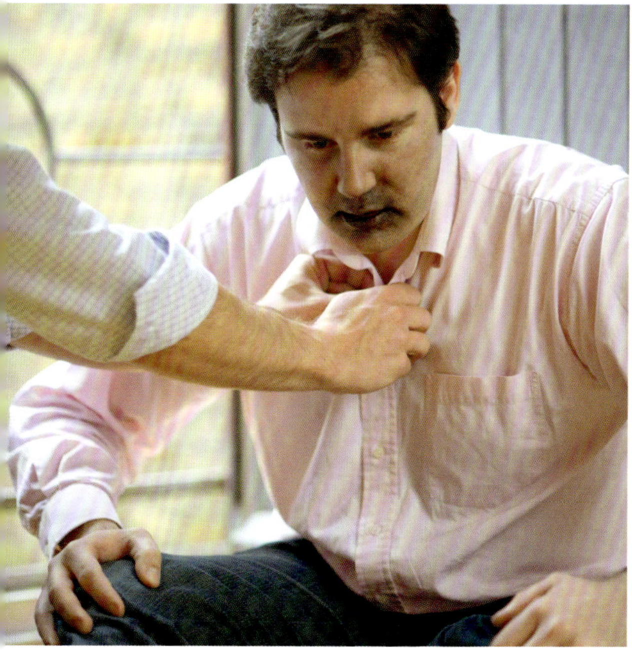

3 提供给伤员冰块或小口冷水以减轻疼痛和肿胀。

4 安抚伤员，在等待救援时，注意监控并记录生命体征（54~55页）。

也可参考：低氧见94页/休克见114~115页/失去知觉的伤病者见56~89页。

电烧伤

注意

- 不要轻易接近高电压触电的伤员，除非有正式通知电源已关。
- 如果伤员无应答，开放气管，检查呼吸（失去知觉的伤病者见56~89页）。

电流通过身体时会有烧伤，包括电流接触时的表面损伤，或电流入口和出口处的损伤。此外，电流出入口之间还有内部损伤，伤口的位置和方向会提示内伤的部位和严重程度，以及可能导致伤员休克的程度。

烧伤可能是由闪电或高、低电压引起。电击能引起心脏骤停，如果伤员失去知觉，在确保现场安全的情况下，首先开放气管，检查呼吸。

识别

- 失去知觉。
- 深度烧伤，伴有肿胀、烧焦和烧黑。
- 电流输入和输出处烧伤。
- 休克的症状。

目标

- 治疗烧伤和休克。
- 安排紧急送往医院。

应对措施

1 接触伤员前确定电源已经切断。

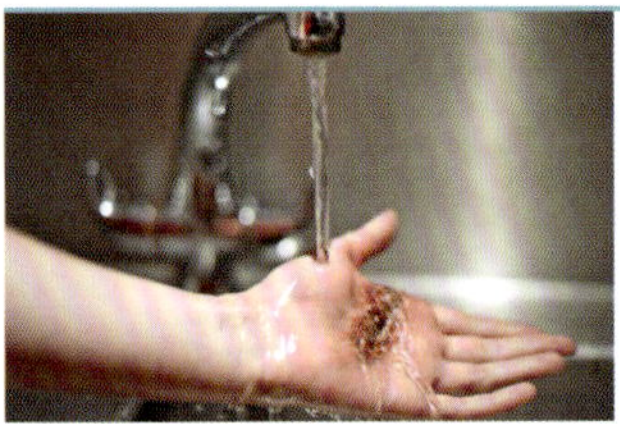

2 用冷水冲洗受伤的部位（如果伤口明显，从电流出入口冲洗）至少20分钟，或直至疼痛缓解。

3 在组织肿胀之前轻轻地取下烧伤部位的戒指、手表、腰带，脱掉紧身衣服。不要触摸烧伤处。

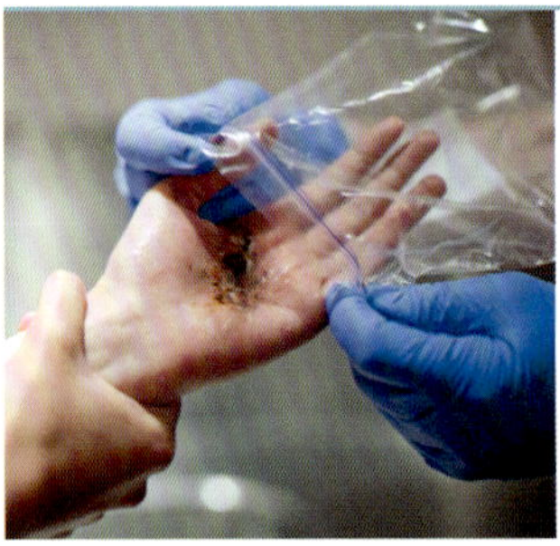

4 当伤口降温后，将干净的塑料袋套在手或脚的受伤部位上，用胶布封住塑料袋时要松紧适宜（将胶带贴在塑料袋上而非皮肤上）。或者用保鲜膜竖着裹住四肢。如果两种材料都没有，用绷带将无菌纱布包覆伤口，但要松紧适宜。

5 拨打急救电话120/999，安抚伤员，必要时治疗休克（114~115页）。注意监控并记录生命体征（54~55页），直到救护车到来。

也可参考：触电见34~35页/严重烧伤和烫伤见176~177页/休克见114~115页/失去知觉的伤病者见56~89页。

化学烧伤

某些化学试剂可能会刺激、烧伤或腐蚀皮肤，造成大面积甚至致命的损伤。大多数刺激性强、有腐蚀性的化学试剂都应用在工业上，然而化学烧伤也可能在家庭内部发生，例如泼洒或喷雾的洗涤产品（儿童强碱烧伤的最常见原因）、灶具清洗剂、农药和油漆。

化学品烧伤会造成非常严重的创伤，病人急需入院治疗。若有可能，将化学品的名字或成分写下。在接近伤者前，应先确认自身安全，因为一些化学物质会释放有毒的气体，引起呼吸困难。

注意

- 除非接受过专业训练，否则不要试图中和强酸或强碱的烧伤。
- 不要因为寻找解毒剂而延迟治疗。
- 如果发生在工作场所，通知负责安全的部门人员或紧急服务机构。

应对措施

1 确保伤员周围的区域是安全的，强制通风，使烟雾消散，戴上保护性手套避免直接接触化学物质。在保证安全的前提下封闭化学容器，必要时搬运伤员。如果化学试剂是粉剂，可以从皮肤上拂走。

2 用水冲洗烧伤处至少20分钟以清除化学制品，防止烧伤。处理躺在地上的伤员时，要确保污染的水及时排走，且不积聚在伤员的身体下。急救者应尽量向远处泼水。

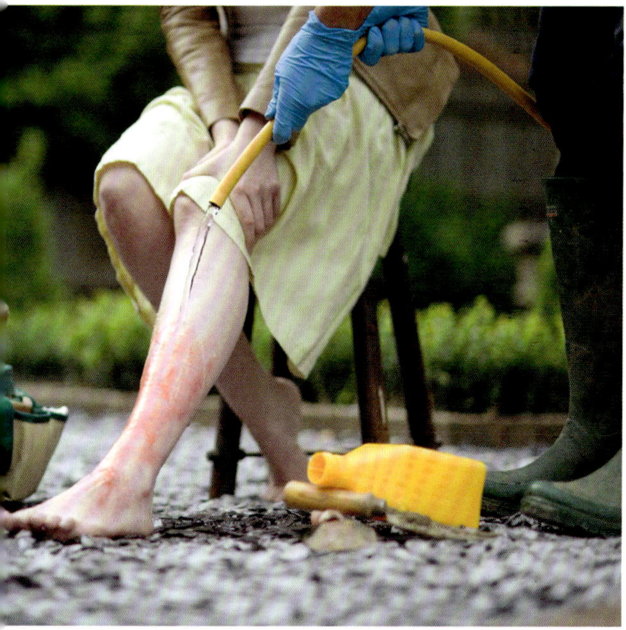

识别

- 附近有化学物品。
- 剧烈的刺痛。

后期：

- 变色、水疱、脱皮。
- 损伤部位的肿胀。

目标

- 确保现场安全，告知相关常识。
- 清除有害的化学制品。
- 安排紧急送往医院。

3 冲洗伤处时，轻轻地脱掉伤员被污染的衣服。

4 立即安排伤者入院治疗。注意监控并记录生命体征（54~55页），直到救护车到来。如果你能认出化学品名称或细节的话，及时告知医护人员。

也可参考：浓烟吸入见100~101页。

化学品烧伤眼睛

注意

- 不要让伤员揉受伤的眼睛。
- 不要强行摘掉隐形眼镜。
- 如意外发生在工作场所，通知负责安全的相关人员或急救服务机构。

如果化学物质喷溅进入眼睛而没有迅速治疗会导致严重揁伤。一些化学物质会损害眼球表面，造成疤痕甚至失明。

首先要冲洗眼睛，以便稀释和清除有害化学物质。冲洗眼睛时要当心，不要让污染的水溅到你和伤员身上。可以的话，在治疗伤员前戴上防护手套并给伤员也戴上。

识别

- 眼睛剧烈疼痛。
- 受伤眼睛不能睁开。
- 眼睛周围红肿。
- 眼睛大量流泪。
- 周围有化学物质或容器的存在。

目标

- 清除有害化学物质。
- 安排送往医院。

应对措施

1 戴上防护手套。如果伤者眼睛因痉挛性疼痛而闭合，一定要翻起眼皮冲洗，轻柔但果断地拉开眼睑，也可让伤者帮忙拨开眼睑。用轻柔的流动水冲洗受伤眼睛，持续至少20分钟，彻底冲洗眼睑内外，让水流进洗涤槽。

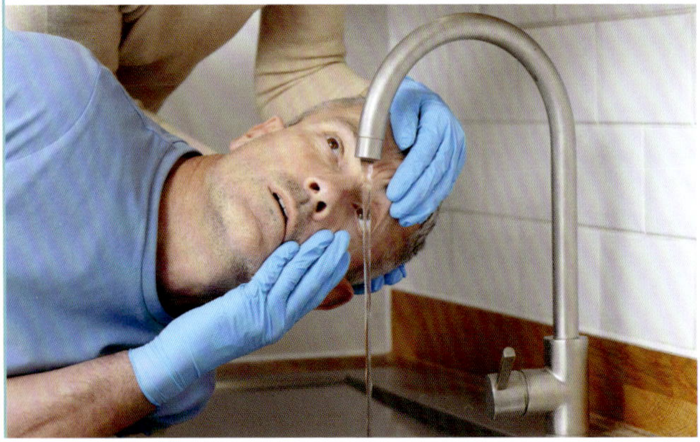

2 确保被污染的水不会溅到伤者未受伤的眼睛或脸上。使用洗眼杯或玻璃杯盛水冲洗更易操作。如果伤者戴着隐形眼镜，可能的话让其自行摘掉。

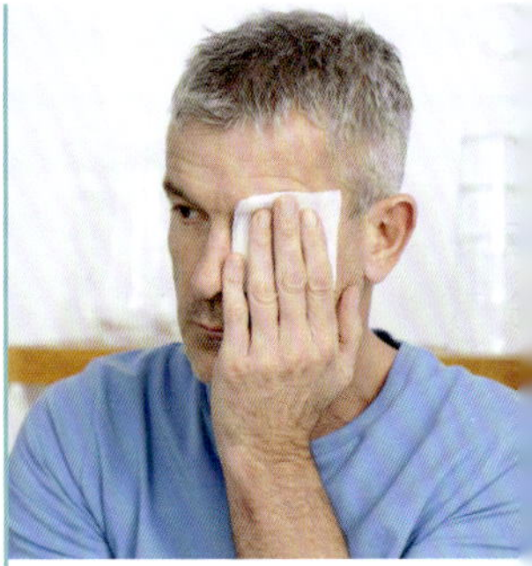

3 让伤者脱下手套，并自己用一块干净的织物捂住伤眼，如果需要，帮助伤者。如果就医延误，可用绷带包扎织物，注意松紧合适。

4 安排送伤员去医院。可能的话，明确化学物质并将详情告知医务人员。

闪光灼伤眼睛

因暴露在紫外线下，导致眼球表面的角膜损伤而发生眼睛灼伤，例如长时间被雪反射后的太阳光照射。电焊的闪光也可能灼伤眼睛。症状通常是逐步发展而成的，通常需要几个小时的时间恢复。

识别

- 伤眼剧烈疼痛。

还可能有：

- 眼睛内有“沙砾”样感觉。
- 对光敏感。
- 眼睛发红和流泪。

目标

- 防止进一步伤害。
- 安排送伤员去医院。

应对措施

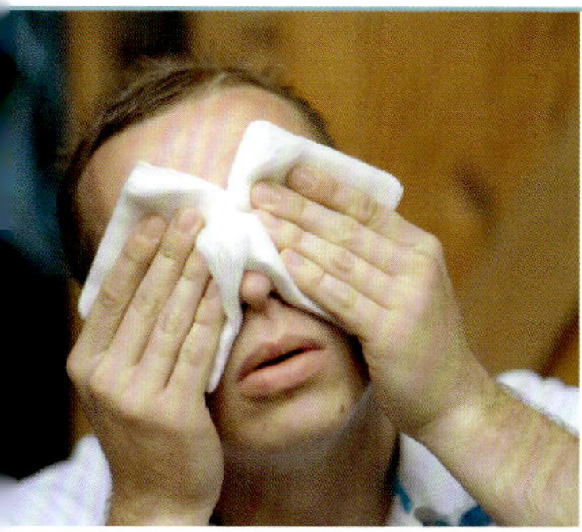

1 安抚伤员，让其用眼垫盖住伤眼。如果接受治疗前还有一段时间，可用绷带轻轻包扎眼睛，注意松紧合适。

2 安排送伤员去医院。

CS（催泪）喷雾伤

有几种类型的刺激性喷雾，最常用的有胡椒喷雾和CS（催泪）喷雾。这两种喷雾剂都被警察用来防暴和自卫，也会被不法分子用来作为袭击的武器。两者都是气溶胶并具有相似的功能，其效果大概在15~20分钟后失去作用。

注意

- 如果受害者患有哮喘（104页）病史，喷雾可能会引起病发。
- 如果受害者症状没有好转，寻求医疗救助。

识别

可能会出现以下症状：

- 灼伤感，眼睛泛泪。
- 打喷嚏和流鼻涕。
- 皮肤刺痛感，伴有红肿或水疱。
- 呼吸困难。

目标

- 帮助受害者离开喷雾范围。

应对措施

1 将伤者转移至室外，或通风良好、空气流通的地方，以确保喷雾迅速扩散。

2 在治疗伤者或接触被喷雾污染的衣服等物品前，戴上手套和护目镜。不要让伤者揉搓眼睛，如果需要，帮助他们摘掉隐形眼镜。将脱下的衣物放进密封的塑料袋里。

3 如果伤者20分钟后仍不能睁开眼睛，应用大量的冷水冲洗面部；不要立即用水，否则会使症状恶化。可用无菌生理盐水冲洗眼睛。

也可参考：过敏见226页/哮喘见104页。

脱水

识别

- 口干、眼干。
- 嘴唇干或开裂。
- 头疼。
- 眩晕和昏乱。
- 尿液颜色加深。
- 尿量减少。
- 肌肉痉挛，经常运动的肌肉紧张，如腓肠肌。
- 婴儿和儿童通常皮肤苍白，眼睛凹陷；小婴儿头部囟门凹陷。

目标

- 补充丢失的水分和盐分。

当大量液体从身体中流失，没有补充足够的液体时会发生脱水。流失体液达到体重的1%时就会引起脱水，炎热天气下进行锻炼期间可能流失2%~6%的体液，而人日均液体摄入量为2.5升（4品脱）。体液流失后要及时补充。除了水分，身体必需的盐分也会随着汗液的蒸发而流失。

脱水主要是体育运动后大量出汗的结果，特别是热天。长时间暴露在太阳下，或者热、潮湿的环境中；发烧时因体温的升高出汗；严重的腹泻和呕吐都会造成体液丢失。小儿、老人或一些做长时间运动的人尤其危险。严重脱水时因为身体盐分的丢失会引起肌肉痉挛，如果不处理，脱水可引起中暑。

急救的目的是通过补液来补充失去的水和盐分。水分通常比较容易补足，但通过口服补液可以帮助补充流失的盐分，从而帮助伤者更快地补充水分。不要为伤者提供酒精或咖啡因饮料来补充水分。

应对措施

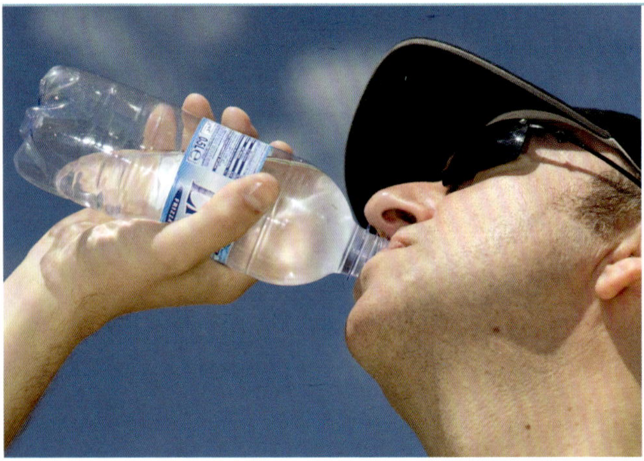

1 安抚伤员，帮助其坐下。给伤员喝大量液体。水分通常比较容易补足，但通过口服补液可以帮助补充流失的盐分，从而帮助伤者更快地补充水分。

2 如果伤员肌肉抽筋，拉伸并按摩该处肌肉（169页）。建议伤员适当休息。

3 注意监控并记录伤员状态。如果他们仍旧感到不适，应立即寻求医疗救助。

 也可参考：抽筋见169页/热衰竭见186页。

晒伤

过度暴露于太阳下或太阳灯下都能导致晒伤。在高海拔处，晒伤甚至可以发生在夏季的阴天或雪天。一些药物能引起皮肤对日光的严重过敏。暴露于射线下引起的晒伤比较少见。

晒伤可通过待在阴凉处、穿防护服、定期使用高效遮光屏进行预防。

大部分晒伤是浅表伤；严重情况下，皮肤呈鲜红色、起水疱。此外，伤员可能会热衰竭或中暑。

注意

- 如果有大面积水疱，或其他皮肤损伤，寻求医疗帮助。

识别

- 皮肤红肿。
- 晒伤部位疼痛。

后期有：

- 晒伤皮肤起疱。

目标

- 尽快将伤员搬到阴凉的地方。
- 减轻不适和疼痛感。

应对措施

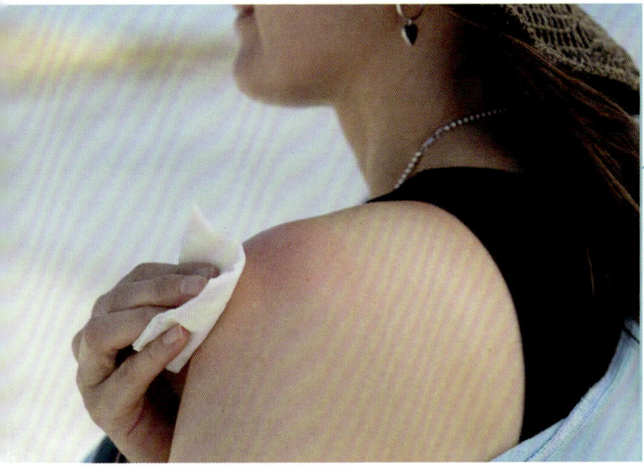

1 用浅色的衣物或毛巾覆盖在伤员皮肤上，帮助伤员转移到阴凉的地方，可以的话进入室内。

2 鼓励伤员多喝凉水，用冷水快速擦拭晒伤处皮肤。如果面积较大，伤员可能更愿意将受伤部位浸泡在冷水中，持续20分钟左右。

3 如为轻度晒伤，可涂抹润肤乳或晒后护肤品来舒缓不适感。伤员可以服用推荐剂量的解热镇痛药或自备的止痛药。儿童可以服用推荐剂量的解热镇痛糖浆（而非阿司匹林）。建议伤员留在室内或阴凉处。如为严重晒伤，例如出现水疱或其他皮肤损伤，寻求医疗帮助。

也可参考：脱水见对开页/热衰竭见186页/中暑见187页/轻度烧伤和烫伤见178页。

热衰竭

识别

随着病情发展，可有以下症状：

- 头疼、眩晕和意识模糊。
- 食欲丧失，恶心。
- 出汗，苍白、湿冷的皮肤。
- 手臂、腿和腹部的痉挛。
- 呼吸和脉搏急促而微弱。

目标

- 给伤员降温。
- 补充丢失的体液和盐分。
- 必要时寻求医疗帮助。

大量出汗使身体丢失盐分和水分从而导致热衰竭，症状逐步发展，通常对热、潮湿环境不适应的人有影响。身体不适的人，特别是那些又有呕吐和腹泻症状的人，会比其他人更容易发生热衰竭。

患者（尤其是老人或幼儿）在高气温环境下，可能引致热衰竭，但却并非体力劳动所致。在炎热的环境中过度的体力活动，肌体产生的热量超过自身调节能力，引致劳动性热衰竭。这两种情况都可能导致中暑（体温过高），甚至死亡。一些非处方药，如迷幻药，可影响体温调节系统，再加上在炎热环境下持续激烈运动，如跳舞，会导致人体过热、脱水，最终导致中暑。

应对措施

1 协助伤员转移到阴凉的地方，让伤员躺下，抬高并支撑其腿部。

2 给伤员饮用大量的水。在水或运动饮料中加入口服补液盐有助于补充盐分。

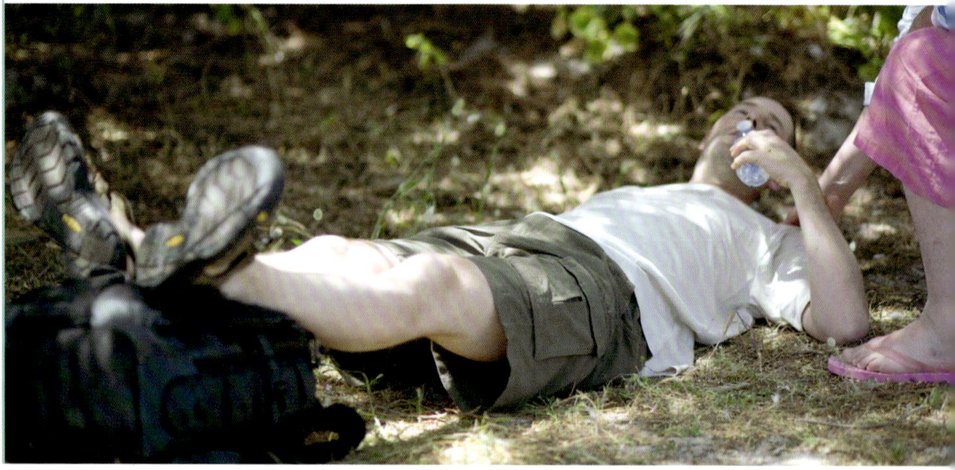

3 观察并记录伤者的生命体征（54~55页），包括体温。即使很快恢复，也建议伤者接受医疗帮助。

4 如果伤员的生命体征恶化，立即拨打急救电话120/999。在等待救援人员到达期间，注意继续监控并记录生命体征（54~55页）。

也可参考：脱水见184页/中暑见对开页/失去知觉的伤病者见56~89页。

中暑

中暑，又称体温过高，是由于大脑中调节体温的“恒温器”失控引起的。发高烧或长时间暴露于热环境中肌体会出现危险的过热现象。中暑也可能因服药（如摇头丸）引致。某些情况下，当出汗停止后，热衰竭发展为中暑，肌体无法再通过出汗降温。

中暑可以毫无预兆地发生。给伤者降温最快的方法是将其浸入在冷水中。但由于伤者可能情绪激动且不配合治疗，而且在感觉不适后数分钟内就会失去应答，所以这种方法并不总是可行，也有可能不安全。

注意

- 如果伤员无应答，开放气管检查呼吸（失去知觉的伤病者见56~89页）。

识别

- 头疼、眩晕和不适。
- 焦躁不安、昏乱。
- 发热、脸色潮红、皮肤干燥。
- 反应水平迅速下降。
- 脉搏强而有力。
- 体温超过40℃。

目标

- 尽快给伤员降温。
- 安排紧急送往医院。

应对措施

1 迅速将伤员搬到凉爽的地方，尽可能脱掉其外套。拨打急救电话120/999。

2 协助伤员坐下，用靠垫支撑。将伤员用冷湿的床单包裹起来，直到体温降到38℃。通过持续浇冷水来保持床单潮湿，如果没有床单可用扇子给患者扇风或用海绵沾上冷水擦拭伤员。

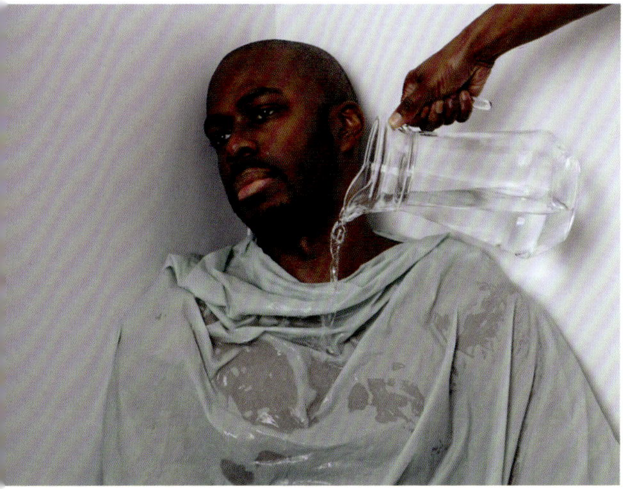

3 一旦伤员的体温恢复正常，将湿床单换成干的。

4 在等待救援的同时，观察并记录生命体征（54~55页），包括体温。如果伤员体温又一次上升，再次重复降温措施。

也可参考：失去知觉的伤病者见56~89页。

体温过低

注意

- 不要用酒精擦拭伤员，因为它会扩张浅表血管，使热量散失。
- 切勿将热源，如热水瓶或火源，直接放置于病人身旁以防烧伤。
- 如果伤员无应答，开放气管检查呼吸（失去知觉的伤病者见56~89页）。持续进行心肺复苏（CPR）直到专业急救人员接手。
- 注意自己保暖，这一点非常重要。

识别

随着低体温的发展，可能有以下症状:

- 寒战，皮肤发冷、苍白、干燥。
- 麻木，有方向障碍或不合理行为。
- 昏睡，意识受损。
- 呼吸浅慢。
- 脉搏慢而虚弱，在严重情况下，心脏骤停。

目标

- 阻止伤员散失更多的热量。
- 帮助伤员恢复正常体温。
- 必要时寻求紧急救援。

当体温降到35℃以下时即体温过低，其后果会随着体温下
的速度和程度有所不同。例如，供应皮肤表面的血管收缩以维
重要脏器（如心脏和脑）的功能，中度的体温过低情况通常可
转，重度的体温过低——当中心体温降至30℃以下时——通常
并非所有情况会有致命危险。无论体温多低，都要在救援人员
达前坚持采取抢救生命的措施，因为一般情况下，体温过低可
在救治后完全康复。

引起体温过低的原因

体温过低可能由于长时间暴露在冷空气中引发。流动空气
影响大于静止空气，因此冷天的寒流大大增加了人出现体温过
的危险。如果浸泡在寒冷的水中，会造成因低温导致的死亡而
是淹死。被冷水浸泡时，身体变凉的速度是暴露在冷空气中的3
倍，体温会迅速下降。

在户外或不暖和的室内也可能发生体温过低。老人、婴儿、
无家可归者和瘦弱的人，尤其是易感者，因缺乏活动、有慢性
病以及疲劳都增加了发生体温过低的危险；酒精和药物会使情
恶化。

 也可参考：溺水见102页/失去知觉的伤病者见56~89页/溺水营救见36~37页。

户外的急救

1 尽可能将伤员移至隐蔽处，为伤员遮风。

2 可能的话脱掉并更换伤员潮湿的衣服，但不要把你的衣服给伤员，确保伤员头部也被遮盖。

3 保护伤员不接触地面，让其躺在一层厚实、干燥的保暖材料上，例如松枝、石楠或蕨丛。将伤员放在干睡袋里或用毯子、报纸覆盖，用塑料或箔的救生袋包裹伤员，如果需要，急救者可用自己的身体来保护和温暖伤员。

4 拨打急救电话或派人求救。理想情况下，如果在偏远地带，最好两个人一起去求助。但最重要的是不要单独留下伤员，必须有人一直陪在伤员身边。

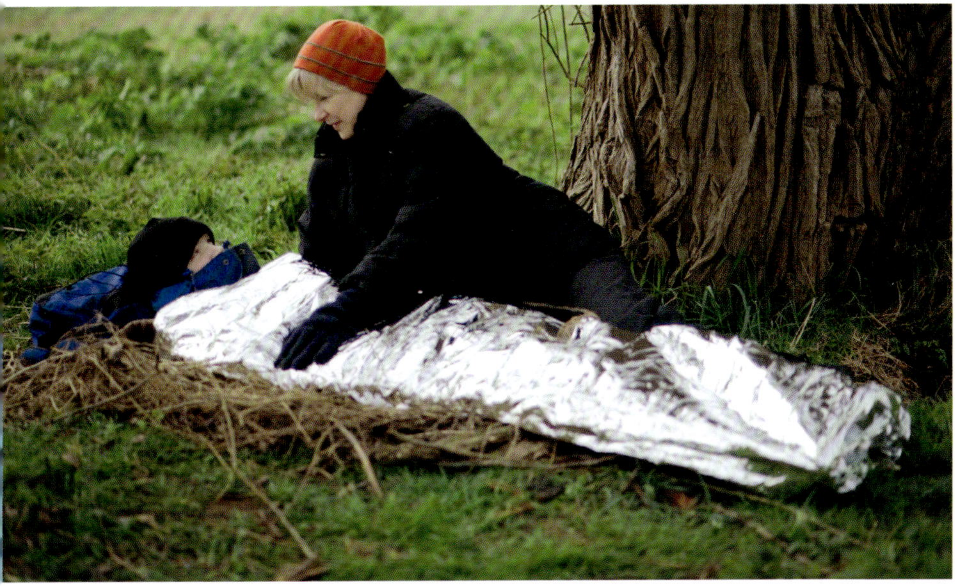

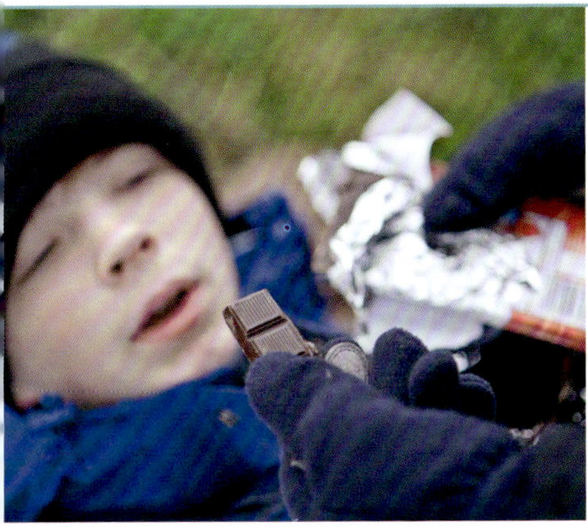

5 帮助有意识的伤员恢复体温，可能的话，给他们不含酒精的热饮和高能量的食物，如巧克力。

6 在等待救援的同时，观察并记录生命体征（54~55页），包括体温。

体温过低（续）

室内的急救

1 病人必须尽快回暖。将毯子盖在患者身上并将室温调至25℃左右。

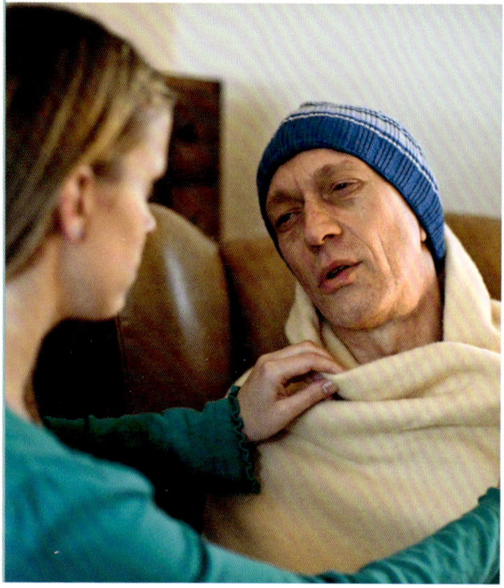

2 给伤病者不含酒精的热饮（如汤）或高能量的食品（如巧克力）来帮助其恢复体温。

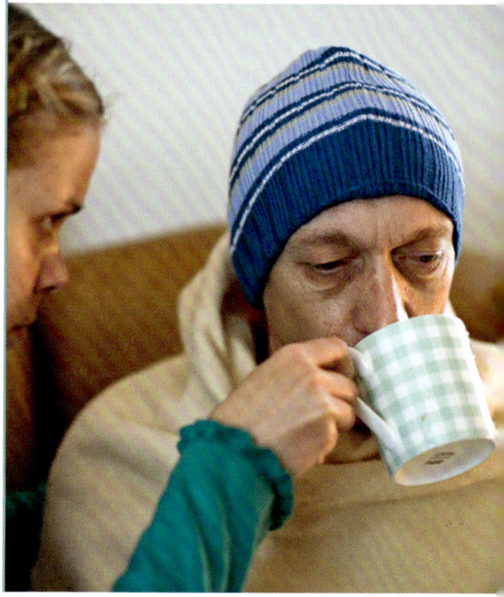

3 拨打急救电话。注意观察老年人，体温过低可能掩盖中风（214~215页）、心脏病（213页）或甲状腺功能减退的症状。

4 观察并记录生命体征（54~55页），包括体温，直到病人回暖。

特殊案例 婴儿体温过低

婴儿调节体温的机制尚未发育成熟，因此很容易在寒冷的房间里发生体温过低现象。此时，婴儿皮肤看上去很健康，但是摸着会很凉。婴儿软弱无力，通常表现为很安静，不吃东西。用毯子包裹和提高室温帮助婴儿恢复体温。如果怀疑婴儿体温过低，应寻求医疗帮助。

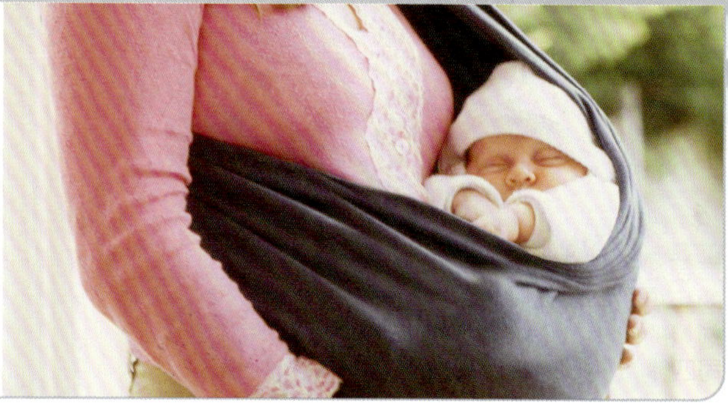

东伤

在这种情况下，末梢组织——通常是手指或脚趾由于低温而东伤。严重情况下，冻伤会导致永久的感觉丧失，并因血管和软组织永久损伤，最终组织坏死和坏疽。

冻伤通常在冰冻、寒冷和有风的环境下发生。不能来回走动以增加血液循环的人群尤其容易被冻伤。

在很多情况下，冻伤伴有体温过低，应给予相应的治疗。

注意

- 不要把冻伤部位直接靠近热源。
- 如果有再次冻伤的危险，不要试图给冻伤部位解冻。

识别

- 最初有针刺样疼痛。
- 苍白，后有麻木。
- 皮肤僵硬。
- 冻伤部位皮肤颜色变化：开始是白色，然后出现斑点和蓝色，恢复时皮肤变红、热、疼，形成水疱。坏疽形成时，组织因缺少血液供应而变黑。

目标

- 冻伤部位缓慢恢复温度，防止进一步组织损伤。
- 安排送往医院。

应对措施

1 建议伤员将手放在腋下。在冻伤部位进一步变暖之前，将伤员移到温暖的地方。

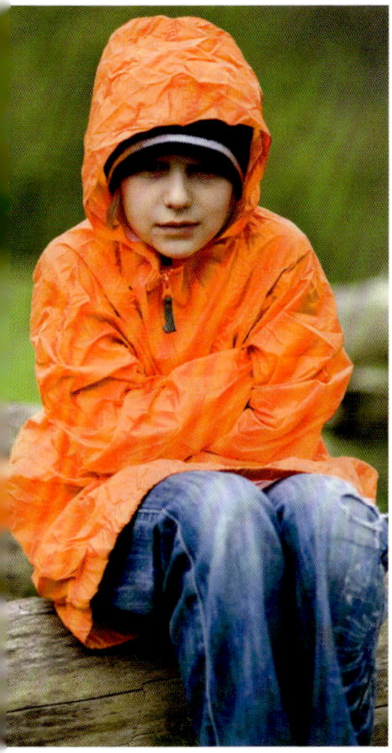

2 一旦进到室内，轻轻脱掉伤员的手套、戒指和其他约束物，如靴子。你可以用自己的手温暖伤员受冻伤的部位，并放在自己的膝上；也可让伤者继续在自己腋窝处温暖冻伤部位。避免摩擦冻伤处，因为可能损害皮肤和其他组织。

3 把受伤部位放在40℃左右的温水中，然后小心擦干，用蓬松的敷料和绷带包扎。

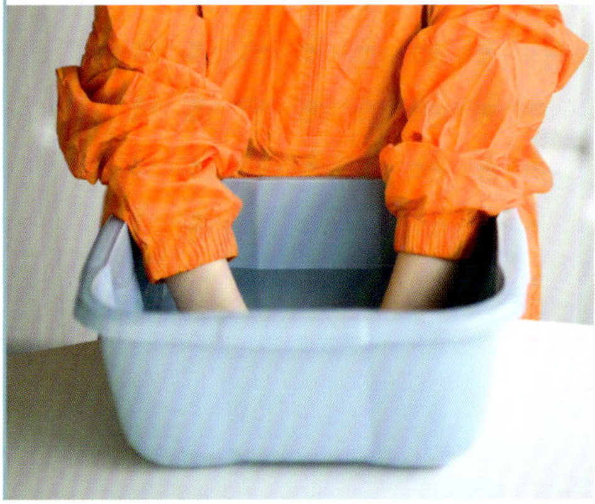

4 抬起冻伤的肢体以减少肿胀。成年人可以服用推荐剂量的解热镇痛药或自备的止痛药。儿童可以服用推荐剂量的解热镇痛糖浆（而非阿司匹林）。送伤员去医院。

也可参考：体温过低见188~190页。

09 异物、中毒、咬伤和蜇伤

物体通过各种方法进入体内，也可由皮肤上的伤口或通过身体上的通道侵入身体里，被称为“异物”。从进入眼睛的沙砾到误入儿童鼻和耳的物体，都可能使伤员感觉很痛苦，但不会导致严重的问题。

中毒可能由暴露于或摄入有毒物质、化学物品、被污染的食品所引起。中毒造成的后果不同，但是大多数情况下需要医疗救治。

昆虫刺伤和海洋生物蜇伤通常需要急救处理，有多种蜇伤产生的反应也需要紧急医疗救治。动物和人的咬伤通常会有感染危险，最好去医院治疗。

目标和目的

- 确保自己和伤员的安全。
- 迅速冷静地评估伤员情况。
- 评估异物的潜在危险。
- 确认有毒物质。
- 安抚伤员，使其感觉舒适。
- 查看和处理与受伤有关的病情。
- 必要时寻求医疗帮助，如果怀疑是严重的疾病或受伤，拨打急救电话。
- 了解自己的需求。

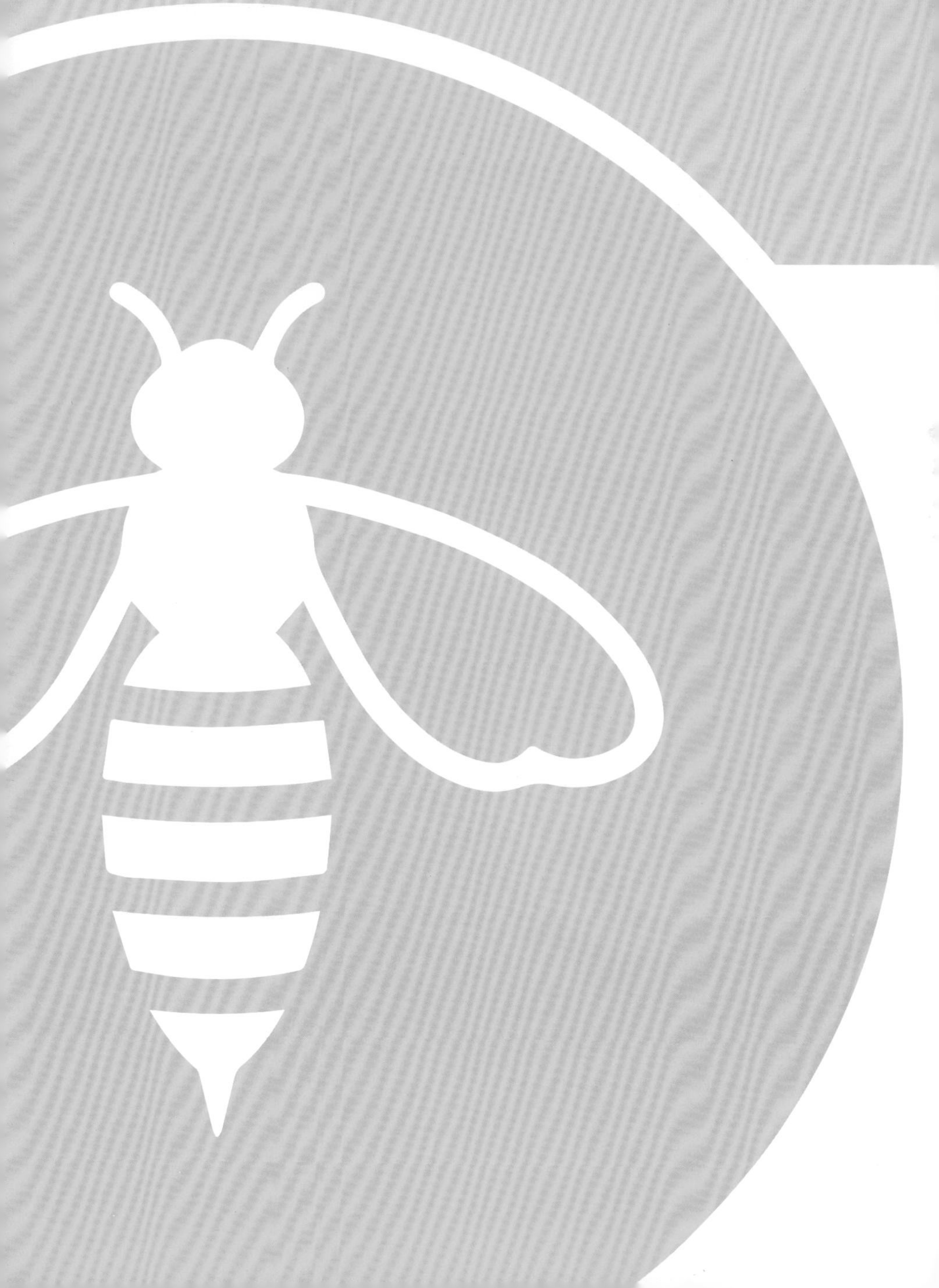

感觉器官

皮肤

身体被皮肤覆盖和保护。皮肤是身体最大的器官之一，由两层构成，外层为表皮，里层为真皮。皮肤是对抗有害物质和细菌的屏障，也是一个重要的感觉器官，含有神经末梢，以确保身体对热、冷、疼痛和触摸有感觉。

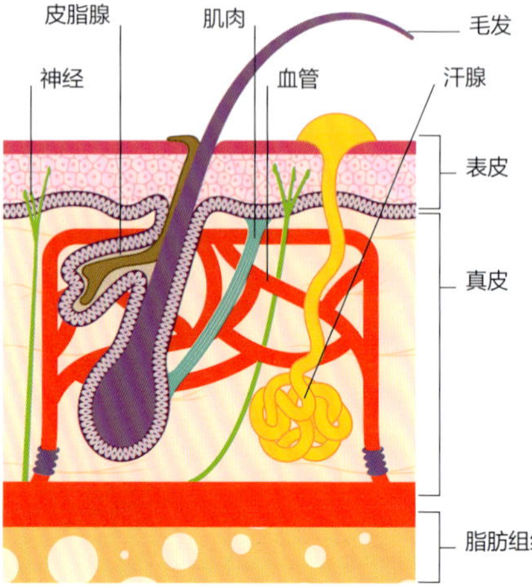

皮肤的结构

皮肤由薄的表皮层和厚的真皮层构成，它们位于脂肪组织（皮下脂肪）上方。血管、神经、肌肉、皮脂腺、汗腺和发根位于真皮层。

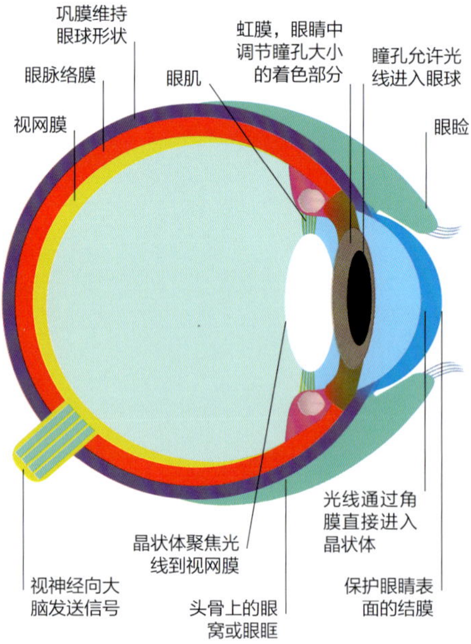

眼睛的结构

眼睛里面充满了房水，眼球直径为2.5厘米，它们有聚光区（角膜和晶状体），视网膜上有感光和感觉颜色的细胞。

眼睛

眼睛是个复杂的器官，让我们能看清楚周围的世界。每只眼睛包括有色部分（虹膜）和允许光线进入的通道（瞳孔），瞳孔大小的改变是根据进入眼球光线的多少来决定的。

光线被晶状体聚集到眼睛后部的屏幕——视网膜上。视网膜上的特殊细胞把这些信息转换成电脉冲，通过视神经传递到大脑某区域进行分析。

每只眼睛被颅骨（135页）内的骨窝保护着，眼睑和称为结膜的一种柔软的膜在前面保护着眼睛。

眼泪在结膜前形成一层保护性薄膜，润滑表层，冲走尘土。

耳朵

作为听觉器官，耳朵在平衡方面同样起着重要作用。外耳是耳朵的可见部位，汇聚声音，经过耳朵通道到达鼓膜产生共鸣。耳道中的绒毛滤去灰尘，腺体分泌耳垢来阻挡其他微小颗粒。鼓膜的振动通过中耳传到内耳感觉器官——耳蜗，这种构造把振动转化成神经电波，然后通过听觉神经传送给大脑。内耳的前庭影响着平衡功能。

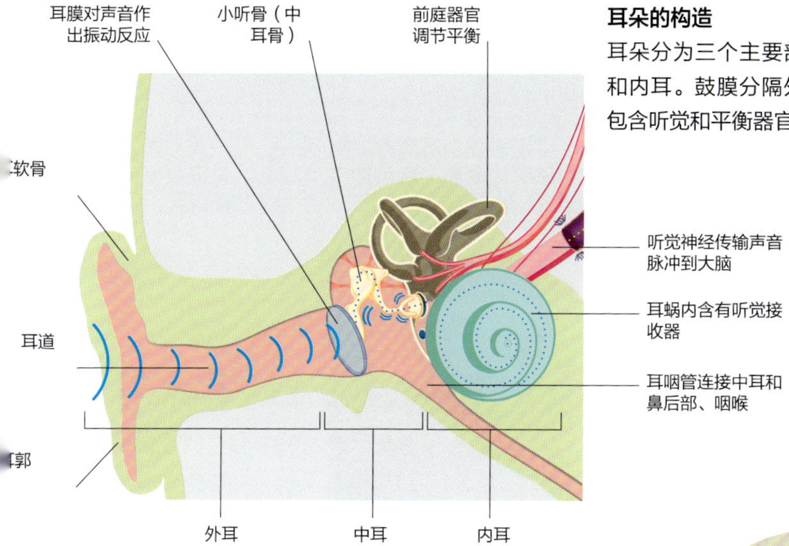

耳朵的构造

耳朵分为三个主要部分：外耳、中耳和内耳。鼓膜分隔外耳和中耳，内耳包含听觉和平衡器官。

口腔和鼻子

这两个体腔分别是消化道和呼吸道的入口。鼻腔连接咽喉部，内部布满了血管和分泌黏液的黏膜，碎屑进入鼻腔可被及时清除。食物通过口腔进入食道。会厌位于喉咙后部，防止食物进入气管。

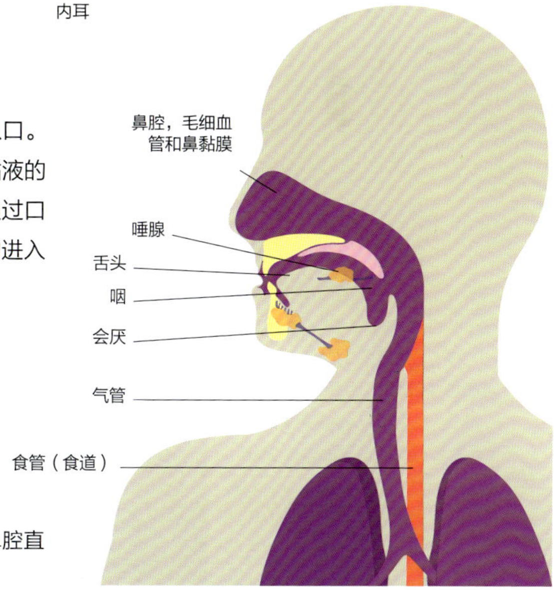

口腔和鼻子的构造

鼻子有两个鼻孔，内部布满了黏膜和血管。鼻腔直接和咽喉上部相连，咽喉也位于口腔后部。

碎片

注意

询问病人是否接种过破伤风疫苗。如果有以下情况就要寻求医疗帮助：

- 伤口污染。
- 从未接种过破伤风疫苗。
- 不确认接种的日期和次数。

目标

- 清除碎片或刺。
- 减少感染的危险。

小的木片、金属和玻璃碎片可插入皮肤，因为它们不是很干净，所以有引发感染的危险。通常可使用镊子成功取出皮肤内的碎片。但是，如果碎片嵌入很深，插到关节上，或很难取出，应该暂时将碎片留在原来的位置，建议伤员去医院。

应对措施

1 用温肥皂水轻轻清洗碎片周围的区域。

2 用镊子以合适的力度夹住碎片底部，尽可能夹在靠近皮肤处。

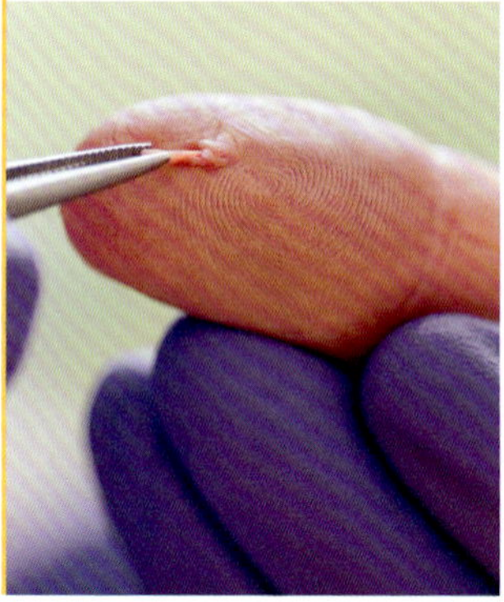

3 按碎片进入皮肤的角度垂直拔出碎片，确保碎片不折断。

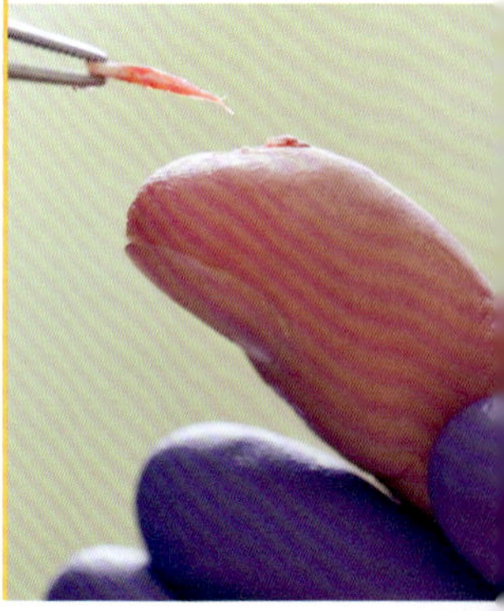

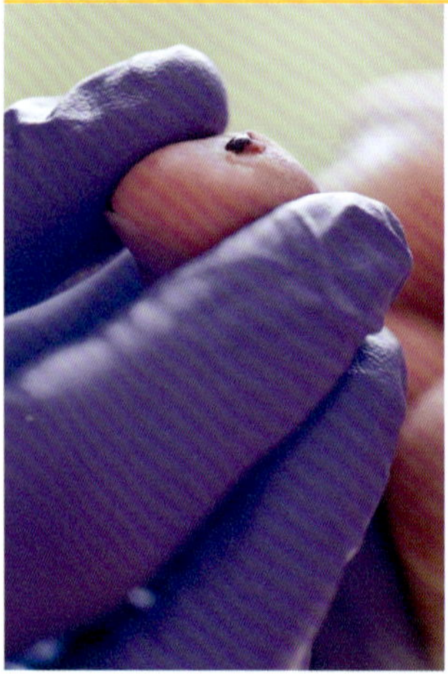

4 小心挤压伤口，挤出少量血液，这样有助于将留在里面的脏东西冲洗出来。

特殊案例
嵌入碎片

尖锐的物品（如针头）探查，这样会增加感染风险。用纱布垫住碎片的周围，垫到可以用绷带包扎而不会压到它的高度，然后去医院治疗。

嵌入的鱼钩

嵌入皮肤的鱼钩很难拔除，因为钩子末端有倒刺弯钩。可能的话，应该确保鱼钩由专业医疗人员取出。如果医疗救援不方便，只有急救者自己尝试清除鱼钩。嵌入鱼钩会有感染的危险，包括得破伤风。

应对措施

1 支撑受伤部位。如果可以，尽可能在靠近鱼钩的地方剪断钓鱼线。

2 如果可求助医疗救援，在鱼钩周围垫上足够的纱布，直到绷带可包住顶部而不会使钩子嵌入更深。用绷带包扎鱼钩和衬垫，安排送伤员去医院。

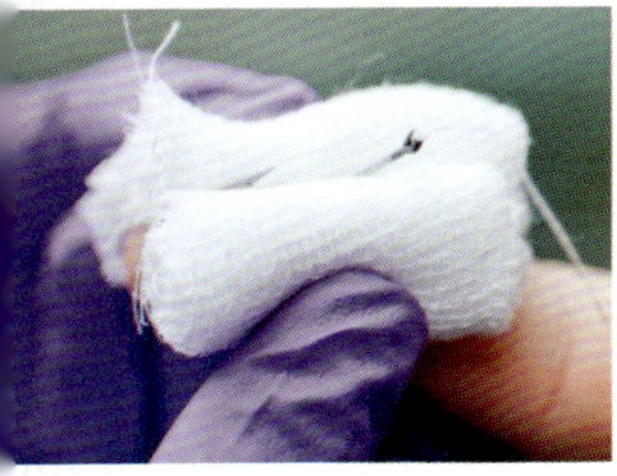

3 如果医疗救援没有到达，在可以看见倒钩的情况下，可以尝试拔除鱼钩。用钳子剪断鱼钩，然后夹住穿线的针眼处小心地往外拉。

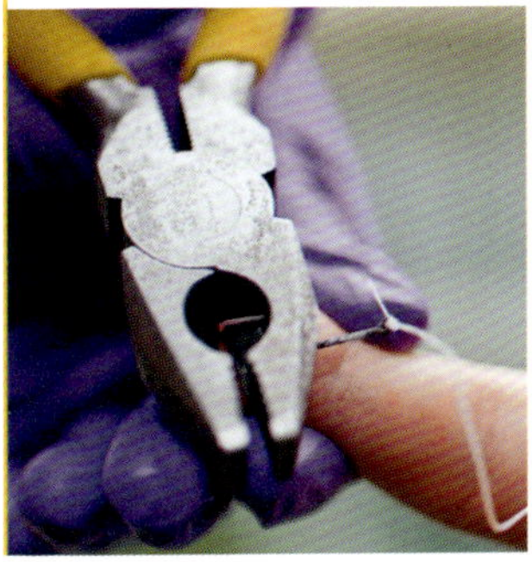

4 清洁伤口，然后擦干，用敷料覆盖。

注意

- 除非能把鱼钩剪断，否则不要试图拉出鱼钩。如果不行就去医院治疗。

询问病人是否接种过破伤风疫苗。

如果有以下情况就要寻求医疗帮助：

- 伤口污染。
- 从未接种过破伤风疫苗。
- 不确认接种的日期和次数。

目标

- 获得医疗帮助。
- 减少感染的危险。
- 如果救援被延迟，取出鱼钩时注意不要引起伤员进一步的损伤和疼痛。

吞入异物

成年人可能会误食骨头或故意吞下一些东西，儿童可能会在玩耍的时候吞入小物件。大多数异物会通过消化系统代谢，但有的可能引起梗死和造成损伤。误食纽扣电池会造成严重伤害，因为其具有强腐蚀性。

应对措施

1 安抚伤员，找出吞咽物。

2 寻求医疗救助。如有必要拨打急救电话120/999。

注意

- 切勿让伤员自行呕吐。

目标

- 尽快获得医疗救助。

眼内异物

注意

- 不要触摸任何粘在或嵌入眼球的东西，遮盖眼睛（125页），安排运送伤员去医院。

识别

- 视线模糊不清。
- 疼痛或不舒适。
- 红眼和流泪。
- 痉挛时眼睑挤到一起。

目标

- 防止眼睛的损伤。

特殊案例
异物在上眼睑内

让伤者捏住上眼睑睫毛，将上眼睑拉到下眼睑上，可借助下睫毛刷走异物。如果不行，让伤员试着在水中眨眼睛，这样可使异物漂走。如果异物较大或粗糙，不要强行这样做。

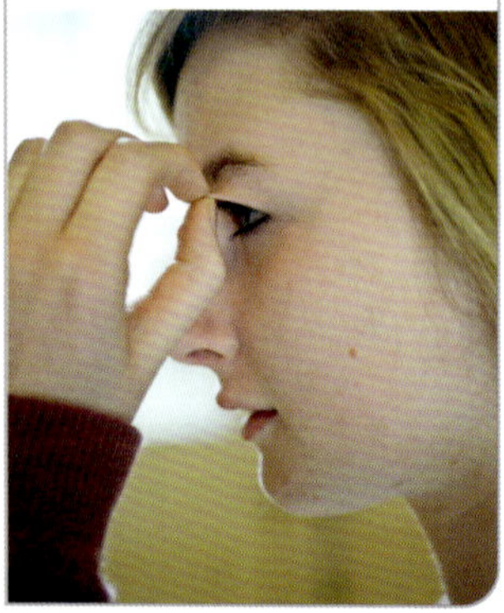

异物（如沙砾、脱落的睫毛或隐形眼镜）漂浮在眼球表面很容易冲洗掉。然而，不要试图清除粘在眼球上或刺入眼球的东西，因为可能会损伤眼睛。应确保伤员受到紧急医疗救治。

应对措施

1 建议伤员不要揉眼睛，让伤员向光而坐。

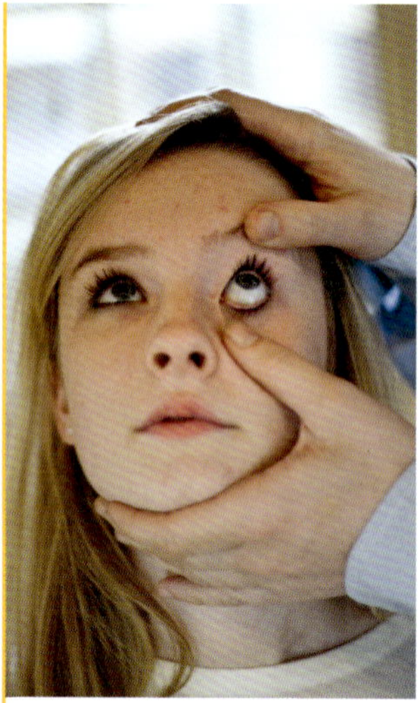

2 站在伤员旁边或站在伤员后面，急救者用两个大拇指或拇指和另一手指将伤员眼睑分开。让伤员向右、左、上和下看，仔细检查眼睛的每个部分。

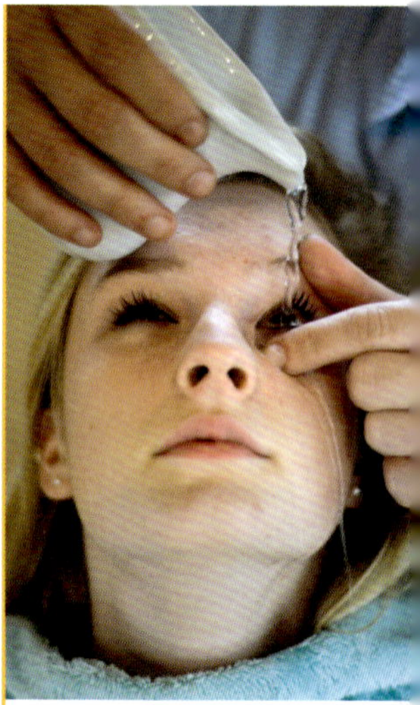

3 如果看到眼白处有异物，用玻璃杯或水壶中干净的清水冲洗眼睛，可以的话用无菌眼药水冲洗。将一条毛巾包绕在伤员肩膀上，让伤员眼睛睁开，从眼内角冲水，让水流到毛巾上。

4 如果不管用，用湿棉签或干净手帕、纸巾的湿角把异物粘出来。如果依然不能清除异物，则需要寻求医疗救助。

 也可参考：眼伤见125页。

耳中的异物

如果异物嵌入耳朵内，可因耳道阻塞引起暂时性耳聋。在某些情况下，异物会损伤鼓膜。小儿经常将异物塞到耳朵里，棉棒上的棉絮经常会留在耳内，昆虫可能会飞进或爬到耳朵里，这些情况都能造成不舒服的感觉。

注意

- 不要试图清除塞入耳朵内的任何物体，可能会造成严重的损伤，并使异物进入得更深。

应对措施

1 尽快将伤员送到医院。不要试图自己清除耳内的异物。

2 在运送途中或等待医疗救援过程中安抚伤员。

目标

- 防止耳朵损伤。
- 清除飞进耳朵里的昆虫。
- 如果异物塞入耳朵，送伤员到医院。

特殊案例 昆虫进入耳朵

安抚伤员，让其坐下。扶住伤员头部，伤耳朝上。用温水轻轻冲洗耳道，昆虫可能会被冲出来。如果昆虫没冲出来，寻求医疗援助。

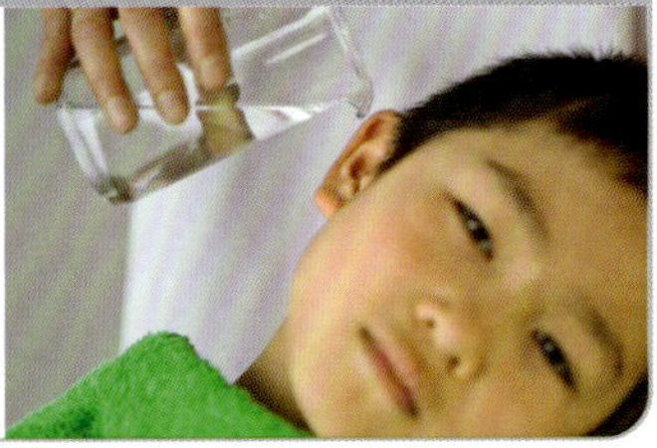

鼻中的异物

小儿可能会把小东西塞入鼻腔里。异物会阻塞鼻腔，引起感染。如果异物是尖锐的，可能会损伤组织，纽扣电池还会造成烧伤和出血。不要试图自行清除异物，这样极容易造成损伤，并可能导致异物深入气管。

注意

- 即使能看到异物，也不要尝试自行清除。

应对措施

1 尽量使伤者保持安静和平静。告诉他们用嘴以正常频率呼吸。告诉伤员不要通过擤鼻腔来自行清除鼻中的异物。

2 安排送伤员去医院，以便由专业医务人员安全清除鼻中异物。

识别

- 鼻子呼吸困难或有鼻音。
- 鼻肿胀。
- 有味或带血的排泄物从鼻内流出，说明异物已在鼻中塞了一段时间。

目标

- 安排运送伤员去医院。

中毒如何影响肌体

有毒物（毒素）是一种物质，如果有足够的剂量进入或被吸收到身体里，会导致短暂或永久的伤害。

有毒物可以被吞入，通过皮肤吸收、吸入，溅入眼睛或注射进入身体里。一旦进入体内，有毒物会进入血液，被迅速携带到全身所有器官和组织。中毒的症状和体征因有毒物的不同而不同，可能迅速出现，也可能一段时间后出现。呕吐是常见的情况，特别当有毒物被吸收时。吸入的有毒物会导致呼吸困难。

有毒物对肌体的影响

有毒物可通过皮肤、消化系统、肺或血液进入身体里，可到达全身各个部位导致多种不良作用。

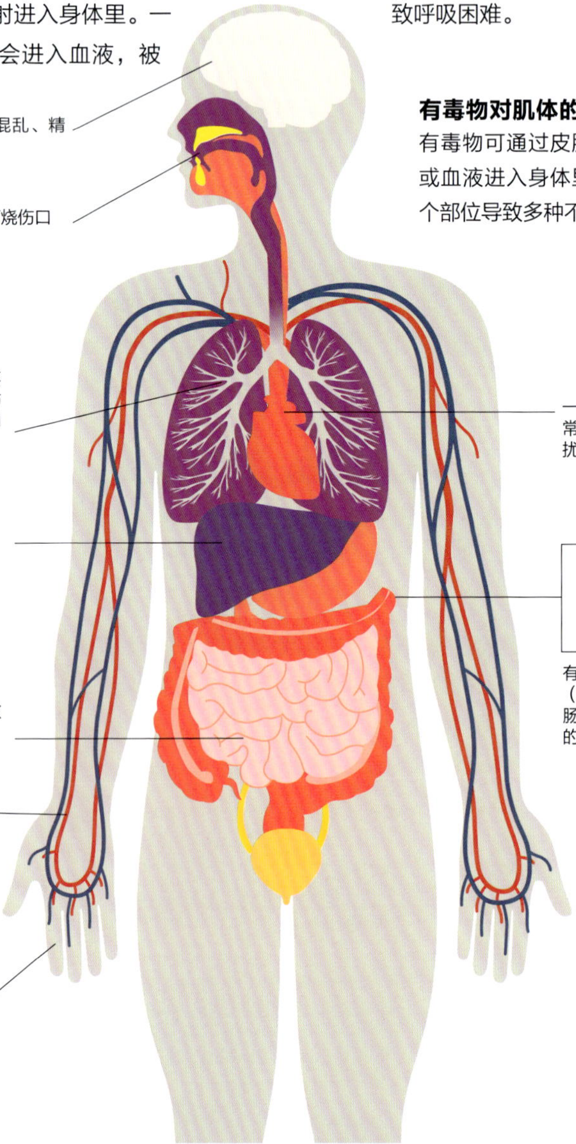

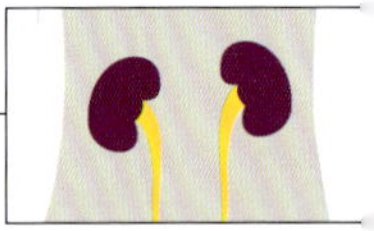

中毒类型

一些有毒物是人造的，如化学物质和药物，能在家庭和工业场所中发现。几乎每个家庭都有潜在的中毒物质，如洗衣粉、除漆剂、处方药或过期的药物，如果过量摄入就会导致危险。其他在自然界发生的中毒，如植物产生的毒素可刺激皮肤，或吸收后引起严重的症状；不同的昆虫和生物在叮咬和蜇人时会释放毒液；被细菌污染的食物也可导致食物中毒——这是最常见的一种中毒形式。

中毒的表现和治疗

进入肌体的途径	有毒物	可能的作用	措施
吞咽	●药物和酒精 ●清洁用品 ●自制物品和一些园艺产品 ●植物毒素 ●细菌污染的食物 ●病毒污染的食物	●恶心和呕吐 ●腹部疼痛 ●痉挛 ●不规律的心跳，加快或放慢 ●应答水平减弱	●观察伤员 ●拨打急救电话 ●如果需要开始进行心肺复苏（CPR） ●必要的话，进行人工呼吸时要用面罩保护自己
通过皮肤吸收	●清洁用品 ●自制物品和园艺产品 ●工业有毒物 ●植物毒素	●疼痛 ●肿胀 ●皮疹 ●发红 ●发痒	●脱掉污染的衣物 ●用凉水冲洗20分钟 ●寻求医疗救援 ●如果需要，开始进行心肺复苏（CPR）
吸入	●来自清洁用品和自制物品的烟雾 ●工业有毒物 ●火灾造成的烟雾	●呼吸困难 ●缺氧 ●皮肤青紫（发绀）	●帮助伤员呼吸新鲜空气 ●拨打急救电话 ●如果需要，开始进行心肺复苏（CPR）
溅入眼睛	●清洁用品 ●自制物品和园艺产品 ●工业有毒物 ●植物毒素	●眼睛疼痛、流泪 ●视觉模糊	●冲洗眼睛至少10分钟（182页） ●拨打急救电话 ●如果需要，开始进行心肺复苏（CPR）
通过皮肤注射	●蚊虫叮咬和蜇人时释放的毒液 ●药物	●注射部位疼痛、红肿 ●视觉模糊 ●恶心和呕吐 ●呼吸困难 ●抽搐 ●应答水平减弱 ●过敏性休克	蜇伤/毒液： ●如果可能清除毒刺 ●拨打急救电话 ●如果需要，开始进行心肺复苏（CPR） 注射药物： ●拨打急救电话 ●如果需要，开始进行心肺复苏（CPR）

服毒

吞咽化学物质会损伤消化道，如果进入血液或到达身体其他部位，会导致更广泛的损害。有害的化学物质包括家用物品，如漂白粉、脱漆剂，如果被吞咽，会产生毒性或腐蚀性。药物（包括处方药和非处方药）过量摄取也会造成损害。一些植物和它们的浆果也是有毒的。

注意

- 不要试图催吐。
- 如果伤员被化学制品污染，急救者需戴上防护手套、护目镜或面具。
- 如果伤员失去知觉，开放气管，检查呼吸(失去知觉的伤病者见56~89页)。
- 如果伤员口腔内有化学物质，急救者可使用面罩或袖珍小型面罩做好自我防护，并进行人工呼吸（成人71页，儿童81页）。

识别

- 有吞咽/暴露史。
- 根据吞咽的物品，可能会有以下症状：呕吐，有时有血迹，后期有腹泻。
- 上腹部痉挛疼痛。
- 疼痛或烧灼感。
- 附近有空的容器。
- 应答水平减弱。
- 痉挛。

目标

- 保持气管通畅，维持呼吸和循环。
- 脱掉被污染的衣物。
- 识别有毒物。
- 紧急安排送往医院。

应对措施

1 如果中毒者有应答，询问他吞食了什么东西。可能的话，询问吞食量和吞食时间。寻找相关线索——如有毒的植物、浆果或空容器。尽量安抚伤员。

2 拨打急救电话120/999。将与中毒相关的信息尽可能多地告诉急救中心接线员，这些信息将有助于医疗人员有效治疗中毒者。

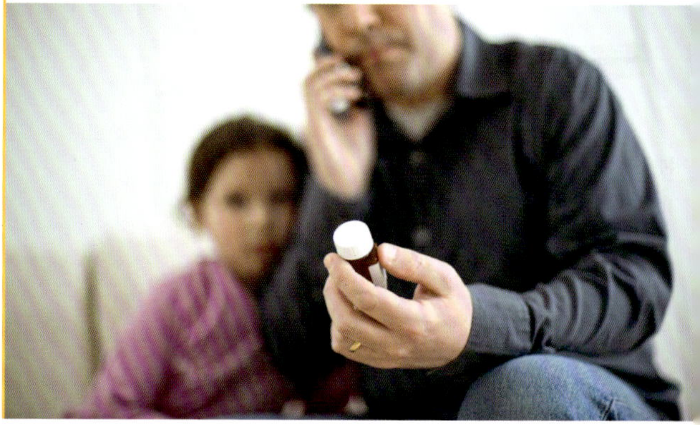

3 在等待援助的同时，观察并记录伤员的生命体征（54~55页）。保存任何呕吐物的标本，并将标本和容器以及其他线索交给救护人员。

特殊案例 嘴唇烧伤

腐蚀性物质烧伤，在等待救援人员到达时让伤员频繁吸食冷牛奶或水。

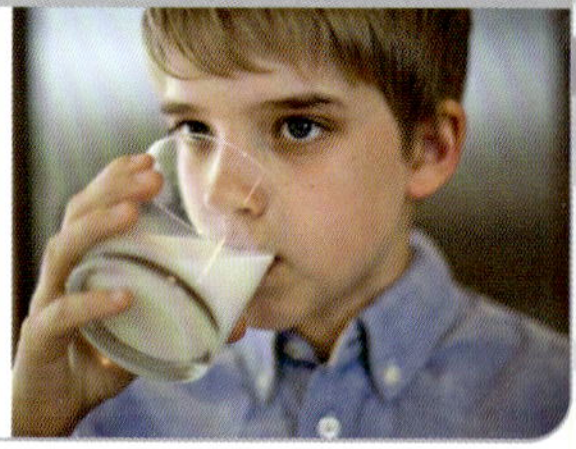

也可参考：酒精中毒见204页/化学烧伤见181页/药物中毒见对开页/浓烟吸入见100~101页/吞入异物见197页/失去知觉的伤病者见56~89页。

药物中毒

中毒可能由于服用过量的处方药和非处方药导致，也可能由于药物的滥用或药物之间的相互作用引起，其结果取决于药物的种类和服用途径的不同。在拨打急救电话时，尽可能多地提供信息。在等待救援人员到达的同时，寻找能帮助识别药物包装盒的人。

注意

- 不要催吐。
- 留意伤员身上和周围的针头，避免被扎伤（16页）
- 如果伤员无应答，开放气管检查呼吸（失去知觉的伤病者见56~89页）。

应对措施

1 如果中毒者有应答，协助其采取舒适体位，询问他们吃了什么，在交流时安抚伤员。

2 拨打急救电话120/999。告诉急救中心接线员怀疑为药物中毒。在等待救助的同时，观察并记录生命体征（54~55页）。

3 保存呕吐物标本，寻求有助于确认药物的证据，如空容器，将这些标本和容器交给救援人员。

目标

- 维持呼吸和循环。
- 安排送往医院。

识别药物中毒的后果

种类	药物	中毒的后果
止痛药	●阿司匹林（口服）	●上腹疼痛，恶心和呕吐 ●耳鸣 ●叹息一样的呼吸 ●意识模糊和谵妄 ●眩晕
	●对乙酰氨基酚（口服）	●起初影响较轻，但会发展到上腹疼，恶心呕吐 ●三天内肝脏不可逆的损害（酒精中毒和营养不良会增加风险）
神经抑制剂和镇静剂	●苯二氮卓类药物（吞服） ●抗抑郁药（吞服） ●抗精神病药（吞服）	●昏睡和嗜睡，导致无应答 ●呼吸表浅 ●虚弱，不规则和异常的脉搏快速或缓慢
兴奋剂和幻觉剂	●苯丙胺类（包括摇头丸）和麦角酸二乙基酰胺（LSD）（口服），可卡因（吸入或注射），合法兴奋剂	●易兴奋，活动亢进的行为，焦虑不安 ●出汗 ●手震颤 ●胸痛 ●中毒者产生幻听或幻视 ●瞳孔扩大
成瘾药物	●吗啡和海洛因（普通注射） ●鸦片类药剂（吞服和贴剂）	●瞳孔缩小 ●呆滞和混乱，可能导致无应答 ●缓慢，表浅的呼吸，可能会停止 ●有针眼，可引起感染
溶剂	●胶水或轻质燃料（吸入）	●恶心，呕吐 ●头痛 ●幻觉 ●可能无应答 ●心脏骤停，较少见
麻醉剂	●氯胺酮	●昏昏欲睡 ●呼吸表浅 ●幻觉

也可参考：失去知觉的伤病者见56~89页。

酒精中毒

注意

- 不要催吐。
- 如果伤员无应答，开放气管检查呼吸（失去知觉的伤病者见56~89页）。

识别

- 浓烈的酒精味。
- 空瓶和容器。
- 意识受损，伤员被唤醒后有反应，但很快又昏睡。
- 脸部发红并冒汗。
- 深呼吸，呼吸音重。
- 快而有力的脉搏。

失去知觉。失去知觉的后期：

- 呼吸浅慢。
- 快而微弱的脉搏。
- 瞳孔扩大，对光反射减弱。

目标

- 保持气管通畅。
- 评估其他的情况。
- 必要时寻求医疗帮助。

酒精是一种可以抑制中枢神经系统（特别是大脑）的药物（144~145页）。长时间或过量的摄入可严重损害生理和神经功能，人会陷入深昏迷状态。

酒精中毒的人还有其他的危险，如无应答的伤员可能会吸入呕吐物导致窒息；酒精扩张（扩大）血管以致身体热量散失，可能发展为体温过低。

满身酒味的伤员可能会被误诊，一些潜在的导致无应答的原因得不到及时治疗，如头部损伤、中风、心绞痛和低血糖。

应对措施

1 为伤员盖上衣服或毯子，防止受凉，安抚伤员。

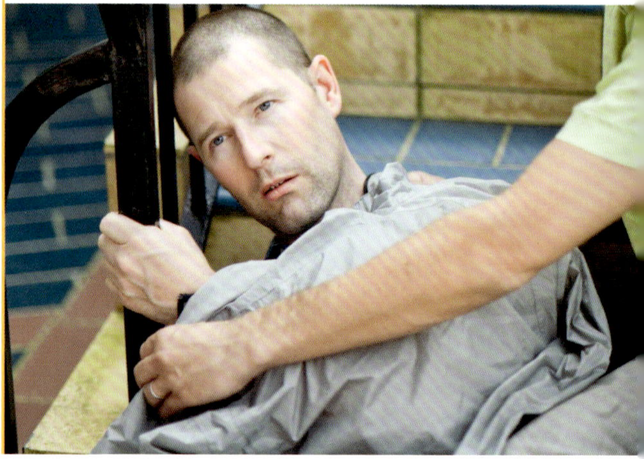

2 评估伤员其他受伤的情况，特别是头部损伤或其他病情。

3 观察并记录生命体征（54~55页），直到伤员恢复，或得到一个尽责的人的照顾。如果对伤员的状况有任何怀疑，拨打急救电话。

也可参考：头部损伤见146~147页/心脏病发作见213页/低血糖见217页/体温过低见188~190页/中风见214~215页/失去知觉的伤病者见56~89页。

动物或人咬伤

由锋利、尖锐的牙齿咬伤导致的深入刺伤，会引起组织损伤和细菌侵入。咬伤也会使组织产生挤压伤，且任何咬破皮肤的伤口都需要及时处理，因为可能会造成伤口感染。

严重的感染危险是狂犬病，这是一种潜在致命的中枢神经系统感染，该病毒可存在于感染动物的唾液里。如果在有狂犬病的危险区域里被咬伤，应立刻就医。因为伤员需要注射疫苗，并辨别出咬人的动物。

破伤风也是被任何一种动物咬伤后都会存在潜在的危险，通过人咬伤传播肝炎病毒的危险性很小——感染血液传播病毒的风险性更小，但还是应该立即去医院。

应对措施

1 用肥皂水和温水冲洗伤口，减少感染的危险。

2 用清洁的纱布支撑受伤部位，轻拍伤口使其干燥。用无菌绷带或胶带包扎伤口。包扎后检查血液循环（247页）。

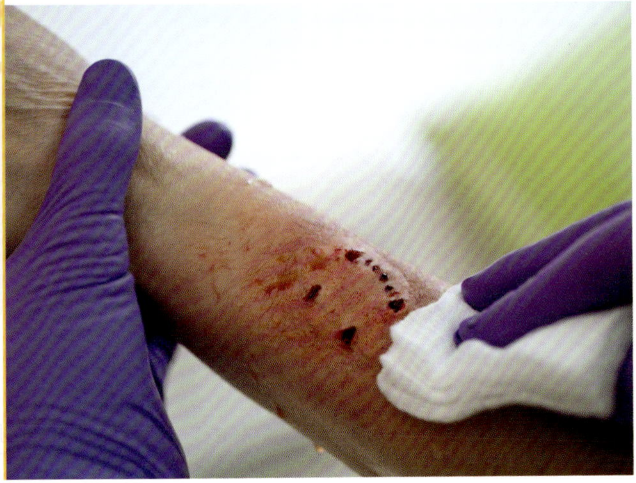

3 如果伤口位于关节处，且/或伤口较大较深，且流血不止，安排运送伤员去医院。

注意

- 如果你怀疑是狂犬病，迅速将伤员送往医院。

询问病人是否接种过破伤风疫苗。

如果有以下情况就要寻求医疗帮助：

- 伤口污染。
- 从未接种过破伤风疫苗。
- 不确认接种的日期和次数。

目标

- 控制出血。
- 减少感染的危险。
- 必要时寻求医疗帮助。

特殊案例 深伤口

如果伤口很深，直接用无菌纱布按压以控制出血，并抬高受伤的部位。用无菌敷料或大的、干净松软的纱布覆盖受伤的部位，用绷带包扎。治疗伤员休克，拨打急救电话120/999。

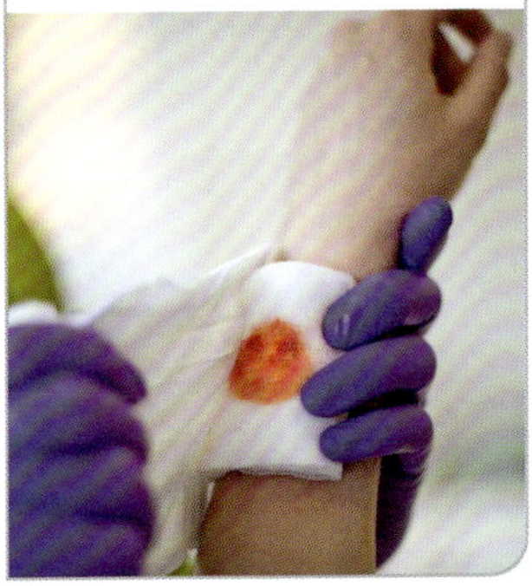

也可参考：割伤和擦伤见121页/感染伤口见122页/严重外出血见116~117页/休克见114~115页。

昆虫蜇伤

注意

- 如果伤员有过敏性休克的症状(223页),如果呼吸困难或脸部、颈部肿胀,拨打急救电话120/999寻求医疗帮助,在等待救援人员到来期间,监测并记录生命体征——呼吸、脉搏、反应程度(54~55页)。

识别

- 蜇伤处疼痛。
- 蜇伤处周围红肿。

目标

- 减轻肿胀和疼痛。
- 必要时送往医院。

特殊案例

嘴和喉部被蜇伤

如果伤员嘴部被蜇伤，有嘴或喉部组织发生肿胀的危险，会导致呼吸道阻塞，可通过给伤员吮吸冰块或小口喝凉水的方式预防肿胀。如果肿胀开始进一步发展，立即拨打急救电话。

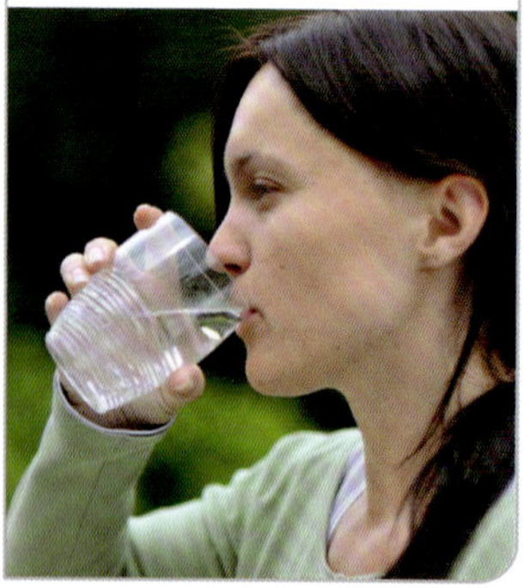

通常，被蜜蜂、胡蜂或大黄蜂蜇伤很疼，最初是尖锐的疼痛，随后有轻微的肿胀、发红和疼痛，但这些不会危及生命。

然而，多种昆虫的蜇伤可产生严重的后果，若嘴或喉部被蜇伤，会有潜在的危险，因为肿胀能阻塞气管。对于任何咬伤和蜇伤，重要的是观察有没有过敏症状，严重者能引起过敏性休克（227页）。

应对措施

1 安抚伤员。如果能看到蜇伤处，尽快用信用卡的边缘或指甲朝一侧将蜇刺刮出。

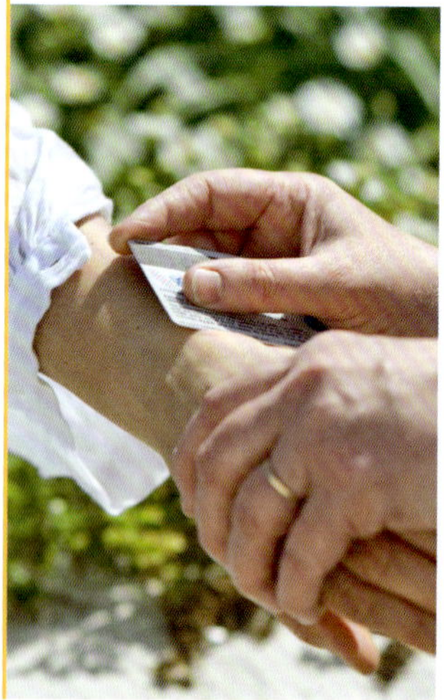

2 抬高患部，用冰袋之类的物品冷敷（245页），减轻肿胀。建议伤员至少用力按压受伤部位20分钟，告诉伤者如果持续疼痛和肿胀，立即寻求医疗帮助。

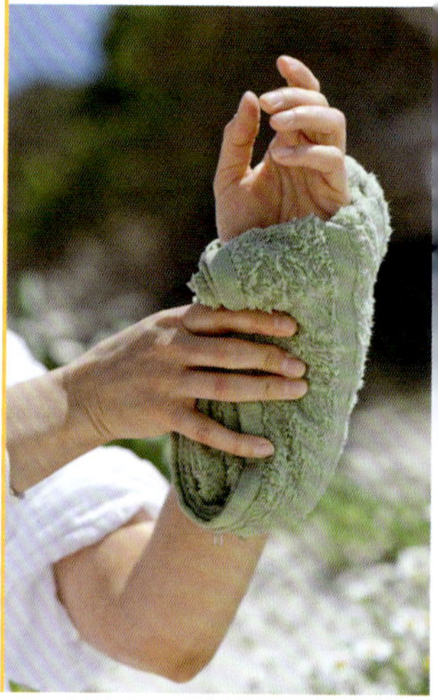

3 监测生命体征（54~55页）。注意有无过敏反应的迹象，如喘息和/或发红、肿胀、皮肤瘙痒。

也可参考：过敏见226页/过敏性休克见227页/失去知觉的伤病者见56~89页。

蜱咬伤

蜱是细小、类似蜘蛛样的动物，可在草丛或灌木丛里找到。它们黏附于经过的动物（包括人）身上，叮咬皮肤并吸血。蜱吸血后可膨胀到像豌豆一样大小，很容易被发现。蜱可携带疾病，造成感染，应尽快清除。

注意

- 不要试图用黄油或凡士林油烫或冷冻蜱，因为蜱体内传染性的液体会进入受伤者体内。

应对措施

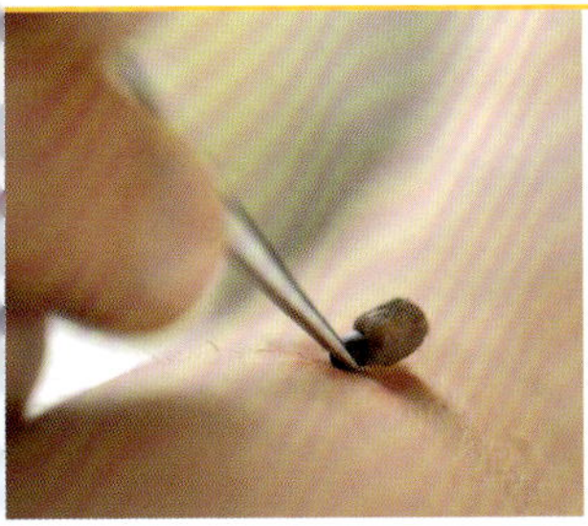

1 用镊子尽可能贴近伤员的皮肤，夹住蜱头部。用稳定的压力，慢慢地轻轻把蜱的头部往上拉。不要大力拉扯蜱，因为这可能会留下嵌口部位，或导致其感染的液体吐出到皮肤。

2 保留蜱予以确认，将其放入密封的塑料袋里。伤员应寻求医疗帮助，并告诉伤员最好带着蜱标本去医院，有可能需要进一步分析。

目标

- 除去蜱。

其他的咬伤和蜇伤

某些特殊物种的咬伤，如蝎子、蜘蛛和蚊子可能引发严重的疾病，并造成致命的危害。

嘴和喉部的咬伤或蜇伤是很危险的，因为肿胀可能阻塞气管。警惕伤员发生过敏反应，因为可能会引起过敏性休克（227页）。

注意

- 如果伤员被蝎子或红背蜘蛛、漏斗网蜘蛛咬伤，或者伤员有过敏性休克的症状（227页），立即拨打急救电话。

应对措施

1 安抚伤员，协助其坐下或平躺。

2 如果可以，抬高受伤部位，利用冰袋冷敷（245页）被咬部位至少20分钟，以减少肿胀的危险。

3 监测生命体征（54~55页）。注意有无过敏反应的迹象，如喘息和/或发红、肿胀、皮肤瘙痒。

识别

- 取决于各类物种，通常有：叮咬处的疼痛、红肿。
- 恶心，呕吐。
- 头疼。

目标

- 减轻疼痛和肿胀。
- 必要时安排送伤员去医院。

也可参考：过敏见226页/过敏性休克见227页/失去知觉的伤病者见56~89页。

蛇咬伤

注意

- 不要用止血带，用刀切开伤口处或把毒素吸出来。
- 如果伤员无应答，开放气管检查呼吸（失去知觉的伤病者见56~89页）。

识别

- 一对牙痕，咬伤时可能不疼。
- 咬伤处剧烈疼痛，红肿；且在24小时内整个肢体可能变得肿胀瘀青。
- 恶心，呕吐。
- 视觉模糊。
- 口中分泌物多，多汗。
- 呼吸困难，有可能窒息。

目标

- 阻止毒素扩散。
- 安排紧急送往医院。

在英国被蛇咬伤并不常见，英国境内唯一的一种毒蛇是蝰蛇，被它咬伤是不致命的。然而，毒蛇有时被当作宠物饲养。人们在旅行过程中容易受到毒蛇的攻击。（译注：中国有蛇类160余种，其中毒蛇50余种，有剧毒、危害巨大的有10种。我国两广地区蛇害严重，每年蛇咬伤的发病率为万分之二十五，多发于夏秋森林、山野、草地中。）

虽然蛇咬伤通常不会很严重，但有必要首先怀疑蛇是具有毒性的。严重的过敏性反应比较罕见，但可能在几分钟或数小时后显现。感到刺麻感之后通常立刻会出现剧烈疼痛，且刺痛处的肿胀会迅速扩散至整个肢体。

记录咬伤的时间和蛇的样子，以帮助医生确定合适的抗蛇毒血清。如果有可能（且安全的情况下），照一张蛇的数码照片，并通过电子邮件或信息的形式发出。预防他人被咬，需向当地管理机构通报并将蛇处理。

应对措施

1 帮助伤员坐下，并保持舒服的姿态。安抚伤员，并建议他不要动他的四肢，防止毒液扩散。拨打120/999请求紧急求助。用绷带固定上肢，并用折叠的宽绷带包裹四肢和身体。整个过程中不要移动伤者。

2 如果伤员被蛇咬伤后并没有出现持续的疼痛感，应在伤处放一块纱布，并用压力绷带缠住。不要脱掉咬伤处的衣物，这种可能会加速毒素的吸收。

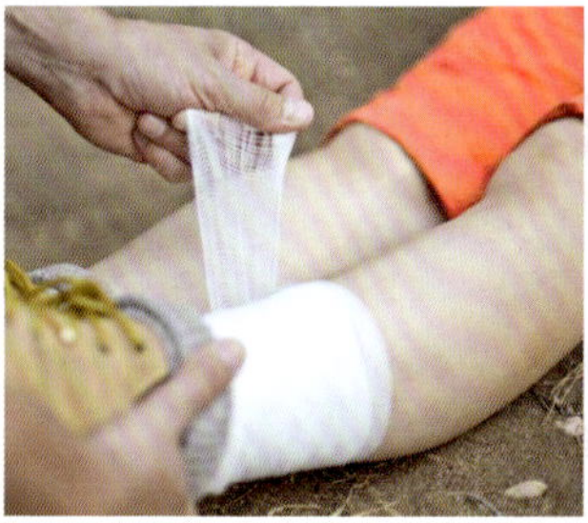

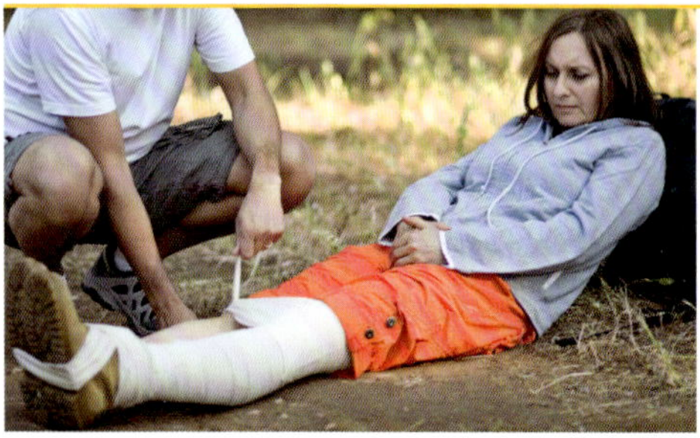

3 用另一卷压力绷带，尽可能包扎从咬伤处到肢体的远离心脏的一端。包扎后检查血液循环（247页）。如果可能，在咬伤处做上标记。同时用折叠的宽绷带和窄绷带（253页）一起将被咬伤的腿绑在另一条腿上，这样能起固定作用。如果咬伤在身体躯干，应使用压力绷带。

4 在等待救援的过程中，监视和记录生命体征（54~55页）。

也可参考：过敏性休克见227页/失去知觉的伤病者见56~89页。

海洋生物的蜇伤

水母、僧帽水母、海葵和珊瑚虫均可造成蜇伤，黏着在皮肤上的刺针细胞内含有毒素。大多数温带海洋生物危险性不大，然而，一些热带的海洋生物可造成严重的中毒情况。偶尔有因胸部肌肉麻痹而造成的死亡，因过敏性休克（227页）引起的死亡较少见。

注意

- 如果受伤面积很大或有严重的反应，拨打急救电话。在等待救援的同时，观察并记录生命体征（54~55页）。
- 不要烫伤伤者，水温不应超过40℃。

应对措施

1 鼓励伤者坐下或躺下。将受伤部位浸入人体可以忍受的热水中至少30分钟，以灭活毒液。每30分钟重复一次，以缓解疼痛。如果没有热水，可以用大量的海水来洗。

2 监测生命体征（54~55页）。注意有无过敏反应的迹象，如喘息和/或发红、肿胀、皮肤瘙痒（226页）。

特殊案例
水母咬伤

用大量醋或海水冲洗受伤处，使刺针细胞丧失活力。协助伤员坐下，按蛇咬伤的方法进行处理（对开页），拨打急救电话。

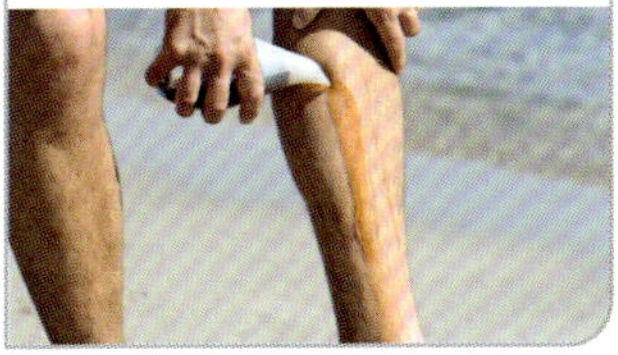

识别

- 受伤症状取决于物种种类，一般常见的症状有：蜇伤处疼痛，红肿。
- 恶心，呕吐。
- 头疼。

目标

- 减轻疼痛和不适。
- 必要的时候寻求医疗帮助。

海洋生物的刺伤

许多海洋生物都有刺，并以此作为工具来对抗其他捕食动物的攻击，如果有人踩到这类海洋生物，可能会被刺伤。海胆和鲈鱼有尖锐的刺可嵌入脚底。如果不把刺清除，伤口很容易被感染。热水可以分解毒素。

注意

- 不要包扎伤口。
- 不要烫伤伤者；水温不应超过40℃。

目标

- 减轻疼痛和不适。

应对措施

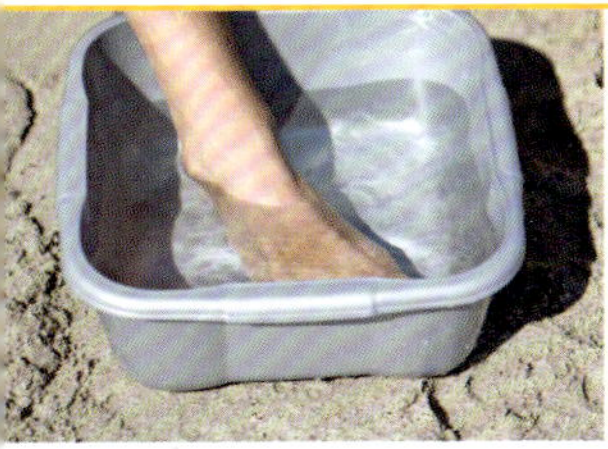

1 协助伤员坐下，将受伤部位浸入人体可以忍受的热水（不超过40℃）中至少30分钟。可以每隔30分钟重复一次，以缓解疼痛。

2 将伤员送到医院，以便安全地将刺清除。

也可参考：过敏见226页/过敏性休克见227页。

10 各类病症

一些常见病症，如发热和头痛，需要迅速处理，施行急救能达到很好的效果。然而，一个看似微小的症状可能是重大疾病的开始，因此应保持警觉，如果怀疑伤员有伤情应去医院就诊。本章还包括帮助心理健康危机患者的建议，早期干预可以降低长期患病的风险。

其他病症，如心脏病、中风、与糖尿病相关的低血糖（低于正常血糖水平）、严重的过敏反应（过敏性）和脓毒症都可能危及生命，需要紧急就医。

分娩是自然过程，通常持续数小时。所以当妇女出现突如其来的分娩阵痛时，最重要的是拨打急救电话，这时通常还有充裕的时间送产妇去医院。孩子很快分娩出来的情况很少见，不要强行接生，因为分娩过程会自然发生，不需要干预。

然而，流产是潜在的严重问题。因为有严重出血的风险，流产的妇女需要进行紧急医疗救治。

目标和目的

- 冷静迅速地判断伤员病情。
- 安抚伤员，使其感觉舒适。
- 如果怀疑有严重疾病，拨打急救电话。

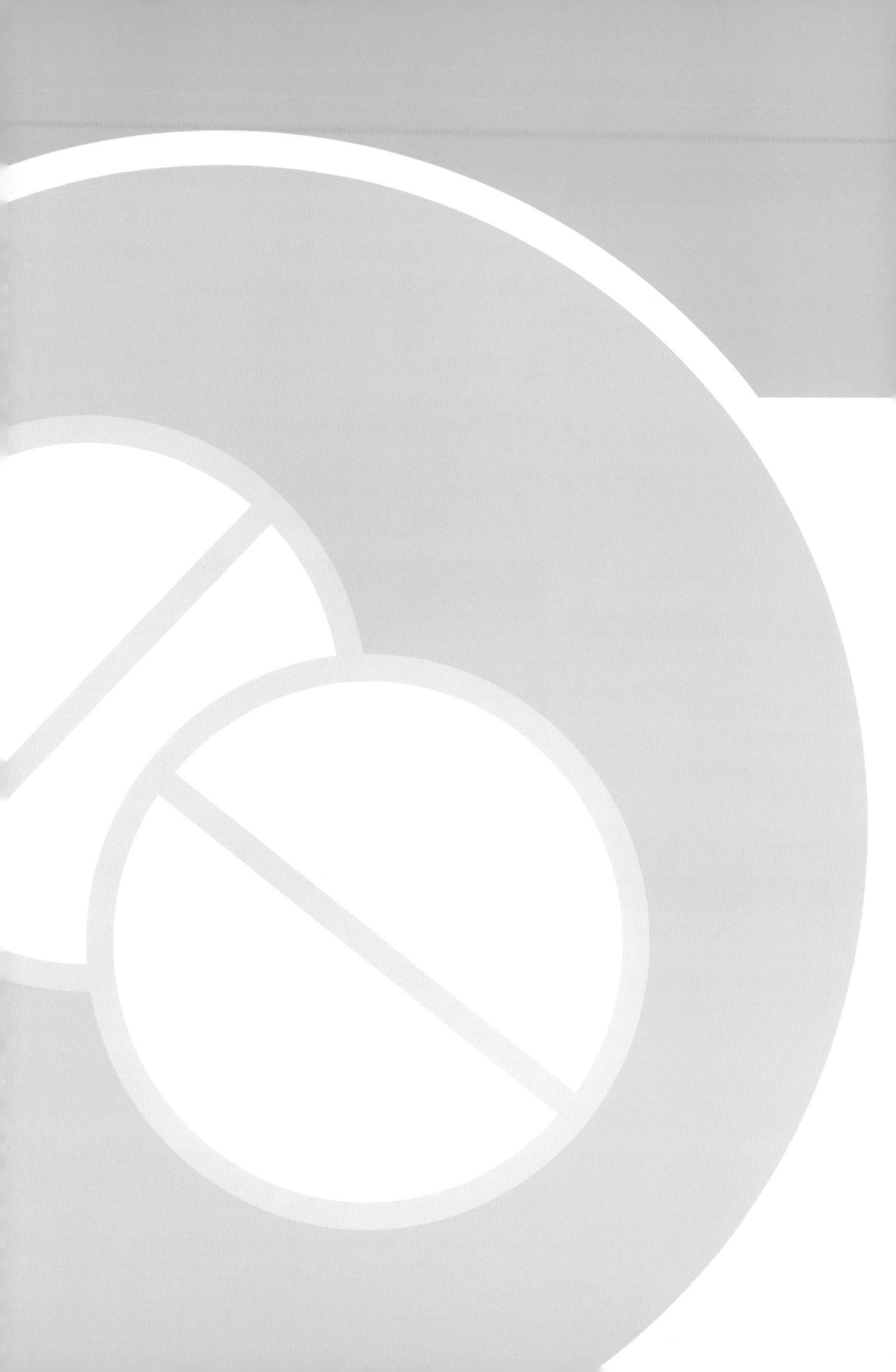

心绞痛

注意

- 如果伤者未被诊断为心绞痛，但出现胸痛，拨打急救电话120/999。
- 如果病人心绞痛是在休息时发作的，症状更严重、更频繁或与以前发作不同，或在其他方面有改变，建议他们寻求紧急医疗救助。
- 如果患者无应答，开放气管检查呼吸（失去知觉的伤病者见56~89页）。

识别

- 钝痛、重痛或虎钳样胸痛，可扩散至下颚及单臂或双臂。
- 休息后疼痛缓解。
- 呼吸短促。
- 突然感到过度虚弱。
- 焦虑不安。

目标

- 让患者休息以减少心脏负担。
- 帮助患者用药。
- 如果需要，寻求专业治疗。

心绞痛顾名思义就是胸腔受到挤压后的一种压榨性或窒息性的疼痛。当心肌冠状动脉的供血不足而变狭窄，不能携带充足氧气以满足患者劳累或激动时的需 求，从而产生的疼痛。发作时会迫使患者不得不休息，过后疼痛 很快能缓解。

应对措施

1 帮助患者停止手中所做的事，坐下休息。确保其舒适感，安抚患者，这样有助于缓解其疼痛。

2 如果患者随身携带有治疗心绞痛的药物，如片剂、泵动或气溶胶喷雾，让其自行用药。如果需要的话，帮助患者用药。

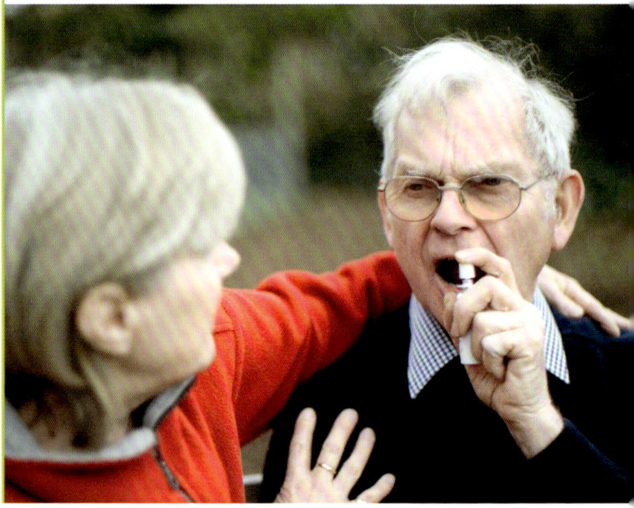

3 如果服用心绞痛药物5分钟后疼痛不能得到缓解，劝告患者服用或使用第二剂药物。

4 鼓励患者休息，并疏散任何旁观者离开。

5 如果患者在服用或使用第二剂药物的5分钟后疼痛依然不能得到缓解，或反复，怀疑是心脏病发作（213页）。拨打急救电话120/999寻求紧急救治。

6 如果患者在休息和服药后15分钟内疼痛消退，患者通常可以继续从事手头的工作。如果他有顾虑，可建议咨询专业医疗人员。

 心脏病发作（心肌梗死），见213页。

心脏病发作（心肌梗死）

心脏病发作通常是由于部分心肌的血液供应阻塞引起。例如，冠状动脉血栓。该病也称为心肌梗死，其主要危险是心脏会停止跳动。

心脏病发作的后果主要取决于受损心肌的范围。许多发病者能完全康复，阿司匹林通常用来减少心肌受损面积。

注意

- 如果患者无应答，开放气管检查呼吸（失去知觉的伤病者见56~89页）。
- 如果已知患者对阿司匹林过敏/患有禁忌证，如严重的哮喘/胃肠道出血/或患者在16岁以下，不要让其服用此药。

冠状动脉血栓形成

冠状动脉携带富含氧气的血液，为心脏肌肉提供必需的氧气和各种营养物质。血液中的胆固醇不断沉积于血管壁，形成斑块，而当斑块破裂即形成血栓。

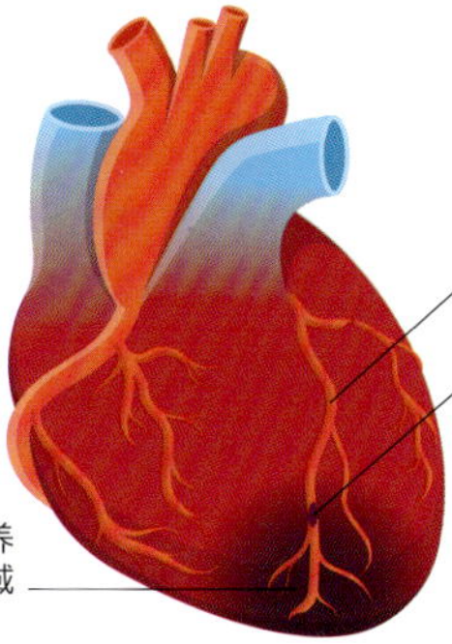

识别

- 持续的、绞窄性心脏前区疼痛，经常扩展到下颌和一侧或双侧手臂。和心绞痛不同，患者无法通过休息来缓解疼痛。
- 气短。
- 上腹部有不适感，类似严重的消化不良症状。
- 经常无任何征兆就感到极度虚弱。
- 突然晕厥或眩晕。
- 患者有濒死感。
- 皮肤苍白，嘴唇发青。
- 脉搏急促、微弱、不规则。
- 大汗淋漓。
- 过度喘气（“空气饥饿”，呼吸幅度大而深，但呼吸困难）。

目标

- 让患者休息以减少心脏的负担。
- 迅速拨打急救电话。

应对措施

1 拨打急救电话120/999寻求紧急救助。告诉急救中心接线员患者可能是心脏病发作。

2 为患者安排尽可能舒适的体位，以减少心脏的负担。支撑住患者头部和肩部，膝盖弯曲，半坐位通常是最佳的姿势。在患者身后和膝下放置软垫。

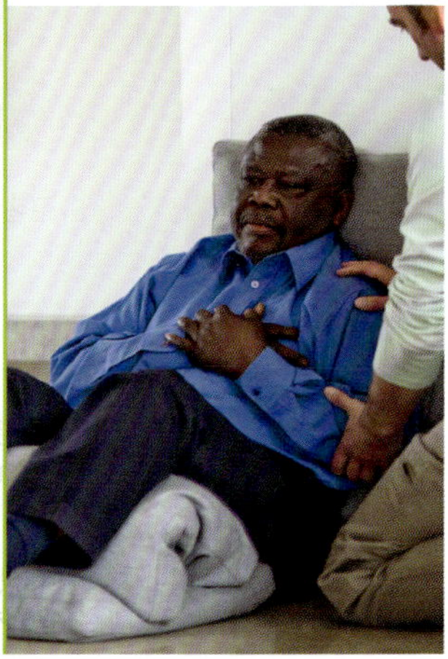

3 帮助患者服用足量的阿司匹林片（总计300毫克），建议其缓慢咀嚼。

4 如果患者随身携带治疗心绞痛的药物，如片剂、泵动或气溶胶喷雾，让其自行用药。如果需要，帮助患者用药，鼓励患者多休息。

5 在等待救援的过程中，监视和记录生命体征（54~55页）。让患者保持冷静，避免增加心脏负担。

也可参考：失去知觉的伤病者见56~89页。

中风

注意

- 警惕脑受压症状。
- 如果病人无应答，开放气管检查呼吸（失去知觉的伤病者见56~89页）。

识别

- 面部功能减弱——患者笑时面部两侧不一样，嘴和眼睛会出现下垂。
- 手臂动作功能减弱——患者仅能抬起一只胳膊。
- 语言障碍——患者说话含混不清。

可能还有：

- 面部、一侧或两侧的上下肢突然功能减弱或麻痹。
- 一只或两只眼睛突然失明或视觉模糊。
- 突然说话困难，或者不能理解他人言语。
- 突然神志模糊。
- 没有任何诱因就突然剧烈头痛。
- 眩晕、不稳定状态或突然摔倒。

目标

- 安排紧急送医院。
- 安抚患者，尽量使其感觉舒适。

中风是大脑血液供应受阻时发生的紧急病症。中风是英国第三大常见死亡病症（译注：中风已经成为中国内地排名第一的死亡病症，平均每12秒钟就有1例中风患者，每21秒钟就有1人死于中风）。许多人有中风后遗症，会导致长期的残疾。这种情况常见于老年人，并且与循环系统障碍有关，例如高血压。

中风主要的原因是血管内血栓阻塞大脑血液流动。但是，某些中风是因为血管破裂导致脑内出血。如果中风是由于血栓，可给患者服用减少大脑损害程度、促进康复的药物。如果你认为病人有可能中风，立刻拨打急救电话120/999。

如果怀疑患者有中风，可使用**FAST**（面部—手臂—言语—检查）检查指南：

F——面部功能减弱，伤员不能笑，嘴和眼睛可出现下垂。

A——手臂动作功能减弱，患者仅能抬起一只胳膊。

S——语言障碍，患者说话不清晰或者不能理解他人言语。

T——检查症状，如果怀疑患者中风拨打急救电话。

短暂性脑缺血发作（TIA）

短暂性脑缺血发作（TIA），有时也称为小中风。同中风相似，但症状仅持续几分钟，很快改善然后消失。如果怀疑有TIA，最重要的是去看医生，明确患者病情。如果有任何怀疑应假设为中风。

中风的原因

任何大脑血液供给的中断都会导致患部氧气和营养匮乏，从而造成该区域大脑暂行或永久性失能。中风还有可能是由于向大脑输送血液血管中的血栓（右图）引起，或血管爆裂引起的出血压迫大脑（更右图）。

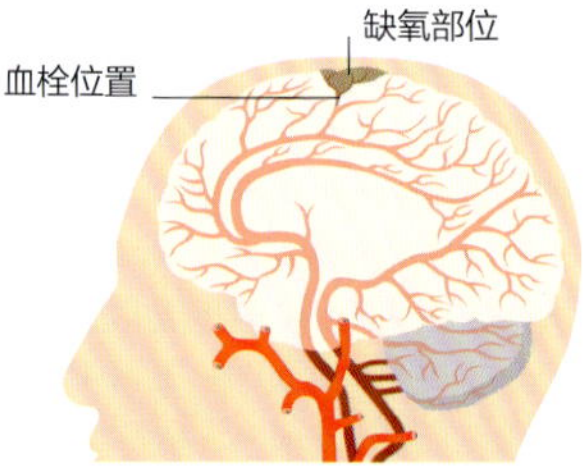

血管阻塞

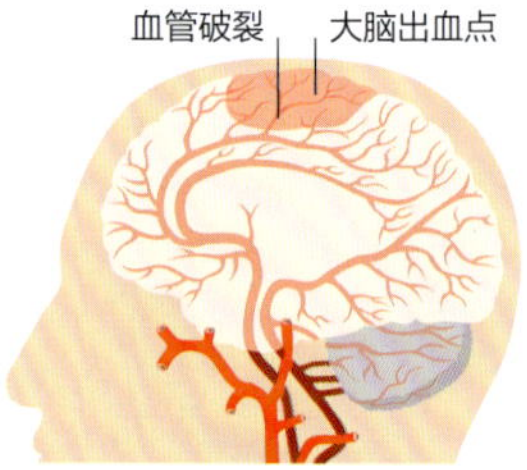

血管爆裂

也可参考：失去知觉的伤病者见56~89页

应对措施

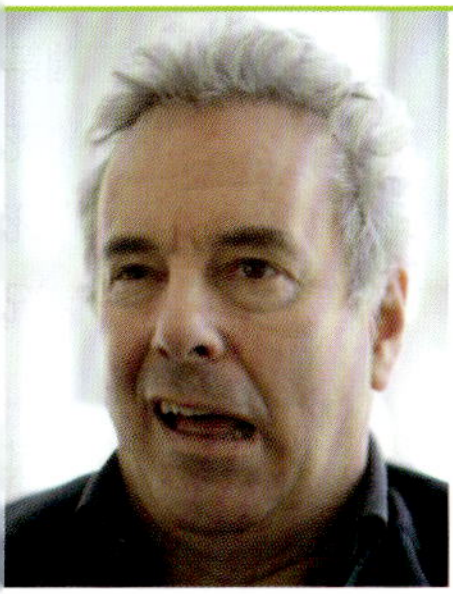

1 观察患者面部，让其微笑：如果中风，仅有一侧笑，而另一侧的嘴角会下垂。

2 让患者举起双臂：如果中风，患者仅能抬起一只胳膊。

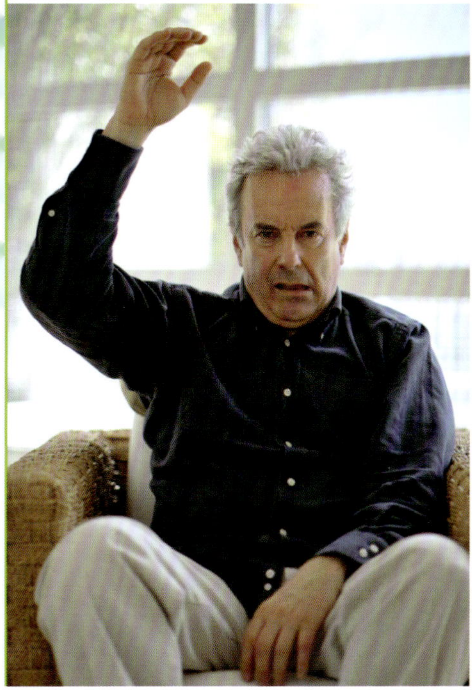

3 查看患者是否言语不清，能否理解急救者所说的话，对询问的问题能否正确回应。

4 拨打急救电话120/999寻求紧急救助，告诉急救中心接线员患者疑似中风，且已经采取FAST指南救助。

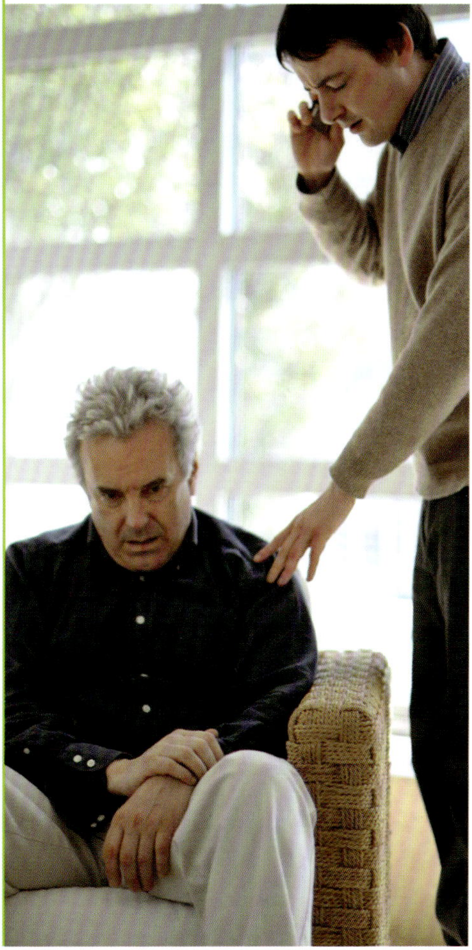

5 扶持患者并使其感觉舒适。如果患者意识清醒，协助其躺下，安抚患者，告知救助人员正在赶来途中。

6 在等待救援的过程中，定时监视和记录生命体征（54~55页）。不要给患者任何饮品或食物，因为患者可能很难吞咽，并有窒息的危险。

糖尿病

这是一种长期的慢性疾病，原因是身体不能产生足够的胰岛素。胰岛素是由胰腺（位于胃后的腺体）分泌的化学物质，用以维持身体的血糖水平。这种病会导致血糖高于正常水平（高血糖）或低于正常水平（低血糖）。如果糖尿病患者感觉不适，摄入糖能迅速纠正低血糖水平，也不会对高血糖水平造成危害。

糖尿病类型

最常见的两种糖尿病是1型糖尿病和2型糖尿病。妊娠期糖尿病是在妊娠期才出现或确诊的糖尿病，原因尚不明确，但有一些公认的风险因素。

1型糖尿病多发于儿童或青少年。1型糖尿病（又称作胰岛素依赖型糖尿病）患者的人体免疫系统破坏了胰腺中产生胰岛素的细胞，导致机体无法分泌足够的胰岛素。胰岛素可通过胰岛素笔和胰岛素泵注射到体内。胰岛素泵是一种被附在身体上的卡片大小的小型仪器。胰岛素由相连的输液管前端的引导针用注射器注入患者的皮下。

2型糖尿病患者的身体不能产生足够的胰岛素，或对胰腺产生的胰岛素产生抗性。这类糖尿病通常与肥胖和生活方式因素有关，如果有家族史，患上这种类型糖尿病的危险性会增加。因为常见于40岁以上人群，也称为壮年期发作糖尿病，但现在年轻的人群中更常见。2型糖尿病正常情况下可通过饮食、减肥和规律运动加以控制。然而，在某些情况下，也需要口服药物和注射胰岛素。

高血糖

注意

- 如果患者无应答，开放气管检查呼吸（失去知觉的伤病者见56~89页）。

血糖过高可能是在几小时或几天内持续升高而造成的。如果不及时治疗， 病人会因血糖过高导致无应答（糖尿病昏迷），因此需尽快寻求医疗援助。患有高血糖的病人应佩戴带有医疗警示的项链、身份卡或标志以便急救人员施救。

识别

- 温暖、干燥的皮肤。
- 快速的脉搏和急促的呼吸。
- 呼气有水果味、极度口渴。
- 昏昏欲睡，如果不治疗会导致失去知觉。

目标

- 安排紧急送往医院。

应对措施

1 拨打急救电话120/999，告诉急救中心接线员怀疑病人患有高血糖。

2 注意监控并记录生命体征（54~55页），直到救援人员到来。

也可参考：失去知觉的伤病者见56~89页。

低血糖

该情况发生在血糖浓度低于正常水平时，典型症状是反应水平迅速下降。如果胰岛素与血糖浓度失衡，就会发生低血糖，例如糖尿病患者没有及时进餐或运动过度的情况。低血糖常见于新确诊为糖尿病的患者中，因为这类病人还在学习如何合理地控制血糖。少数情况下，成人惊厥（218~219页）或酗酒也可能引起低血糖。

糖尿病患者可携带自己的血糖测试设备，以及自备的胰岛素药物，也应该准备好急救物品，如糖块或葡萄糖凝胶。

如果晚期发生低血糖，病人的应答水平可能会受到影响（54页），必须拨打急救电话120/999寻求医疗救助。

注意

- 如果伤员意识受损，不要给患者任何吃喝的东西。
- 如果伤员无应答，开放气管检查呼吸（失去知觉的伤病者见56~89页）。

识别

- 有糖尿病史——病人自己可能会意识到这是低血糖发作。
- 虚弱、眩晕或饥饿感。
- 意识模糊和不合理行为。
- 出汗、皮肤湿冷。
- 脉搏快速。
- 心悸、肌肉震颤。
- 反应水平减弱。
- 有佩戴糖尿病警示的手链或项链，以及紧急使用的葡萄糖凝胶或糖果。
- 有携带血糖仪或者药物，例如胰岛素针或药片。

目标

- 尽快提高血糖浓度。
- 获得适当的医疗援助。

应对措施

1 帮助病人坐下。如果病人带有葡萄糖凝胶之类的紧急糖分补给，帮助其服下。若没有，给病人等同于10~15克剂量的葡萄糖补给，比如100毫升的果汁或含糖汽水、3茶匙的糖（或方糖）或3块糖果（如儿童凝胶糖）。

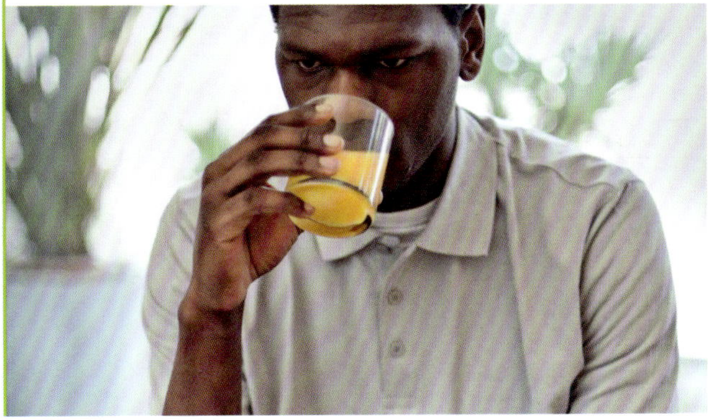

2 如果患者反应敏捷，可以多给他们提供含糖的食物或饮料。让患者休息，直到感觉好些。帮助患者找出血糖测试设备以便自行检查血糖水平。观察患者情况直到完全恢复。

3 如果病人的状况没有改善，寻找其他病因。拨打急救电话120/999。注意监控并记录病人的生命体征（54~55页），直到急救人员到达现场。

也可参考：酒精中毒见204页/头部损伤见146~147页/失去知觉的伤病者见56~89页。

成人惊厥

注意

- 除非身处险境，否则不要搬动伤员。
- 伤员惊厥发作时，不要在口中放置任何东西，不要强行制止伤员。

如果出现下列情况拨打急救电话：

- 伤员惊厥反复发作或首次发作。
- 伤员不清楚惊厥的原因。
- 惊厥持续发作5分钟以上。
- 伤员失去意识超过10分钟。
- 病人因癫痫发作而造成身体其他部位受伤。

惊厥，也叫痉挛，是指肌体肌肉群不由自主地收缩，该情况是由大脑的异常电波造成的。惊厥通常导致意识丧失或受损，最常见的原因是癫痫，其他原因包括头部损伤，一些脑损伤性疾病，脑内氧和糖的供应不足，某种有毒物质的摄入，包括酒精。

癫痫发作是因为反复的大脑活动障碍，可能是出人意料地突然发作。在发作之前，伤员可能会有短暂的预警期，例如一种奇怪的感觉或特殊的嗅觉和味觉。

无论何种原因造成惊厥，在患者恢复和急救人员到达前，必须保持对患者的看护，包括保持气管通畅，监测生命体征（54~55页）。同时，急救者还需保护惊厥患者免受进一步的伤害，并在患者康复后安排适当的照顾。

识别

- 突然无应答。
- 病人肢体僵硬，背呈弓形。
- 呼吸有杂声，呼吸困难，嘴唇呈紫蓝色（发绀）。
- 身体开始抽搐。
- 口吐白沫（如果咬伤了嘴唇或舌头，会有血迹）。
- 大小便失禁。
- 数分钟后肌肉放松，呼吸恢复正常，并可以应答，但病人可能仍感觉茫然或举止怪异，并对自己的行为没有意识。
- 癫痫发作后，病人会感到疲惫，并陷入深睡状态。

特殊案例 失神发作

某些病人会经历一种称为“失神发作”的轻微癫痫症发作的过程。这是一种短暂的、突然的意识丧失。儿童发病率高于成人。病人可能在发作时会瞬间抽搐，双目茫然。你可能会注意到病人出现嘴唇、眼睛或四肢抽搐，及无意识地咀嚼、咬唇或发出怪声。如果病人出现“失神发作”的症状，应采取以下措施：

- 协助发病者坐在安静的地方。
- 清除任何可能导致危险的物件，如热饮品或尖锐的物体。
- 安慰患者，与其冷静地交谈，在患者复原之前保持陪伴。
- 如果患者不清楚自己的病情，且没有完全康复，建议患者尽早就医。

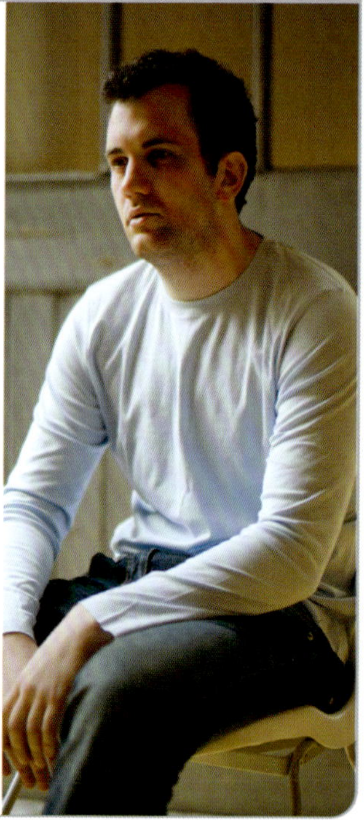

应对措施

1 给患者腾出周围的空间，请旁观者离开。清除周围潜在的危险因素，如滚烫的饮品和尖锐的物体。记录惊厥开始的时间。

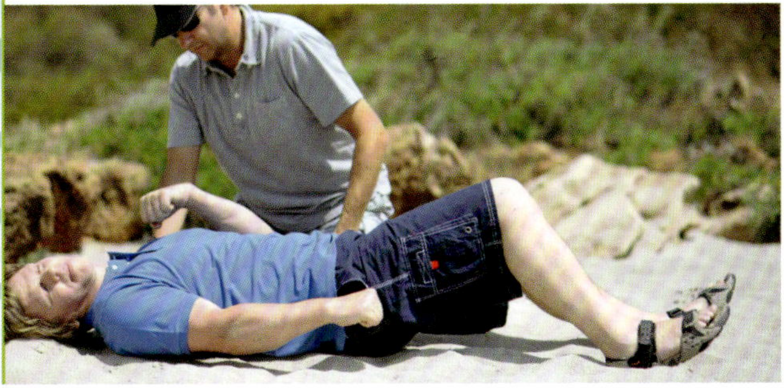

2 保护患者头部，避开附近的危险物体。需要的话在头和颈下或周围放置软垫（如叠卷的毛巾），必要时松开颈部系紧的衣物。

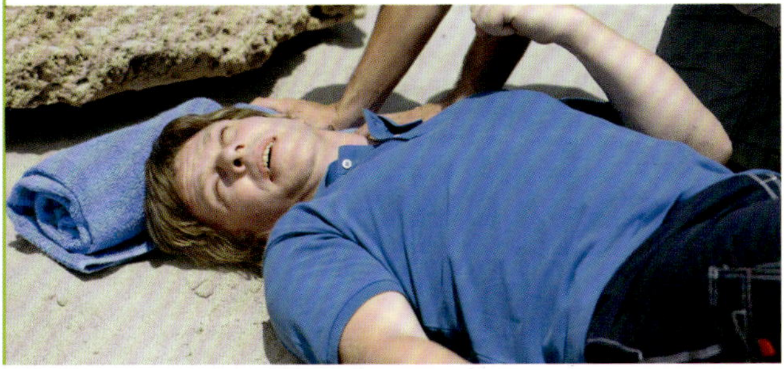

3 当痉挛动作停止后，开放患者气管检查呼吸，如果患者有呼吸，将其安放于复原卧位。

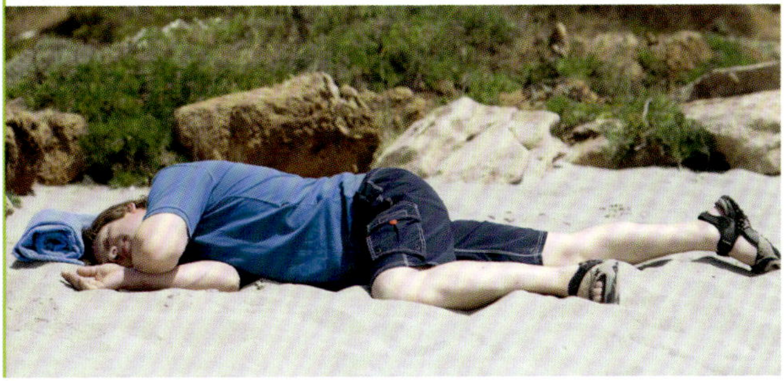

4 注意监控并记录生命体征（54~55页），直到患者恢复。记下惊厥时长。

目标

- 保护患者，避免发作时受伤。
- 患者恢复知觉后小心看护，必要时送往医院。

重点

如果惊厥患者使用轮椅：

- 踩住刹车，防止椅子移动。
- 除非有别的治疗计划，否则就让患者待在轮椅上。
- 如果患者系着安全带，请将其固定。如果没有安全带轻轻地支撑患者以防止他们跌倒。
- 轻轻地扶着并用软垫托住患者的头部，以减低受伤的风险。
- 患者停止抽搐后，检查气道和呼吸，如有需要，将其置于复原卧位。监测和记录患者的生命体征（54~55页），直到他们完全康复。
- 记录惊厥时长。

也可参考：头部损伤见146~147页/失去知觉的伤病者见56~89页。

小儿惊厥

注意

- 不要在儿童发热时穿过多或过少的衣服。不要用水擦拭儿童身体以防温度过低。

识别

- 无应答或应答水平减弱。
- 剧烈抽搐，拳头紧握，身体呈弓形。

还可能有以下症状：

- 明显的发热症状：发热、皮肤发红和出汗。
- 面部抽搐，眼斜视、呆滞和上翻。
- 呼吸困难，且面部和颈部充血，流口水。
- 呕吐和/或大小便失禁。

目标

- 保护儿童免于在惊厥中受伤。
- 给儿童降温。
- 安抚患儿家长。
- 安排送往医院。

小儿惊厥又叫抽搐或痉挛，常见于因喉部、耳朵或其他部位的感染而引起的体温升高。该类型惊厥属于热性惊厥，因为脑组织的电生理系统没发育成熟，不能应对身体的高温。

虽然应当警惕惊厥的发作，但如果处理得当的话，几乎不会产生危险性。不过为安全起见，应送孩子去医院以排除其他严重的疾病。

应对措施

1 在小儿周围放置枕头或软垫，以防止剧烈的抽搐造成损伤。不要用任何方法强制小儿。

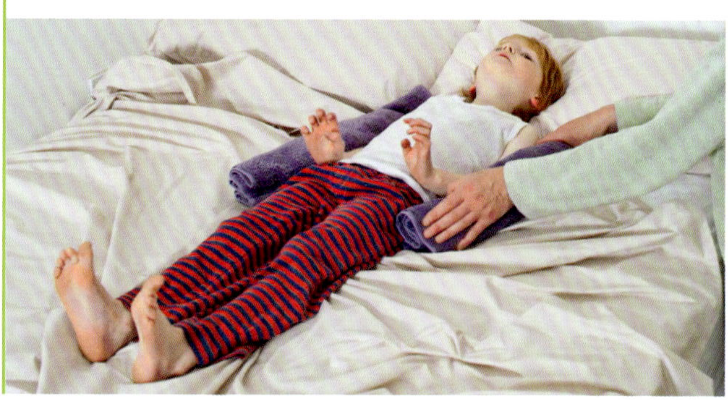

2 给小儿降温。去掉一些床上用品和衣物，例如T恤或睡衣裤，等待小儿抽搐停止。保持空气流通。谨防过度降温。

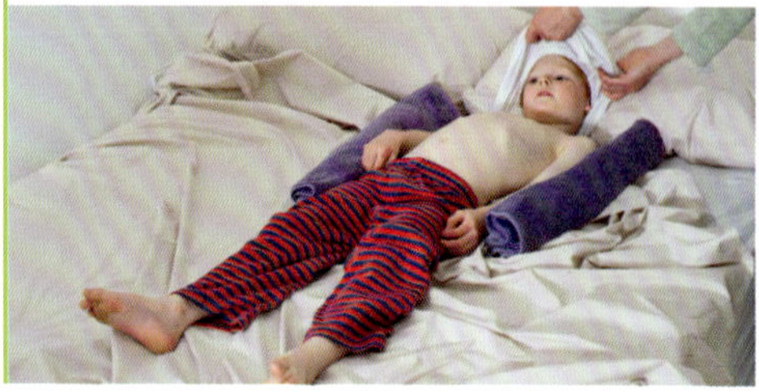

3 一旦惊厥停止，将小儿放置于复原卧位以保持气管通畅。拨打急救电话。

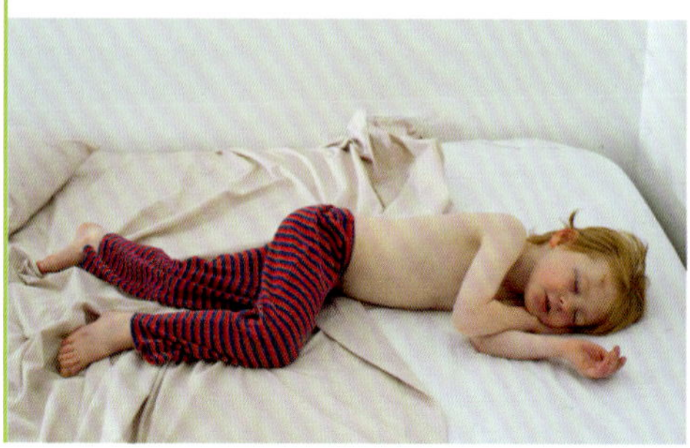

4 安抚儿童、家长和看护者。注意监控并记录生命体征（54~55页），直到医护人员到达。

也可参考：失去知觉的儿童见74~81页/失去知觉的婴儿见82~85页。

发烧

体温持续在37℃以上称为发烧。其常由细菌或病毒感染所引起，并伴有耳朵疼痛、喉咙痛、麻疹、水痘、脑膜炎（223页）或局部感染，如脓疮。在海外旅行期间也可能造成感染。

当儿童体温高于39℃时，会很危险，因为可能诱发小儿惊厥。如果你担心儿童病情，需尽快就医。

中度发烧对成人无害，但儿童体温超过37℃是危险的，可诱发惊厥。如果你担心伤病者病情，要尽快就医。

应对措施

1 让患者降温，保持舒适——最好躺在床上，适宜地盖些轻软的毯子。

2 给患者大量的冷饮以补充出汗而丢失的体液。

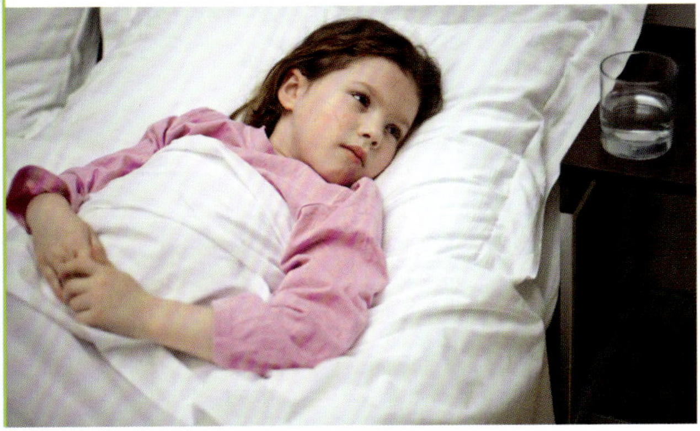

3 如果儿童出现痛苦或不适，可让其服用推荐剂量的解热镇痛糖浆（而非阿司匹林）。成人可服用推荐剂量的解热镇痛药。

4 观察并记录患者生命体征（54~55页），直到完全康复。

注意

- 如果担心患者病情，寻求医疗帮助。
- 不要在儿童发热时穿过多或过少的衣服。不要用水擦拭儿童身体以防温度过低。
- 16岁以下的小儿不要服用阿司匹林。

识别

- 体温升高至37℃以上。
- 皮肤苍白，患者感觉冷，起鸡皮疙瘩、寒战和牙齿打战。

后期有以下症状：

- 皮肤滚烫、发红和出汗。
- 头痛。
- 全身酸痛。

目标

- 体温降下来。
- 如果需要，寻求医疗机构帮助。

也可参考：小儿惊厥见220页/脑膜炎见223页。

脓毒症

注意

- 如果患者的病情恶化，且疑似患脓毒症，即使病人已经就医，也应拨打急救电话120/999寻求帮助。

识别

如果被感染的患者或疑似感染的患者出现任何以下症状，则可能患上脓毒症，需要注意的是，这些症状通常不会同时出现，但包括：

- 严重呼吸困难和/或快速浅呼吸（每分钟呼吸超过 22 次）。
- 极度疼痛或不适。
- 患者一整天未排尿。
- 皮肤苍白、斑驳、变色。
- 手脚冰凉。
- 患者表达觉得自己快要去世了。
- 表达不清，困顿且昏昏欲睡。

对于儿童患者，可能还需注意：

- 呼吸急促。
- 皮肤有斑点、青紫或苍白。
- 手脚冰凉。
- 近期没有排尿。
- 惊厥。
- 孩子昏睡或很难被唤醒。

目标

- 获得紧急医疗救助。

脓毒症是由细菌等病原微生物侵入机体引起的全身炎症反应综合征，造成患者的组织和器官损伤。一定要区分普通的感染和罕见的脓毒症，后者会危及生命，是由于治疗感染无效而引起的并发症。全球有五分之一的病人死于脓毒症，其中大多数死亡与艾滋病毒/艾滋病、肺炎、尿路感染和在社区和医院内的其他感染有关。脓毒症可以由任何部位的感染引起，临床上常见于腹泻、腹膜炎等腹部疾病，以及脑膜炎（见对开页）等影响中枢神经系统的感染。

脓毒症可感染任何人，婴幼儿、老年人以及免疫系统低下者都属易感人群。由于脓毒症的早期迹象和症状并不明显，因此通常很难辨识。病人的治愈取决于及时识别病情和尽早使用抗生素治疗。脓毒症的病死率很高，诊断和治疗延误的时间越长，死亡率越高。

应对措施

1 如果怀疑病人患有脓毒症，尽快寻求医疗救助。拨打急救电话120/999。不要等到所有体征或症状都出现，到那个阶段，伤员就会病危。

2 安抚病人，通过治疗发烧让其保持舒爽。注意监控并记录病人的生命体征（54~55页），直到急救人员到达现场。

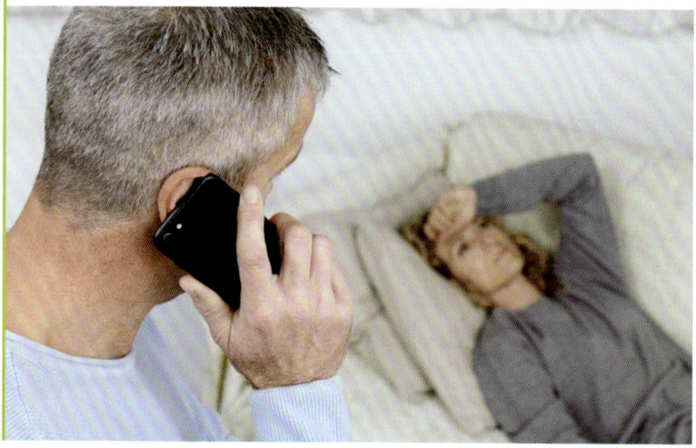

也可参考：发烧见221页/失去知觉的伤病者见56~89页。

脑膜炎

脑膜炎是指附着在大脑和脊髓周围组织的感染，可能由细菌或病毒引起。细菌性脑膜炎是一种严重但罕见的脓毒症病因，可导致患者在数小时内死亡或造成永久性的损伤。患者病情通常容易迅速恶化，尤其是儿童。应按照对开页中脓毒症方法治疗。

注意

- 如果患者的病情恶化，且疑似患脑膜炎，即使病人已经就医，也应拨打急救电话120/999寻求帮助。

应对措施

1 如果注意到有一些脑膜炎的症状，如遮住眼睛挡光，应迅速寻求医疗帮助。脑膜炎的症状可能不会全部呈现，因此不要等所有症状和体征都出现时才就医。治疗发烧（221页）。

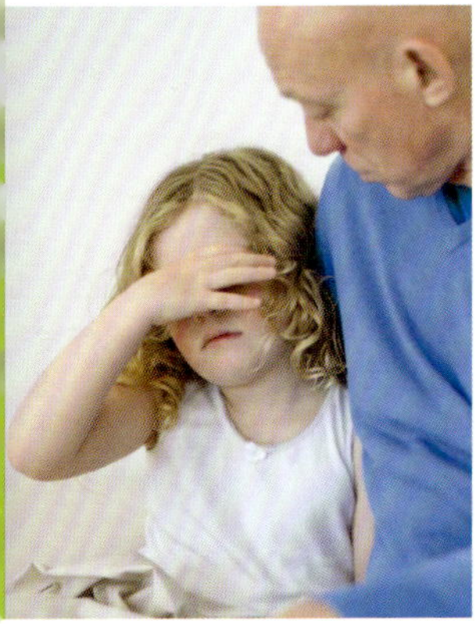

2 检查儿童出疹子的迹象。对于深色皮肤患者，可检查身体肤色较浅的部位，如眼睑内、手掌或指尖。如果发现任何迹象，即使患者已经就医，也要拨打急救电话120/999寻求帮助。

3 在等待救援期间，安抚患者并给予降温，注意监控并记录生命体征（54~55页）。

识别

如果观察患者出现任何以下症状和体征，则可能患上脑膜炎，需要注意的是，它们通常不会同时出现，但包括：

- 任何脓毒症的迹象和症状，见对开页。
- 流感症状，伴有高热。
- 剧烈头痛。
- 脖子僵硬（患者下颌不能接触到胸部）。
- 呕吐。
- 眼睛对光敏感。
- 婴儿会有高音调的呻吟或啜泣声，囟门（颅骨较软的部位）轻度绷紧或膨胀。
- 后期，出现明显的红色或紫色的皮疹，按压时不会消退。此时，患者的病情危重。

重点：检查脑膜炎引发的皮疹

如果用玻璃的侧面紧紧地贴住疹子，大多数疹子都会消退。伴随脑膜炎后期的是一种独特的红色或紫色皮疹，按压时不会消退。如果皮疹没有消退，应拨打急救电话120/999寻求帮助。

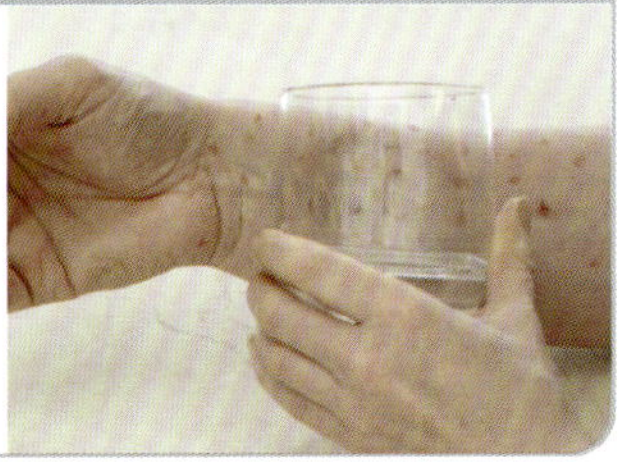

目标

- 获得紧急医疗救助。

也可参考：发烧见221页/失去知觉的伤病者见56~89页。

心理健康危机

注意

- 如果患者有伤害自己的倾向，或者正在伤害自己，拨打急救电话120/999寻求帮助。
- 如果患者无应答，开放气管检查呼吸（失去知觉的伤病者见56~89页）。

识别

患者可能：

- 表达生无可恋、绝望、困顿和/或无助。
- 抱怨睡眠不佳和/或食欲减退。
- 感觉抑郁或焦虑。

还有可能：

- 身体出现状况，如心跳加速、出汗、颤抖、胸痛或不适、感觉头晕、换气过度、手指或腿部麻木或刺痛。
- 感觉脱离现实，害怕情绪失控、遭遇憎恨和厌恶，害怕死亡和/或不想再活下去。
- 试图自残，滥用药物或自杀。

目标

- 挽救患者生命，如果他们有可能危及自己或他人。
- 提供帮助，防止危机恶化，促进患者康复。
- 及早发现问题，减少危机未处理的时间。

心理健康是一种幸福状态，每个人都可以通过这种状态应对生活中的正常压力——但平均而言，四分之一的人会经历某种形式的心理健康问题。压力是生活的正常组成部分，但过度时会变得有害。慢性（长期）压力可以通过多种方式触发。它可能导致一系列心理健康问题，从抑郁、焦虑或饮食失调到精神病和药物滥用。

身体压力可能来自疾病或受伤以及急性或慢性疼痛。环境压力可能是由恶劣的住房条件、社会隔离、就业问题或财务问题造成的。情绪压力可能来自人际关系问题、同伴压力、婚姻困难、生活事件、丧亲之痛、身体或性虐待。通过及早发现慢性压力或潜在的心理健康危机的迹象，并鼓励人们寻求帮助，可以减少精神疾病的严重程度和持续时间，从而防止情况恶化。

应对措施

1 带着同理心倾听并鼓励患者畅所欲言。让患者放心，他们的谈话没有对错。始终尊重其隐私和保密性。在情感和态度上支持并理解患者，让其相信能够得到有效的帮助。

2 鼓励患者寻求适合的专业救助。建议他们与医生交谈，寻求咨询或转诊到心理健康服务机构，并在适当的情况下提供药物治疗。

3 鼓励患者尝试自助应对方法，例如与愿意帮忙的家人和朋友交谈，联系救助社团，和/或寻求就业、教育、社保和住房部门的帮助。采取策略，例如减少咖啡因和/或酒精摄入量、定期锻炼、参加休闲活动、保持充足的睡眠和良好的营养以及练习放松技巧。

4 如果患者自残，或者正试图这么做，不要批评其举动。向患者提出可以帮忙处理伤处，如果他们愿意。并建议其寻求帮助治疗伤患。

5 如果患者有自杀倾向，帮助他们打电话给亲密的朋友、家人和/或心理专家。如果患者已经采取了行动，拨打急救电话120/999寻求帮助。

也可参考：药物中毒见203页/过度通气见103页/严重外出血见116~117页/服毒见202页/失去知觉的伤病者见56~89页。

晕厥

晕厥是由大脑暂时的供血不足引发的短暂性无应答。可能因为疼痛、过度疲劳、饥饿或情绪激动等产生的反应，也常见于长时间身体静止不动的情况下（例如久坐或久站），尤其是在高温环境中。长时间不动造成血液积聚于下肢部分，使到达脑部的血流量减少。

当患者感觉眩晕时，脉搏会变得非常缓慢。然而，脉搏速率会瞬间攀升并恢复正常。因此晕厥患者通常很快就能完全恢复。不要建议感觉眩晕的病人将头放置于双膝坐在椅子上，因为晕厥可能导致其从椅子上滑落，弄伤自己。如果病人在怀孕晚期，帮助其向左侧躺在地上，以防止怀孕的子宫限制血液回流心脏。

注意

- 如果患者无应答，开放气管检查呼吸（失去知觉的伤病者见56~89页）。

识别

- 短暂的失去知觉导致伤员跌倒在地。
- 脉搏缓慢。
- 苍白、皮肤湿冷和大汗淋漓。

目标

- 改善大脑的血液循环。
- 安抚伤员使其感觉舒适。

应对措施

1 当患者有眩晕感时，立即让其躺平。急救者跪在地面，抬高患者下肢，将其踝部架在急救者的肩部以改善脑部血液供应。注意观察患者面部有没有恢复的迹象。

2 确保患者能呼吸大量新鲜空气，如果在室内，请他人帮忙打开窗户。另外，请在场的围观者散开。

3 当患者恢复后，进行安抚并帮助其缓慢坐起来。如果患者再次感觉眩晕，建议他再次躺下，抬起并支撑下肢直到完全恢复。

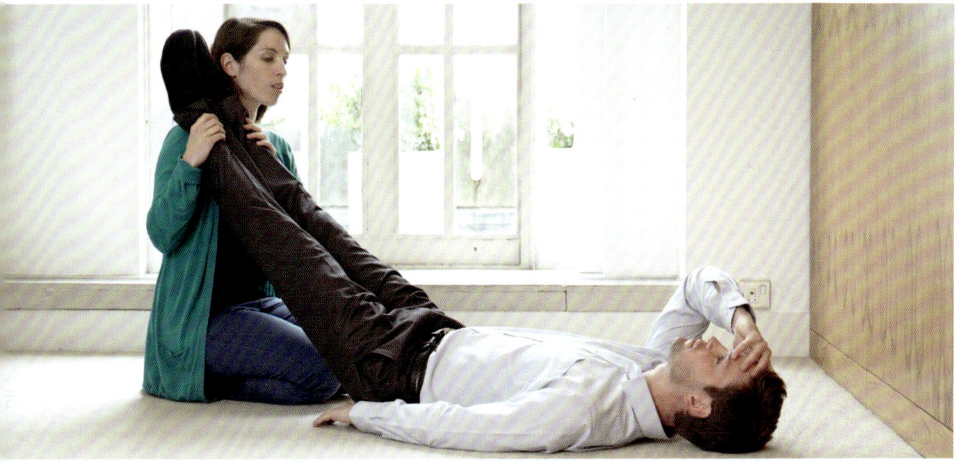

也可参考：失去知觉的伤病者见56~89页。

过敏

注意

- 如果患者情况没有改善，呼吸困难或感到痛苦，请拨打急救电话120/999寻求紧急帮助。在等待救援期间，监测并记录生命体征（54~55页）。

识别

轻度过敏症状的不同取决于变应原和人，会有如下症状：

- 红而痒的疹块或局部皮肤隆起（风疹块）。
- 眼睛发红、发痒。
- 喘息或呼吸困难。
- 手、脚或面部肿胀。
- 腹部疼痛，呕吐和腹泻。

目标

- 评估过敏反应的严重性。
- 必要的话寻求医疗帮助。

过敏是肌体防疫系统（免疫应答）对正常无害的变应原物质产生的异常反应。过敏可出现轻度瘙痒、肿胀、气喘或消化道症状，有可能发展成为全面暴发的过敏反应或过敏性休克（对开页），它可以在接触变应原后几秒钟或几分钟内发生。常见的致敏原包括花粉、尘埃、坚果、贝类、蛋、黄蜂和蜜蜂蜇伤、乳类和一些药物。在某些情况下，会有非常微弱甚至没有肌肤变化，也有可能出现非典型的变化。

应对措施

1 评估患者的症状和体征，询问患者是否有过敏史。

2 可能的话，最好消除变应原，或让患者脱离变应原。

3 治疗相应症状，允许患者服用自带的已知过敏症的治疗用药。

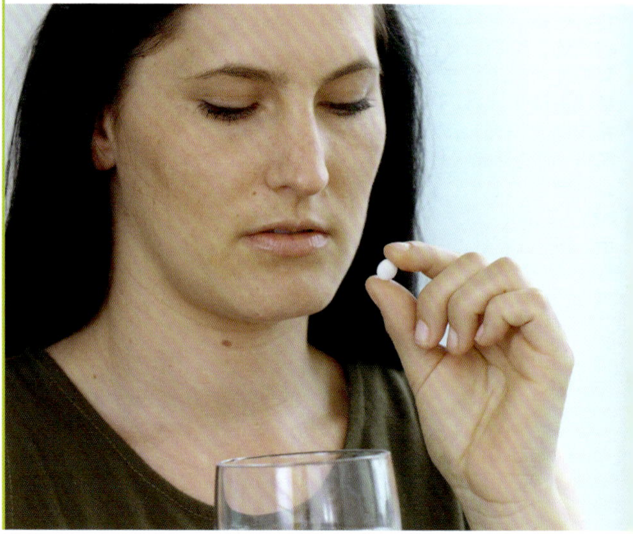

4 如果担心患者情况，寻求医疗帮助。

也可参考：过敏性休克见227页/哮喘见104页。

过敏性休克

这是影响全身的严重过敏反应，可能发生在接触变应原的数秒或数分钟内，有致命的危险。过敏反应中，化学物质被释放到血液里，扩张血管，引起血压下降和气管狭窄（收缩），导致呼吸困难。另外，舌头和喉部肿胀，堵塞气管，到达重要脏器的氧严重减少，引起低氧症状（94页）。常见变应原包括坚果、贝类、蛋、黄蜂和蜜蜂蜇伤、乳类以及一些药物。

过敏性休克的病人需要立刻接受肾上腺素注射。

注意

- 如果病人为孕妇，帮助其向左侧躺在地上，以防止怀孕的子宫限制血液回流心脏。
- 如果患者无应答，开放气管检查呼吸（失去知觉的伤病者见56~89页）。

应对措施

1 拨打急救电话120/999，说明患者怀疑为过敏反应。

2 检查病人是否带有药物（肾上腺素注射器或自动注射器），协助病人使用。如果病人不能自行注射，而急救者曾接受过使用自动注射器的训练，则可以帮病人注射。取下注射器的安全帽，手呈握拳状握住注射器，用力将针头扎入病人的大腿，直到听到咔嗒声，将药物注射到体内（可以隔着衣物直接注射）。保持3秒，或按自动注射器上的指示，移开注射器。

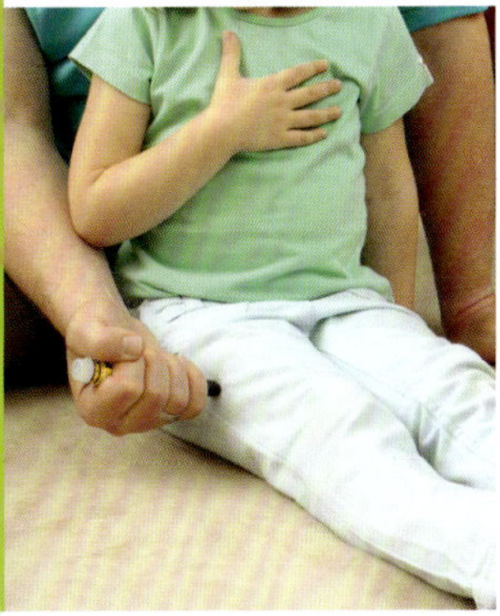

3 协助患者坐直，可有效缓解呼吸困难症状。如果患者面色苍白、脉搏微弱，协助其躺平，抬高腿部，治疗休克（114~115页）。

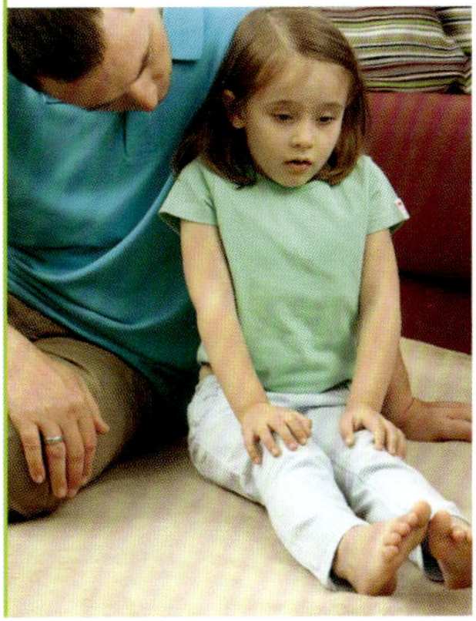

4 注意监控并记录病人的生命体征（54~55页），直到救护人员到达现场。如果症状没有改善或再次出现症状，可以每隔5分钟重复注射肾上腺素。

识别

过敏（对开页）可能出现的症状：

- 红而痒的疹块或局部皮肤隆起（风疹块）。
- 眼睛发红、发痒。
- 喘息或呼吸困难。
- 手、足或面部肿胀。
- 腹部疼痛，呕吐和腹泻。

还可能有以下症状：

- 呼吸困难，从胸部发闷到严重呼吸困难，导致患者喘息和气喘。
- 皮肤苍白或发红。
- 舌头和喉咙明显肿胀，眼睛周围浮肿。
- 恐慌感。
- 意识模糊和激动。
- 休克症状，导致虚脱和失去知觉。

目标

- 呼吸改善。
- 治疗休克。
- 安排紧急送往医院。

也可参考：低氧见94页/休克见114~115页/失去知觉的伤病者见56~89页。

头痛

注意

- 不要给16岁以下的儿童服用阿司匹林。

如果疼痛出现以下情况，要立即寻求医疗援助：

- 突然发生。
- 使患者丧失能力。
- 伴随高热和/或呕吐。
- 经常发生或持续头痛。
- 伴有运动无力或感觉丧失，或应答水平减弱。
- 伴有脖子僵硬，并对光敏感。
- 发生在头部受伤后。

目标

- 减轻疼痛。
- 必要的话寻求医疗帮助。

任何疾病都可能并发头痛，特别是一些发烧的疾病如流感等。头痛可不明原因地发生，但经常会有疲劳、紧张、压力或过冷、过热的诱因。通风不好或充满浓烟的环境，或酒精过量、某些药物可引起的轻度“中毒”，也会诱发头痛。然而，头痛也是脑膜炎或中风的最主要症状。

应对措施

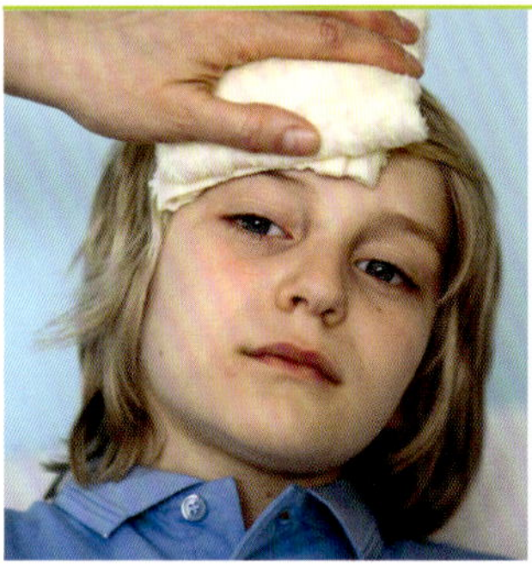

1 协助患者坐或躺在安静的地方，冷敷头部（245页）。

2 成人可以服用推荐剂量的解热镇痛药或自备的止痛药。儿童可以服用推荐剂量的解热镇痛糖浆（而非阿司匹林）。

偏头痛

注意

- 不要给16岁以下的儿童服用阿司匹林，或已知的阿司匹林过敏人群。

偏头痛发作是严重的，是“恐怖”的头痛，可由各种原因诱发，如过敏、压力或疲劳，其他诱因包括缺乏睡眠、错过进餐、过量饮酒或吃一些食物——如奶酪或巧克力。偏头痛发作的患者通常意识到发病，并知道如何处理，一般自备药物。

识别

- 可能出现视觉障碍，如在发病前出现闪烁的灯光和/或“盲区”。
- 头部剧烈抽痛，有时发生在头部一侧。
- 腹部疼痛，恶心和呕吐。
- 不能忍受亮光和嘈杂的声音。

目标

- 减轻疼痛。
- 必要的话寻求医疗帮助。

应对措施

1 协助患者服用随身携带的治疗偏头痛的药物。建议患者在安静、黑暗的房间里躺下或睡几小时，提供一些毛巾和容器以备呕吐用。

2 如果患者是首次发作，建议患者去医院治疗。

也可参考：头部损伤见146~147页/脑膜炎见223页/中风见214~215页。

喉咙痛

最常见的喉咙痛是由发炎引起的刺痛感，通常是咳嗽和感冒的最初症状。当位于咽喉后部的扁桃体发炎时就发生扁桃体炎，扁桃体变红和肿胀，可见白色的脓点。患者吞咽困难，颌骨下的腺体肿胀、疼痛。

注意

- 不要给16岁以下的儿童或你知道的阿司匹林过敏人群服用阿司匹林。
- 如果怀疑是扁桃体炎，告诉患者去医院治疗。

应对措施

1 给患者喝大量水，防止喉咙变干，有助于缓解疼痛。

2 成人可以服用推荐剂量的解热镇痛药或自备的止痛药。儿童可以服用推荐剂量的解热镇痛糖浆（而非阿司匹林）。

目标

- 减轻疼痛。
- 必要的话去医院治疗。

耳痛和牙痛

耳痛由外耳、中耳或内耳的炎症引起，经常由感冒、扁桃体发炎或流感伴有的感染造成，也可由疖、耳道异物造成，或由牙脓肿引起的传导性耳痛，可有短暂的听力丧失。通常在飞机上升和下降时因空气压力变化而出现耳痛。感染可造成脓液积聚在中耳内，耳膜破裂使脓液流出，会暂时缓解疼痛。

当牙内部被蛀时会引起牙痛。如果不治疗，牙髓感染会形成脓肿，引起跳跃性疼痛。感染也导致牙和下颌周围肿胀。

注意

- 不要给16岁以下的儿童或你知道的阿司匹林过敏人群服用阿司匹林。
- 如果耳朵有流液、发烧或听力丧失，寻求医疗帮助。

目标

- 减轻疼痛。
- 必要的话去医院治疗。

应对措施

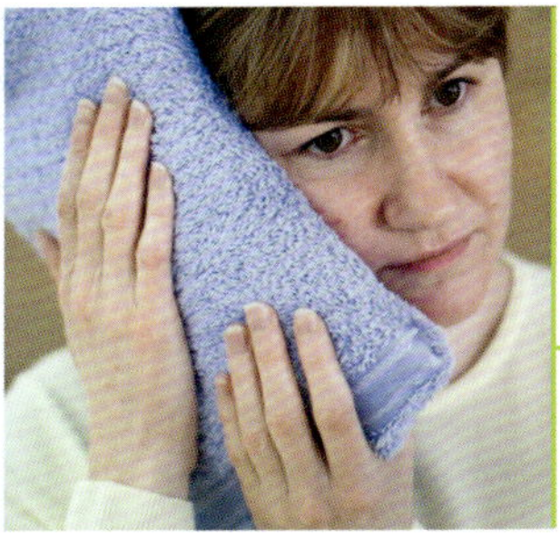

1 成人可以服用推荐剂量的解热镇痛药或自备的止痛药。儿童可以服用推荐剂量的解热镇痛糖浆（而非阿司匹林）。

2 给患者热敷，如用毛巾包裹热水袋，贴在受影响的一侧。

3 除此之外，牙痛还可用一卷浸满丁香油的棉球顶在疼痛的牙齿上。

4 如果你担心，特别是小儿患者，应建议带患儿去医院治疗。如果患儿牙痛，建议直接看牙医。

也可参考：耳中的异物见199页。

腹痛

注意

- 如果疼痛剧烈，伴有发烧和呕吐，拨打急救电话。治疗患者休克（114~115页），不要私自给药，禁止患者进食、进水，因为可能有麻醉的需要。

目标

- 减轻疼痛。
- 必要的话去医院治疗。

腹痛经常是很小的原因引起，如食物中毒。剧痛通常会在运动时发生，呈尖锐的疼痛。肠胀气或梗阻会导致起伏状的绞痛，经常使患者因疼痛而弯腰，同时伴有呕吐。

偶尔腹痛是腹部脏器和其他组织严重损伤的征兆。如果阑尾破裂，或者肠组织受损，肠内容物漏至腹腔，导致腹膜发炎，这种威胁生命的情况称为腹膜炎，会引起剧烈疼痛，移动或按压腹部会使疼痛加重，导致休克（114~115页）。

阑尾发炎（阑尾炎）常见于儿童，症状包括疼痛（通常一开始是腹部中间痛，后转移到右下腹部）、食欲不振、恶心、呕吐、口中气味难闻和发烧。如果阑尾破裂，会发展为腹膜炎，需要立即进行外科手术割掉阑尾。

特殊案例 刺痛

该病情通常表现为绞痛，大多和运动相关，发生在躯干或胸部的一侧，主要原因是肌肉内化学物质积聚，例如乳酸。协助患者坐下，并安抚患者。疼痛通常很快缓解，如果疼痛没有在几分钟内缓解，或者你担心患者的病情，就要去医院治疗。

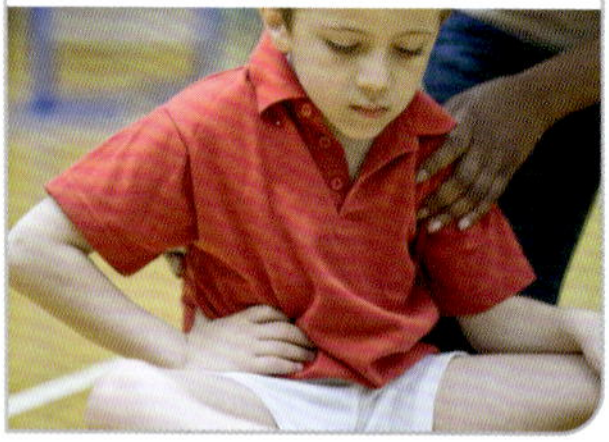

应对措施

1 安抚患者使其感觉舒适，如果患者有呼吸困难，扶住患者坐起。如果患者呕吐，拿来容器供患者呕吐用。

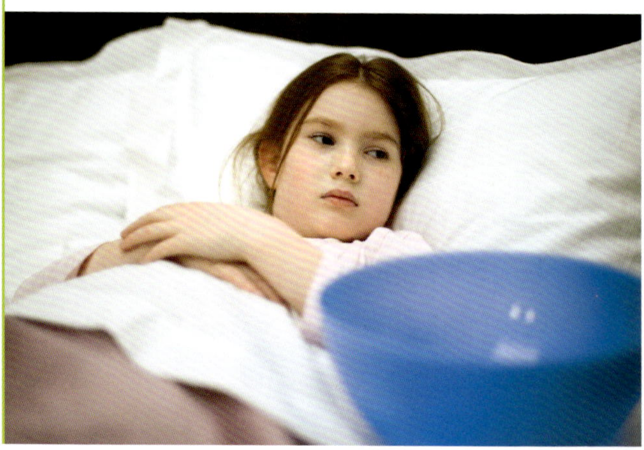

2 给患者一个用毛巾包裹的热水袋捂在腹部。如果怀疑患者病情，最好去医院治疗。

也可参考：休克见114~115页。

呕吐和腹泻

这些问题通常是消化系统受到刺激引起。腹泻和呕吐由一系列有机物包括病毒、细菌和寄生虫引发。患者可能吃了被污染的食物或喝了被污染的水。这种情况可能在人与人之间传播。良好的卫生习惯有助于预防腹泻。

呕吐和腹泻可能单独发生，也可能一并出现。两种情况都能使身体丢失重要的体液和盐分，导致脱水。当两种情况一起发生时，脱水的危险性增加，可能很严重，特别是对于婴儿、小孩和老人来说。

治疗的目的是防止脱水，即使患者仍在呕吐，也建议其频繁饮水，口服补液盐溶液或加入口服补液盐的水。加入水中的口服补液盐通过正确的平衡水分与盐分可以补给人体因呕吐和腹泻的损失。如果没有这些，可以提供非碳酸饮料。症状仍旧明显时应避免进食。症状缓解后，可吃些清淡易消化的食物。

注意

- 不要随便给患者服用止泻药物。
- 如果担心患者的病情，特别是持续呕吐和腹泻，或者患者是小儿或老人，应去医院治疗。

识别

- 恶心。
- 呕吐和稍后的腹泻。
- 胃痛。
- 发烧。

目标

- 安抚患者。
- 补充丢失的水分和盐分。

应对措施

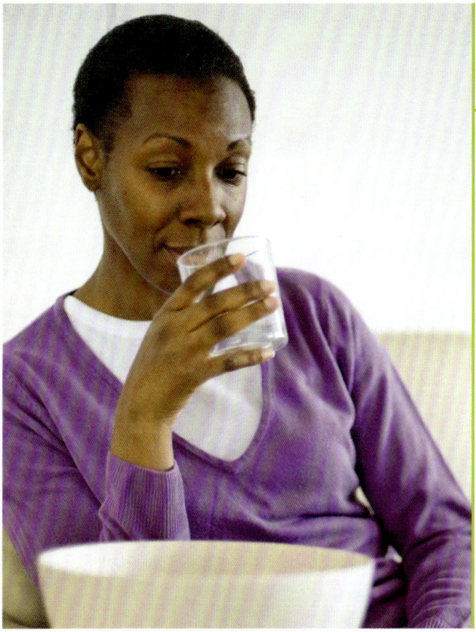

1 如果患者呕吐，安抚患者，并给患者温热的湿毛巾擦拭脸部。

2 帮助患者坐下，为其准备水、加入补液盐的溶剂或非碳酸饮料，建议患者少量、多次慢慢喝下。

3 症状消失后，患者再次感到饥饿时，建议在24小时内吃容易消化的食物，如面食、面包或土豆。

4 建议患者在所有症状（呕吐及腹泻）恢复前避免前往单位（或学校），可请假两日。

也可参考：药物中毒见203页/服毒见202页。

分娩

目标

- 寻求医疗帮助，或安排送孕妇去医院。
- 保护隐私，安抚孕妇，使其感觉舒适。
- 防止母亲、婴儿和急救者自己受到感染。
- 在分娩中和分娩后注意照顾婴儿。

分娩是一个自然而漫长的过程，通常发生在怀孕 40 周左右。在婴儿到来之前，通常有足够的时间将孕妇送往医院或寻求帮助。大多数准妈妈都了解分娩的过程，但如果提前或意外分娩，她们可能会非常焦虑，此时需要安抚孕妇，让其放松。流产因为有严重出血的危险，情况可能很严重。出现这种情况，需要将流产的妇女紧急送往医院（130页）。

分娩分为三个明显的阶段：第一阶段，婴儿进入分娩的位置；第二阶段，婴儿出生；第三阶段，产后附属物（胎盘和脐带）分娩出。

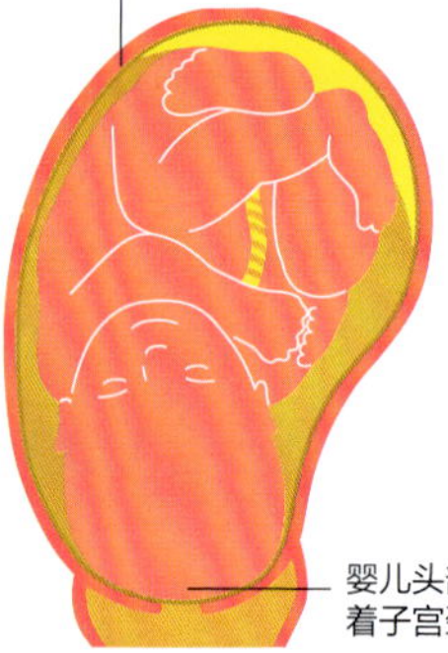

第一阶段

该阶段，妇女子宫开始收缩，同时压迫胎儿头部，使子宫颈开放。宫缩变得越来越剧烈、越频繁，直到子宫颈完全扩张到10厘米，为婴儿出生做准备。在第一阶段，保护子宫的黏液栓排出，包绕婴儿的羊水从阴道中流出。这个阶段生头胎的产妇需要几个小时，但二胎或以上的产妇通常时间会缩短。

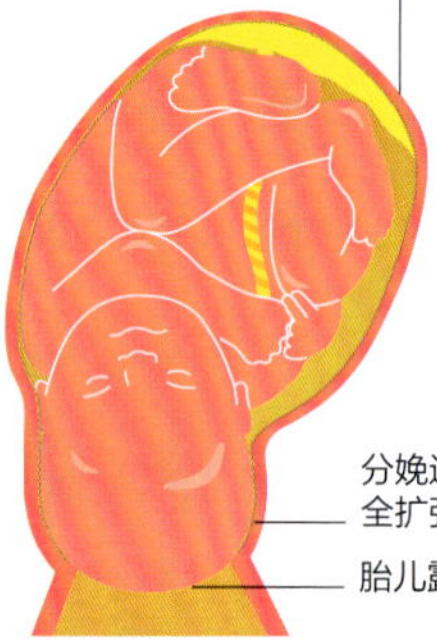

第二阶段

一旦分娩通道完全扩张，胎儿头部下降到骨盆底，引起强烈的推力。当婴儿通过时，分娩通道（阴道）伸展。正常的情况下是胎儿头部先露出，随后胎儿很快分娩出。该阶段通常持续1小时左右。

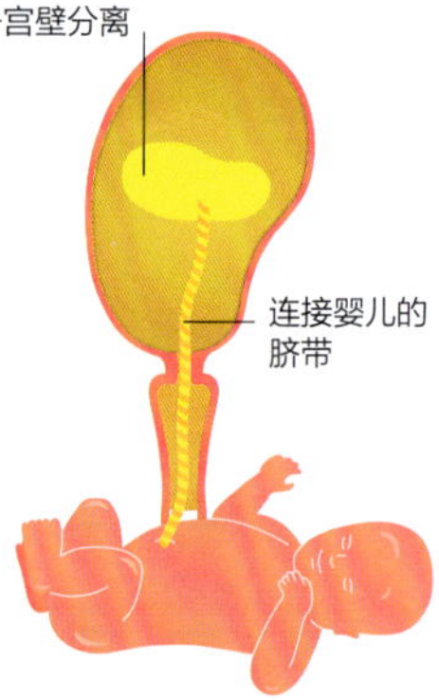

第三阶段

婴儿出生后10~30分钟，胎盘（供给胎儿营养的器官）和脐带将被排出子宫。子宫再次开始收缩，促使胎盘脱离，胎盘与子宫的连接处闭合，出血减少。

紧急分娩

如果发生少见的产妇急产的情况，急救者不需要尝试着为产妇“接生”。应顺其自然，且不加干预。急救者的角色是让产妇感觉精神放松，倾听其愿望，并照顾产妇和婴儿。

注意

- 不要给产妇任何食物，因为会有呕吐的危险，如果她口渴，可以给小口水抿下。
- 分娩过程中不要硬拉婴儿的头或肩部。
- 如果分娩时，脐带绕在胎儿颈部，检查脐带缠绕得是否宽松，然后非常小心地拉过胎儿头部上方以防止胎儿窒息。
- 如果新生儿没有啼哭，开放气管检查呼吸（失去知觉的婴儿见82~85页），不要拍打婴儿。
- 不要拉或剪脐带，即使胎盘已经分娩出。

应对措施

1 拨打急救电话120/999，说明产妇的详情和产程，每次宫缩的持续时间和间隔。如果孕妇要求，可帮忙联系其助产士。

2 第一阶段，帮助孕妇以舒适的姿势坐在或跪在地板上。用软垫支撑，或让其四处走动。保持冷静，在宫缩时鼓励产妇深呼吸。

3 用手掌根部轻轻按摩产妇后背部，轻柔地抚摸产妇的脸部和手部，或者也可以用冷水喷洒在产妇的脸部，给产妇一些冰块吮吸。

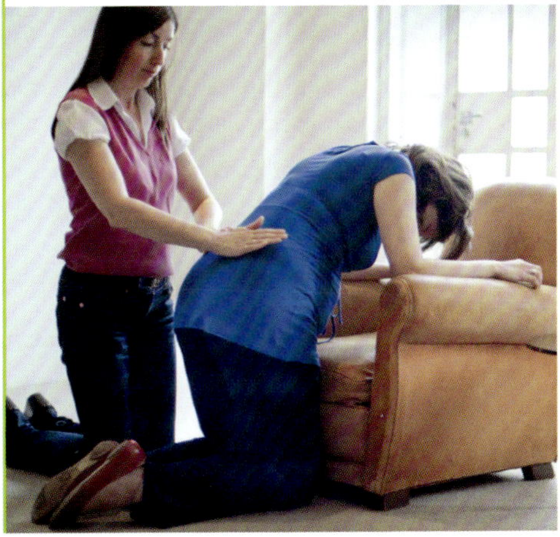

4 第二阶段，产妇将开始用力。确保周围环境尽可能清洁，减少感染的概率。产妇应脱掉一些影响分娩的衣物，垫上干净的床单或毛巾在身体下面；如果需要，为产妇遮盖身体。鼓励产妇尽可能地保持上半身挺直。

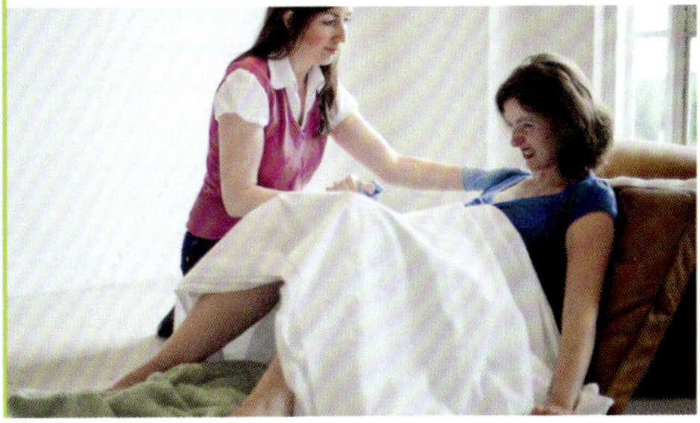

5 婴儿出生后要小心处理，因为新生儿非常光滑。将其交给产妇，让婴儿躺在母亲胃部上方，或用干净衣物、毛巾或毯子包裹婴儿。

6 第三阶段，安抚产妇。帮助产妇分娩附属物，不要剪断脐带。保持胎盘和脐带连接，因为助产士、医生和救护人员需要检查是否完整。如果严重出血或疼痛，按休克治疗（114~115页）。协助产妇躺下并抬高腿部。

也可参考：休克见114~115页/阴道出血见130页。

11 技术和器材

本章介绍急救的基础——技术和程序，包括如何搬运患者，如何使用敷料和绷带。通常急救者不应移动伤员，但在某些情况下，如伤员身处险境，这么做是必要的。本章将介绍搬运患者的关键原则，以及如何对移动患者或协助其转移进行风险评估。

本章还将介绍急救箱里常用器材和材料及其使用方法和时机。有效使用敷料和绷带是急救的最重要部分之一：伤口通常都需要用敷料，绷带几乎适用于所有伤情。

目标和目的

- 评估伤情。
- 安抚伤病者，使其感觉舒适。
- 维护伤病者的隐私和尊严。
- 根据伤情运用相应的急救技术。
- 按需使用敷料和绷带。
- 搬运伤病者时运用合适的搬运技术。
- 寻求帮助，如果怀疑有严重损伤或疾病，拨打120/999急救电话。

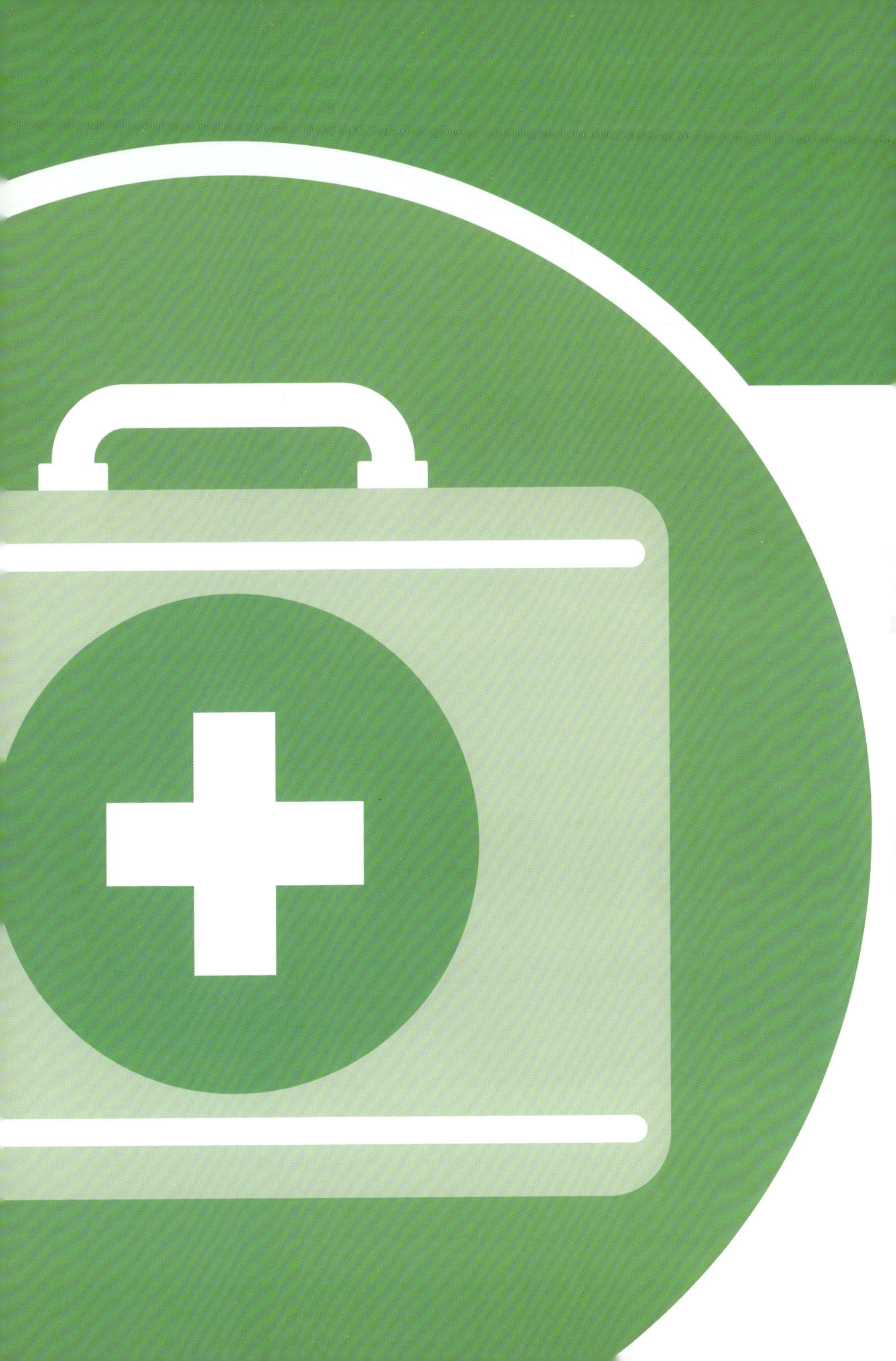

去除衣物

为了给患者彻底检查、确切诊断和治疗，有可能需要除去患者的部分衣物。这需要最小限度地惊扰患者，尽量征得患者同意。尽可能少地去除衣物，非必要时不要破坏衣物。如果需要剪开，尽量沿着衣缝剪，使衣物避开伤口。维护患者的隐私，防止患者身体暴露在寒冷中。如果这个过程中增加了患者的不适或疼痛感，即刻停止。

下半身受伤时去除衣物

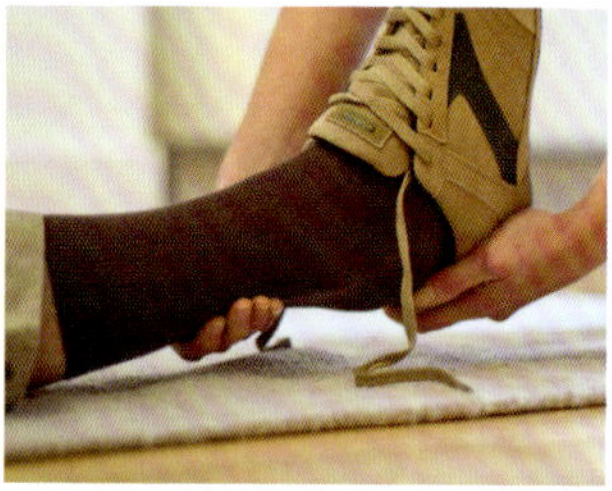

鞋子

解开鞋带，托住脚踝，小心地从脚跟处脱下鞋子。去除长靴时，有可能需要从后缝处剪开。

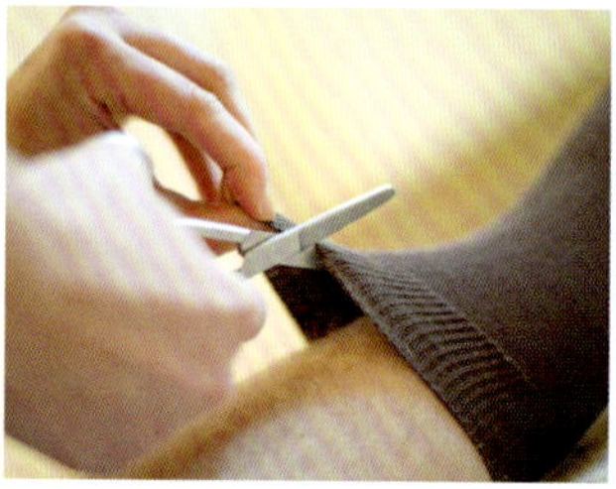

袜子

轻轻拽下袜子。如果拽不下来，则提起袜子使之脱离皮肤，再用剪刀剪开。

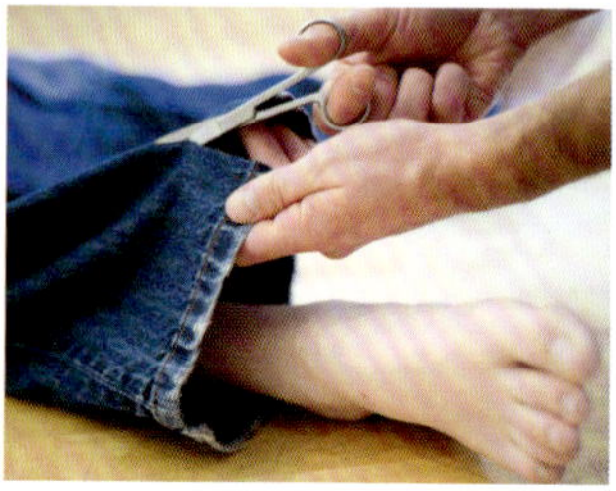

裤子

轻轻将裤腿向上拎，暴露小腿和膝盖，或从腰部向下拉。如果需要剪开，提起裤子使之避开伤口。

上半身受伤时去除衣物

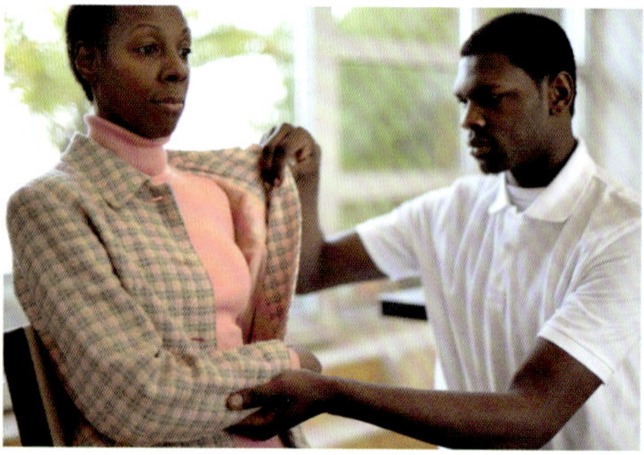

夹克

托住患者的受伤侧手臂。解开外套，轻轻拉至肩膀，然后脱去健康一侧的手臂袖子，将衣服从背后绕到伤侧手臂并轻轻脱下。

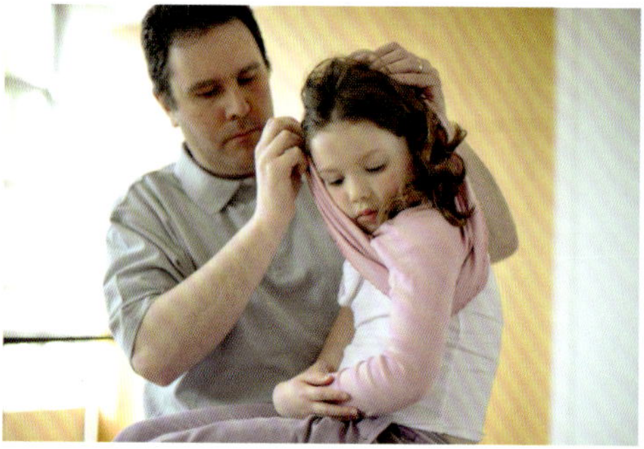

套衫

对于不能解开的衣服，先脱去健康一侧的手臂袖子，然后将衣服上卷，从头部翻出，最后脱出另一只袖子，注意尽量不要让伤臂活动。

摘除头盔

保护性的头盔，例如骑手或摩托车手的防撞头盔，最好不要摘下，只有在万不得已的情况（如需要开放气管）下才能摘除。必须摘除时，尽量让伤者自己动手。若伤者无力动手，找一位助手一起帮他摘下，这期间要注意一直护住头颈部，保持头部与脊柱在一条直线上。

注意

- 如非必要，请勿摘除头盔。

摘除敞开式头盔或骑手帽

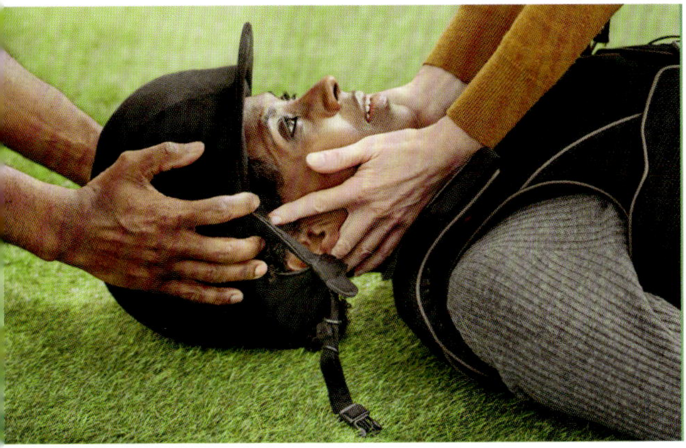

1 解开或割断下巴的系扣，扶住伤者的头和脖子。将手放在伤者头部的两侧，使头颈部保持与脊柱在同一条直线上，不要遮住耳朵。

2 让助手抓住头盔的两侧，先拉离头部，不再对头造成压力，然后上下移动，直到头盔摘除。

摘除密闭式头盔

1 解开或剪开系带，从头盔底部开始，将手指伸进下缘，一手从后面托住颈部，一手紧紧扶住下颌。让助手双手抓住头盔。

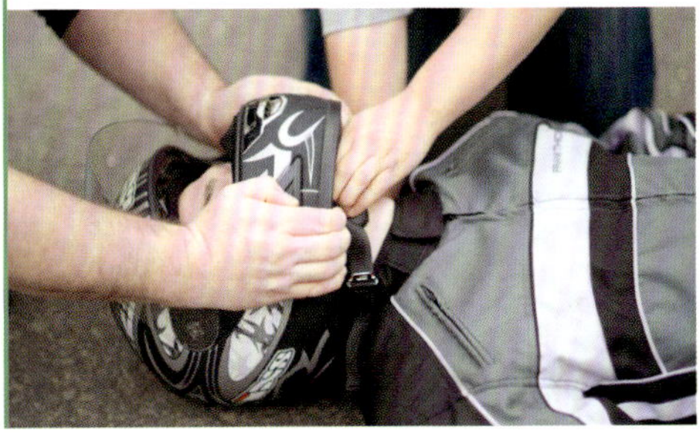

2 继续扶稳患者颈部和下颌，让助手从上方将头盔向后翘起（不移动头部），轻轻将头盔前部从患者下颌处移开。

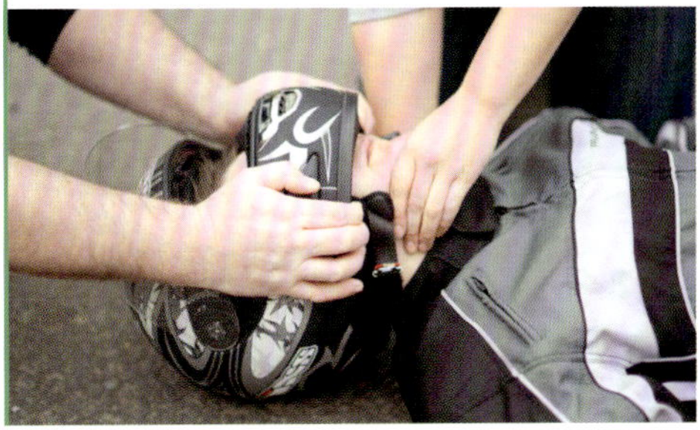

3 保持头颈部固定。让助手稍稍向前翘起头盔使其通过头颅底部，然后将头盔直接摘离头部。

也可参考：脊柱损伤见159~161页。

伤员处理

注意

- 如果威胁到急救者自身安全，不要靠近伤员。
- 除非有紧急情况需要，否则不要轻易移动伤者。

急救时，在医疗救援到达之前你应让伤者保持在被发现时的体位。除非伤员处境十分危险，并且在能保证自身安全、受过专业训练、有转运器材的前提之下，你才能搬运伤员。当伤员处于以下危险境地时应迅速转移：

- 溺水（36~37页和102页）。
- 火灾，或在一个充满烟雾的区域（32~33页和100~101页）。
- 有爆炸或袭击（38~39页）。
- 倒塌的建筑物或其他结构物。

评估搬运伤员的风险

如果必须搬运伤员，在开始前要先考虑以下几点：

- 是否有必要？通常，伤员可在现场被救治。
- 伤情如何？搬运是否会加重伤情？
- 伤员能否自己活动？询问伤员是否能感觉自己可以活动。
- 伤员的体重和体型。
- 是否有助手？如果有，你和助手是否受过专业训练，是否有足够体力？
- 进入现场是否需要防护设备？你有吗？
- 是否有协助搬运的器材？你是否接受过使用方法的训练？
- 是否有足够的空间来安全搬运？
- 你将途经哪种地形？

安全援救伤员

如果确实需要搬运伤员，要采取以下步骤以确保安全：

- 选择适合于现场、伤员的伤情和可用的救治方法以及装备。
- 团队合作。指定一个人协调搬运，确保所有人员清楚自己的责任。
- 仔细筹划搬运方案，确保每个人都已准备好器材，确保人员和器材都到位。
- 使用正确的技术，防止伤到伤员、急救者本人或助手。
- 确保伤员、急救者本人和助手的安全和舒适。
- 要多和伤员解释目前的状况，鼓励伤员尽可能地配合。
- 尽量靠近伤员的身体。
- 稳住重心。双脚打开与肩同宽，以便保持平衡，并在操作中保持良好的姿势。
- 运用腿部和手臂最强壮的肌肉用力搬运伤员，膝部弯曲。
- 一旦感到不适或疼痛，暂停并重新检查正在进行的操作，请求更多支持和帮助。

急救物品

所有工作场所、休闲中心、家庭和汽车内都应配备急救箱。工作场所和公共场所的急救箱必须符合法规要求，装在标有白色十字的绿箱子里，放在容易拿到的地方。如果是家庭或车用，既可以买急救箱，也可以自己将所需急救物品集中放在一个洁净、干燥的容器内。所有急救箱都务必保存在干燥环境内、定期检查和更换。以下几页所介绍的是家用急救箱的必备物品，可根据个人意愿在其中补充一些个人防护装备（下一页）和止痛药（如对乙酰氨基酚）。

无菌敷料

伤口敷料

最有用的敷料是带有敷垫的卷式绷带，密封在保护性包装内。这种敷料便于使用，是理想的急救物品。也有单独的无菌敷垫，可以用胶带或绷带固定。对于严重的撕裂，浸满凝血剂的止血敷料最为有效。

无菌伤口敷料

无菌敷垫

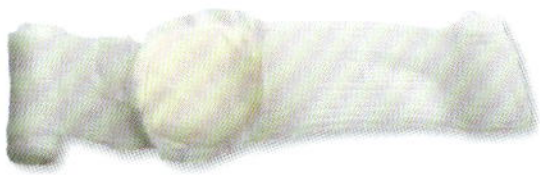

无菌眼部敷垫

止血敷料

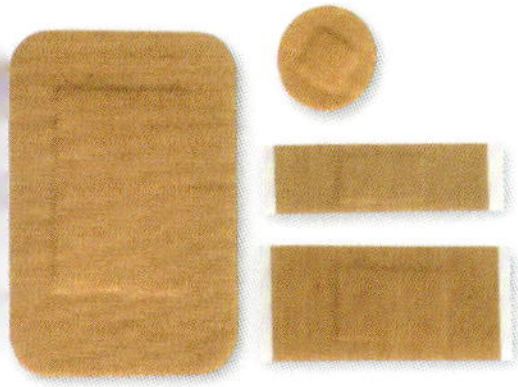

橡皮膏

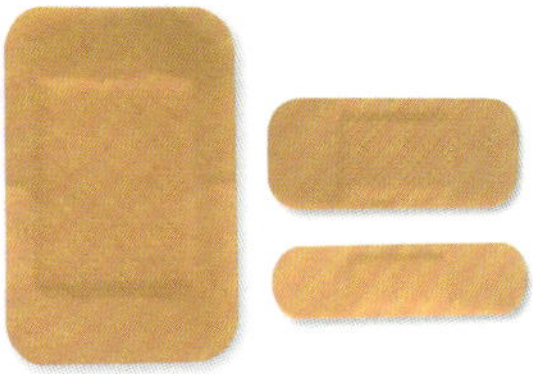

防水创可贴

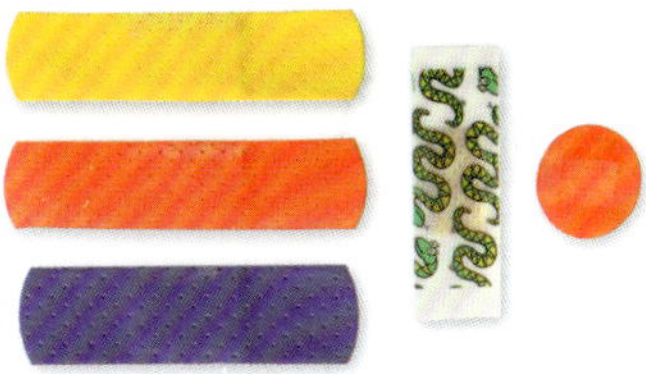

儿童创意创可贴

黏性敷料或创可贴

用于小的割伤或擦伤，由纤维织物或防水塑料做成。对黏性物质过敏者需使用低敏性创可贴。从事餐饮工作者要求使用蓝色创可贴。特殊凝胶创可贴可保护水疱。

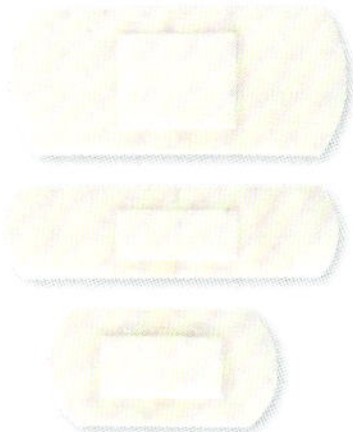

清洁创可贴

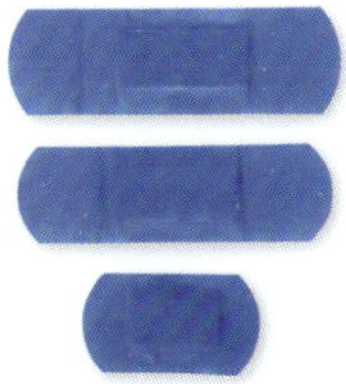

蓝色餐饮行业创可贴

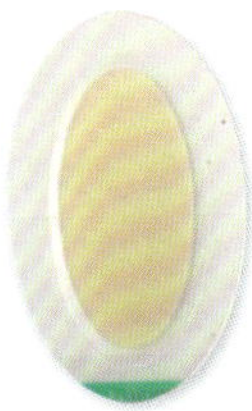

水疱凝胶创可贴

急救物品（续）

绷带

卷式绷带

这种类型的绷带可用于将敷料固定到位并保持对伤口的压力以帮助控制出血。避免使用绉布绷带。

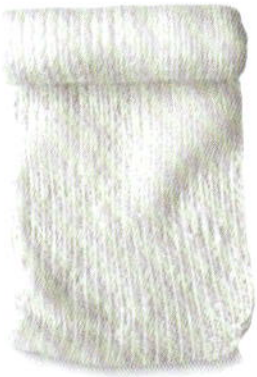
弹力绷带卷

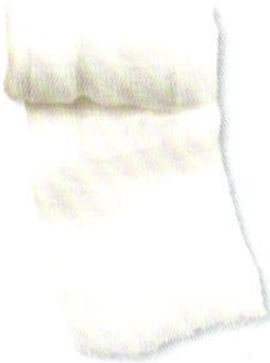
敞开织绷带卷

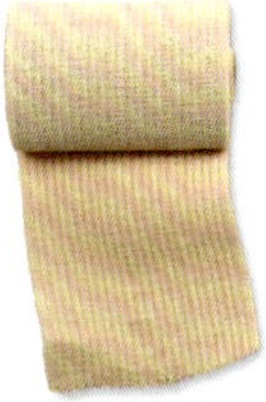
绉布卷式绷带

黏性绷带

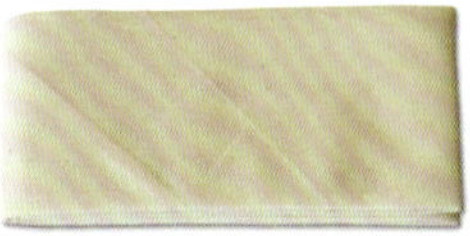
三角巾

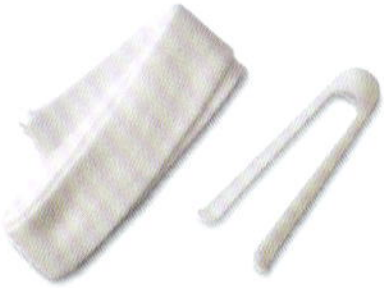
管状纱布绷带和敷料器

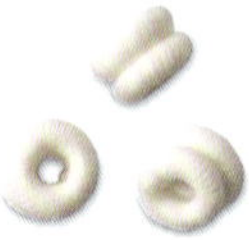
手指绷带卷

三角巾

用布制成，可折叠用作绷带或悬带。如果是独立无菌包装的，还可用作大面积伤口或烧伤的敷料。

管状绷带

管状纱布绷带用于手指或脚趾的敷料固定。有些配有敷料器且需要裁剪，其他只需简单卷在手指上。

防护用品

口罩

佩戴外科医用口罩，防止与伤员间的交叉感染。

防护面罩

使用一次性防护面罩或者口袋型呼吸面罩，防止人工呼吸时发生交叉感染。

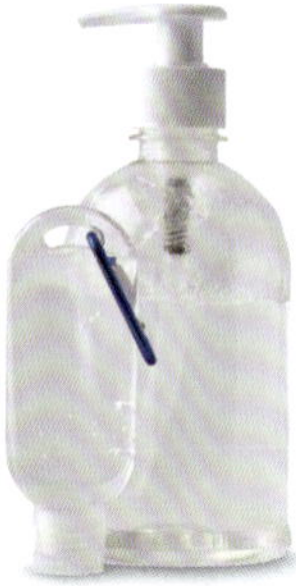

免洗消毒洗手液

随身携带一瓶含酒精的免洗洗手液，可在用水不方便时使用。不要将其留在车里。

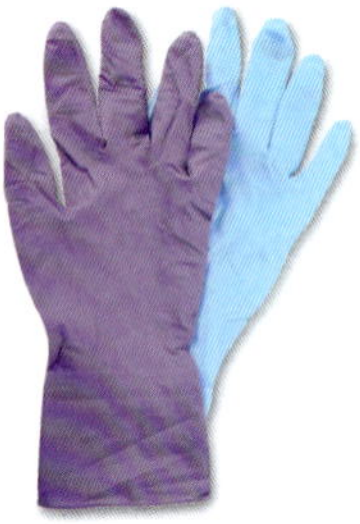

一次性手套

如果有条件，应在包扎伤口敷料、处理体液或其他废物时佩戴手套。使用非乳胶（丁腈）手套，因为伤者可能对乳胶过敏。

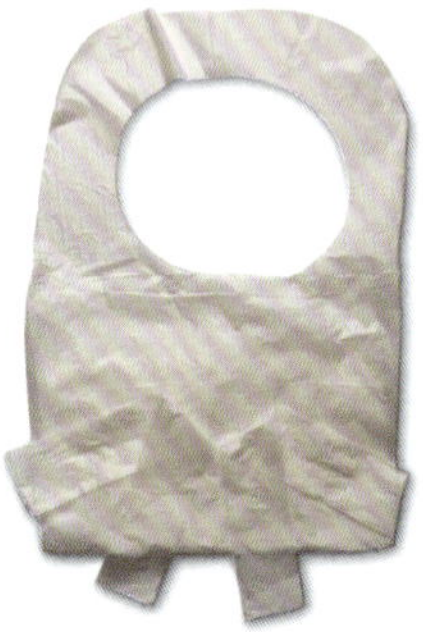

一次性围裙

塑料围裙可以避免接触体液。

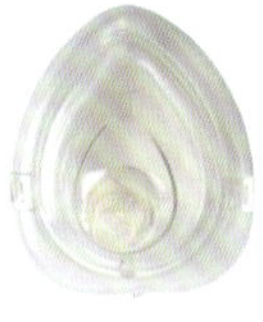
口袋型呼吸面罩

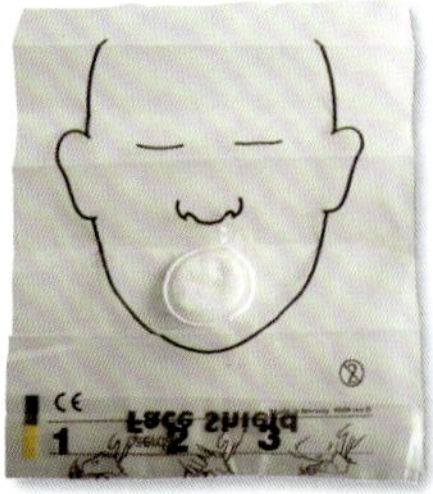
防护面罩

其他物品

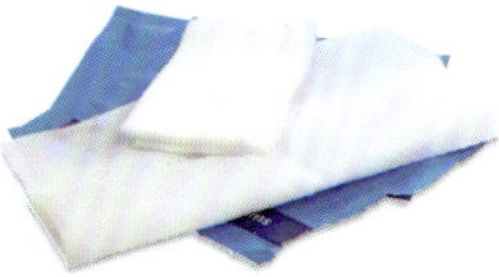

清洁湿巾

无酒精清洁湿巾可用于清洁伤口周围的皮肤。

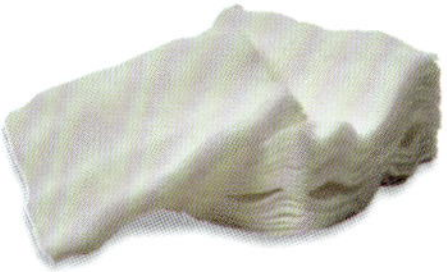

纱布垫

可将这种纱布垫用作敷料、垫料，或用来清洁创面。

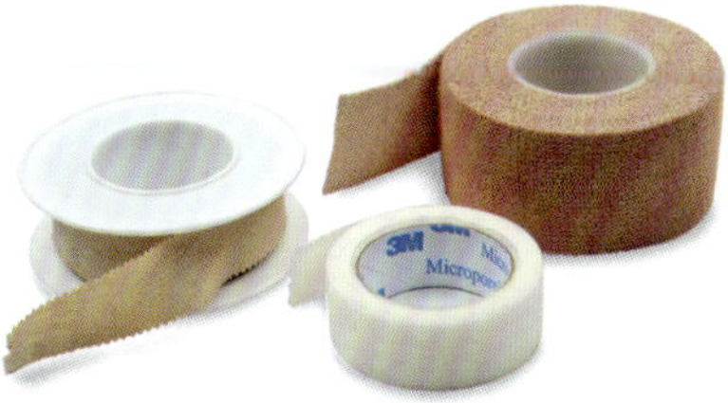

黏性胶带

用胶带固定敷料或绷带末端。如果伤员对黏性胶带过敏，使用低敏胶带。

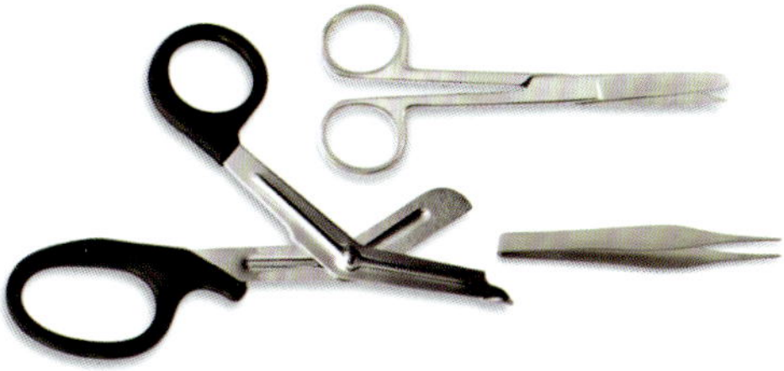

剪子、大剪刀和镊子

选择钝角的器具，防止误伤。

剪开衣物时用大剪刀。

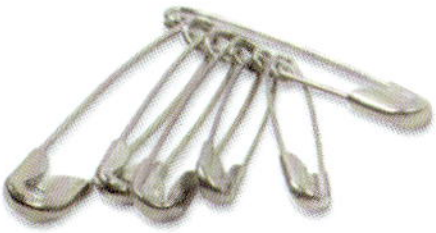

安全别针

用于固定绷带末端。

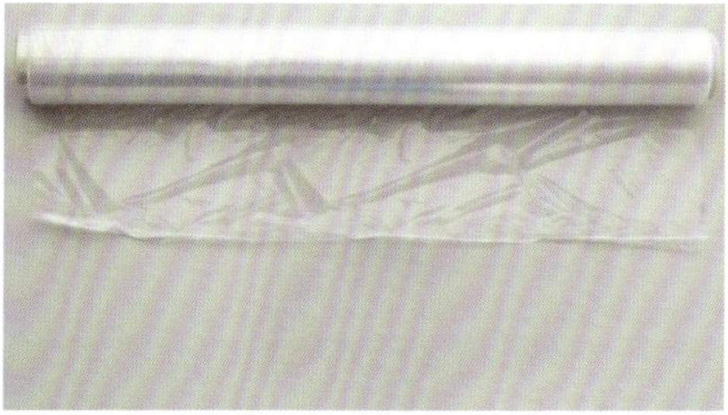

厨房保鲜膜

保鲜膜（或干净的塑料食品袋）可以用来包扎烧伤和烫伤伤口。

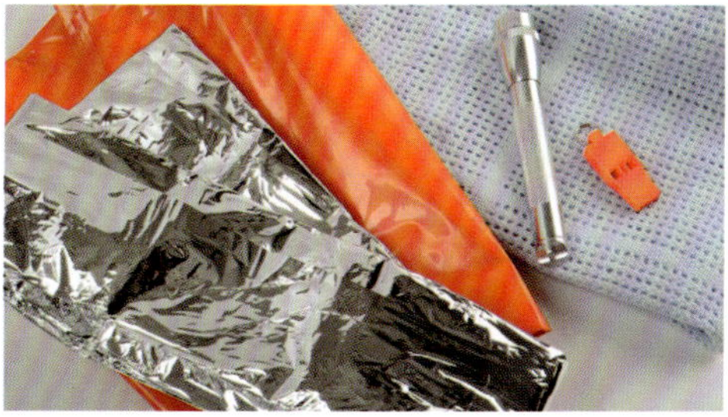

户外使用的物品

毛毯可用于伤员保暖。救生袋非常严实，在紧急情况下可使人保持温暖和干燥。手电筒可用来照明，口哨可用于求救。

急救箱的基本物品

- 易于识别的防水箱
- 不同尺寸的黏性敷料
- 中号和大号的无菌敷料
- 无菌眼部敷垫
- 三角巾
- 绷带卷
- 安全别针
- 一次性手套、外科口罩、一次性塑料围裙和免洗消毒洗手液
- 剪刀、镊子
- 无酒精清洁棉签
- 黏性胶带
- 塑料防护面罩或口袋型呼吸面罩
- 厨房保鲜膜
- 记录本和铅笔

其他有用物品：

- 毛毯、救生袋、手电筒、口哨
- 车辆备用的警示三脚架和反光服

敷料

伤口必须盖上敷料，有助于预防感染。对于大量出血，用敷料对伤口施压可促进凝血。使用有包装的带有绷带的无菌伤口敷料（对开页），或者有包装的无菌敷垫，并用绷带（240页）或胶布固定。任何洁净的垫料都可以临时用作敷料（244页）。使用黏性敷料保护小切口（245页）。

敷料使用指南

处理或使用敷料时，应遵循一系列的指南，确保操作正确。防止与伤员的交叉感染（16页）。

- 清洁双手，如果不方便，可使用免洗洗手液消毒，然后戴上一次性手套。
- 用大于伤口边缘的敷料敷盖伤口。
- 拿住敷料的边缘，手指不要触碰伤口。
- 将敷料直接放置在伤口上，不要从一侧移过去。
- 如果敷料移位，直接丢弃并更换。
- 如果只有一块无菌敷料，直接盖在伤口上，再把其他清洁布料放在敷料上面。
- 如果血渗透了敷料，将染血的敷料取下，并按压一块新的敷料或敷垫在伤口上，确保压住出血点。确认控制出血后，用绷带固定新的敷料（116~117页）。
- 处理完伤口后，将手套、用过的敷料和污染的物品（包括可能使用到的防护围裙、口罩和护目罩等）丢弃在合适的塑料袋内，最好是医疗垃圾袋（见下图和18页）。处理完所有污染物品后再脱下一次性手套并扔进袋内。

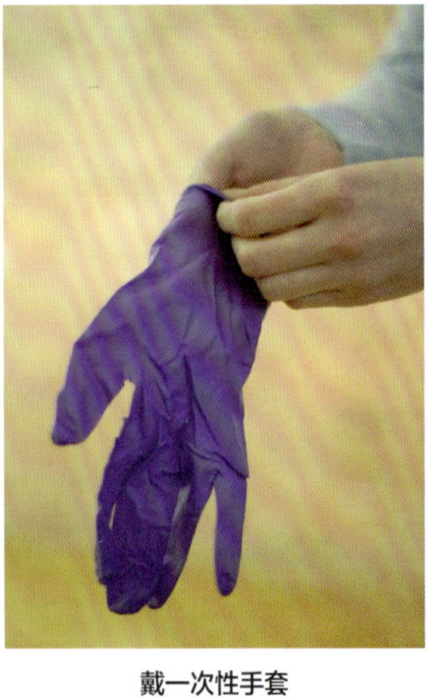

戴一次性手套

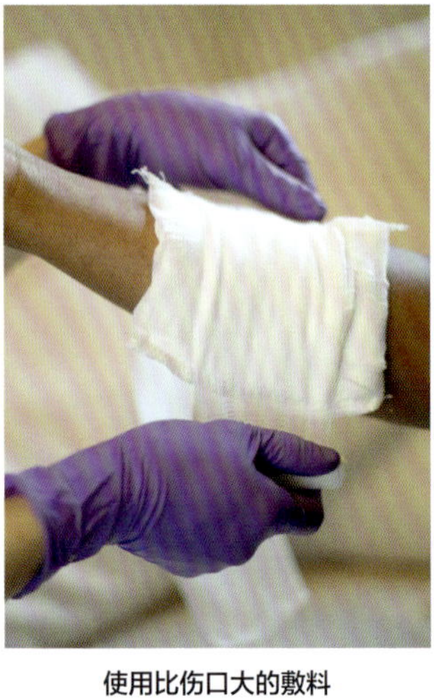

使用比伤口大的敷料

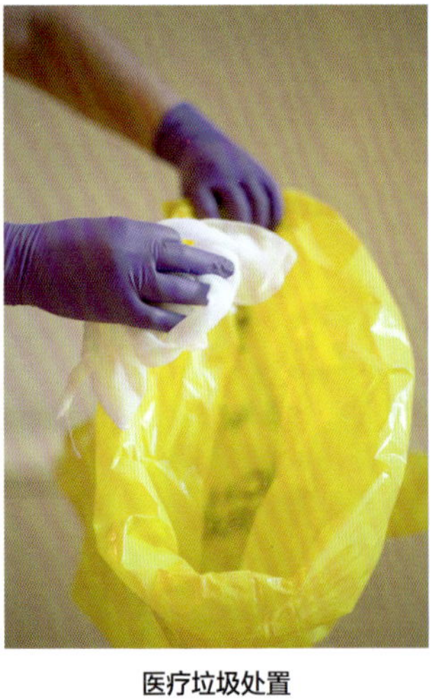

医疗垃圾处置

也可参考：割伤和擦伤见121页/急救物品见239~241页/严重外出血见116~117页。

如何使用无菌伤口敷料

伤口敷料由贴在绷带卷上的敷垫构成。敷垫可以是标准的伤口敷料，也可以是一块纱布垫，下部有一层棉垫或垫料。

无菌敷料有各种型号的独立包装，密闭封口以保持无菌状态。一旦封口破损，敷料就不再是无菌的。

注意

- 如果敷料滑脱，应丢弃并更换新的敷料。
- 注意包扎时不要影响敷料最外缘的血液循环（247页）。

应对措施

1 打开封口，丢弃外包装。展开部分绷带，注意绷带卷不要掉落或触及敷垫。

2 展开敷垫，直接覆盖在伤口上，双手抓住敷垫两侧的绷带。

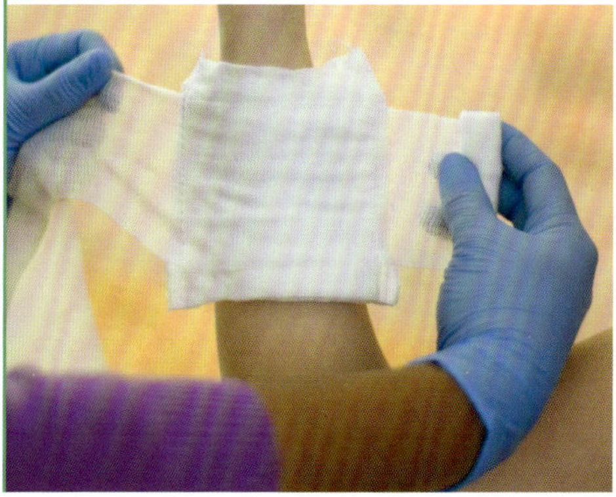

3 用绷带较短的一端缠绕肢体和敷垫，将其固定。

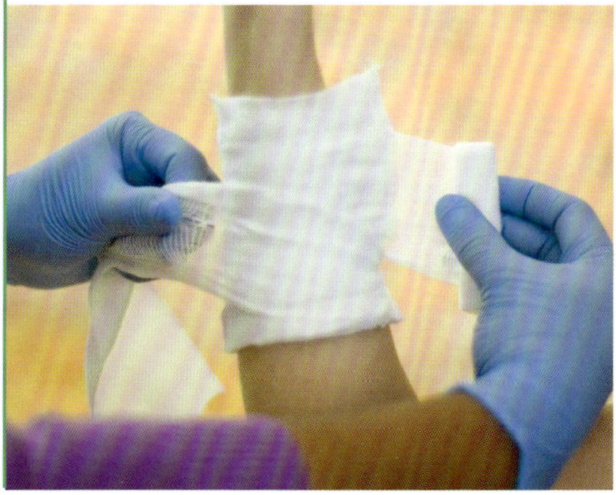

4 用绷带另一端（头部）缠绕肢体，直至盖住整个敷垫。注意留出绷带的短端。

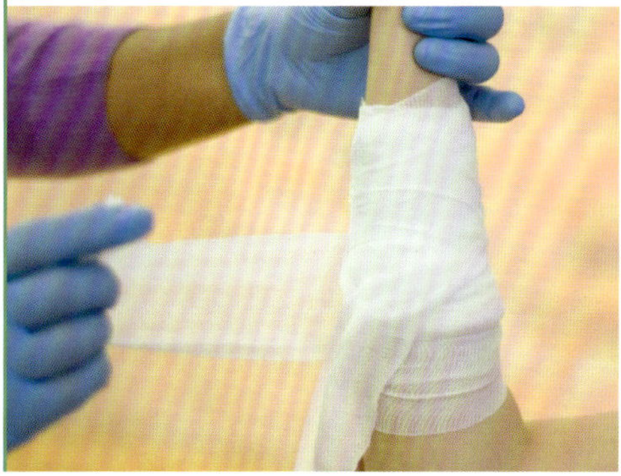

5 绷带末端打一个平结固定（254页）。将结直接打在敷垫上，给伤口施压。

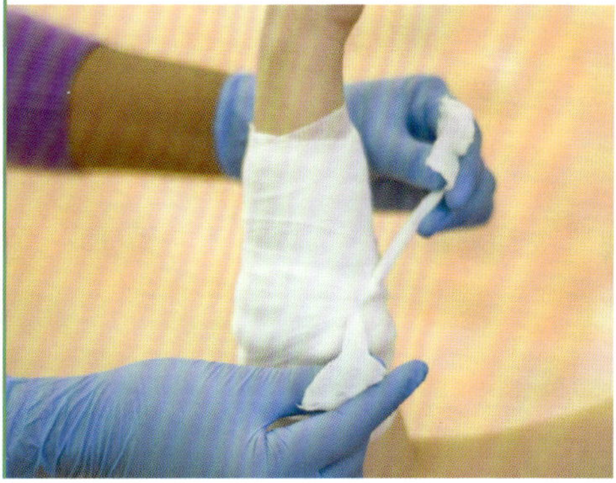

6 固定绷带后，检查伤肢边缘端的血液循环（247页）。如果绷带太紧，松开重新固定。每10分钟重新检查一次血液循环。

敷料（续）

伤口敷料和纱布敷垫

注意

- 不要将黏性胶带整圈缠绕肢体或手指（脚趾），因为可能损伤血液循环。
- 使用黏性胶带之前，检查伤员是否对黏性物质过敏。如果是，换用敷垫和绷带。

伤口敷料采用独立包装，无菌敷垫通常一侧表面没有黏性，可直接敷在伤口上；如果包装破损，敷料不再无菌。确保敷垫大小可以覆盖伤口。将敷料面朝下，不要触摸会接触到伤口的敷料部分。用胶带固定敷料，如需加压止血，可使用绷带。如果没有无菌伤口敷料，可使用纱布垫或其他材料替代。

应对措施

1 拿住敷料或敷垫的边缘，直接放置在伤口上。

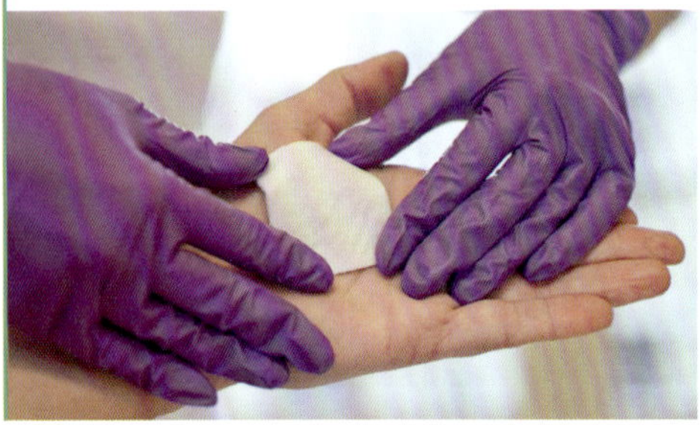

2 用黏性胶带或绷带卷固定敷垫。

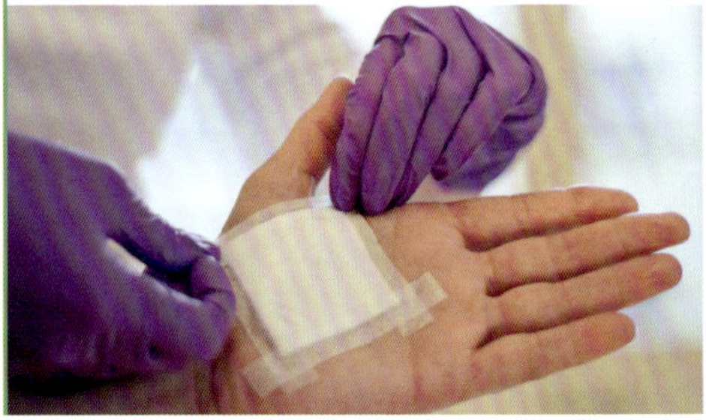

临时替用敷料

如果没有敷料，可使用茶巾、围巾、手帕或小毛巾等材料替代。如果使用一块折起来的布，始终将清洁的内侧朝向伤口。

应对措施

1 拿住布料的边缘。打开并重新叠起，使得洁净面朝外。

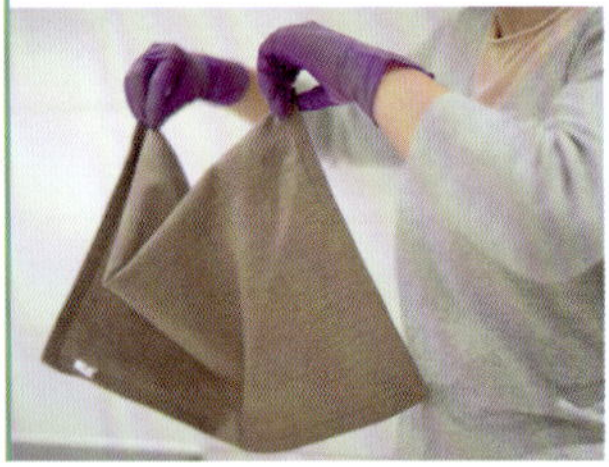

2 将布垫直接盖在伤口上，需要时多加几层。

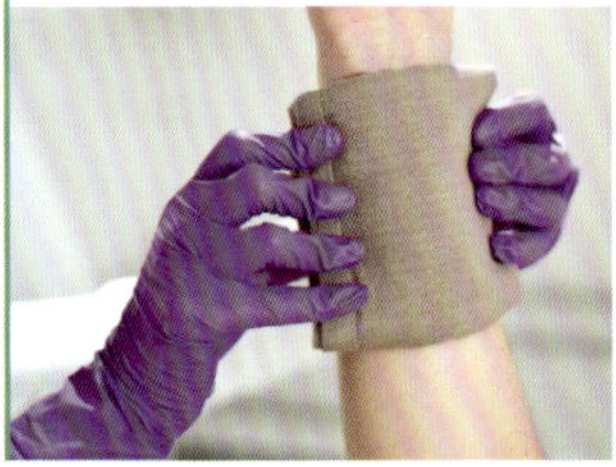

3 用绷带或干净布条（如围巾）固定布垫，末端打一平结（254页）。

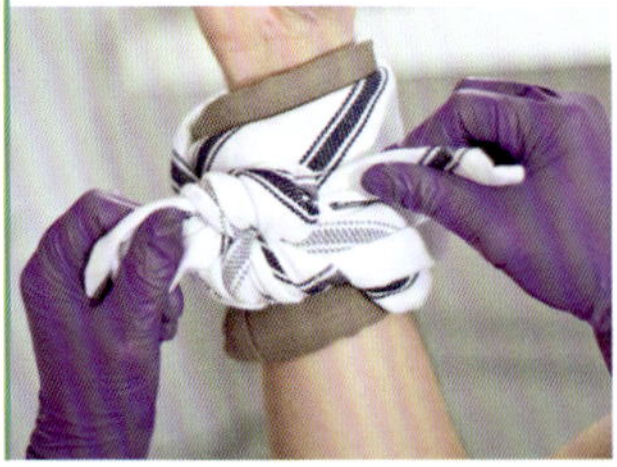

黏性敷料

创可贴对于小切口或擦伤很有用。创可贴由纱布或纤维垫以及背面的黏性涂层组成，通常有独立无菌包装。创可贴有各种型号，也有各种形状以针对不同用途，例如用于指尖、脚跟、肘部，其中一些是防水的。水疱创可贴有一个椭圆形的弹性垫。从事餐饮工作人员的伤口必须使用明显的蓝色防水创可贴。

注意

- 检查伤员是否对黏性敷料过敏。如果是，换用低敏胶带或绷带敷垫。

应对措施

1 清洁并擦干伤口周围的皮肤。打开创可贴包装，拿住背面的保护贴条，让创可贴面朝下。

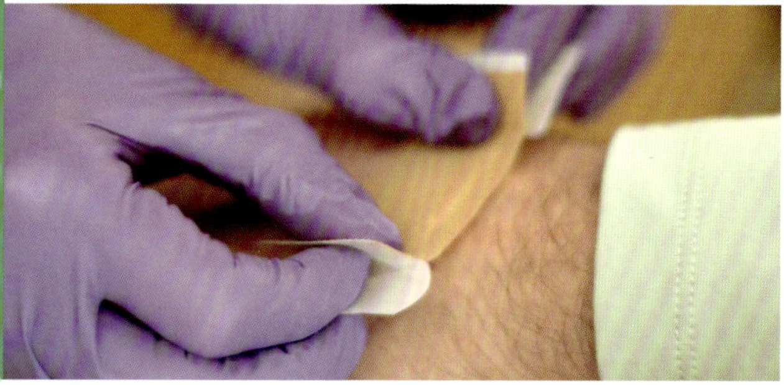

2 剥开保护贴条暴露创可贴，但不要完全剥脱。在不触碰创可贴的前提下，将其放到伤口上。

3 小心地撕掉保护贴条，按下创可贴边缘。

冷敷

冷敷可以减轻诸如撞伤、扭伤之类的肿胀和疼痛。方法有两种：冷垫和冰袋。冷垫是指用冷水将布料蘸湿，冰袋可用干布包上冰块（或冷冻豆子或其他小型蔬菜）制成。

注意

- 务必将冰袋用布包上，防止冻伤。每次冷敷不要超过10分钟。

冷垫

1 将干净的绒布或毛巾浸入冷水里。稍稍拧干，折叠，将其紧贴住伤处（见右图）。

2 每隔几分钟把冷垫重新浸泡在冷水中，以保持低温。冷却伤口不超过20分钟。

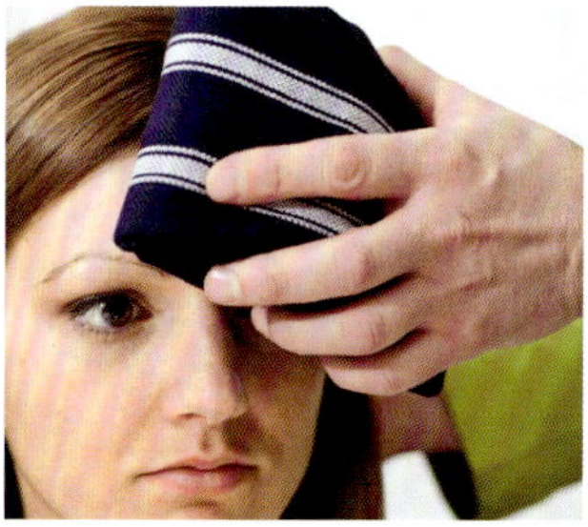

使用冷敷

冰袋

1 用塑料袋盛上一些冰块或碎冰，也可用一袋冷冻蔬菜，用干布裹上塑料袋。

2 将冰袋紧紧地贴在伤口，但不超过20分钟，必要时重换冰块。

绷带使用的原则

绷带有数种急救用途：固定敷料、止血、支撑和固定伤肢，以及减轻伤肢的肿胀。绷带主要有三种：卷式绷带，用于固定敷料和支撑伤肢；管状绷带，固定手指和脚趾的敷料，或支撑受伤关节；三角巾，可当作大的敷料、悬带，以固定敷料或肢体。如果手边没有绷带，可用日常物品代替，例如可将一块织物（诸如头巾）沿对角折成一块三角巾。

绷带使用指南

- 缠绕绷带之前安抚伤员，向伤员解释你正在做什么。
- 帮助伤员以舒服的体位坐下或躺下。处理受伤部位时让伤员本人或助手帮助支撑。
- 从伤员正面开始操作，且尽量从受伤一侧开始。
- 将绷带从伤员身体的自然凹陷部位（脚踝、膝盖、腰、脖子）穿过，然后前后移动，使绷带调整到合适位置。
- 将绷带绑紧，但不要过紧，避免影响到绷带远端肢体的血液循环（对开页）。
- 手指或脚趾尽量露出来，以便之后检查血液循环。
- 绷带打平结（254页）。确保不会造成不适，并且不要把结打在骨突出的部位。尽量将末端掖进结的下面，以提供额外的填充。
- 固定后，每10分钟复查一次绷带远端肢体的血液循环。如果需要，解开绷带直到血液循环恢复正常，然后放松一点儿，重新包扎。

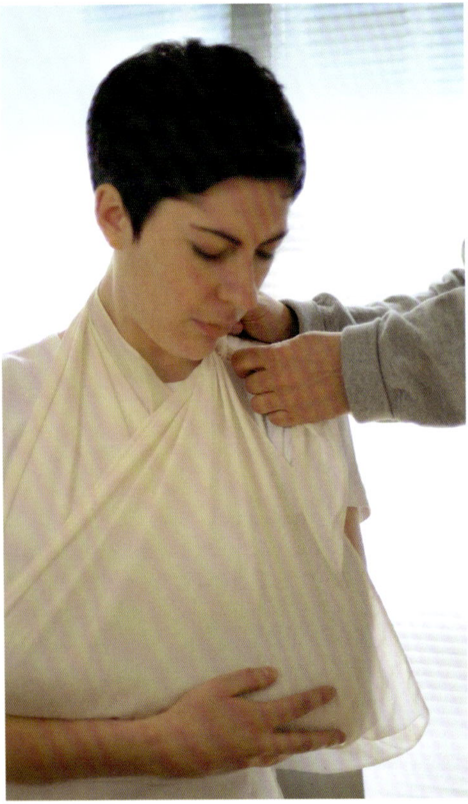

 也可参考：卷式绷带见248~251页/三角巾见253页/管状纱布绷带见252页。

固定肢体

用绷带固定肢体时，仍然需要用大块的软布当作敷垫，例如毛巾或衣物。将敷垫放在两腿中间或手臂与躯干中间，这样包扎时就不会让骨折移位或骨突出部位相互挤压。用折叠的三角巾间隔绑住肢体，避开受伤部位。将平结打在健康的一侧（254页）。如果身体两侧都受伤了，将结打在中间或打在尽可能不造成损伤的部位。

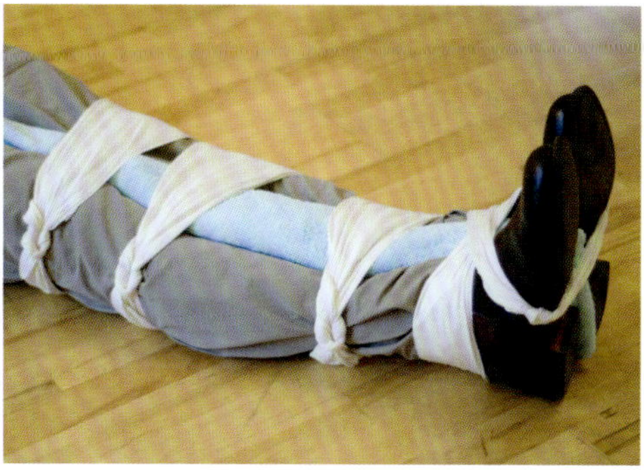

将结打在健康肢体的一侧。

包扎后检查血液循环

用绷带包扎肢体或使用悬吊时，必须在绑好后立即检查手或脚的血液循环，而且之后每隔10分钟复查一次。这项检查非常必要，因为肢体受伤后会肿胀，绷带很快会变紧，从而影响到绷带远端肢体的血液循环。如果发现包扎后血液循环受阻，应立即松开过紧的绷带，重新包扎。

识别

如果血液循环受阻，可能表现为：

- 肢体肿胀充血。
- 皮肤呈青紫色，静脉充盈。
- 皮肤有胀痛的感觉。

之后可能会表现为：

- 皮肤苍白。
- 皮肤触感冰凉。
- 剧痛，随后麻木刺痛。
- 患指（趾）无法活动。

应对措施

1 先压住扎了绷带的手或脚部皮肤或指甲，直至五秒钟后皮肤或指甲发白，再放松压力。如果在两秒钟内皮肤或指甲没有恢复正常颜色，即表示绷带扎得太紧。

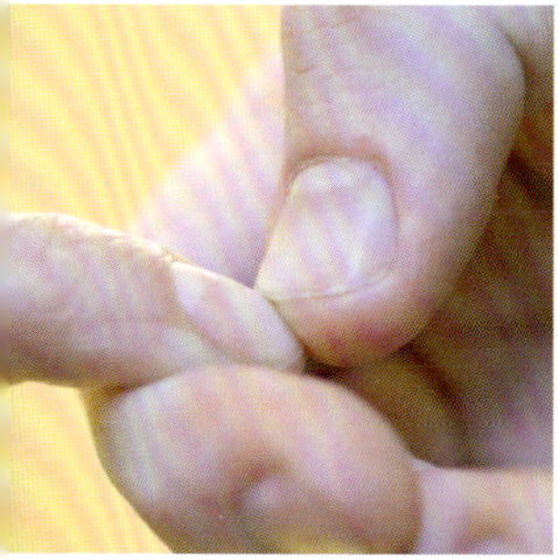

2 将绷带解开数圈，直到皮肤恢复温度和颜色。伤员可能会有刺痛感，必要时解开绷带重新包扎。每隔10分钟复查一次。

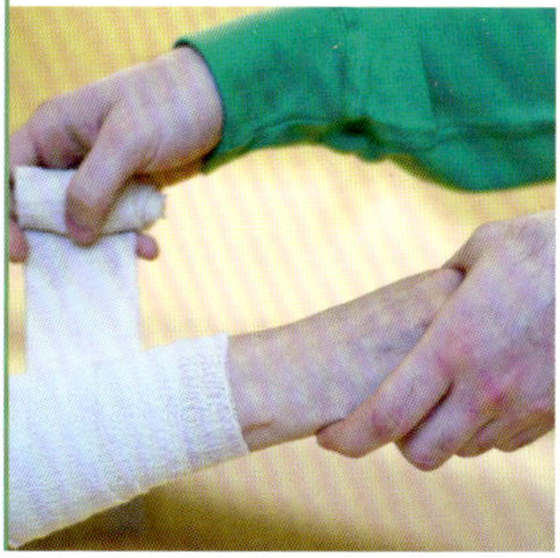

卷式绷带

这种绷带用棉布、纱布、弹力纤维或亚麻制成，用于螺旋环绕包扎受伤部位。主要有三种类型：

一是敞开织绷带卷，用于固定敷料。因这种绷带是间断性的，所以透气性好，但不能用于给伤口施压止血或支撑关节。

二是黏性绷带卷，用于支撑肌肉（和关节）损伤，不需要别针或绷带夹。

三是适形绷带，用于为受伤的关节提供牢固、均匀的支撑。

固定卷式绷带

有几种固定绷带卷末端的方法。安全别针和黏性胶带在通用的急救箱很常见。如果手边什么都没有，简单掖一下边也可以固定。

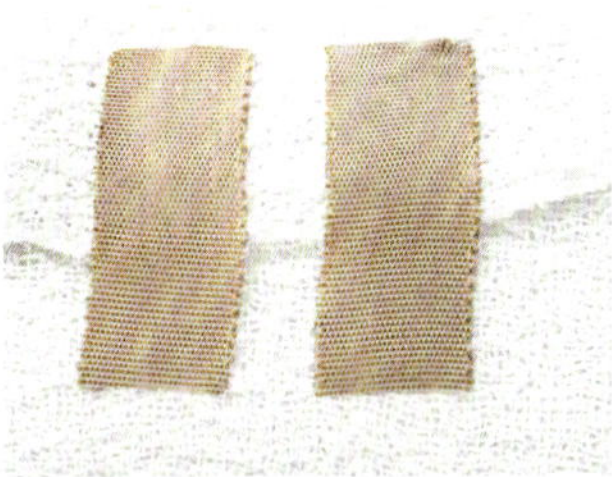

黏性胶带

绷带末端可以向里折叠，然后用几条黏性胶带粘上。

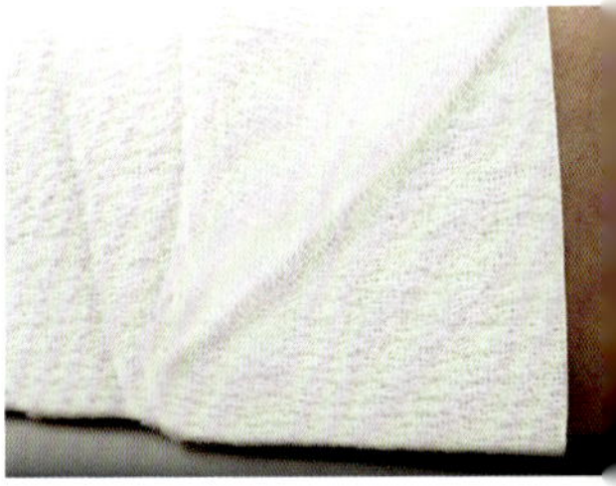

绷带末端掖边

如果没有固定的器具，也可以将绷带绕肢体一圈然后掖进去。

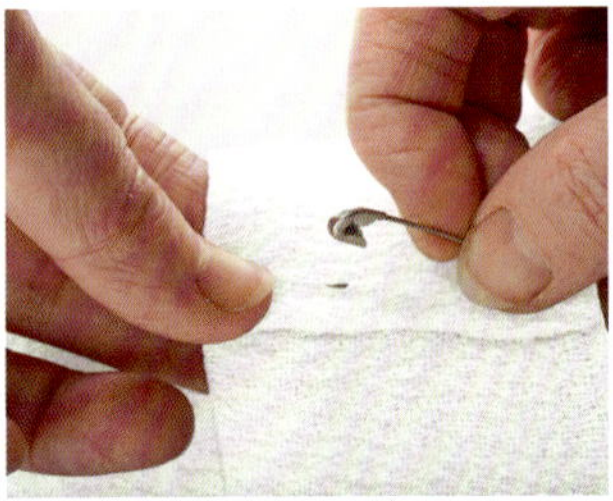

安全别针

这种别针可固定所有类型的绷带。将绷带末端卷起，插入别针时将手指垫在绷带下防止误伤（左图）。确保固定后别针放平（右图）。

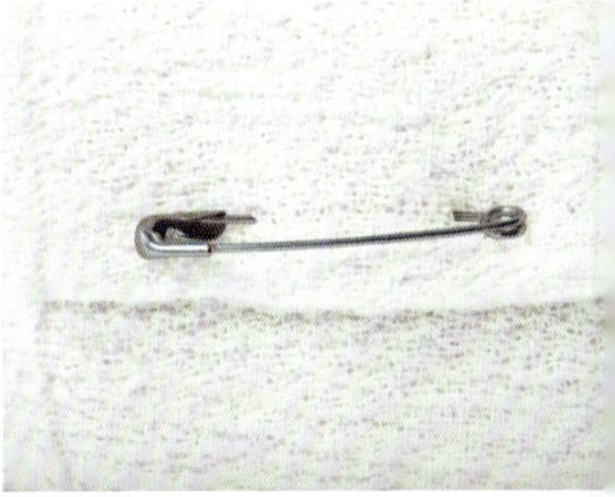

选择大小合适的绷带

绷带包扎之前，检查是否卷紧，宽度是否适合受伤部位。小的部位（如手指）适合用约2.5厘米宽的窄绷带，而大的部位（如大腿）适合用10~15厘米的宽绷带。选择绷带时就宽不就窄，小号的可用于儿童。

卷式绷带的使用

在使用弹性绷带或绉纱绷带时尤其要注意这一点，因为这两种绷带对肢体有塑形作用，肢体肿胀时它们就会变紧。

给受伤部位包扎绷带时遵循以下原则：

- 包扎时确保绷带卷（头部）在上（展开的短端称为尾部）。
- 急救者位于伤员正面，且在受伤的一侧。
- 绷带包扎时托住受伤部位。

注意

- 绷带包扎好后，检查远端肢体的血液循环（247页）。

应对措施

1 将绷带尾部置于受伤部位之下，从肢体内侧向外开始包扎，将绷带平行绕两圈以固定尾部。

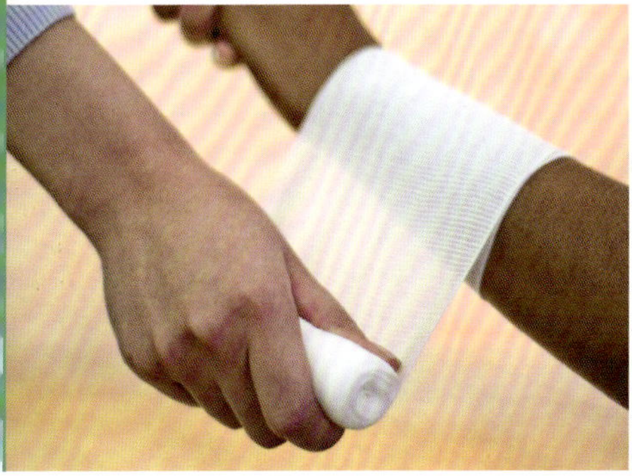

2 将绷带由内而外、从下向上螺旋缠绕，每缠一圈都覆盖上一圈的1/2到1/3。

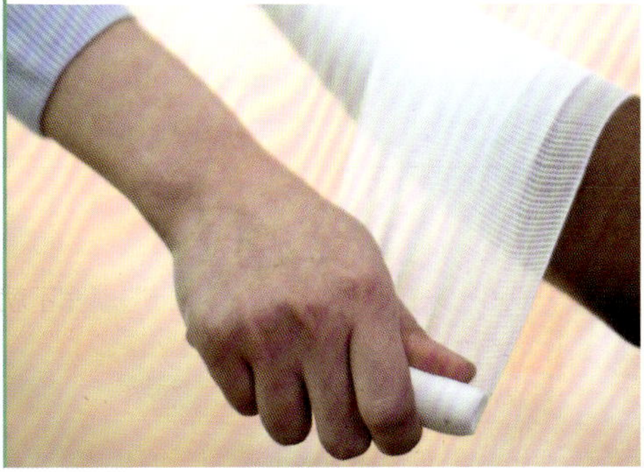

3 最后平绕一圈。如果绷带不够长，用同样方法再加一卷新的，确保覆盖受伤部位。

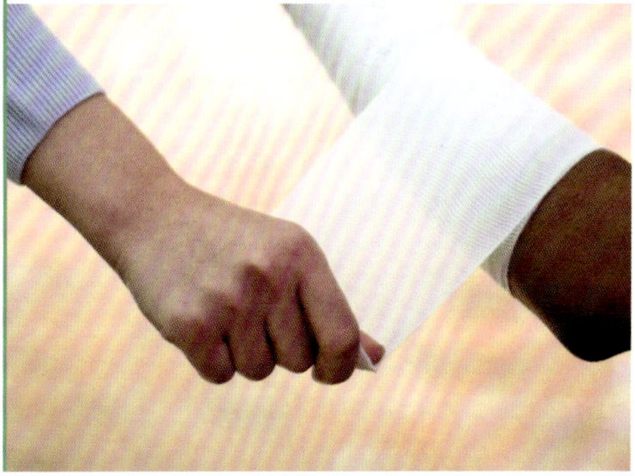

4 固定绷带末端，然后检查远端的血液循环（247页）。必要时解开绷带恢复血液循环，然后重新包扎松一些。每隔10分钟复查一次。

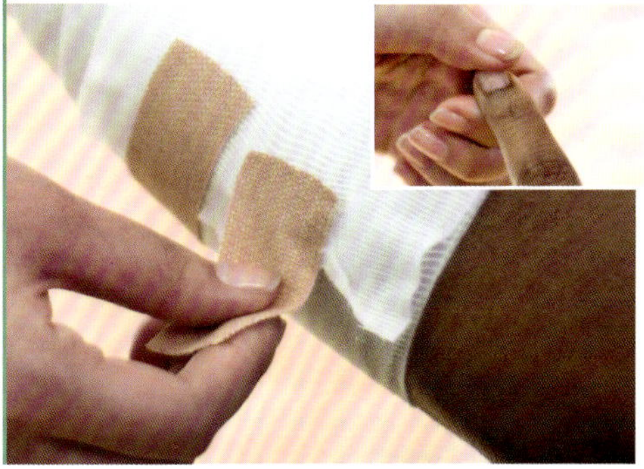

卷式绷带（续）

注意

- 如果敷料滑落伤口，取下并敷上新的敷料。
- 不要将绷带绑得过紧，避免阻碍远端的血液循环（247页）。

肘部和膝盖绷带

卷式绷带可用于肘部和膝盖，用来支撑软组织损伤，如拉伤和扭伤。为了有效地包扎，略微屈曲关节，然后用“8字”法缠绕绷带，而不是标准的螺旋法。从关节的上部由内向外包扎，关节两侧包扎要充分，以保证施压一样。

应对措施

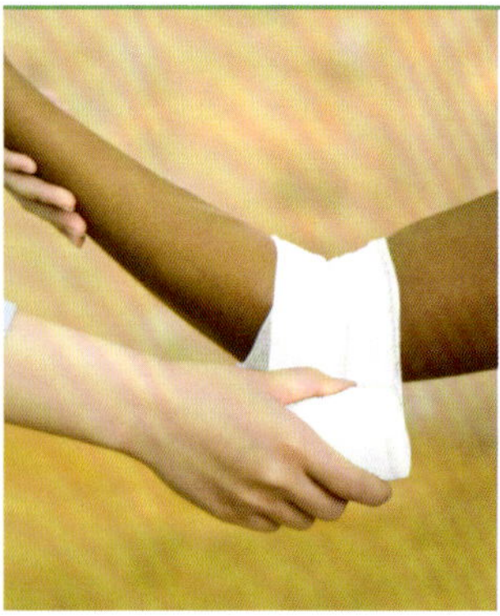

1 让伤员选择舒服的体位，支撑伤肢，让关节半屈曲。将绷带尾部放在关节内侧，将绷带绕到关节外侧。缠绕一圈半，固定住绷带尾部并且覆盖关节。

2 将绷带绕到肢体内侧、关节之上，再缠绕一圈，盖住第一圈绷带的上半部。

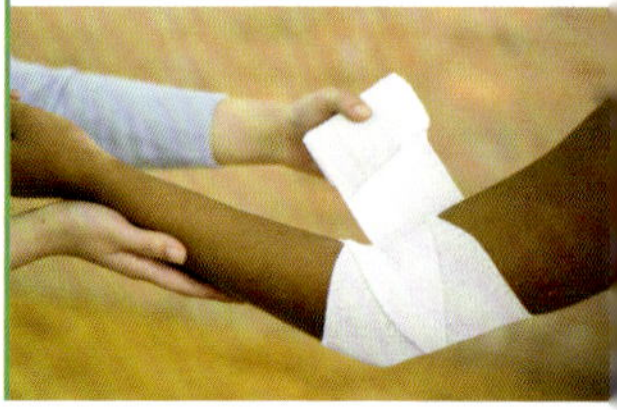

3 将绷带从肢体内上侧绕到关节下部，在肘关节下方做一个交叉缠绕，盖住第一个平绕圈的下半部。

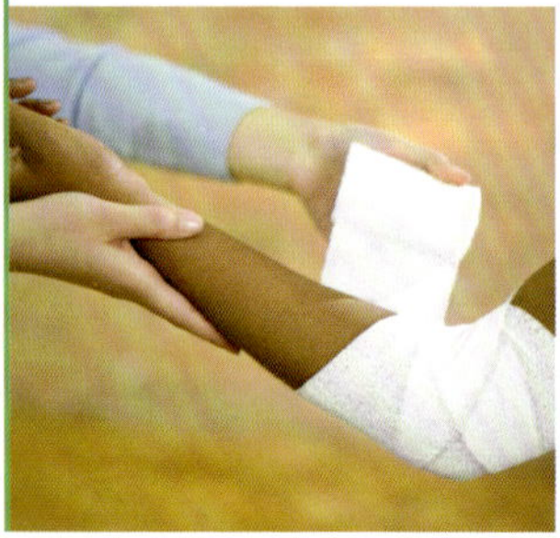

4 继续用“8字”法在关节上下交叉缠绕。每绕一层都盖住上一圈的2/3，逐渐扩大包扎范围。

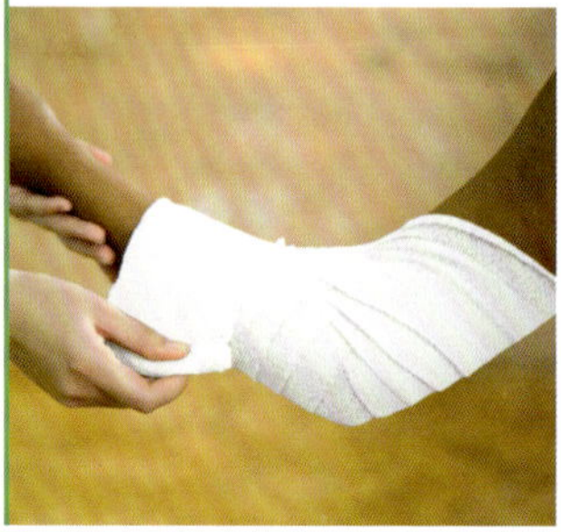

5 最后，平绕肢体两圈，固定绷带尾部（248页）。包扎好后尽快检查绷带边缘的血液循环，然后每隔10分钟复查一次（247页）。必要时解开绷带重新包扎（松一点）。

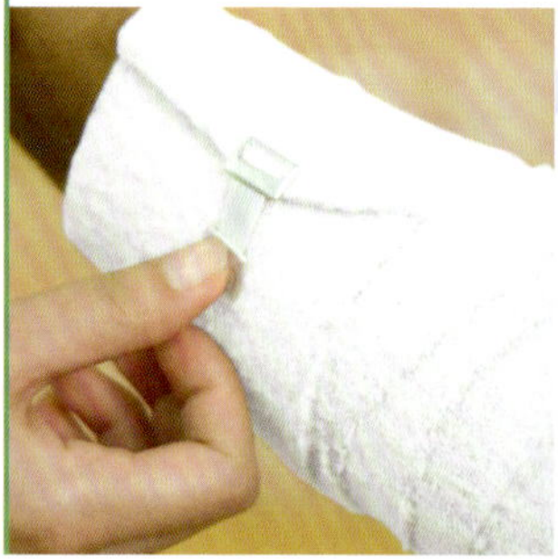

手部绷带

固定手部敷料或支撑腕部软组织损伤时也需要卷式绷带。支撑的绷带必须足以覆盖患处，向整个受伤面施加压力。

应对措施

1 将绷带尾部放在手腕内侧、基于大拇指根部，在腕部平绕两圈。

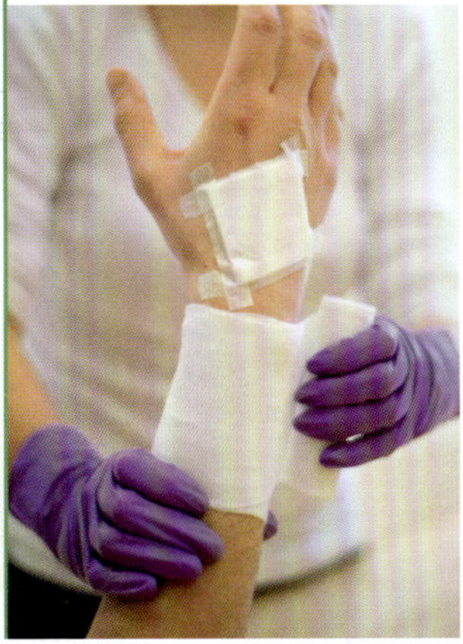

2 从手腕内侧开始，将绷带包绕手背至小指指甲，然后绕至手指掌面。

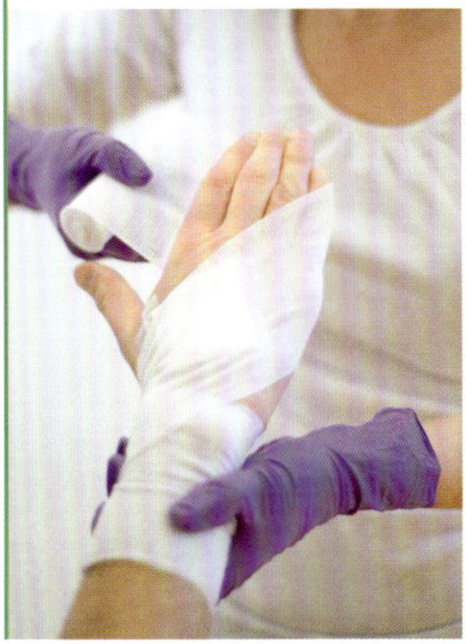

3 将绷带从手背交叉斜对角绕到手腕外侧。扶住手腕以下的绷带，然后重复手背的交叉缠绕。

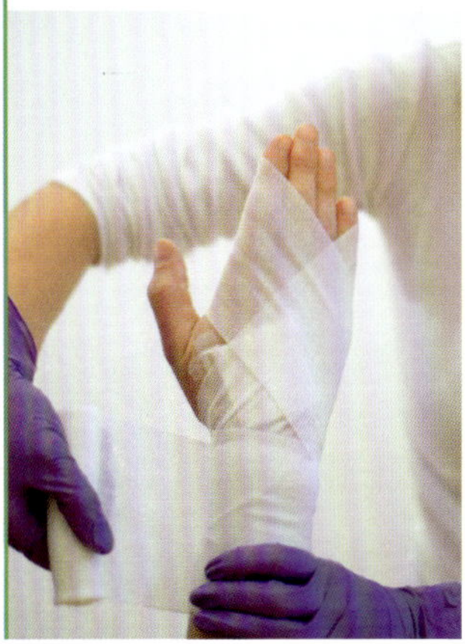

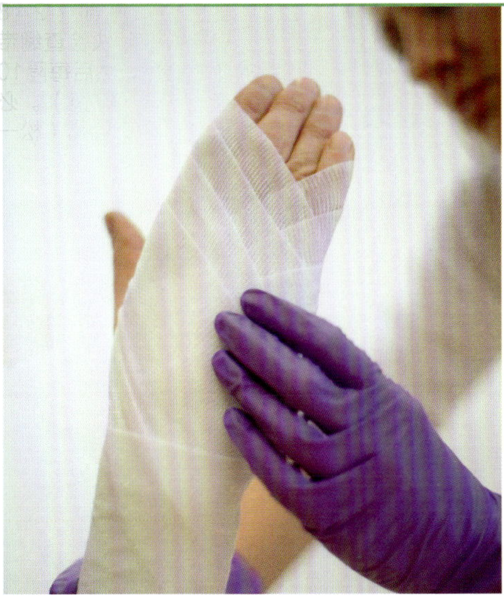

4 重复“8字”法缠绕。每一层都盖住上一圈的2/3，逐渐扩大包扎范围。手部全被包上后，在腕部平绕两圈。

5 固定绷带尾部（248页）。包扎好后尽快检查绷带边缘的血液循环，然后每隔10分钟复查一次（247页）。必要时解开绷带重新包扎（松一点）。

管状纱布绷带

注意

- 不要用胶带完全环绕手指，这样会阻碍血液循环。

这种管状绷带是一种无缝、管状的织物卷，需要和一种特殊的敷料器（下图）配合使用，可能是一小卷或者长条管状纱布。管状纱布用于固定敷料，但不能控制出血。如果伤员对黏性胶带过敏，使用低敏感性的胶带固定绷带。

应对措施

1 剪下一段管状纱布绷带，大约为受伤手指的2.5倍长。将整段纱布绷带套在敷料器上，然后轻轻将敷料器套进伤员的手指。

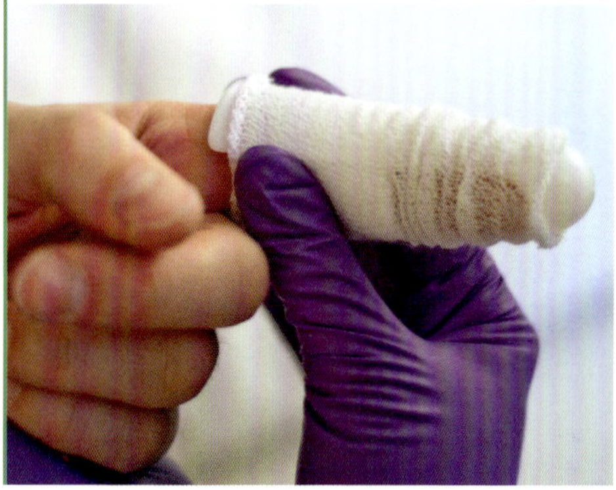

2 抓住手指上的纱布绷带末端，轻轻将敷料器拉至指尖，在手指上留下一层纱布绷带。将敷料器拧两圈，让纱布绷带封住指尖端。

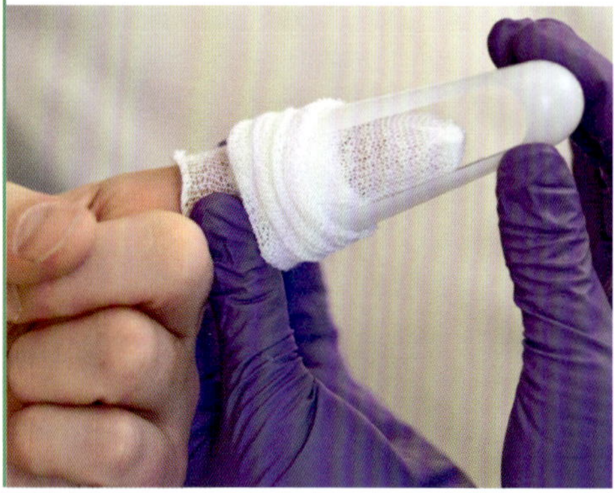

3 继续抓住手指底部的纱布绷带，轻轻将敷料器套回手指，套上第二层纱布绷带。纱布绷带套好后，取出敷料器。

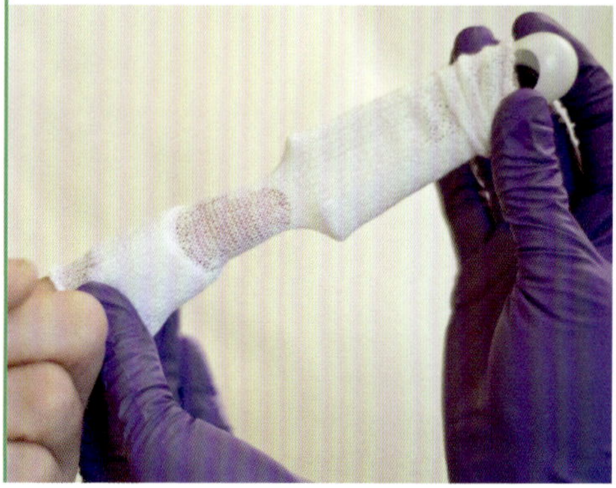

4 用黏性胶带固定手指底部的纱布绷带。立即检查手指的血液循环（247页），然后每隔10分钟复查一次。询问伤员是否感觉冰凉或刺痛，如果是，解开绷带重新包扎（松一些）。

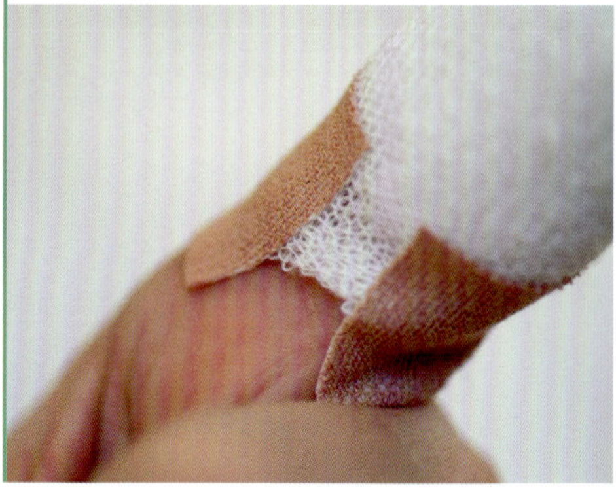

三角巾

三角巾可能在急救箱里有独立无菌包装，也可以用一块结实的方布（如亚麻布或棉布）通过裁剪或沿对角折叠自制一块。这种绷带有三种用法：

- 折成宽条或窄条（见下图），用以固定或支撑肢体、固定夹板或大块敷料。
- 展开形成悬带，或固定手、脚、头皮的敷料。
- 装在无菌包内，折成一块敷垫或用作无菌敷料。

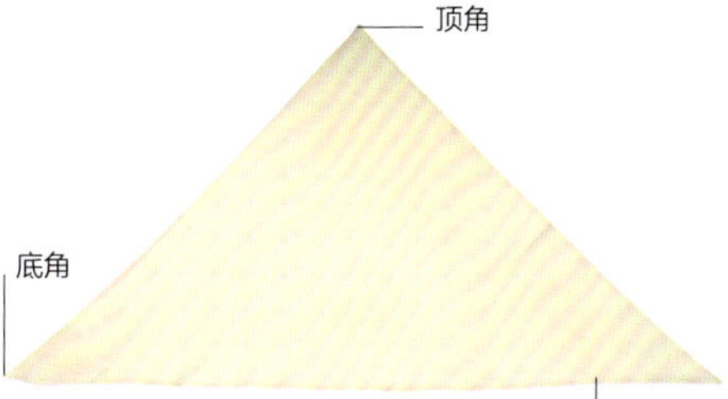

打开三角巾

折成宽条绷带

1 打开三角巾，平放在干净的物体表面上。水平对折，使其顶角对住底边中心。

2 再次同向对折，使第一次的折边与底边平齐，这样就折成了宽条。

折成窄条绷带

1 将三角巾折成宽条。

2 对折，这样就折成了狭长的厚布条。

三角巾的存放

使用之前，将三角巾保存在无菌包内。也可像右图所示折起，这样既可以当作敷垫或绷带，也可以抖开使用。

1 先将三角巾折成窄条（见下图），将两个底角折向中间。

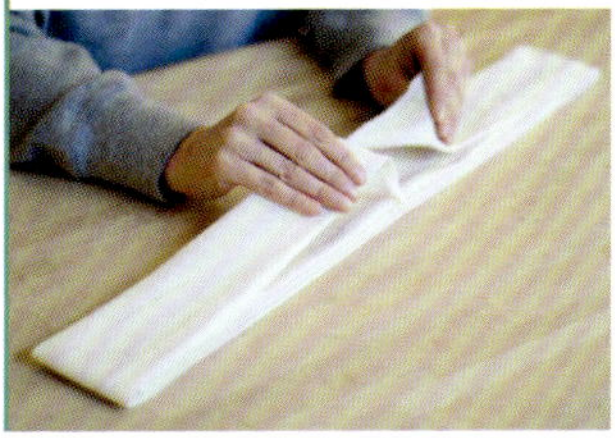

2 继续将两端折向中间，直到大小便于保存。将其放在干燥处。

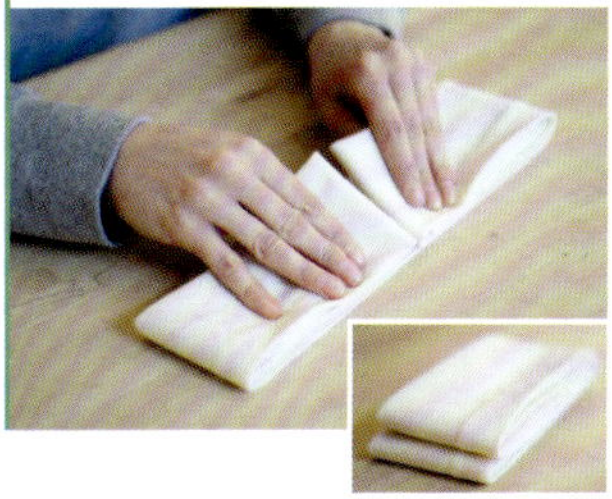

平结

三角巾固定时，务必打成平结。它很牢固，不会滑脱，易于解开，并且较平，会使伤员更舒适。避免将结直接打在伤口处或周围，那将会造成不适感。

打平结

1 将左端（蓝色）穿过绷带的右端（浅蓝色）。

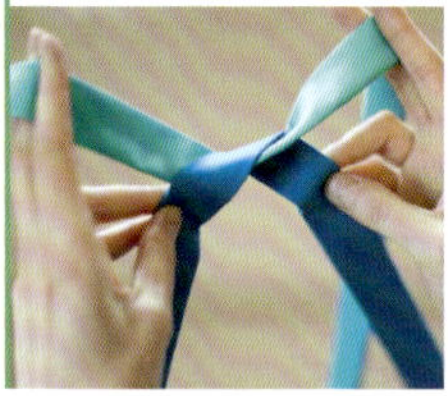

2 同时拎起绷带两端，并置于其他材料之上。

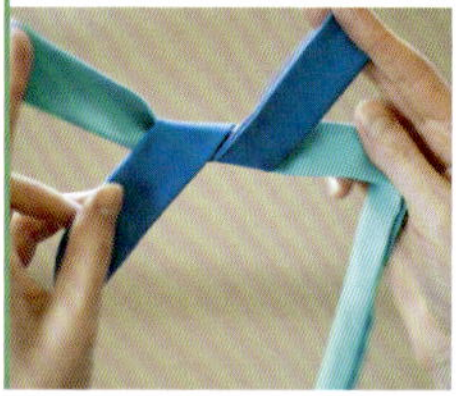

3 将右手的一端（蓝色）从左端（浅蓝色）下方穿过。

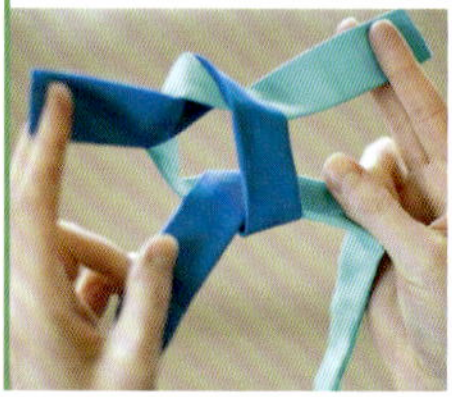

4 拉紧两端打成结，然后将其掖入绷带下面。

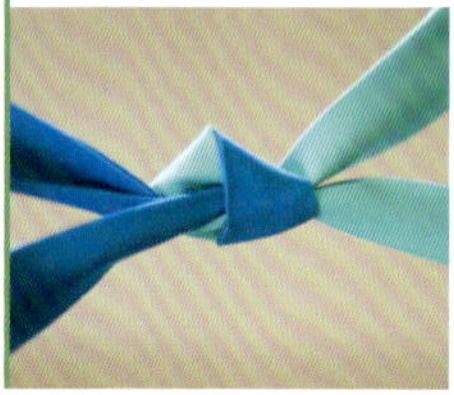

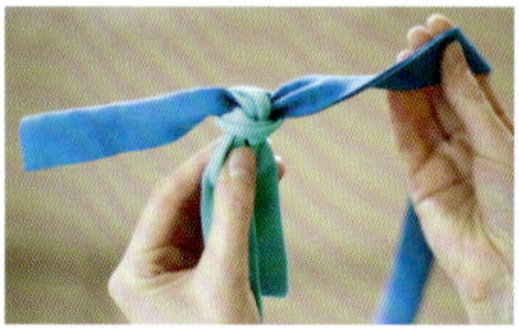

解开平结

从结的一侧牢牢拉出末端和绷带的一部分，使这条绷带变直。抓住结，将拉直的绷带一端抽出。

包扎手和脚

一块打开的三角巾可用作固定手部或脚部的敷料，但不能提供足够的压力止血。包扎手的方法（右图）也可用于包扎脚，绷带末端打结在脚踝处。

1 将三角巾放平，把伤员的手放在上面，手指朝向顶角。再将顶角折回盖住手。

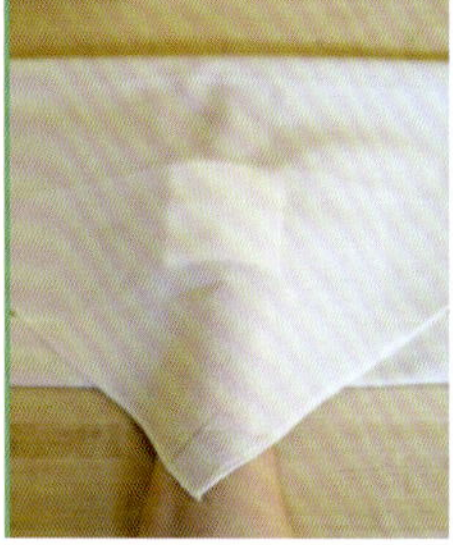

2 将绷带两底角交叉，在手腕处向相反的方向缠绕，末端打成平结（下图）。

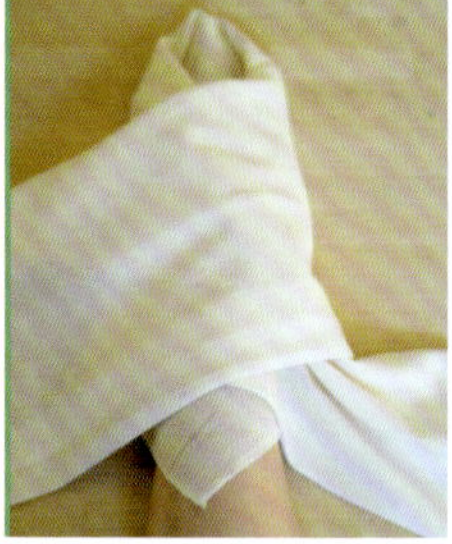

3 轻拉顶角使绷带包紧，将顶角提起绕过平结并掖进去。

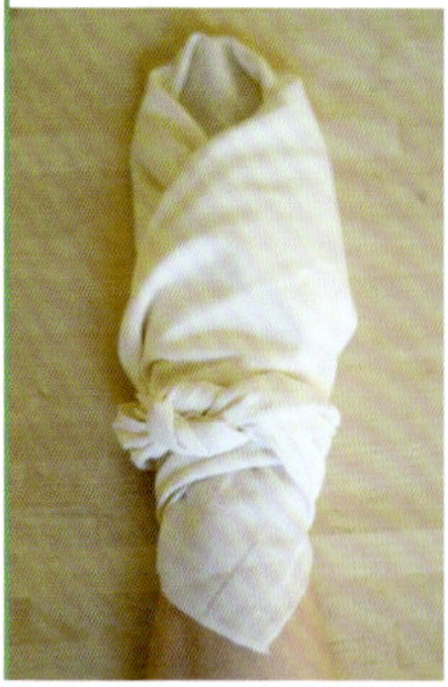

手臂悬吊

手臂悬吊可以使前臂保持略高于水平的位置，给伤员肘部还可弯曲的受伤上臂、手腕或前臂提供支撑，或固定肋骨骨折伤员的手臂（156页）。提拉悬吊带（256页）用以将前臂和手部保持在较高位置，例如控制出血。

应对措施

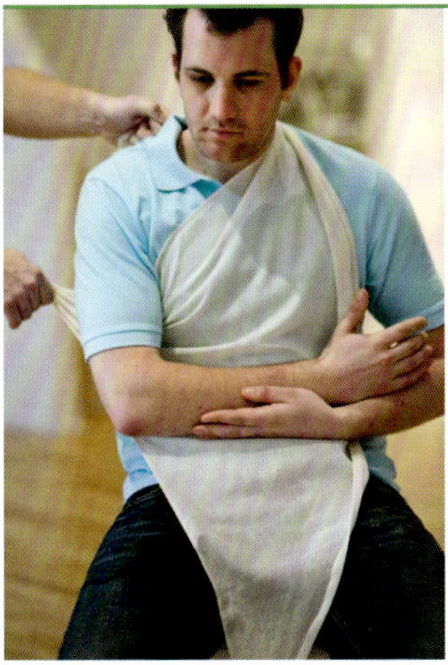

1 务必用手将受伤的胳膊轻轻托起，略高于肘部。将三角巾底边折边，铺在伤员身上，底边与伤员躯干平行，和小指指甲在同一水平位置。将压在手臂下的上端绷带绕过脖子，拉到对面一侧的肩部。

2 将下端绷带折过前臂，在肩部与上端会合。

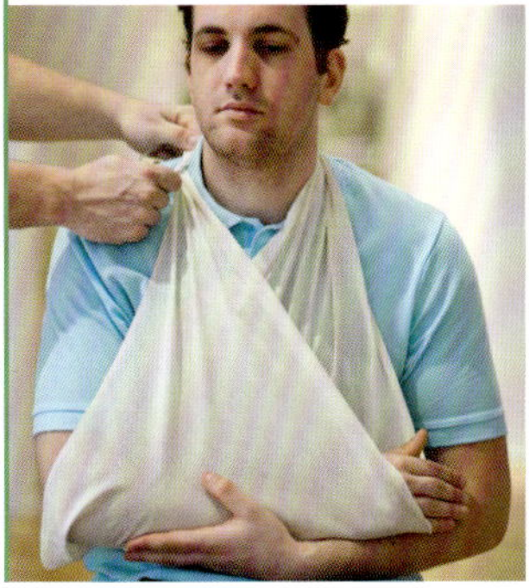

3 在伤员锁骨窝上方打一个平结（对开页），将绷带两个游离端掖进去填充。调整悬吊带，保证前缘托起手部，并与伤员小指指尖平齐。

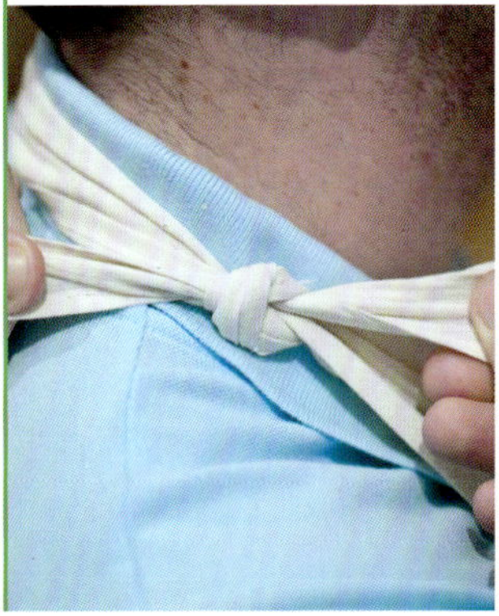

4 抓住肘关节处的绷带顶角并拧紧，直到与肘部贴合，然后掖入。如果有安全别针，也可以将布折起，在前面固定住。

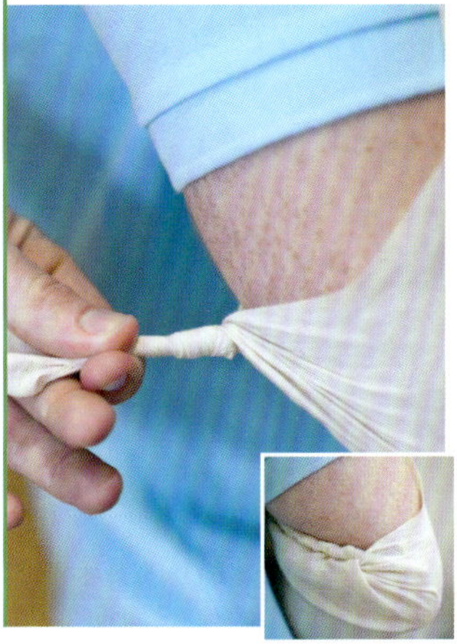

5 包扎好后尽快检查手指的血液循环（247页），每隔10分钟复查一次。必要时解开悬吊带重新包扎。

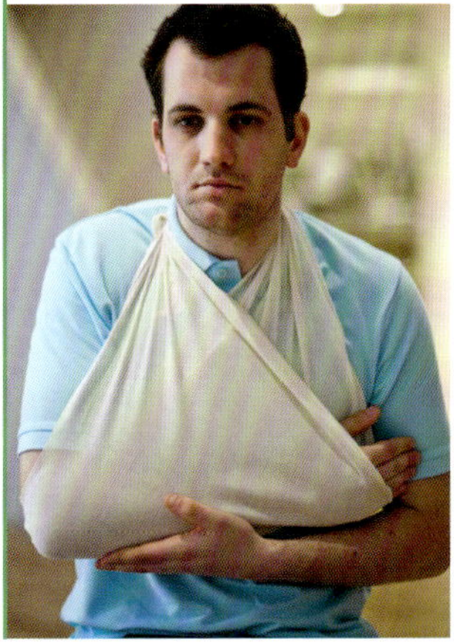

提拉悬吊

这种悬带将前臂和手部托到较高位置，指 止血，减轻肿胀，还可用于肩部损伤时的手臂尖触到伤员肩部。提拉悬带有助于前臂和手部的 支撑。

应对措施

1 让伤员把伤肢托于胸前，手指搭在对面一侧肩部。

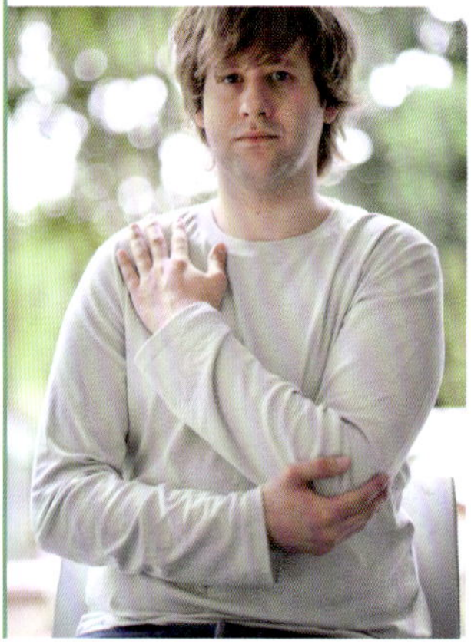

2 将三角巾铺在伤员身上，一个底角跨过健康一侧的肩膀，在肘关节外抓住顶角。

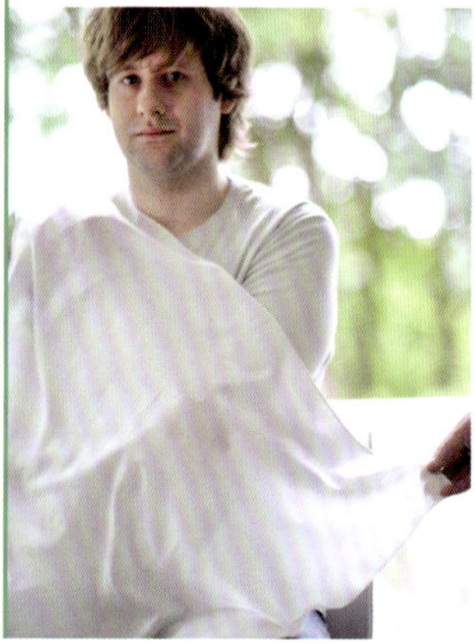

3 让伤员放松伤肢，将绷带底边掖到伤员的手、前臂和肘下（可能需要协助）。

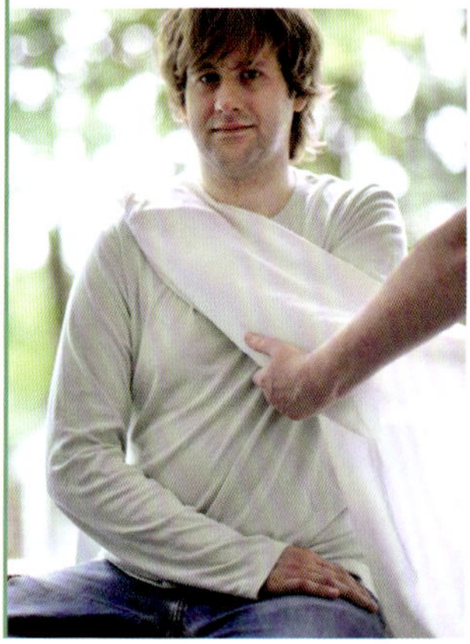

4 将绷带下端斜拉过伤员的后背，在肩膀处与另一端会合。

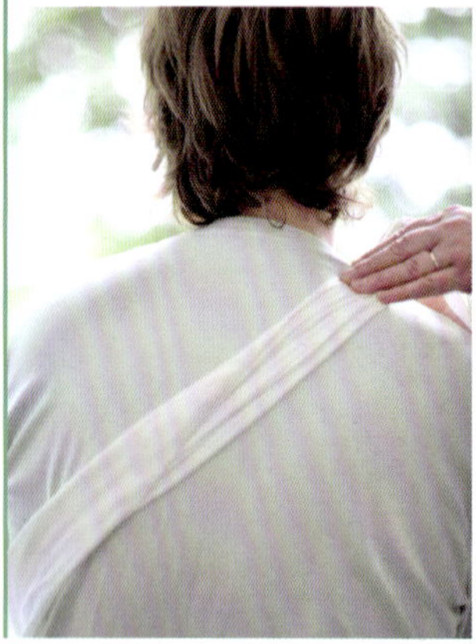

5 在伤员锁骨窝上将两端打成平结（254页），把两角掖进去填充。

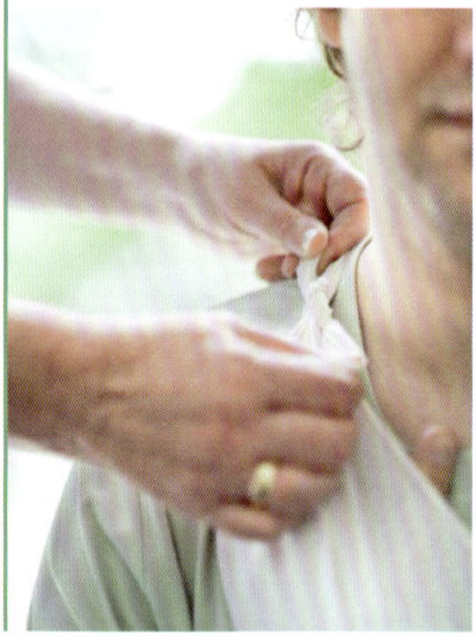

6 将绷带顶角拧紧，直到与肘关节贴合，然后掖入肘部固定。如果有安全别针，也可以将布折过肘关节，在弯曲处固定。每隔10分钟检查一次拇指的血液循环（247页），必要时解开绷带重新包扎。

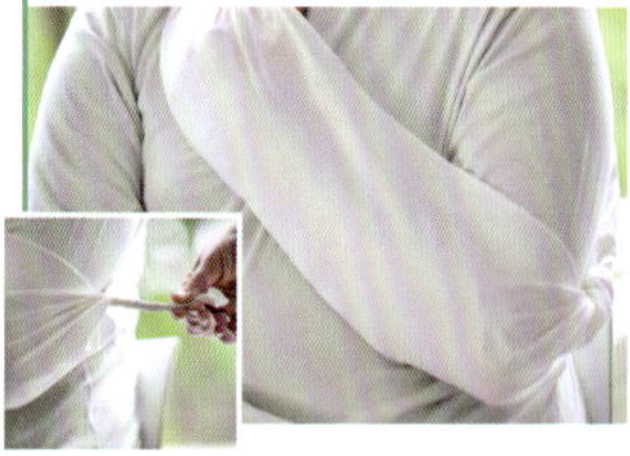

简易悬吊

如果需要支撑伤员的伤肢，但手边没有三角巾，可以用一块牢固的方布料（253页）（超过0.84平方米即可）做一个悬带。也可以用伤员的衣物临时代替（见下左图）。固定好之后检查血液循环（247页），每隔10分钟复查一次。

注意

- 如果怀疑前臂骨折，用布料悬带或外套衣角来提供支撑。不要使用其他简易悬带，那些不能提供足够的支撑力。

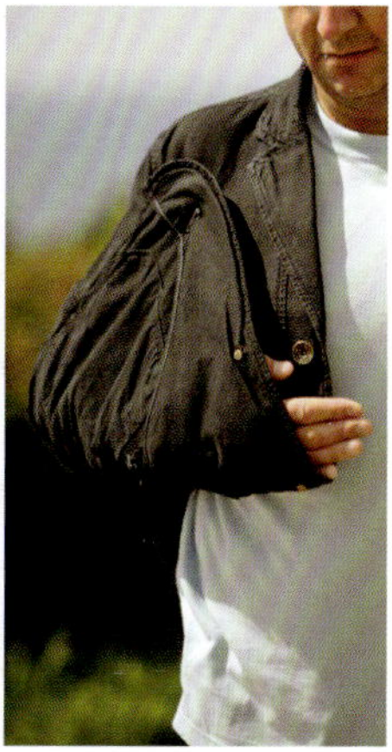

外套衣角

解开伤员的夹克外套，将受伤一侧的衣服边折起，盖过手臂。用大的安全别针将衣角固定在外套的胸前，将肘部多余的衣服卷起或用别针别住。

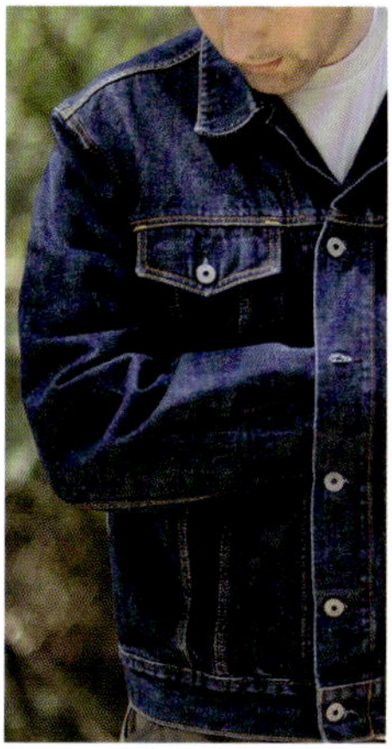

解扣外套

解开外套（或背心）的一个扣子，将受伤一侧的手通过解开的衣缝放到衣服里。建议伤员把手腕搭在衣缝下面的扣子上。

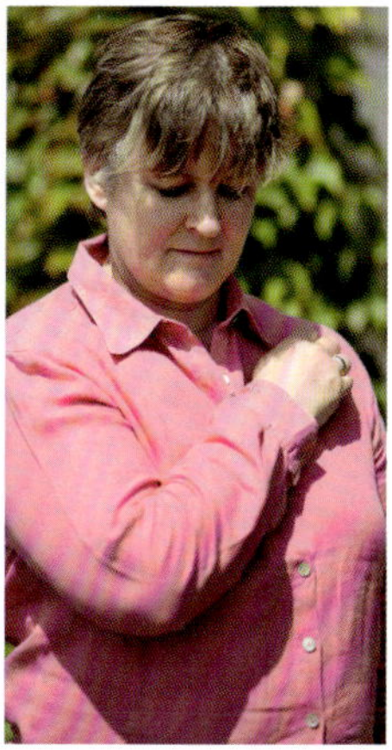

长袖衬衫

将伤肢斜放在伤员胸前，将袖口用别针别在衬衫的胸部。如果是临时的提拉悬吊（256页），将袖口别在伤员的对侧肩部，保持手臂抬高。

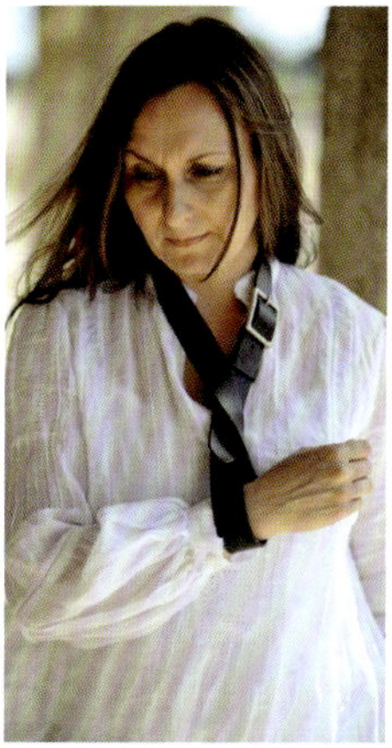

皮带或窄的衣物

用皮带、领带、背带或紧身衣做成一个“领口—袖口”悬带。将悬带系成一个圈，套在伤员脖子上，然后将其扭转，在前面形成一个小圈，把伤员的手放在里面。

12 突发事件的急救

本章可作为严重疾病或受伤时急救处理的快捷指南，它提供了一系列行动计划指南，指导你评估伤病者情况，明确需要优先处理的急救。进行初级检查（46~47页）后，适当地进行次级检查（48~53页）。

本章还介绍了如何处理无应答的伤病者，要优先照顾护理他们。此外，对于有潜在生命危险的疾病或伤情，本章还列举了所采取的必要急救步骤，从而使伤情得到缓解，包括哮喘、中风、严重出血、休克、心脏病发作、烧伤、骨折和脊髓损伤。每种伤情在前面章节都有详细描述，在这里会再次提及。如果需要更多的信息和背景知识，很容易在前面章节内找到。

目标和目的

- 保护自己，使自己不处于险境，使现场安全。
- 冷静迅速地评估现场情况，寻求合适的帮助。
- 帮助伤员，在围观者的协助下提供必要的治疗。
- 如果怀疑为严重的疾病或损伤，拨打120/999寻求紧急救援。
- 清楚自己的需求。

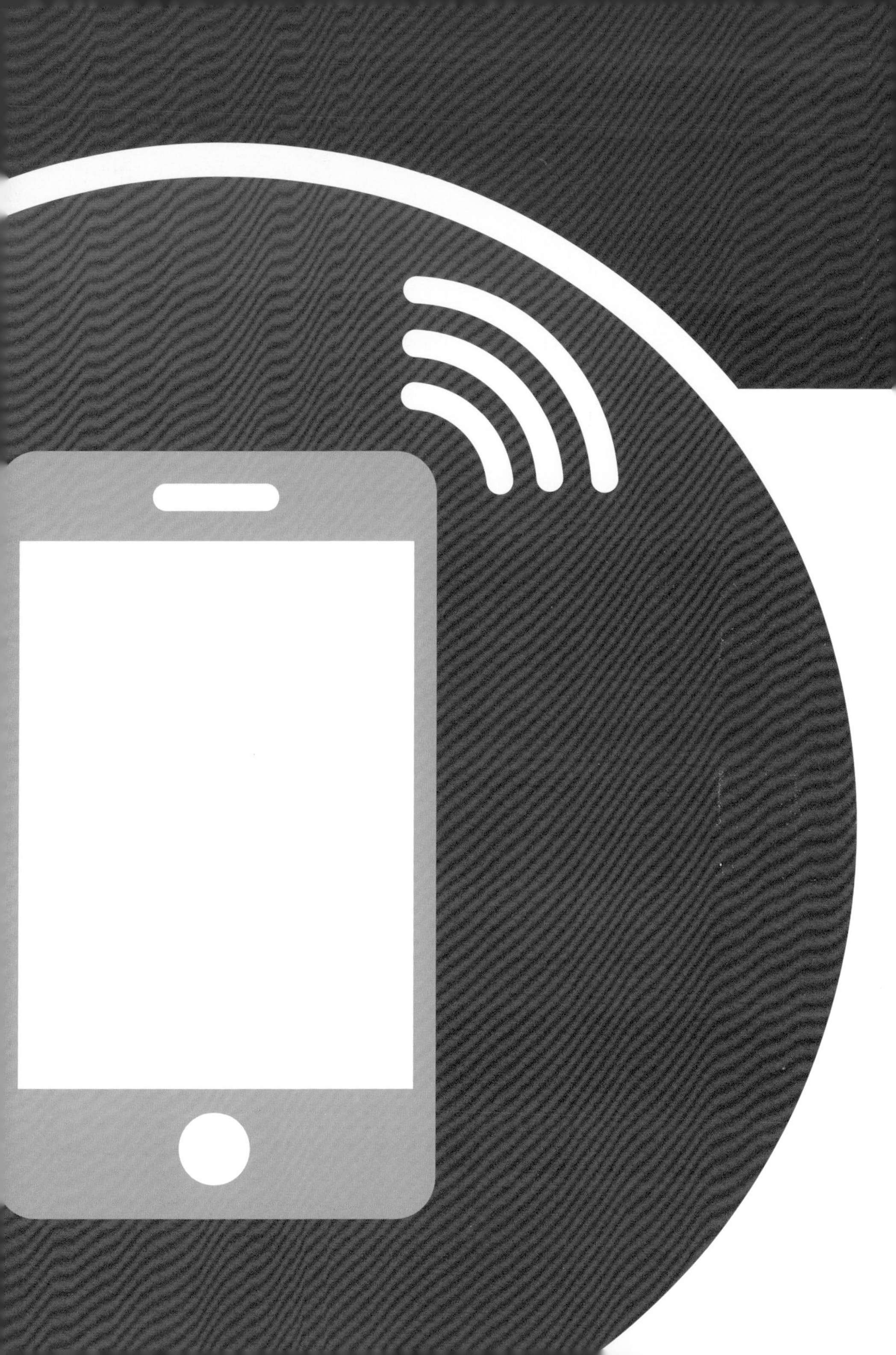

突发事件中的行为

使用初级检查（46~47页）评估伤员，按照伤势的严重程度优先处理。伤势得以控制后再进行次级检查（48~53页）。

开始

危险

在你接近前要确保现场安全，是否有人处于险境?

是

否

反应

伤员意识是否清醒?

通过询问伤员问题或轻轻地摇动肩膀。

是否有反应?

是

否

意识丧失的伤员

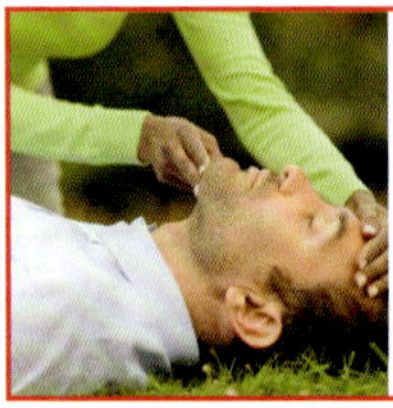

呼吸道

伤员的呼吸道是否通畅?

打开呼吸道。

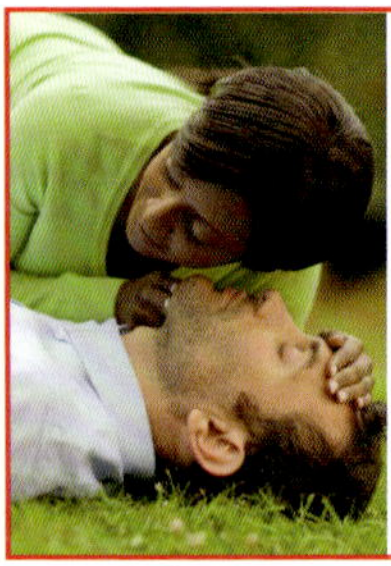

呼吸

伤者的呼吸是否正常?

检查呼吸看胸廓起伏，倾听和感觉呼吸

否

是

循环

检查并治疗威胁生命的伤情，如大出血。

拨打120/999寻求救助

保持呼吸道通畅，如有必要，把伤员置于复原卧位。

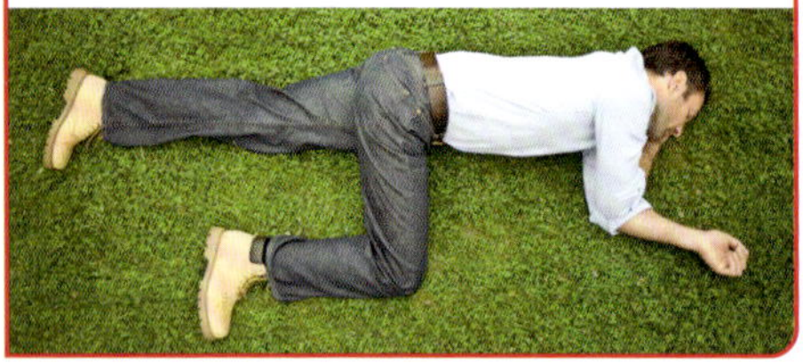

你是独自一人吗?

否

心肺复苏/循环

可能的话，请人拨打120/999寻求急救，并帮忙取来除颤器，开始心肺复苏（成人262页；儿童264页；婴儿264~265页）

是

胸外按压心肺复苏法

如果伤者是儿童或婴儿，首先施行5次人工呼吸，然后完成30个胸外按压，持续1分钟（儿童264页，婴儿264页）。拨打急救电话120/999寻求紧急救助后，然后继续心肺复苏。如果需要，带着儿童或婴儿拨打电话。如果伤者是成年人，先拨打120/999寻求紧急帮助，然后开始心肺复苏（262页）。不要离开伤者（成人或儿童）寻找AED。

胸外按压心脏复苏术

如果没有接受过任何心肺复苏法训练，也不愿意或不会人工呼吸，或者当前指导不建议此项操作，可以只进行胸部按压。紧急救助人员可以提供胸外按压心脏复苏术的指导（262页）。

如果现场不安全不要接近，
拨打120/999寻求急救。

伤员意识清醒

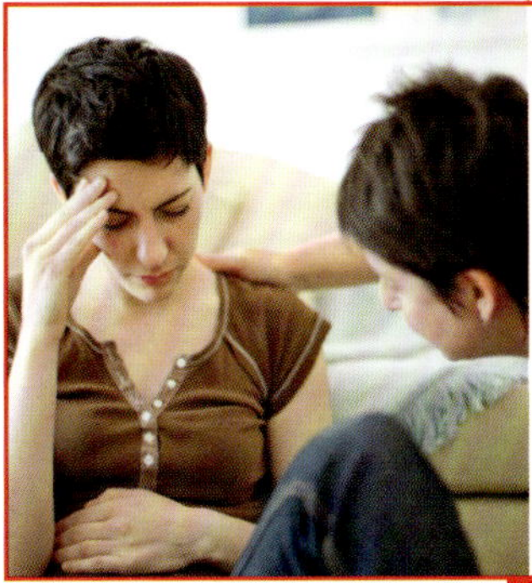

呼吸道和呼吸
如果伤员有应答，保持警觉且可以口头回应交谈，说明伤者气道打开，且可以呼吸。伤者呼吸或急促或缓慢或正常或困难。评估并治疗发现的症状。

突发事件查询

过敏性休克276页
哮喘270页
骨折280页
烧伤和烫伤280页
成人窒息268页
儿童窒息268页
婴儿窒息270页
头部损伤278页
心脏病发作266页
中暑284页
低血糖276页
脑膜炎272页
成人惊厥282页
儿童惊厥282页
脓毒症272页
严重内出血274页
休克274页
脊柱损伤278页
中风266页
服毒284页

循环
是否有威胁生命的伤情？如大出血或心脏病发作。

是

治疗威胁生命的疾病或伤情
拨打急救电话120/999寻求紧急求助。同时，注意监控并记录伤者的生命体征（54~55页），直到急救车到来。

否

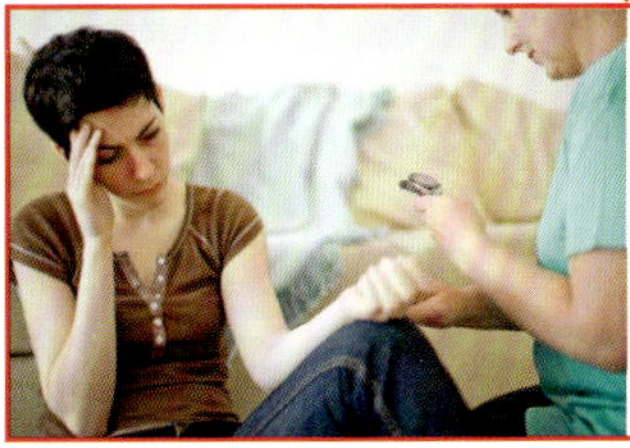

实施次级检查
根据AVPU等级（54页）评估意识水平，实施全身检查来排查疾病或伤病的体征。打电话寻求适当的帮助，拨打急救电话120/999，如果怀疑有严重的疾病或受伤，在等待救援人员的同时，观察并记录伤员的生命体征（54~55页）。

成人心肺复苏

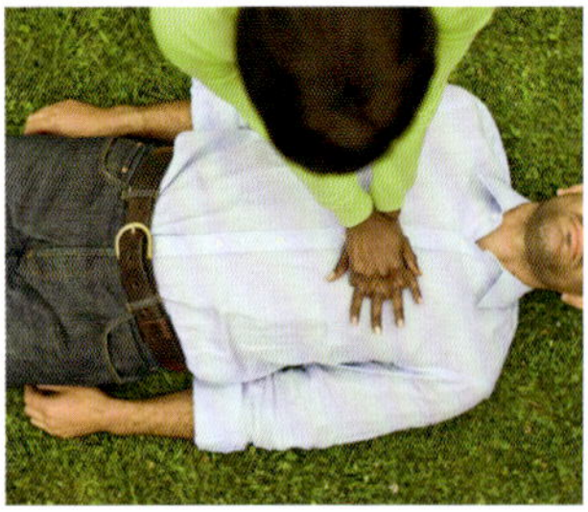

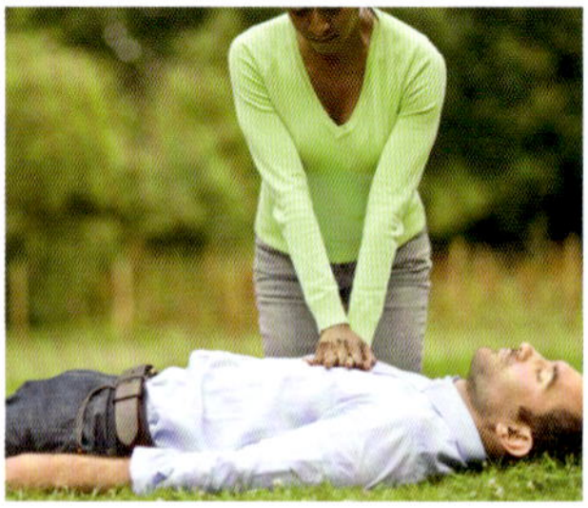

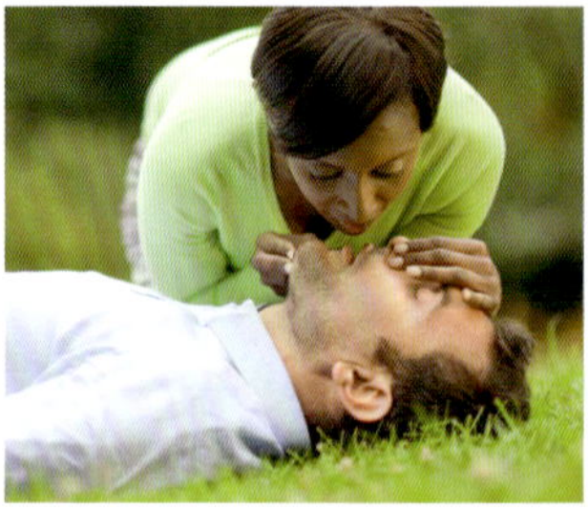

1 手放在胸部

急救者把一只手掌根放在伤员胸部中间的位置，另一只手掌根放在上面，十指交叉，注意手指不要压到伤员肋骨。

2 进行30次胸部按压

俯身于伤员胸部上方，双手伸直，用力垂直按压，在胸骨下陷4~5厘米后放松，但不要把手移开。以每分钟100次的频率进行30次胸部按压。

3 检查呼吸是否通畅

移动伤员的头部，一手使头后仰，另一手的两指托起下颌以确保气管开放。紧捏住伤员的鼻孔，使嘴张开，急救者吸气后用嘴覆盖住伤员的嘴，平稳地向嘴里吹气，直到胸廓抬起持续1秒钟。

胸外按压心肺复苏法

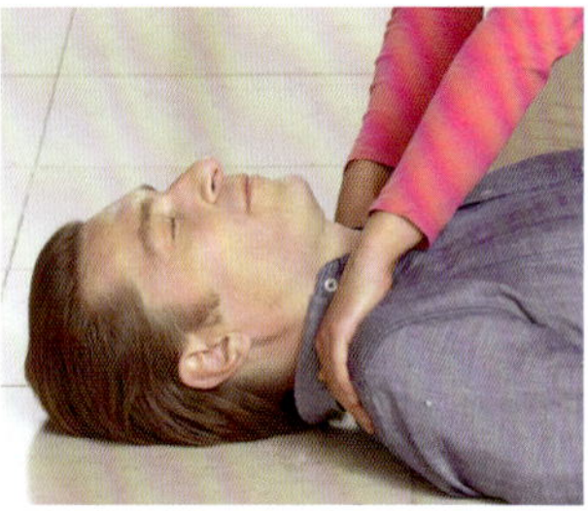

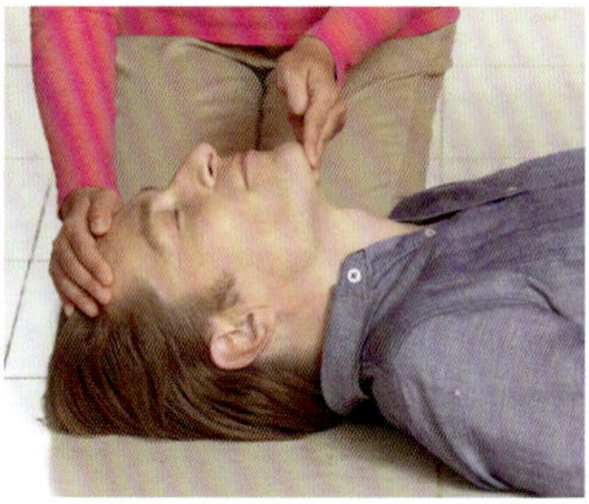

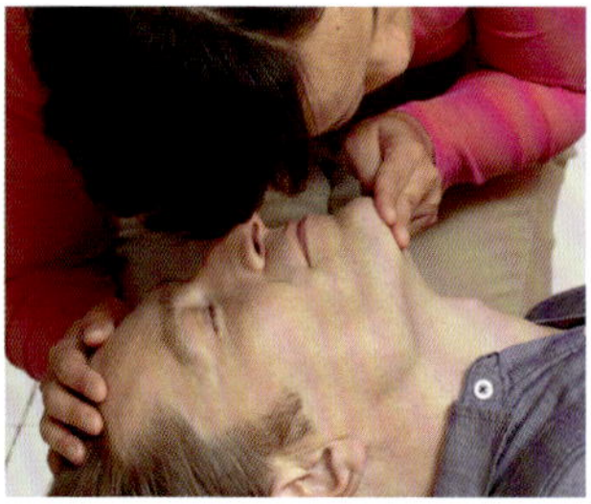

1 检查伤者应答

轻摇伤员肩膀并在耳边轻声呼唤或发出指令。如果伤员没有回应，进行下一步。

2 打开气道

将一只手置于伤员前额，然后向下按，使头向后仰，此时嘴巴会自然打开。将另一只手的手指置于下巴，将下颚向上提。

3 检查呼吸

将你的耳朵置于伤员口鼻上方，你的眼睛看向胸部。观察、聆听、感觉伤者是否有呼吸。此举不应超过10秒。如果伤员没有呼吸，立即拨打急救电话120/999寻求紧急救助，并开始胸外按压。

更多详情见68~71页

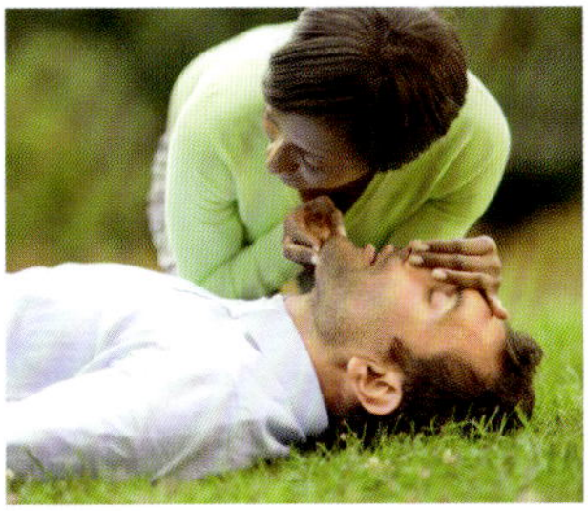

4 观察胸廓起伏

维持仰头举颌，急救者头抬起，观察胸廓起伏情况。连续给予2次人工呼吸，然后重复30次胸外按压。

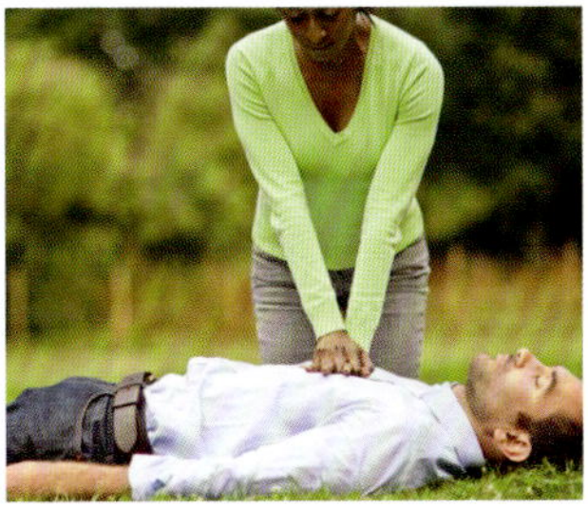

5 持续心肺复苏

持续进行心肺复苏（CPR）直到救援人员到达、伤员开始正常呼吸或你感觉筋疲力尽难以继续。如果你不愿意或不能够进行人工呼吸，也可以给予胸外按压。

注意

- 如果没有接受过任何心肺复苏法训练，也不愿意或不会人工呼吸，或者当前指导不建议此项操作，可以只进行胸部按压，如下图所示。急救中心接线员可以提供胸外按压心脏复苏术的指导。
- 如果伤者在心肺复苏过程中呕吐，应将其推向身体一侧，并确保头朝向地板，以便于呕吐物排出体外。待呕吐后，清理口腔，立刻将伤员翻回仰卧姿势，重新开始心肺复苏术。
- 如果有其他的急救员，每隔1~2分钟换一次人，但尽量不间断对心脏的按压。
- 请周围的人帮忙取来AED。

更多详情见72~73页

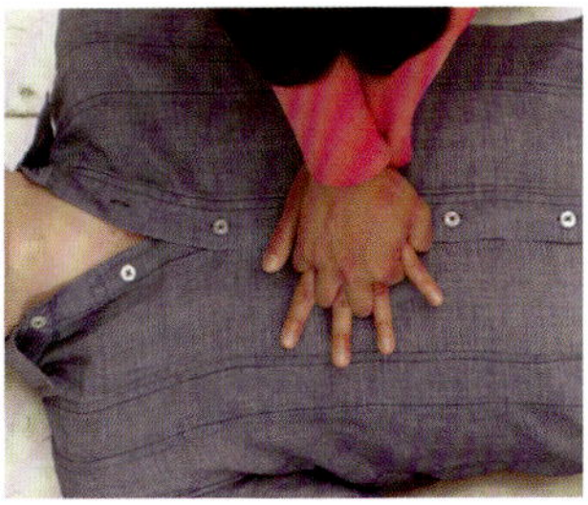

4 开始胸部按压

跪于与伤员胸口平行的位置；将一只手掌根放在胸部中间的位置，然后将另一只手的掌根置于这只手上，手指交扣；俯身于伤者胸部正上方，按压直到胸部下陷5~6厘米，放松。

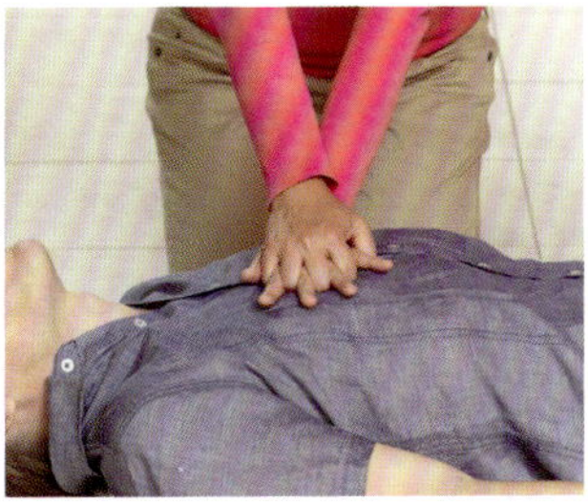

5 持续胸部按压

以每分钟100~120次按压的频率继续胸外按压，持续至以下几种情况发生：急救医护人员到达现场，伤员逐渐恢复知觉（例如咳嗽，睁开眼睛，企图说话或移动，并开始正常呼吸），急救员筋疲力尽。

注意

- 如果没有接受过任何心肺复苏法训练，也不愿意或不会人工呼吸，或者当前指导不建议此项操作，可以只进行胸部按压。急救中心接线员可以提供胸外按压心脏复苏术的指导。
- 如果伤者在心肺复苏过程中呕吐，应将其推向身体一侧，并确保头朝向地板，以便于呕吐物排出体外。待呕吐后，清理口腔，立刻将伤员翻回仰卧姿势，重新开始心肺复苏术。
- 如果有其他的急救员，每隔1~2分钟换一次人，但尽量不间断对心脏的按压。
- 请周围的人帮忙取来AED。

儿童心肺复苏（1岁及以上）

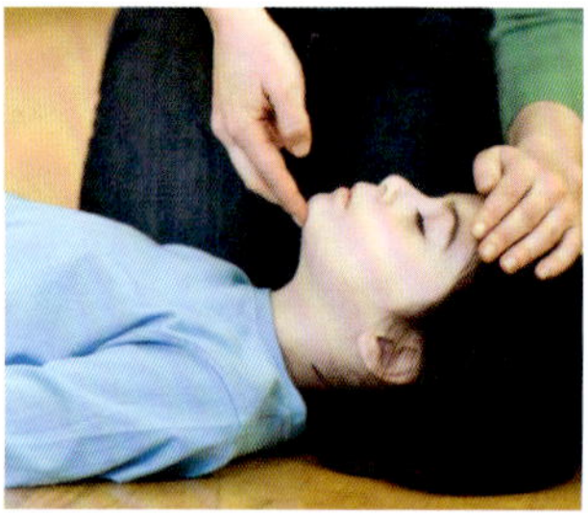

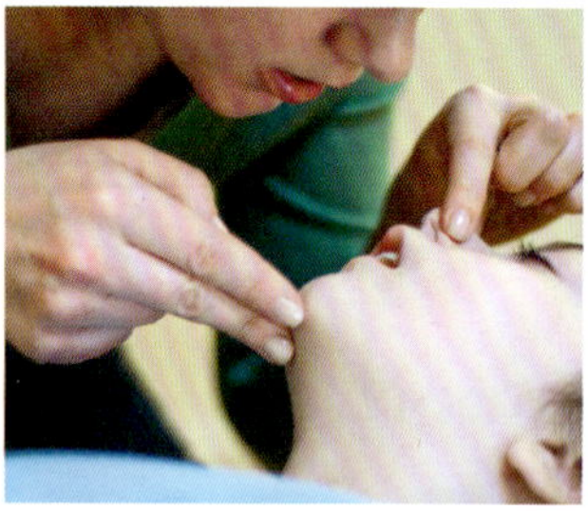

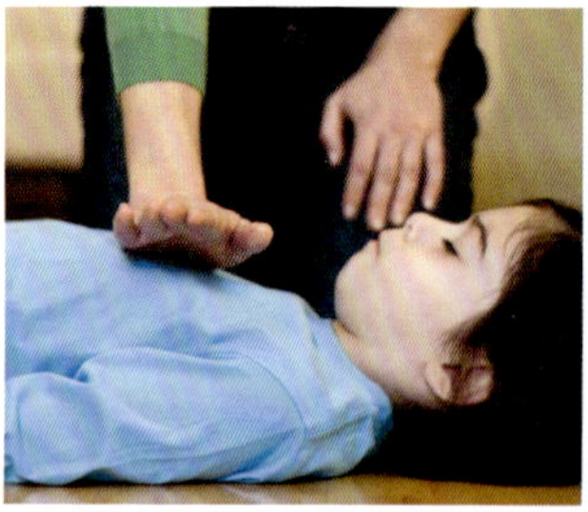

1 检查气管是否通畅

一只手使儿童头后仰，另一只手的两个手指托起下颌以确保气管通畅。

2 给予5次基础的人工呼吸

紧捏住儿童的鼻孔，急救者吸气后用嘴唇封住儿童的嘴，平稳地向嘴里吹气，直到胸廓抬起持续1秒钟。连续给予5次人工呼吸。

3 给予30次胸外按压

手掌根放在儿童胸部中间，注意手指不要压在肋骨上。俯身于儿童胸部上方，单手用力垂直按压，直到胸部下陷约1/3的深度后，放松，但手不要移开。以每分钟100次的频率进行30次胸外按压。

婴儿心肺复苏（1岁以下）

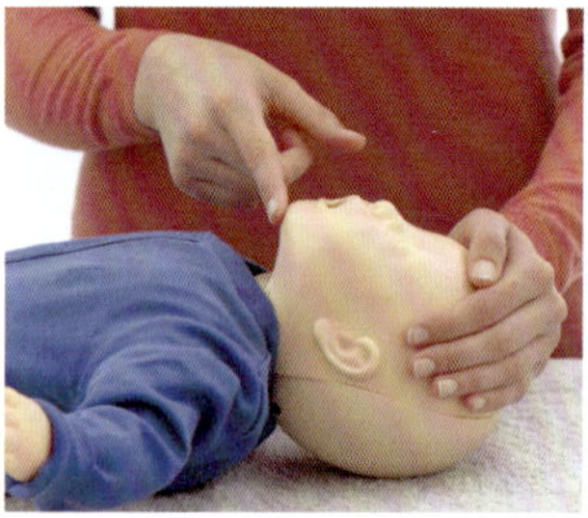

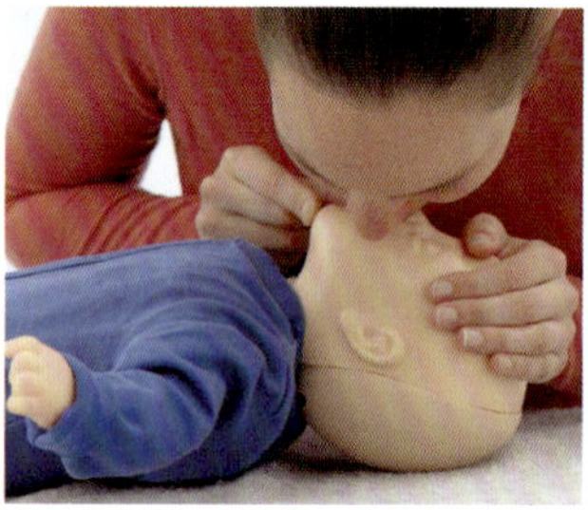

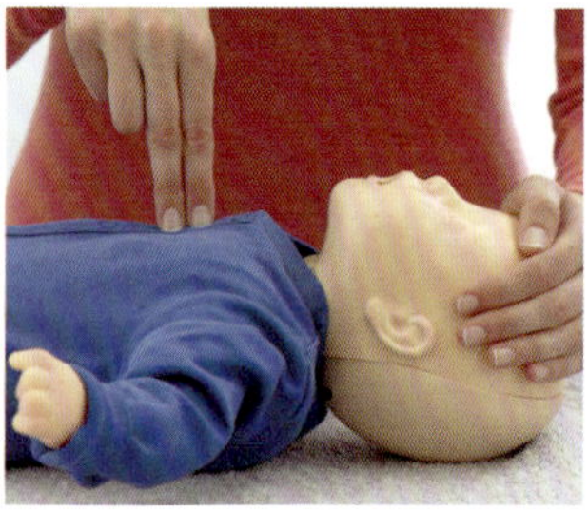

1 检查气管是否通畅

把婴儿放在硬物体平面或地面上，一手轻轻地使婴儿仰头,另一手的一个手指托起下颌以确保气管通畅。

2 早期做5次人工呼吸

急救者吸气后，用嘴包住婴儿的口鼻，确保密封性，平稳地将空气吹入口鼻直到胸廓抬起，持续一秒钟，连续给予5次人工呼吸。

3 进行30次胸外按压

手移到婴儿的胸部，将食指和中指的指尖放在胸部中间。俯身于婴儿胸部上方，手指垂直下压胸部，下降深度为胸部的1/3，随后放松但不要将手指移开。以每分钟100次的频率按压30次。

更多详情见78~81页

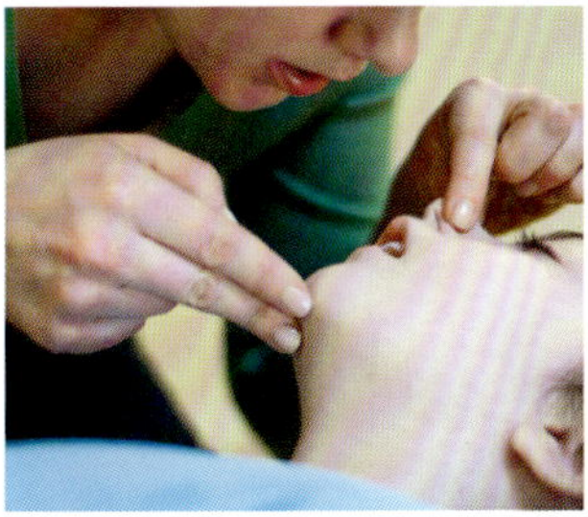

4 给予2次人工呼吸

返回头部给予2次人工呼吸。两次人工呼吸后重复30次胸外按压，在1分钟内完成。尽快拨打120/999寻求紧急救援。

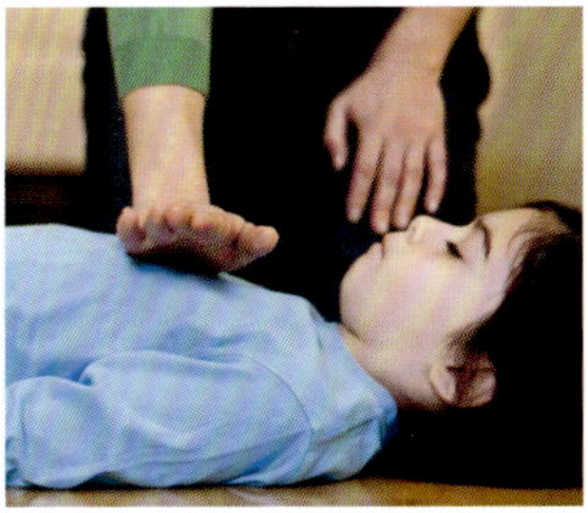

5 持续心肺复苏（CPR）

30次胸部按压和2次人工呼吸（30：2）交替进行，并一直持续，直至以下几种情况发生：急救医护人员到达现场，儿童逐渐恢复知觉（例如咳嗽、睁开眼睛、企图说话或移动，并开始正常呼吸），急救员筋疲力尽。

注意

- 如果没有接受过任何心肺复苏法训练，也不愿意或不会人工呼吸，或者当前指导不建议此项操作，可以只进行胸部按压。急救中心接线员可以提供胸外按压心脏复苏术的指导。
- 如果伤者在心肺复苏过程中呕吐，应将其推向身体一侧，并确保头朝向地板，以便于呕吐物排出体外。待呕吐后，清理口腔，立刻将伤员翻回仰卧姿势，重新开始心肺复苏术。
- 如果有其他的急救员，每隔1~2分钟换一次人，但尽量不间断对心脏的按压。
- 请周围的人帮忙取来AED。

更多详情见84~85页

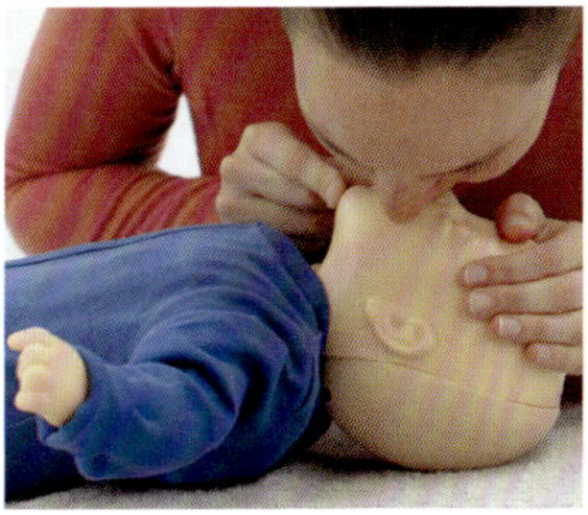

4 做2次人工呼吸

回到头部做2次人工呼吸。在两次人工呼吸后重复30次胸部按压，在1分钟内完成。尽快拨打120/999寻求紧急救助。

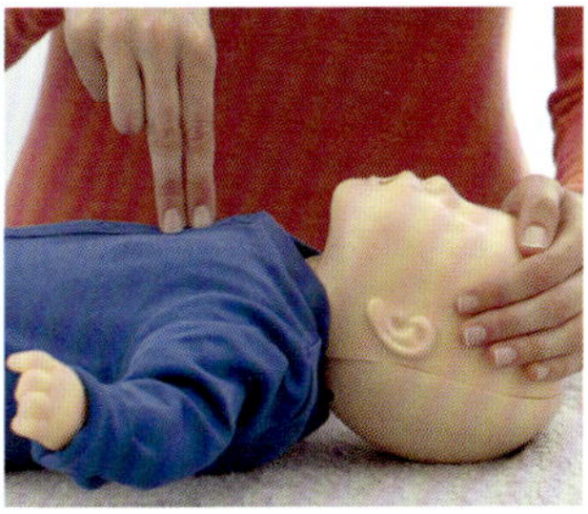

5 持续心肺复苏（CPR）

30次胸部按压和2次人工呼吸（30：2）交替进行，并一直持续，直至以下几种情况发生：急救医护人员到达现场，婴儿逐渐恢复知觉（例如咳嗽、睁开眼睛、企图说话或移动，并开始正常呼吸），急救员筋疲力尽。

注意

- 如果没有接受过任何心肺复苏法训练，也不愿意或不会人工呼吸，或者当前指导不建议此项操作，可以只进行胸部按压。急救中心接线员可以提供胸外按压心脏复苏术的指导。
- 如果伤者在心肺复苏过程中呕吐，应将其推向身体一侧，并确保头朝向地板，以便于呕吐物排出体外。待呕吐后，清理口腔，立刻将伤员翻回仰卧姿势，重新开始心肺复苏术。
- 如果有其他的急救员，每隔1~2分钟换一次人，但尽量不间断对心脏的按压。
- 请周围的人帮忙取来AED。

心脏病发作

识别

可能出现：

- 胸部疼痛，痛感可由胸部延伸至单臂、双臂和下颌，休息后仍不能舒缓。
- 呼吸困难。
- 上腹部不适，与消化不良所产生的不适感病征相似。
- 无征兆地突然倒地。
- 突然头晕或晕厥。
- 病人可能有大难临头的感觉。
- 肤色灰白，嘴唇青紫。

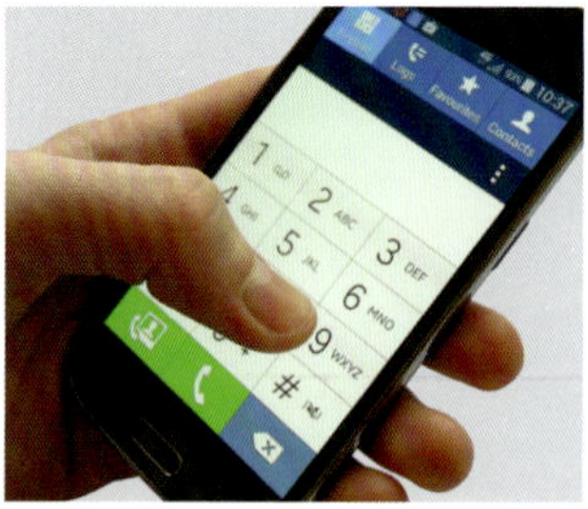

1 拨打急救电话

拨打急救电话120/999寻求紧急救助，告诉救护调度中心怀疑患者为心脏病发作。

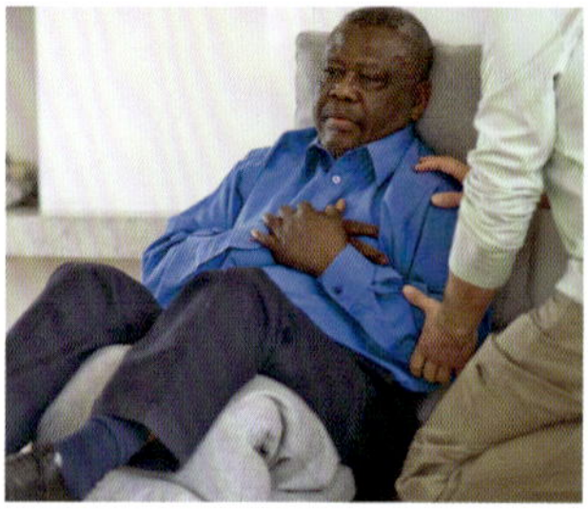

2 让患者感觉舒适

帮助找到最舒适的体位，最好半躺着。支撑起头肩部，膝下放置垫子，安抚患者。

中风

识别

可能有以下症状：

- 身体一侧或两侧突然软弱无力或麻木。
- 瞬间失明或视力模糊。
- 突然不能理解其他人说的话。
- 短暂的神经错乱，意识不清。
- 无明显缘由的剧烈头痛。
- 晕眩，不稳或突然跌倒。

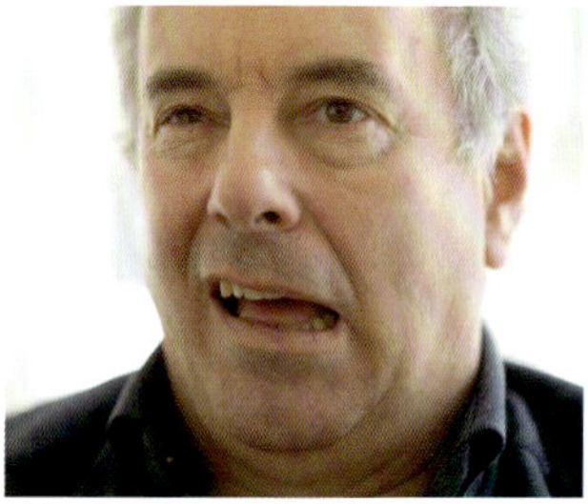

1 检查患者面部

使患者感觉舒适，让患者笑，如果中风，对方仅有一侧面部能笑，另一侧面部下垂。

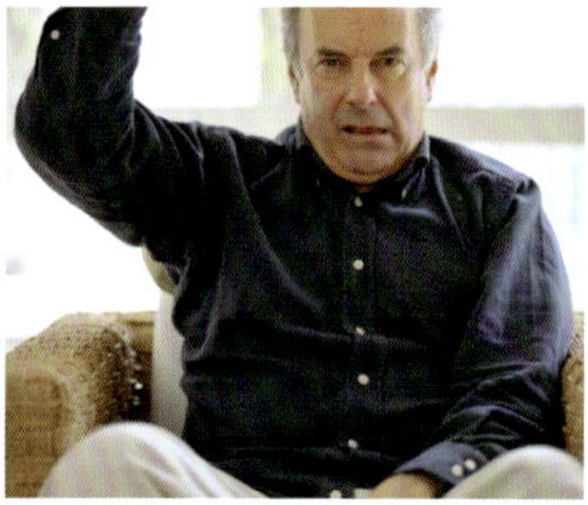

2 检查患者手臂

让患者抬起手臂，如果中风，患者可能只能完全抬起一个手臂。

更多详情见213页

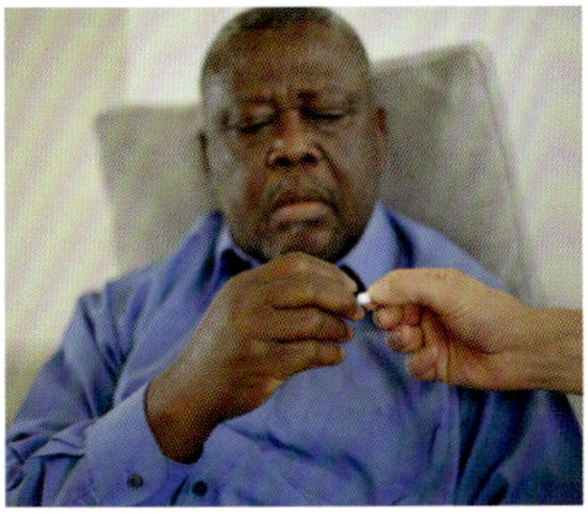

3 给患者服药

帮助患者服用足量的阿司匹林（300mg），建议患者缓慢咀嚼。如果患者自己有治疗心绞痛的片剂或喷剂，允许自行服用。必要的话可协助患者服药。

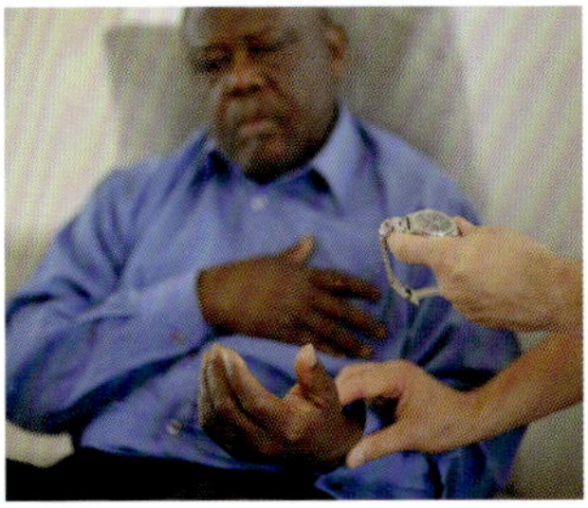

4 观察患者

鼓励患者休息， 请围观者散开。注意监控并记录病人的生命体征（54~55页），直到救护车到达现场。

注意

- 警惕患者突然倒下的可能。
- 如果已知患者对阿司匹林过敏，患有严重哮喘或胃肠道出血等禁忌症，或者16岁以下，不要给患者服用阿司匹林。
- 如果患者无应答，立即开放气管，检查呼吸（260页）。准备进行心肺复苏（CPR）（262~263页）。

更多详情见214~215页

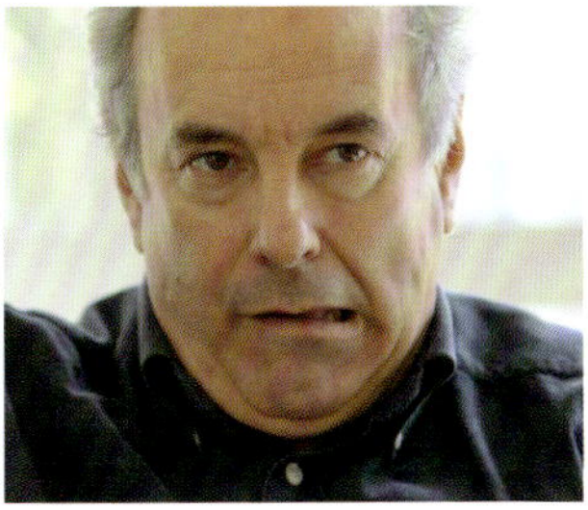

3 检查患者语言能力

询问一些问题，观察患者能否讲话或理解你所说的话。

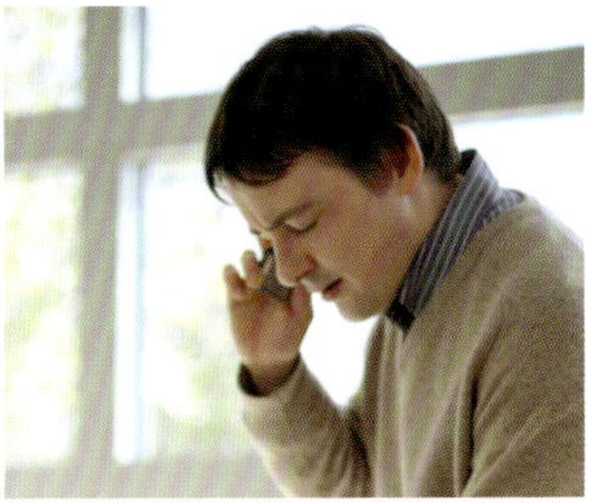

4 拨打急救电话

拨打急救电话120/999寻求紧急救助，告诉救护调度中心怀疑患者为中风。安抚患者，注意监控并记录病人的生命体征（54~55页），直到救护车到达现场。

注意

- 不要给患者任何吃喝的东西，因为可能吞咽困难。
- 如果患者无应答，立即开放气管，检查呼吸（260页）。准备进行心肺复苏（CPR）（262~263页）。

成人窒息

识别

询问伤员：“你呛住了吗？”

轻度阻塞：

- 说话、咳嗽和呼吸都感到困难。

重度阻塞：

- 不能说话、咳嗽和呼吸。
- 最终意识丧失。

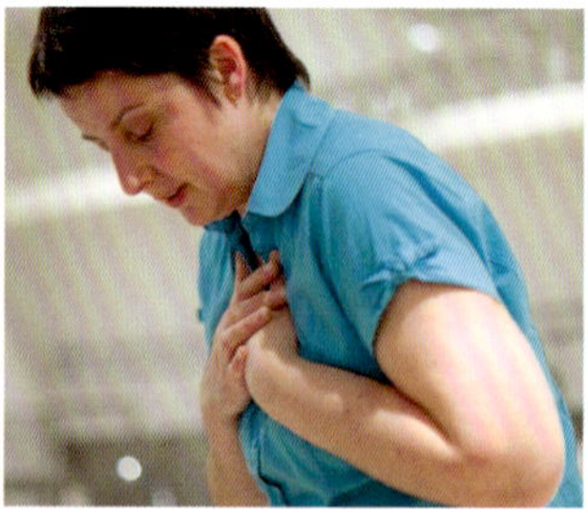

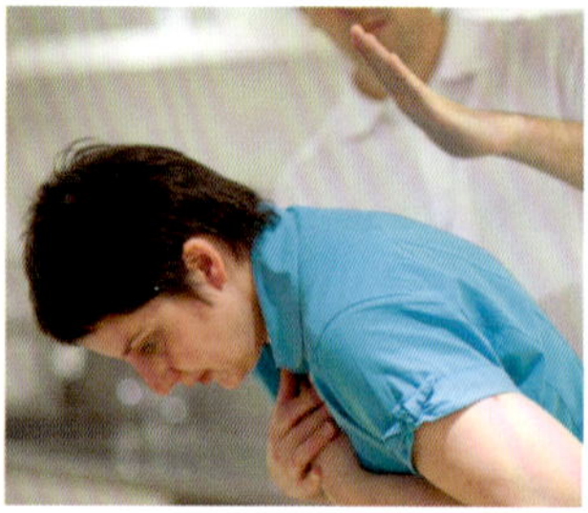

1 鼓励伤员咳嗽

如果伤员可以呼吸，鼓励其咳嗽，从而自行咳出卡在气管内的阻塞物。如果不成功，进行第二步。

2 给予5次背部拍击

如果伤员不能说话、咳嗽或呼吸，向前俯身，急救者用手掌根在两肩胛骨间用力拍打5次。检查口腔，如果还有阻塞，进行第三步。

儿童窒息（1岁及以上）

识别

询问儿童：“你呛住了吗？”

轻度阻塞：

- 说话、咳嗽和呼吸困难。

严重阻塞：

- 不能说话、咳嗽和呼吸。
- 最终无应答。

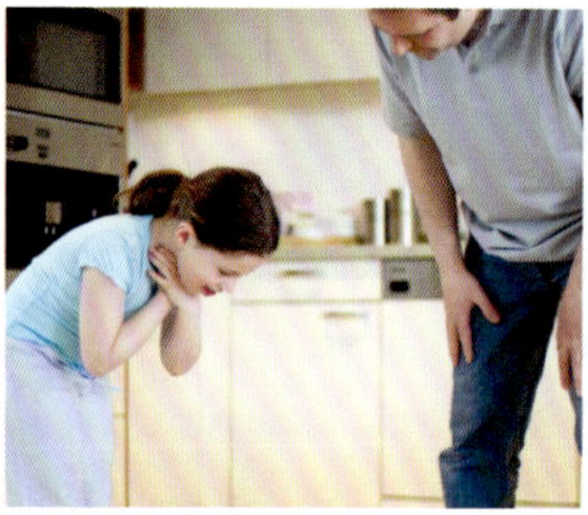

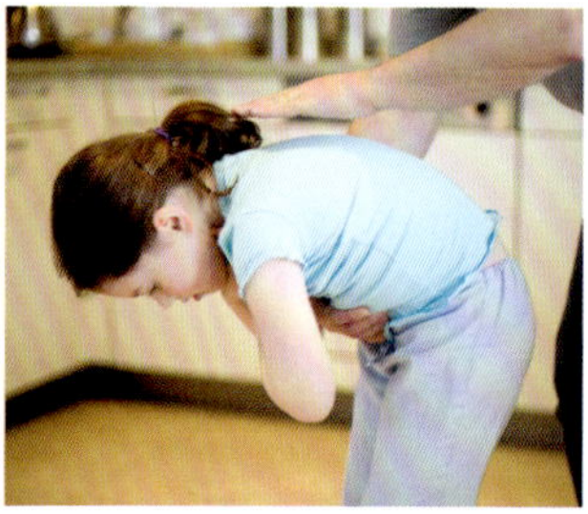

1 鼓励儿童咳嗽

如果儿童可以呼吸，鼓励其咳嗽，自己把卡在气管内的阻塞物咳出。如果不成功，进行第二步。

2 给予5次背部拍击

如果儿童不能说话、咳嗽或呼吸，向前俯身，用手掌根在两肩胛骨间用力给予5次拍击。检查口腔，如果仍有窒息，进行第三步。

更多详情见96页

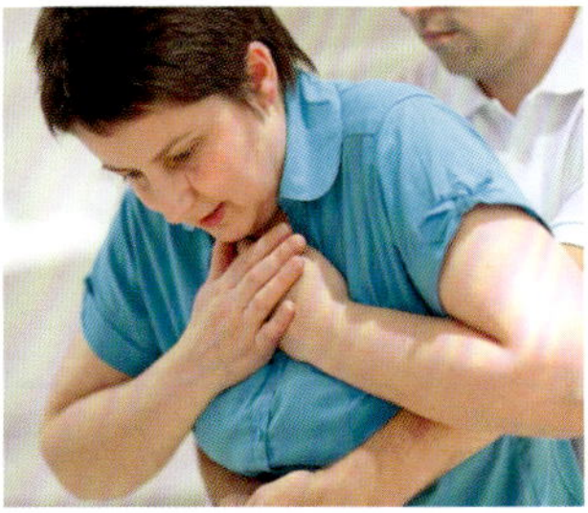

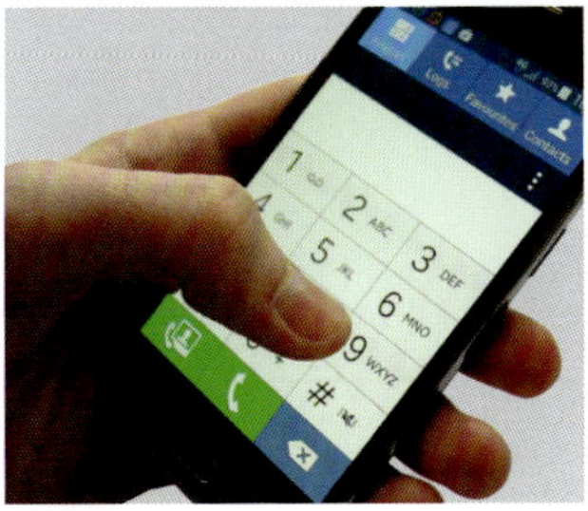

3 给予5次腹部挤压

站在伤员的后面，两手臂环抱住伤员，一只手握拳放在肚脐和胸骨底部之间，另一只手抓住紧攥的拳头，用力向里、向上挤压5次，然后再次检查口腔。

4 拨打急救电话

如果阻塞物还未清除，拨打急救电话120/999寻求紧急救助。重复步骤2和步骤3，且在每个步骤之后再次检查口腔，直到救援人员到来、阻塞物清除或伤员开始有应答。

注意

- 检查口腔时不要用一个手指乱抠。
- 如果患者无应答，立即开放气管，检查呼吸（260页）。准备进行心肺复苏（CPR）（262~263页）。

更多详情见97页

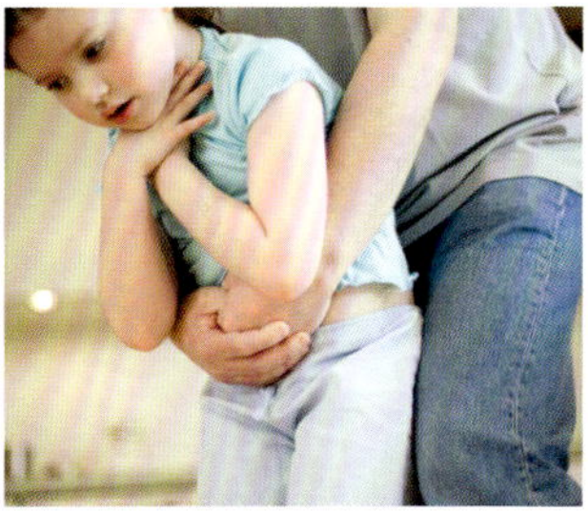

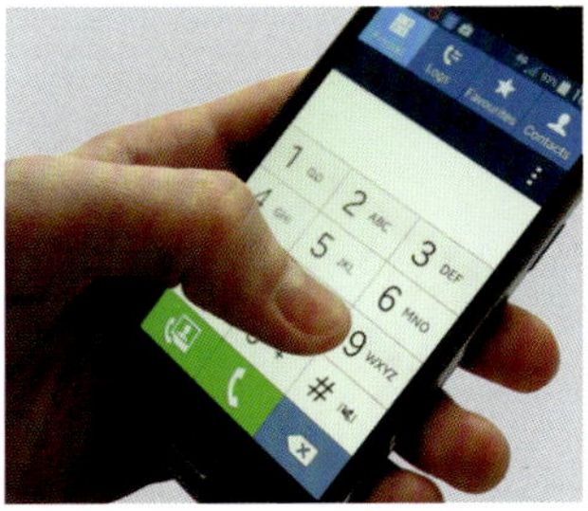

3 给予5次腹部挤压

站在儿童的后面。用两手臂将其抱住，一手握拳放在肚脐和胸骨底部的中间，另一只手抓住紧攥的拳头，用力向内、向上挤压5次，重新检查口腔。

4 拨打急救电话

如果阻塞物还未清除，拨打急救电话120/999寻求紧急帮助。重复步骤2和步骤3，且在每个步骤之后再次检查口腔，直到救援人员到来、阻塞物清除或伤员开始有应答。

注意

- 检查口腔时不要用一个手指乱抠。
- 如果儿童无应答，立即开放气管，检查呼吸（260页）。准备进行心肺复苏（CPR）（264~265页）

婴儿窒息（1岁以下）

识别

轻度阻塞：
- 可以咳嗽，但是呼吸困难或发出杂音。

严重阻塞：
- 不能咳嗽，发出杂音或呼吸音。
- 最终无应答。

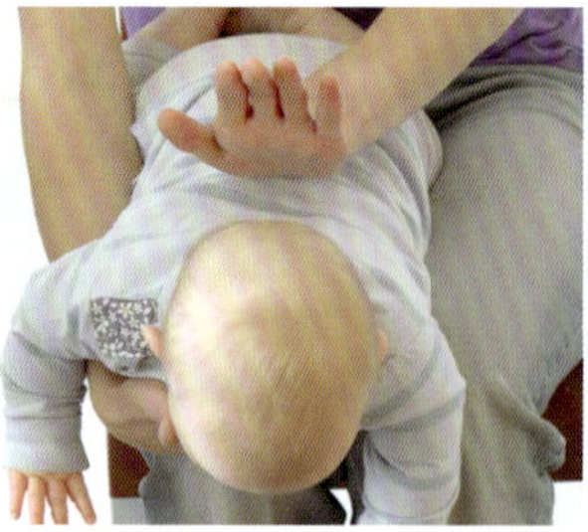

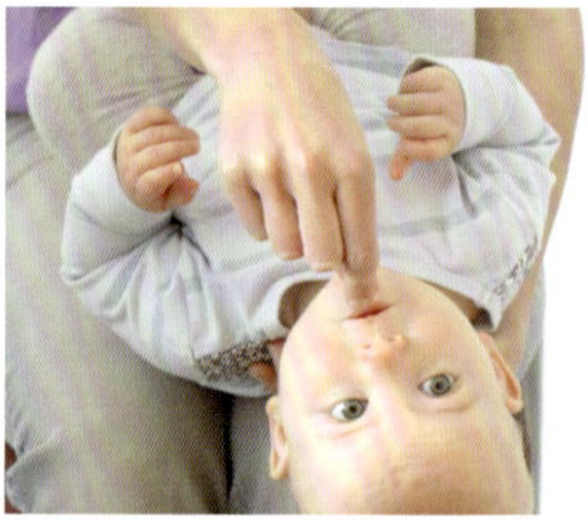

1 给予5次背部拍打

如果婴儿不能咳嗽、哭叫或呼吸，将其翻转，面部朝下俯伏在急救者的大腿和前臂上。用一只手托住其颈部并固定住婴儿头部，用另一只手的掌根在婴儿两肩之间拍击5次。

2 检查婴儿口腔

慢慢将婴儿翻转，使其面部向上仰卧在大腿上，用手臂托住其背部，并用手固定头部。检查口内异物，切勿在婴儿口中搅动手指，清理明显的异物。如果仍有阻塞物，进行第三步。

哮喘

识别

- 呼吸困难。
- 哮鸣音。
- 咳嗽。
- 焦虑不安。
- 说话困难。
- 皮肤、嘴唇、耳垂及指甲甲床青紫。

严重症状：
- 极度疲劳，可能无应答。

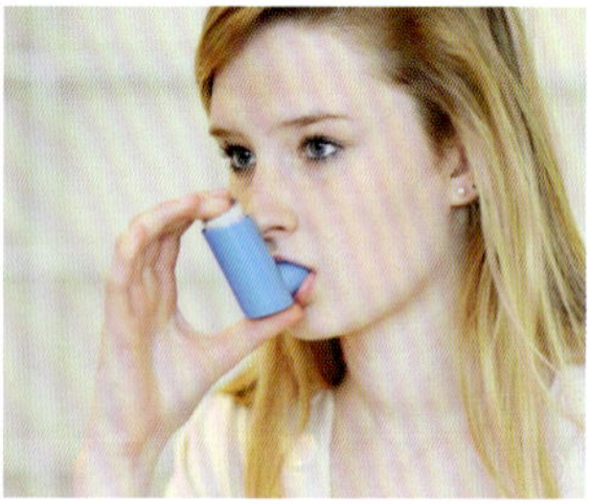

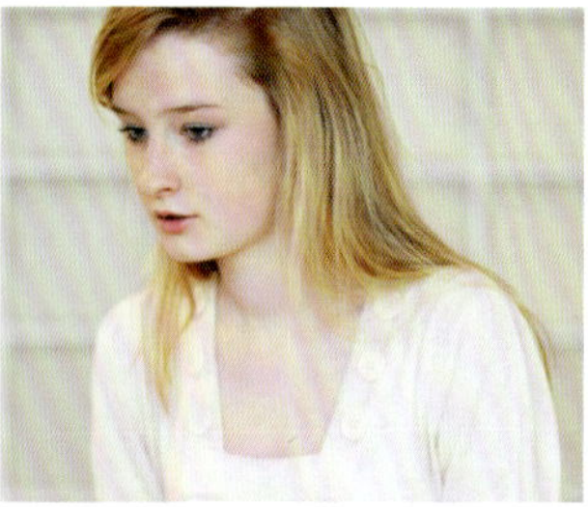

1 协助伤员使用吸入器

保持冷静，安抚患者。让其保持最舒适的坐姿。帮助患者使用适量的缓解吸入器（通常是蓝色），如果有储雾器也可使用。

2 鼓励病人缓慢呼吸

引导病人慢慢地深呼吸来缓解症状。如病况轻微，病人的呼吸通常会在几分钟内改善并逐渐恢复正常。如果没有任何改善，病人可每隔30~60秒使用1~2次雾化吸入器，最多10次。如果患者有个人哮喘计划，应严格遵循。

更多详情见98页

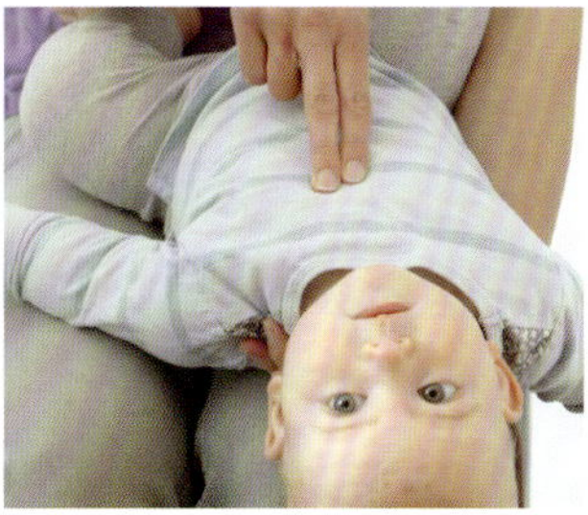

3 给予5次胸部按压

将婴儿仰卧放置于大腿上，两指放在婴儿胸骨的下半部，两乳头连接线下一指宽的地方。向内、向上进行最多5次类似于胸部按压（264页）的用力推按，但力度更大且更缓慢。再次检查婴儿口腔。

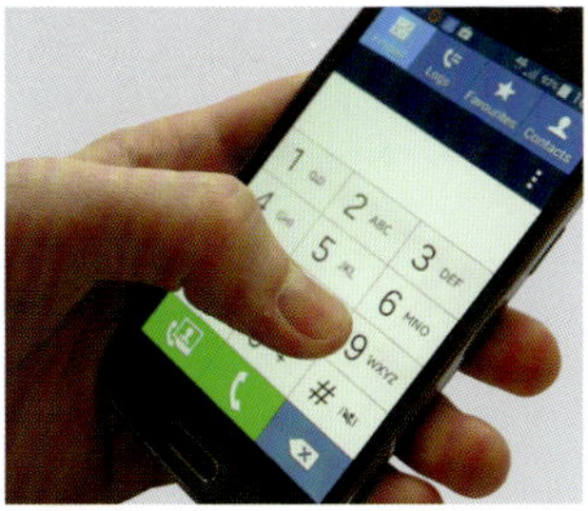

4 拨打急救电话

如果阻塞物还未清除，拨打急救电话120/999寻求紧急救助。拨打电话时婴儿不要离开急救者。重复步骤2和步骤3，直到救援人员到来或婴儿开始有应答（见右上的注意事项）。

注意

- 检查口腔时，不要用一只手指清理气管。
- 不要进行婴儿腹部挤压。
- 如果婴儿无应答，立即开放气管，检查呼吸（260页）。准备进行心肺复苏（CPR）（264~265页）

更多详情见104页

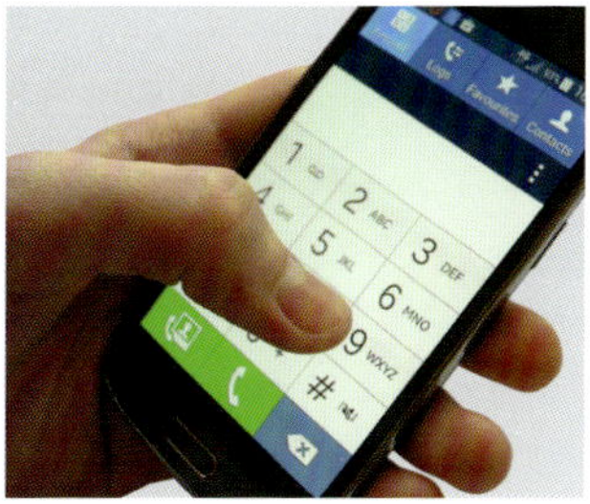

3 拨打急救电话

出现以下情况拨打120/999寻求紧急帮助：吸入器失效，呼吸困难或精疲力竭。

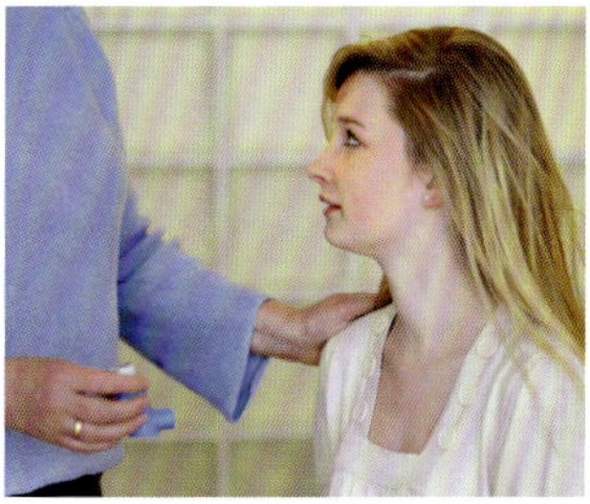

4 观察患者

注意监控并记录患者的生命体征（54~55页），直到救援人员到达现场。如果救援需要15分钟以上抵达，重复步骤2。如果病人恢复了，但仍担心病症，建议就医治疗。

注意

- 不要单独留下患者，因为哮喘发作发展很快。
- 如果患者首次发作，没有药物，立即拨打急救电话。
- 如果病情严重，患者可出现意识丧失， 开放气管检查呼吸（260页），准备进行心肺复苏（CPR）（262~265页）。

脓毒症

识别

症状可能不会同时出现：

- 严重呼吸困难和/或快速浅呼吸（每分钟呼吸超过 22 次）。
- 极度疼痛或不适。
- 患者一整天未排尿。
- 皮肤苍白、斑驳、变色，手脚冰凉。
- 患者表达觉得自己快要去世了。
- 表达不清，困顿且昏昏欲睡。

对于儿童患者，可能还需注意：

- 呼吸急促，孩子昏睡或很难被唤醒。
- 皮肤有斑点、青紫或苍白，手脚冰凉。
- 近期没有排尿，可能惊厥。

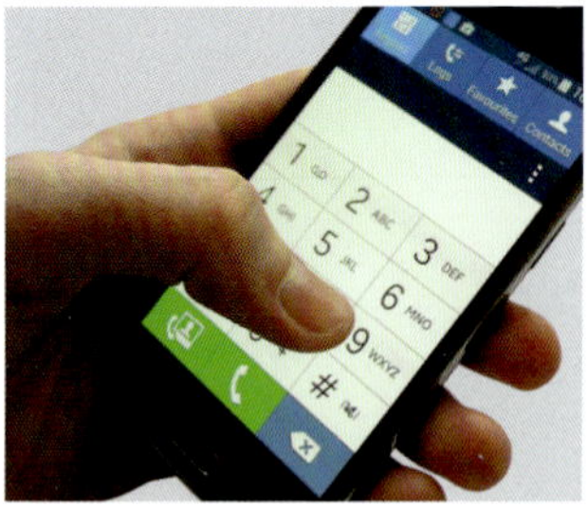

1 拨打急救电话

如果怀疑病人患有脓毒症，尽快寻求医疗救助。拨打急救电话120/999。不要等到所有体征或症状都出现，到那个阶段，伤员就会病危。

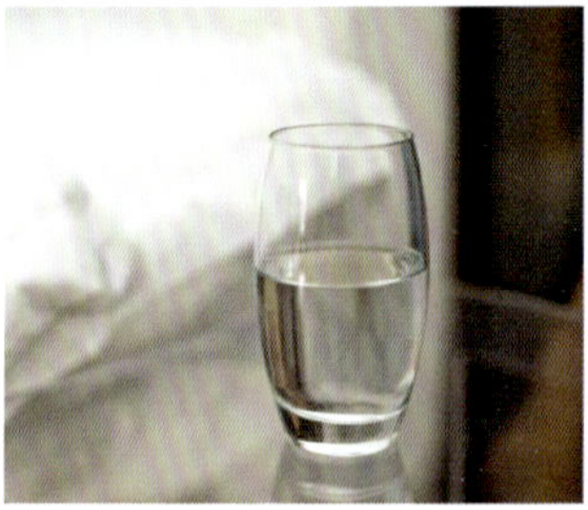

2 治疗发烧

为患者降温，多喝水以补充因出汗流失的水分。成人可以服用推荐剂量的解热镇痛药，儿童可服用推荐剂量的解热镇痛糖浆。

脑膜炎

识别

可能出现任何以下任何症状和体征，但并非全部：

- 任何脓毒症的迹象和症状。
- 流感症状，伴有高热；剧烈头痛。
- 脖子僵硬（患者下颌不能接触到胸部）。
- 呕吐。
- 眼睛对光敏感。
- 婴儿会有高音调的呻吟或啜泣声，囟门（颅骨较软的部位）轻度绷紧或膨胀。
- 后期，出现明显的红色或紫色的皮疹，按压时不会消退。

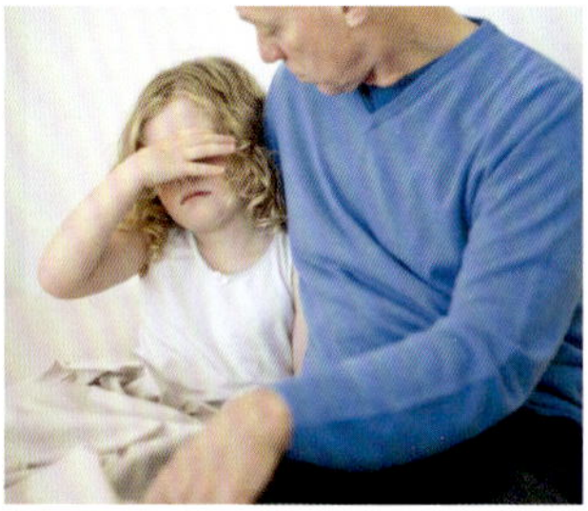

1 寻求医疗建议

如果观察到有脑膜炎症状，例如患者遮住眼睛挡光或脖子僵硬，寻求紧急医疗救助。

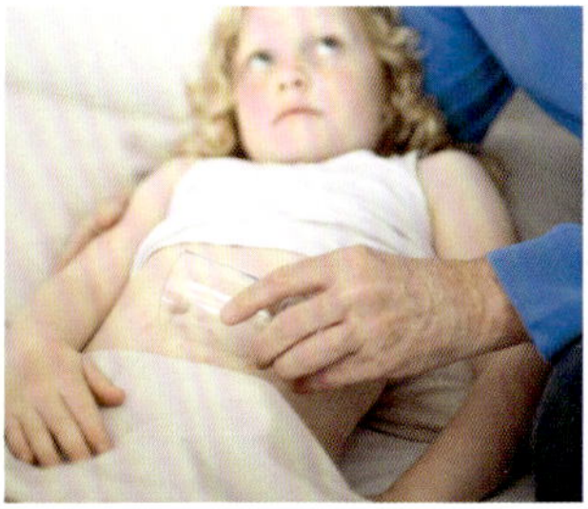

2 检查皮疹症状

检查患者是否有脑膜炎的皮疹症状：用玻璃杯的外侧按压皮疹，许多皮疹按压时会褪色；如果透过玻璃仍能看到红色皮疹，即可能是脑膜炎。

更多详情见222页

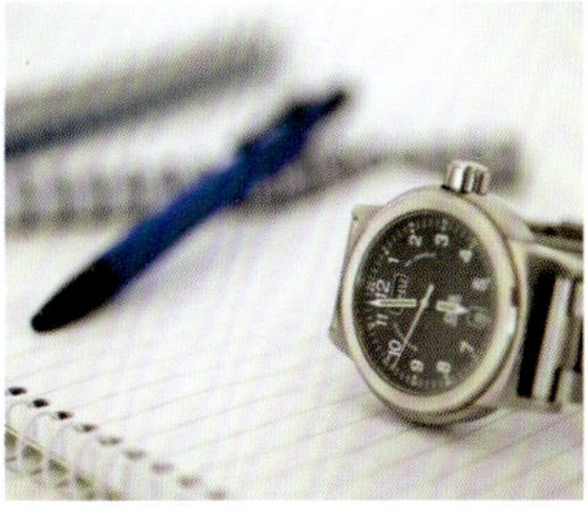

3 观察患者

注意监控并记录患者的生命体征（54~55页），直到救援人员到达现场。

注意

- 如果患者的病情恶化，且疑似患脓毒症，即使病人已经就医，也应拨打急救电话120/999寻求帮助。

更多详情见223页

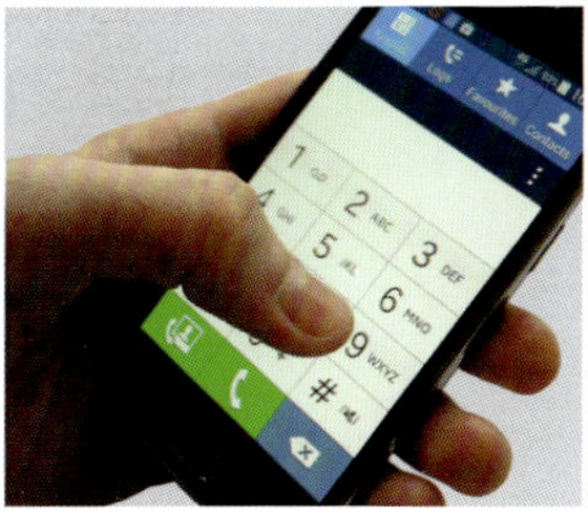

3 拨打急救电话

如果看到皮疹症状或者无法及时就医，拨打120/999寻求急救服务。降温并注意监控生命体征（54~55页），直到急救人员到达。

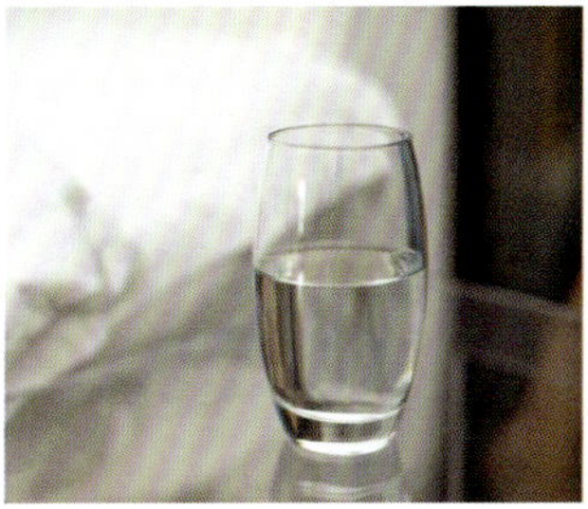

4 治疗发烧

为患者降温，多喝水以补充因出汗流失的水分。成人可以服用推荐剂量的解热镇痛药，儿童可服用推荐剂量的解热镇痛糖浆。

注意

- 如果患者的病情恶化，且疑似患脓毒症，即使病人已经就医，也应拨打急救电话120/999寻求帮助。

严重外出血

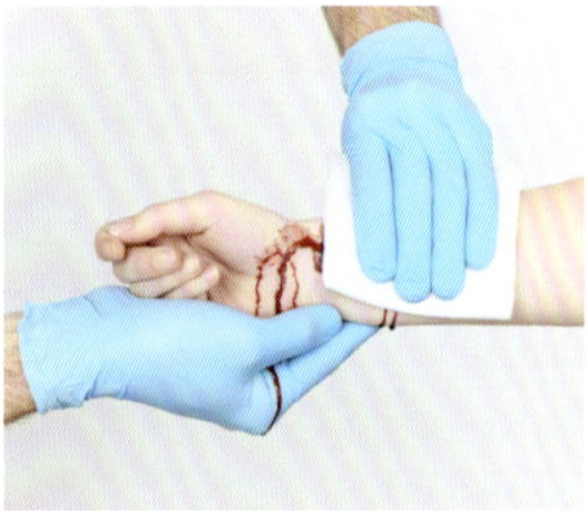

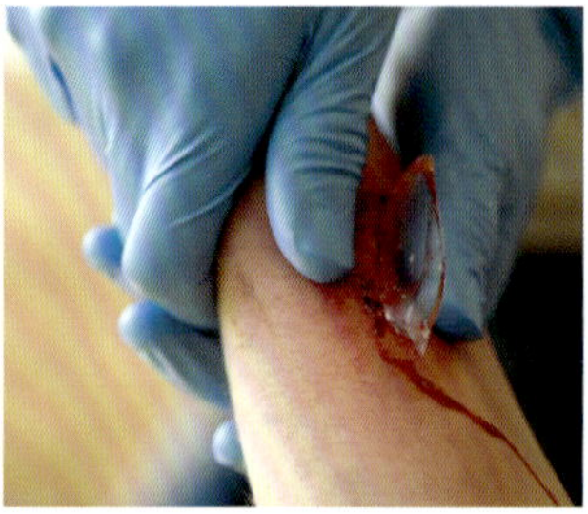

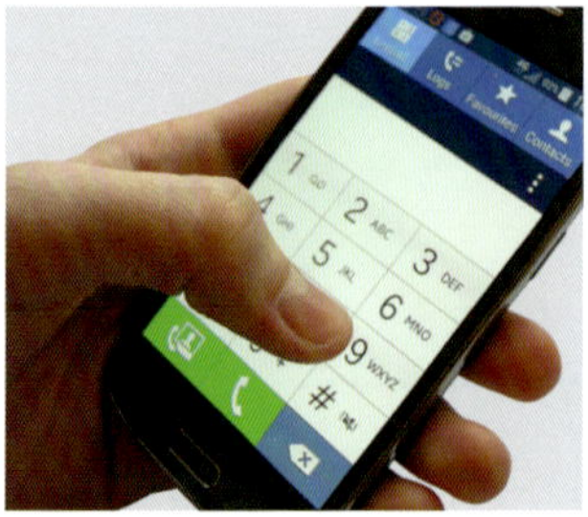

1 直接按压伤口

在伤口上覆盖无菌敷料或干净无绒的纱布，用手指或手掌直接牢固按压伤口。如果没有敷料，让伤者自行直接按压。如有需要，脱去或剪去伤口周围的衣物。

2 如果伤口有异物

压住嵌入异物的任意一侧以控制出血。不要直接按压异物，并尝试将其取出。

3 拨打急救电话

拨打急救电话120/999寻求紧急救助。最好请人帮忙拨打电话。告知急救中心接线员受伤的细节和出血程度。

休克

识别

- 脉搏快速。
- 皮肤苍白、湿冷。
- 出汗。

发展为休克时：

- 呼吸急促、表浅。
- 脉搏微弱。
- 皮肤青紫，特别是嘴唇。
- 虚弱、眩晕。
- 恶心、呕吐。
- 口干。

当大脑供氧不足时：

- 焦虑不安。
- 喘气。
- 伤者无应答。

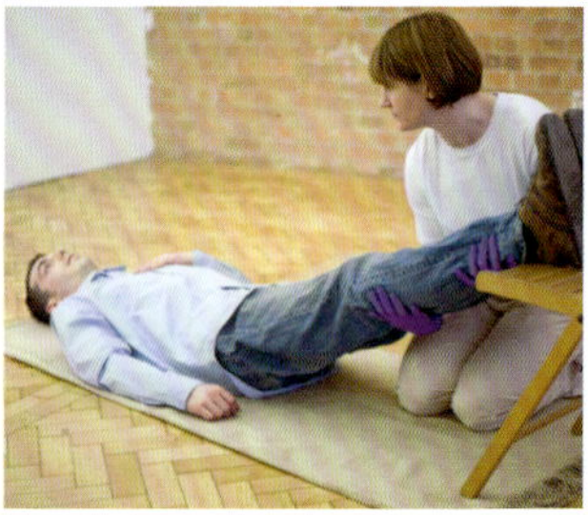

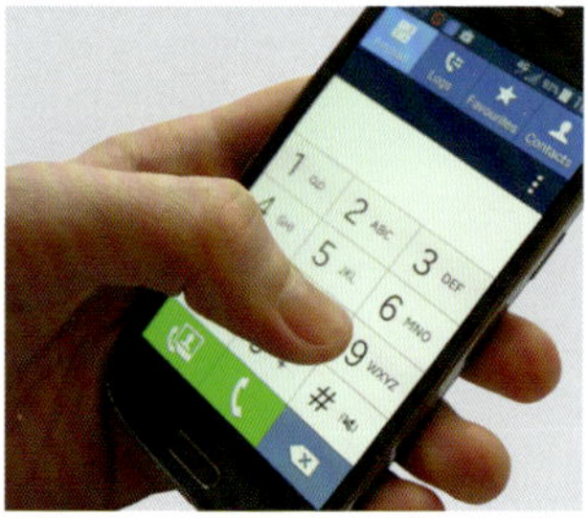

1 协助伤员躺平

处置任何引发休克的病因，如出血（以上）或烧伤（280~281页）。协助伤员躺平（最好躺在毯子上），抬高并支撑伤员下肢，高于心脏水平。

2 拨打急救电话

请求他人帮忙拨打急救电话120/999，告知急救中心接线员病人疑似休克。

更多详情见116~117页

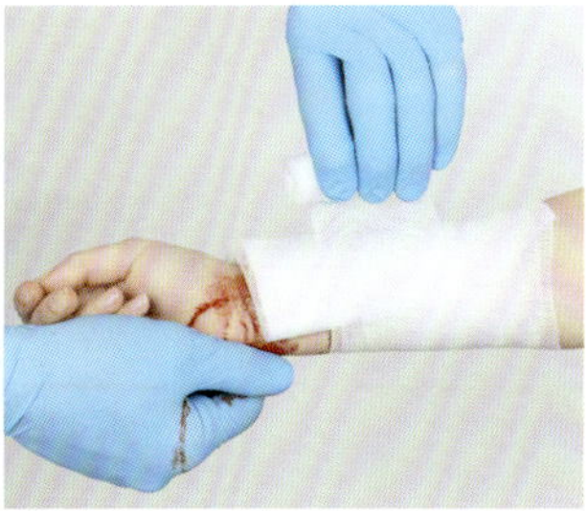

4 用绷带包扎并处置休克

用绷带把敷垫固定在伤口上，在敷料垫上方将绷带末端打结。检查绷带以外的血液循环（247页），每10分钟重新检查一次，如有需要，可松开然后重新包扎。处置伤者休克症状，见如下步骤。

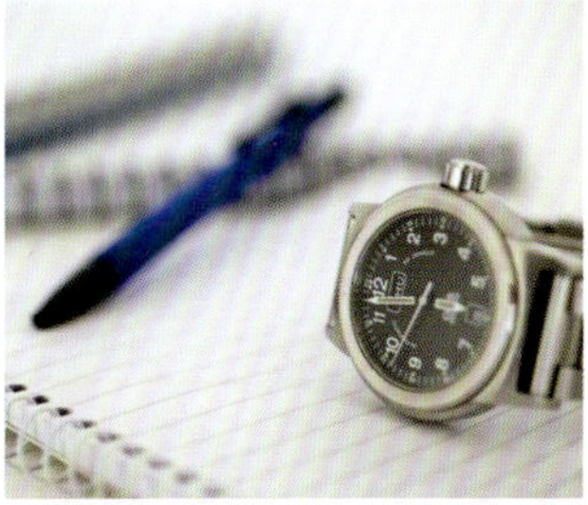

5 观察伤者

注意监控并记录伤者的生命体征——呼吸、脉搏、反应程度，直到救援到达。

注意

- 如果持续出血，取下敷料，再直接压住伤口，确保直接压在伤口上。
- 如果出血严重，使用止血敷料（239页）。
- 如果直接压迫无法控制肢体出血，而且你接受过使用止血带使用方法训练，可以考虑使用止血带（117页）。
- 因为可能有麻醉的需要，让伤员禁水、禁食。
- 如果伤者无应答，立即开放气管，检查呼吸（260页）。准备进行心肺复苏（CPR）（262~265页）

更多详情见114–115页

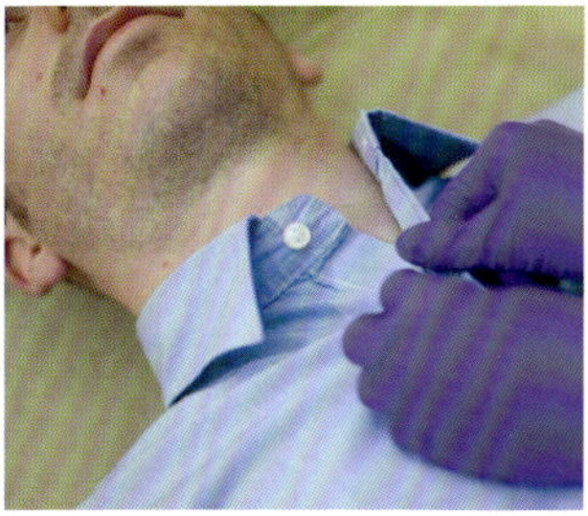

3 松开紧束的衣物

松开颈部、胸部和腕部紧束的衣服。

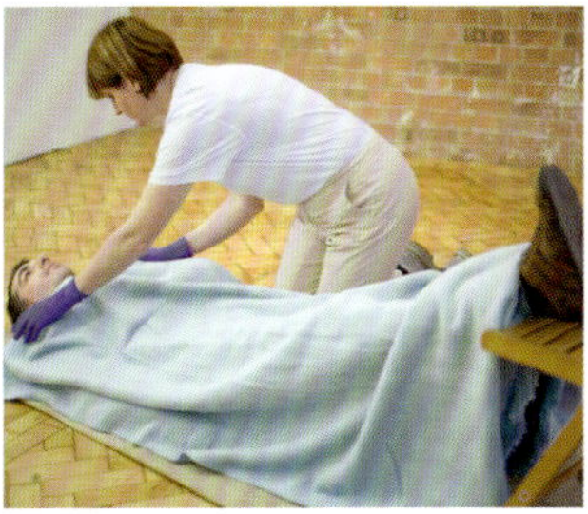

4 给伤员保温

将毯子盖住伤员为其保暖，并避免其移动。注意监控并记录伤员的生命体征（54~55页），直到救护人员到达现场。

注意

- 因为可能有麻醉的需要，让伤员禁水、禁食。
- 除非去打急救电话，否则不要将伤员单独留下。
- 不要让伤员活动。
- 不要试图用热水袋或其他直接的热源给伤员保暖。
- 如果伤者在妊娠晚期，使其左侧平躺，防止子宫压迫腹部的大动脉血管，限制下肢血液流回至心脏。
- 如果伤者无应答，立即开放气管，检查呼吸（260页）。准备进行心肺复苏（CPR）（262~265页）。

过敏性休克

识别

- 焦虑。
- 皮肤发红，起疙瘩，起红而痒的斑疹，眼部红痒且充血。
- 手、脚、面部肿胀。
- 眼部周围肿胀。
- 腹部疼痛，呕吐和腹泻。
- 呼吸困难，从胸部憋闷到严重呼吸困难，可导致喘息和气喘。
- 有恐怖惊慌的感觉。
- 混乱和激动。
- 导致无应答的休克症状（274页）。

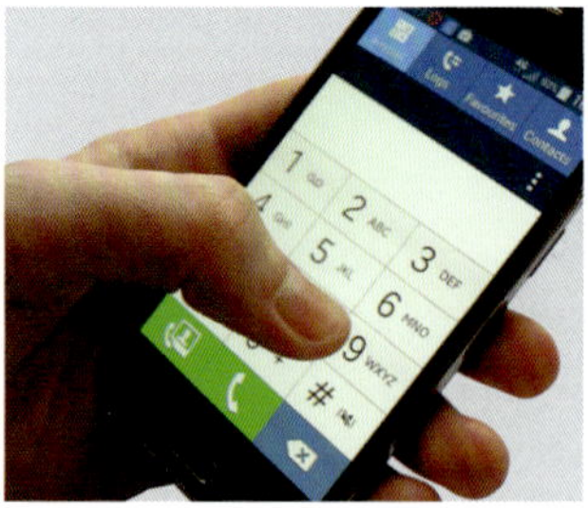

1 拨打急救电话

拨打120/999寻求紧急救援。最理想的情况是请他人帮助拨打电话。告诉救护调度中心怀疑是过敏，并告诉他们可能的诱因。

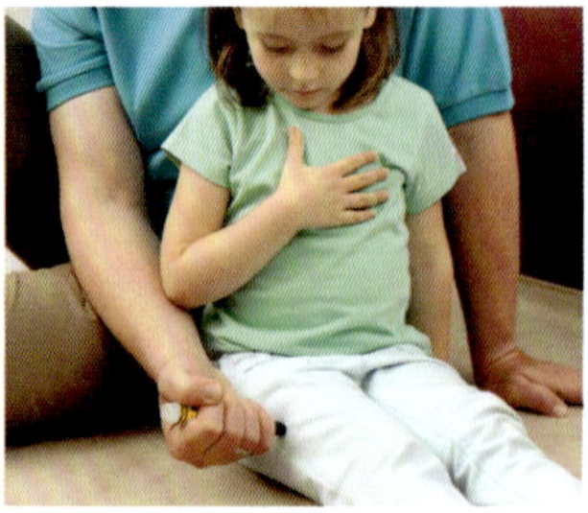

2 帮助患者用药

如果患者带有肾上腺素自动注射器，协助病人使用。如果你接受过训练，则可以帮病人注射。将注射器握在手里，取下安全盖，将其扎在大腿侧面直到听到咔嗒声。按住3秒（或按自动注入器上的指示），移开注射器。

低血糖

识别

- 有糖尿病病史——病人可能会意识到这是低血糖发作的原因。
- 虚弱、昏厥或饥饿。
- 意识模糊和不合理行为。
- 出汗、皮肤湿冷。
- 心动过速。
- 发抖和肌肉震颤。
- 反应水平下降。
- 有佩戴糖尿病警示手链或项链，以及葡萄糖凝胶或糖果等应急食糖。
- 携带血糖仪和药物，如胰岛素注射器/笔或药片。

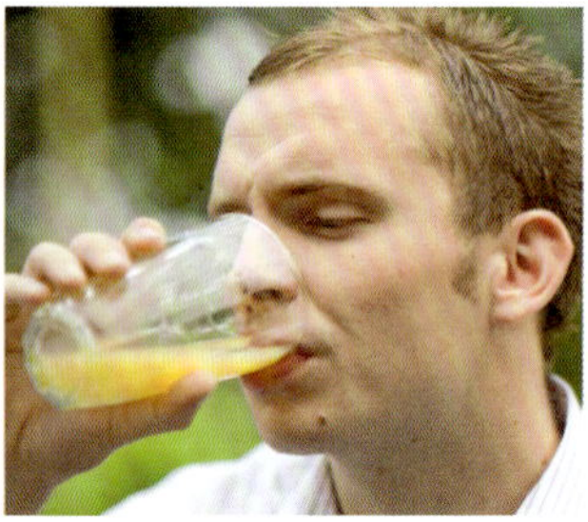

1 给患者服用糖

帮助病人坐下。如果病人带有葡萄糖凝胶之类的紧急糖分补给，帮助其服下。若没有，给病人等同于10~15克剂量的葡萄糖补给，比如100毫升的果汁或含糖汽水、3茶匙的糖（或方糖）或3块糖果（如儿童凝胶糖）。

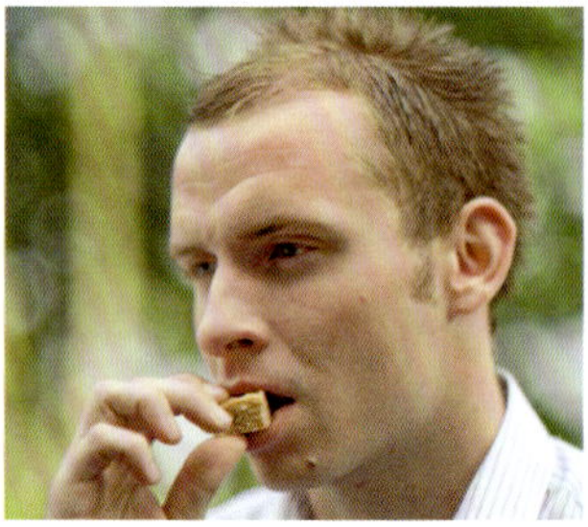

2 给予一些甜的食物

如果病人情况有所好转，给他们一些含糖量高的食物或饮品。让病人休息并找来血糖仪为其测血糖。

更多详情见227页

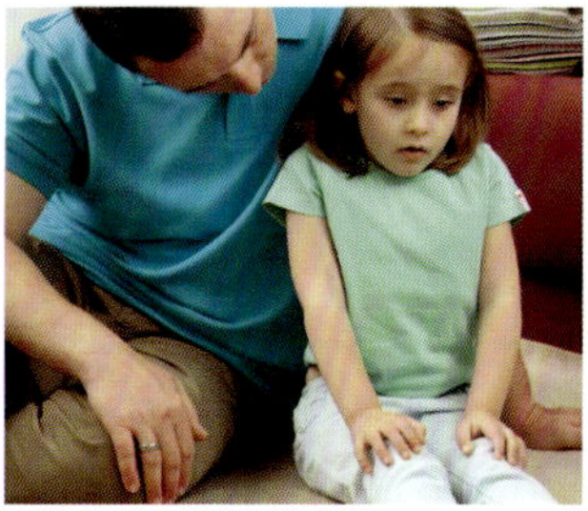

3 使患者感觉舒适

安抚并协助患者采取合适的坐姿，以减轻呼吸困难。如果患者面色苍白，脉搏虚弱，按休克处置，让患者躺平并抬高下肢。

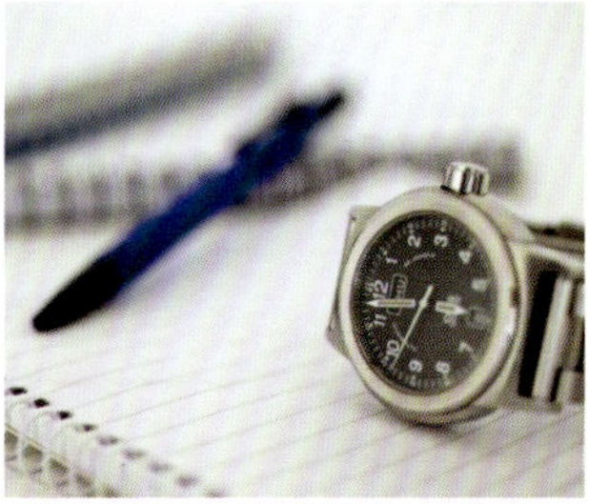

4 观察患者

注意监控并记录患者的生命体征（54~55页），直到救援人员到达。如果没有改善或患者再次出现同样症状，每隔5分钟重复使用肾上腺素。

注意

- 肾上腺素自动注射器可以隔着衣物直接注射。
- 如果病人无应答，立即开放气管，检查呼吸（260页）。准备进行心肺复苏（CPR）（262~265页）。
- 如果病人为孕妇，帮助其向左侧倚靠，以防止子宫压迫血管阻止血液流向心脏。在右臀部下面放一个垫子或卷好的衣服，使其稍微抬高。

更多详情见217页

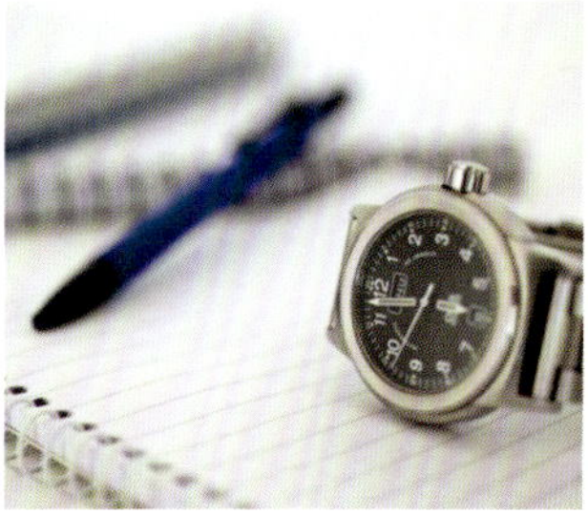

3 观察患者

注意监控并记录病人的生命体征（54~55页），直到病人完全恢复。

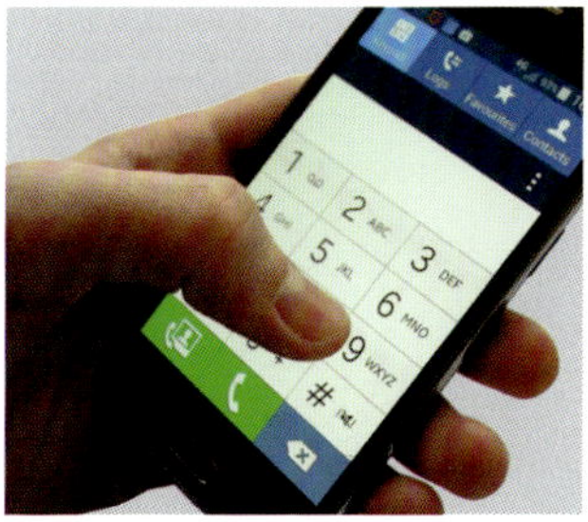

4 拨打急救电话

如果病人的状况没有改善，寻找其他病因。拨打急救电话120/999。继续监控并记录病人的生命体征——呼吸、脉搏、反应程度，直到救护人员到来。

注意

- 如果病人意识受损，不要给他任何吃的东西。
- 如果伤员无应答，开放气管检查呼吸（260页），准备进行心肺复苏（CPR）（262~265页）。

头部损伤

识别

可能出现以下症状：

- 短暂应答水平减弱。
- 头皮伤口。
- 晕眩、恶心。
- 短暂失忆，尤其是在意外发生的前后。
- 轻度头痛。
- 思路不清。

重伤情况：

- 头部受到重创。
- 应答水平削弱。
- 伤员可能无应答。
- 从耳朵或鼻子流出血或水样液体。
- 双眼瞳孔大小不一。

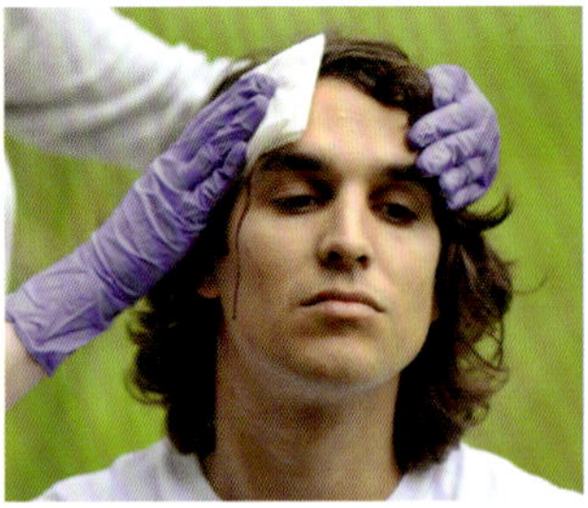

1 直接按压伤口

清除伤口处移位的皮瓣，用无菌敷料或干净的纱布垫覆盖伤处，用手直接用力按压受伤处进行止血。

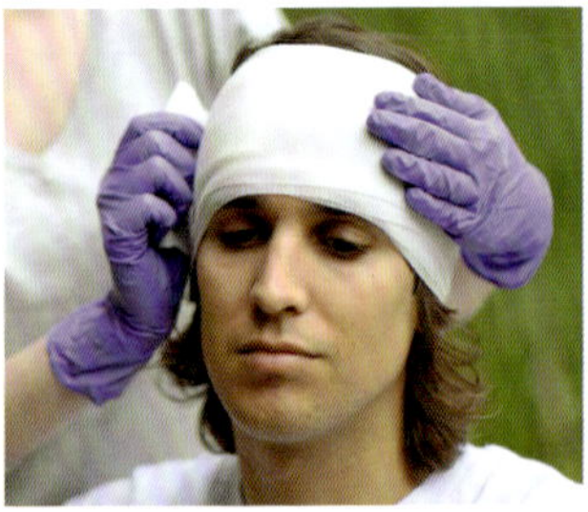

2 用绷带固定敷料

用卷式绷带固定伤处的敷料，同时按压受伤处。

脊柱损伤

识别

- 从高空坠落，背部、头部或脚着地会发生该情况。

可能会有以下症状：

- 颈部或背部疼痛。
- 脊柱的正常生理曲线不规则或扭曲。
- 脊柱外面的皮肤敏感。
- 肢体活动能力减弱或丧失。
- 膀胱或大便失禁。呼吸困难。

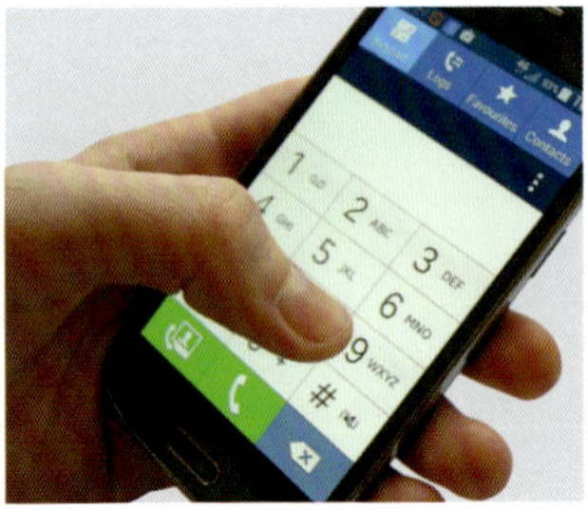

1 拨打急救电话

让伤者原地不动，保持头部和颈部的位置不变。拨打急救电话120/999寻求医疗救助。如果可能，让周围的人帮忙拨打电话。告诉急救中心接线员怀疑伤者为脊柱损伤。

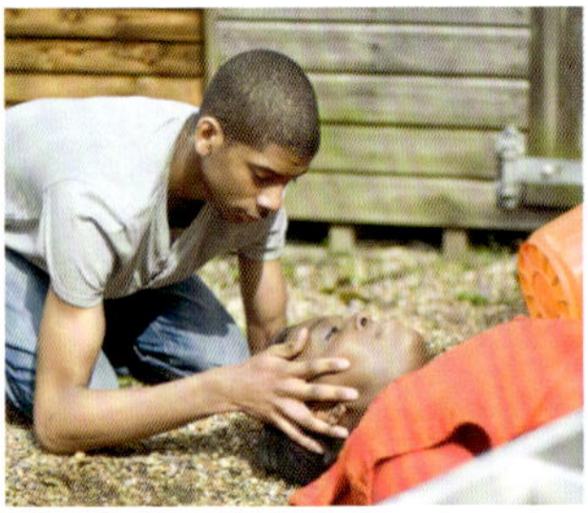

2 固定并支撑头部

如果伤者无法保持头部和颈部的位置不变，坐或跪在伤员头部一侧，将胳膊撑在地面，用手抓住伤员头部两侧以保持静止不动，不要遮住耳朵。

更多详情见146~147页

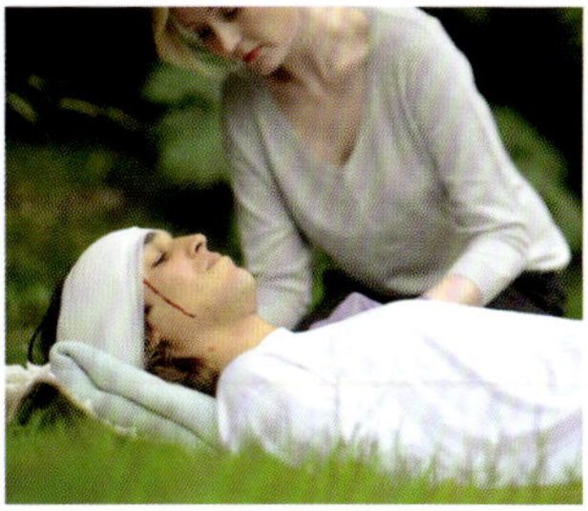

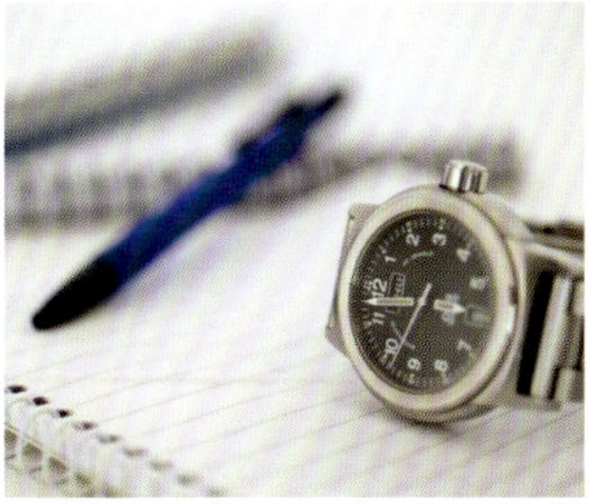

3 协助伤员躺平

协助伤员躺平，最好垫有毯子，使头和肩部轻微抬高，尽可能地使伤员感觉舒适。

4 观察伤者

监控并记录病人的生命体征（54~55页）。如果脑部有重伤的迹象，拨打急救电话120/999寻求紧急救助。继续观察伤者直到救援人员到达。

注意

如果在脑部受伤后，你注意到以下伤势严重化的迹象，请寻求专业医疗救助：

- 经常昏昏欲睡。
- 持续性头痛。
- 思维混淆，晕眩，失去平衡或失忆。
- 说话困难。
- 行走困难。
- 呕吐。
- 复视。
- 癫痫。

更多详情见159~161页

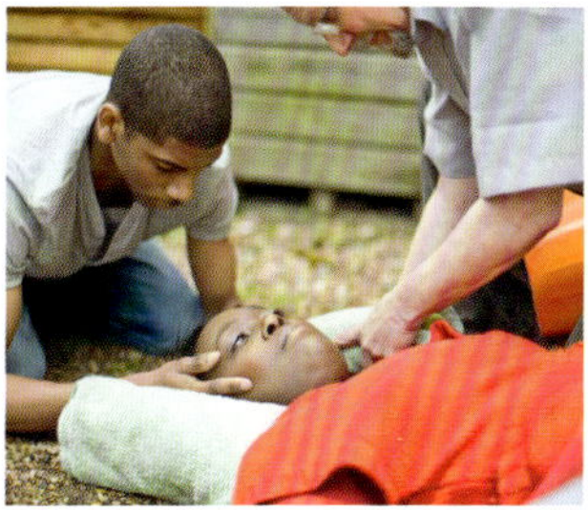

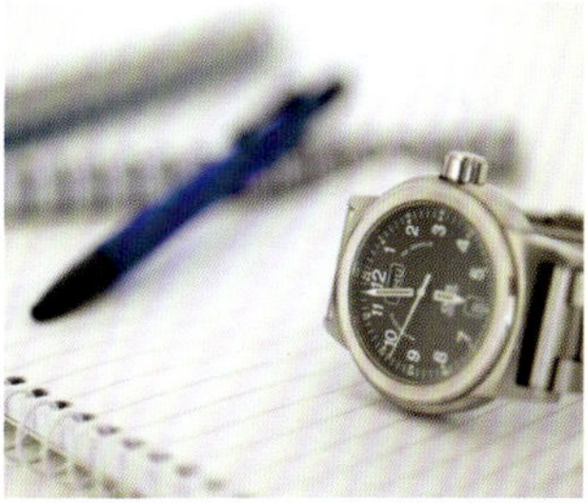

3 头部周围放置额外的支撑

继续扶住伤员头部。让协助者帮忙在伤员头部两侧放置毛巾卷或其他软垫，从而增加额外的支撑。

4 观察伤员

注意监控并记录患者的生命体征（54~55页），直到救援人员到达。

注意

- 除非处于险境，否则不要搬运伤员。
- 如果伤员无应答，轻轻抬起颌部开放气管，但不要使头部倾斜，检查呼吸（260页）。准备进行心肺复苏（CPR）（262~265页）。
- 如果需要将伤员放置为复原卧位，使用轴向旋转翻身法（161页）。

骨折

识别

- 受伤部位变形，肿胀，有瘀伤。
- 受伤部位疼痛、活动困难。

还可能有以下症状：

- 肢体扭曲或缩短。
- 创口可能有骨折断裂端突出。

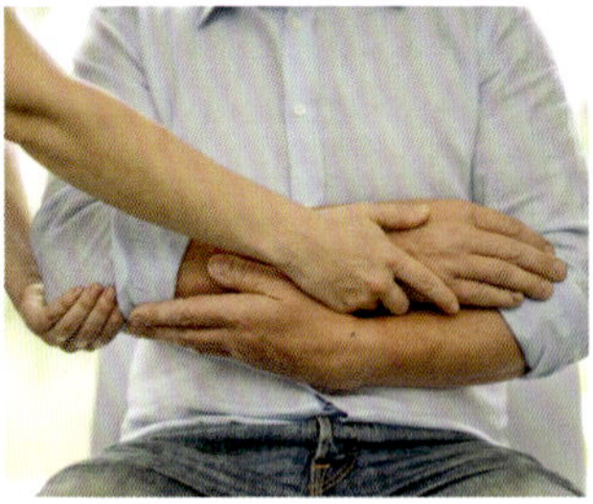

1 支撑受伤部位

协助伤员以最舒适的位置支撑受伤处上下部位的关节。

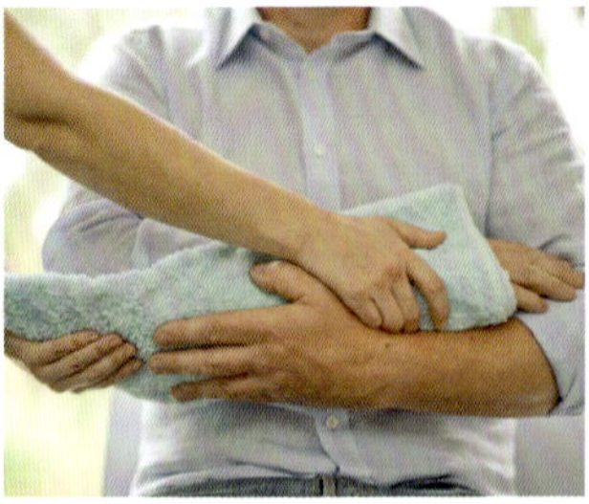

2 用垫子保护伤处

在受伤部位放置垫子，如毛巾或软垫，在合适的位置支撑。

烧伤和烫伤

识别

- 烧伤部位可能有表面烧伤、中度烧伤或深度烧伤。
- 烧伤部位疼痛。
- 如果影响气管，可导致呼吸困难。
- 休克症状。

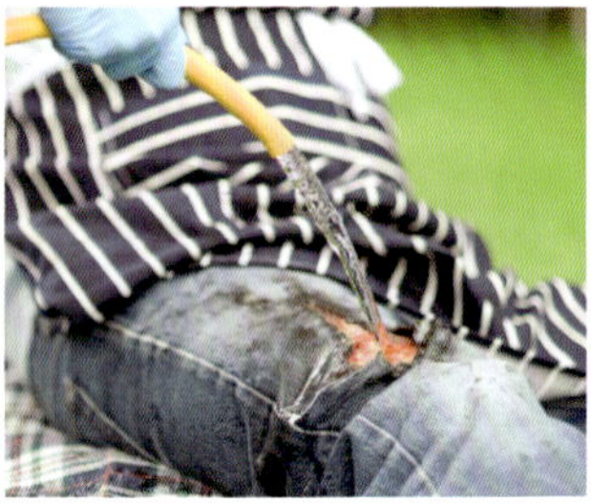

1 烧伤部位降温

立刻用凉水冲洗烧烫伤部位20分钟以上或直至痛楚有所减轻。帮助伤员坐或躺下，使伤员感觉舒适，保护伤处，避免与地面接触。

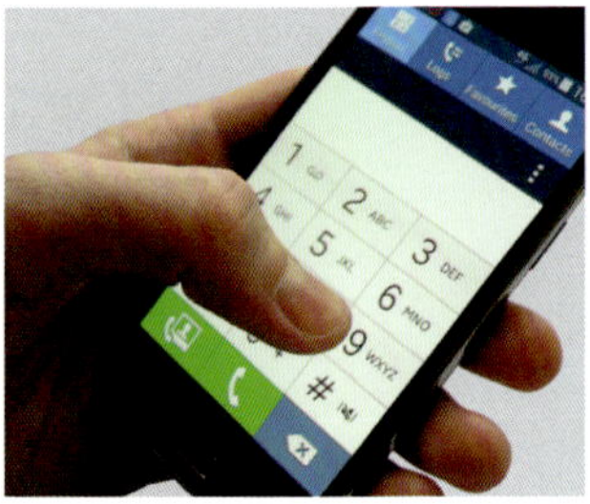

2 拨打急救电话

如果需要，拨打120/999寻求紧急救援。告诉救护中心接线员是烧伤，引起的原因，估计受伤面积大小和深度。

更多详情见138~140页

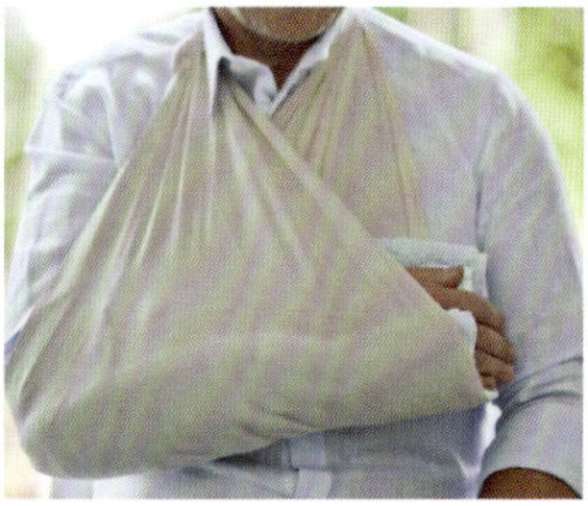

3 用悬吊或绷带支撑

需特别支撑或救助延误时，可将受伤处固定在身体的其他未受伤部位。上半身受伤可用悬吊，下肢损伤可使用宽和窄的折叠绷带固定，在身体健全一侧打结。

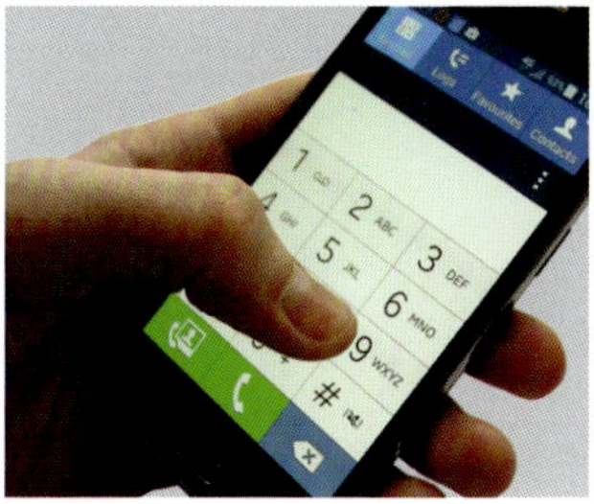

4 送伤员去医院

手臂损伤的伤员如果没有发生休克可用汽车送往医院，腿部损伤应用救护车转运，因此需要拨打120/999寻求急救。治疗休克，观察并记录伤员的生命体征（54~55页），直到救援人员到达。

注意

- 除非必要，或可能造成进一步疼痛，否则不要试图活动受伤肢体。
- 如果有开放性伤口，用无菌敷料或干净、无绒的纱布块覆盖伤处。
- 因为可能有麻醉的需要，让伤员禁水、禁食。
- 治疗休克伤员时，不要抬高受伤的下肢。

更多详情见176~177页

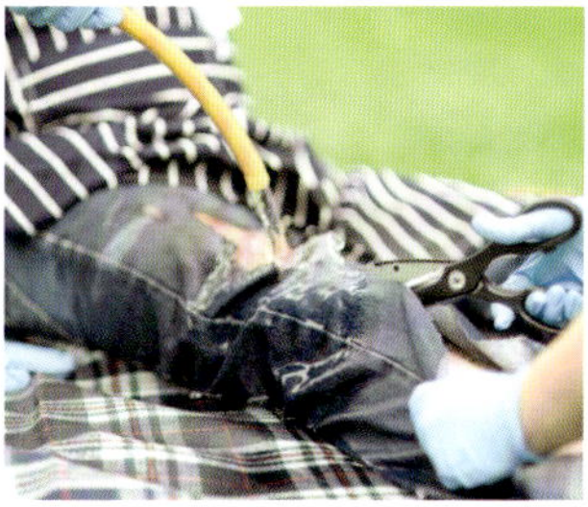

3 移除约束物

给烧伤部位降温的同时，在受伤部位开始肿胀前，小心地除去周围的衣物和首饰，可由助手来完成。不要去除粘在烧伤部位的东西。

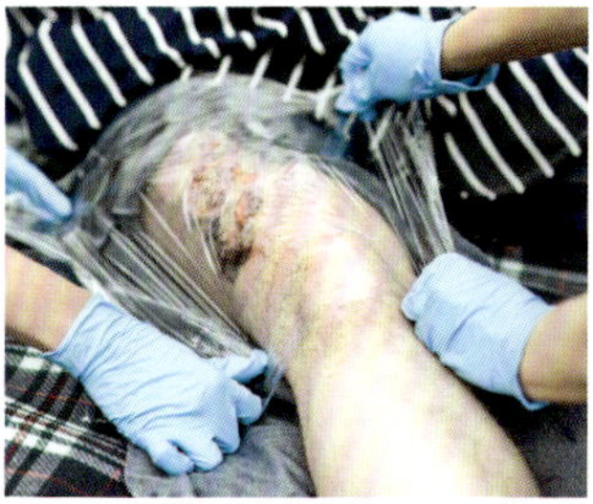

4 覆盖烧伤部位

降温后，用保鲜膜或干净的塑料袋覆盖烧伤部位，或使用无菌伤口敷料或干净的布垫。在等待救援时，观察并记录伤员的生命体征（54~55页）。

注意

- 不要在烧伤部位使用护肤液、软膏或油脂，表面烧伤不推荐使用敷料。
- 不要使用黏性敷料。
- 不要触摸烧伤或起水疱的部位。
- 如果烧伤很严重，按休克进行治疗（274~275页）。
- 如果面部烧伤，不要覆盖，在救援到达前用水降温。
- 如因接触化学物质造成的烧伤，戴手套和护目镜救治，保护自己不致接触化学品。
- 观察伤员吸入烟雾的症状，如呼吸困难。

成人惊厥

识别

惊厥通常出现以下现象：

- 突然无应答。
- 背部僵硬，成弓形。
- 呼吸有杂声，呼吸困难，嘴唇呈紫蓝色（发绀）。
- 身体开始抽搐。
- 口吐白沫（如果咬伤了嘴唇或舌头，会有血迹）。
- 大小便失禁。
- 数分钟后肌肉放松，呼吸恢复正常。
- 患者发作后可能感到茫然，不知道已经发生的事情。
- 患者进入深睡状态。

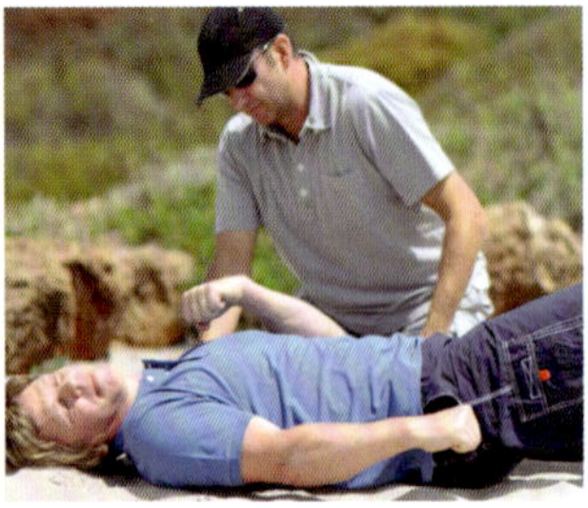

1 保护患者

安抚患者，镇静地与其交谈。清理周围任何潜在的危险物品，防止伤害患者。请围观者远离。记录患者惊厥的时间。

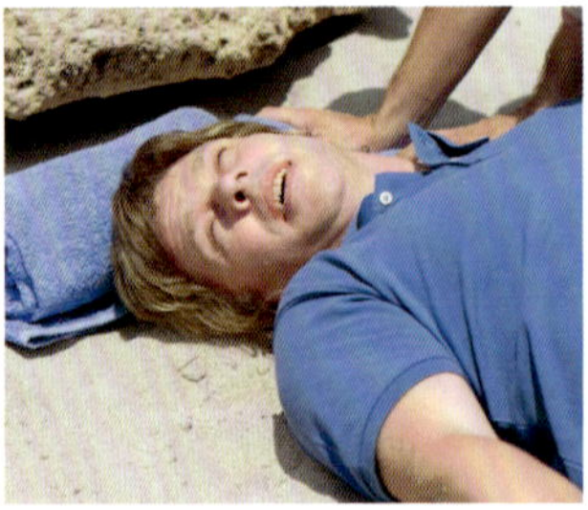

2 保护头部，解开紧束的衣物

可能的话，在患者头部用柔软的物品垫好直到惊厥停止，放置垫子，以避免患者碰撞到周围不能移走的物体。解开患者颈部紧束的衣服。

小儿惊厥

识别

- 肌肉痉挛，拳头紧握，身体呈弓形。

还可能出现以下症状：

- 肌肉强直痉挛，背部弯曲成弓形，紧握拳。
- 发烧的症状，如皮肤滚烫、发红。
- 面部抽搐，眼睛斜视，固定或向上翻。
- 屏气，面部和颈部充血。
- 流口水。
- 呕吐。
- 大小便失禁。
- 无应答或应答水平减弱。

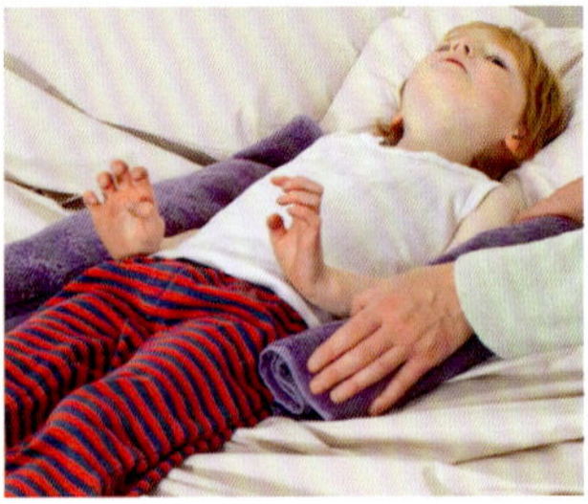

1 保护儿童免于伤害

清理患儿周围的物品，用柔软的物品保护，例如枕头或卷起的毛巾，即使更强烈的抽搐也不会造成伤害。

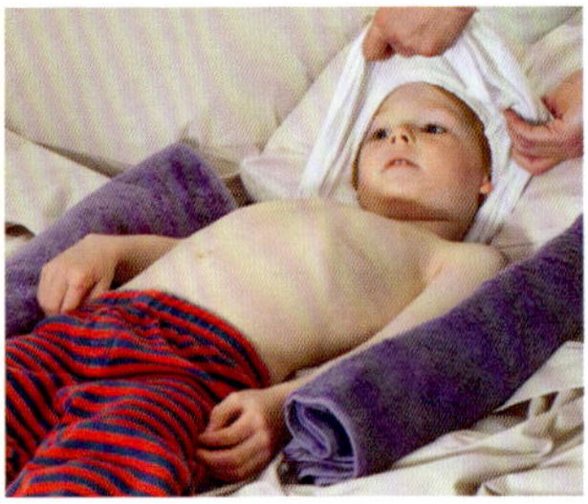

2 帮助儿童降温

清除床上用品和衣物，如汗衫或睡衣裤。可以等到惊厥停止后做这些。保持空气流通，但注意不要让儿童过冷。

更多详情见218~219页

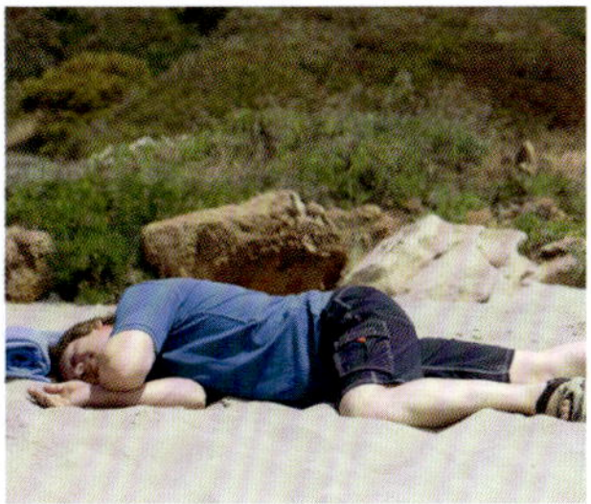

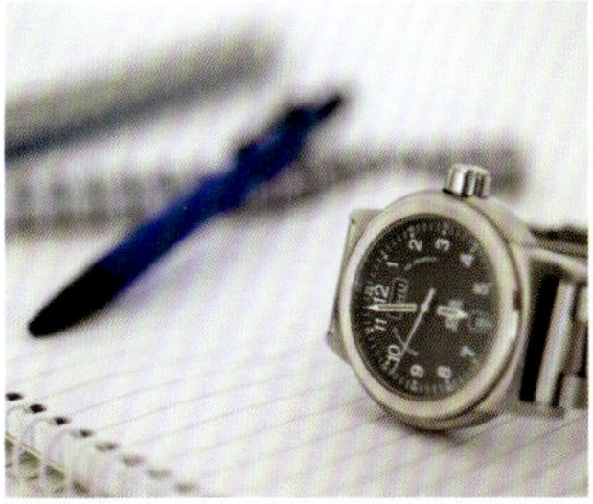

3 将患者放置在复原卧位

一旦惊厥停止，患者可进入深睡状态。开放气管检查呼吸（260页）。如果呼吸正常，有必要的话将患者放置为复原卧位。

4 观察患者的恢复

观察并记录生命体征（54~55页），直到患者恢复。记录惊厥持续的时间。

注意

- 不要试图约束患者。
- 惊厥时不要在患者口腔里放置任何东西。
- 如果惊厥患者使用轮椅，踩住刹车，防止椅子移动。除非有别的治疗计划，否则就让患者待在轮椅上。
- 如果病人有以下情况，拨打急救电话120/999。
- 癫痫重复发作。
- 癫痫发作长于5分钟。
- 这是病人的第一次癫痫发作。
- 在癫痫停止10分钟后仍无应答。
- 造成身体伤害。

更多详情见220页

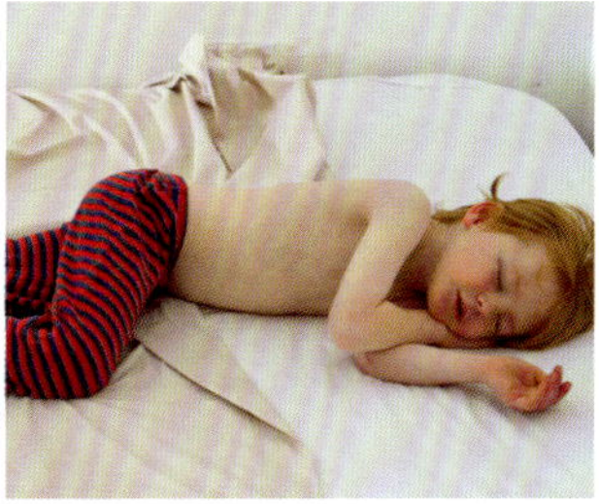

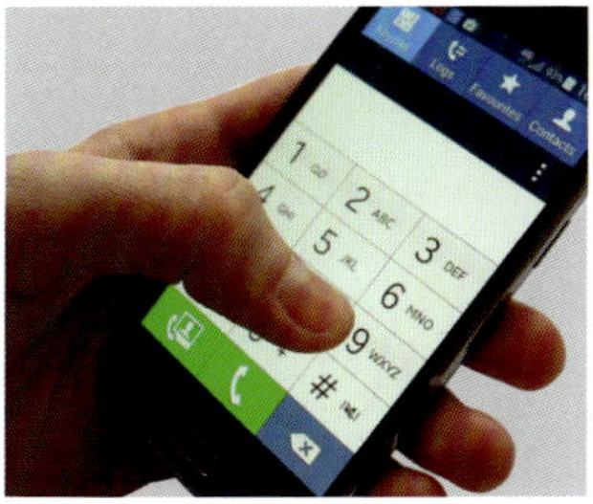

3 将儿童放置为复原卧位

一旦惊厥停止，开放气管，检查呼吸（260页）。如果儿童呼吸正常，将其放置为复原卧位以保持气管开放。

4 拨打急救电话

拨打急救电话120/999，必要的话安抚患儿的父母或监护人。注意监控并记录病童的生命体征（54~55页），直到救护人员到来。

注意

- 不要让患儿感觉太冷。
- 不要给发烧的孩子穿过多或过少的衣服。
- 请勿用水擦拭病童的身体，以防过度降温而造成失温。
- 如果患儿无应答，开放气管，检查呼吸（260页）。准备进行心肺复苏（CPR）（264~265页）。

服毒

识别

- 有有毒物的吞咽/接触史；附近有有毒物的证据。

根据服用的有毒物，可能有以下现象和症状：

- 带有血迹的呕吐物。
- 腹泻。
- 腹部绞痛。
- 疼痛或灼烧感。
- 意识受损。

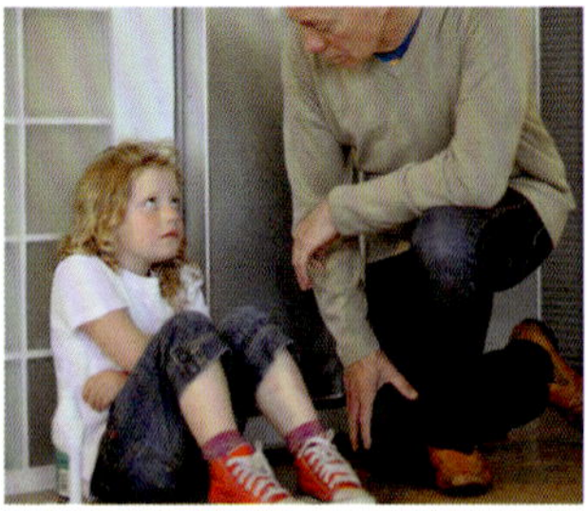

1 明确有毒物

如果伤员意识清醒，询问其服用的具体东西。寻找相关线索，如有毒的植物或浆果，容器或药瓶。

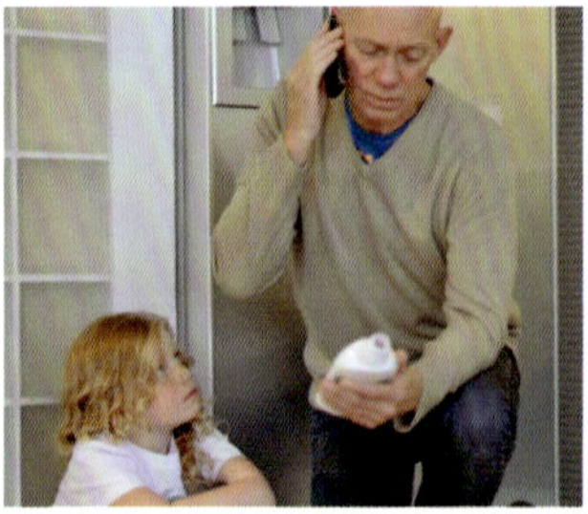

2 拨打急救电话

拨打120/999寻求救援，告诉救护调度中心尽可能多的信息。查明服用的具体东西、用量和服用时间，有助于医生采取正确的治疗方法。

中暑

识别

可能出现：

- 头疼，眩晕和不适。
- 焦躁不安，昏乱。
- 发热，脸色潮红，皮肤干燥。
- 反应水平迅速下降。
- 脉搏强而有力。
- 体温超过40℃。

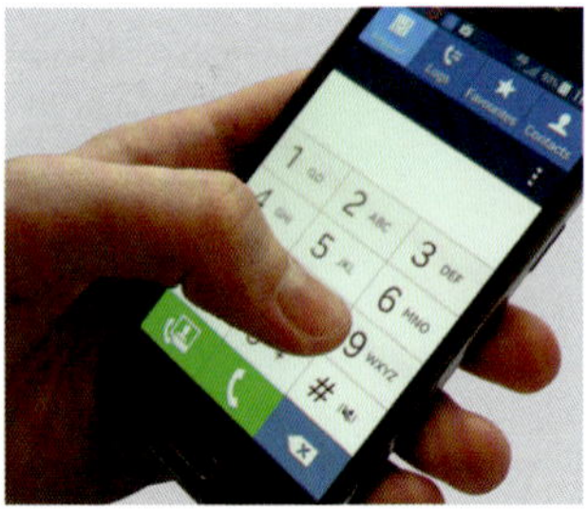

1 拨打急救电话

迅速将伤员转移至凉爽的地方，尽可能脱掉其外套。如果可能请周围的人帮忙拨打急救电话120/999。

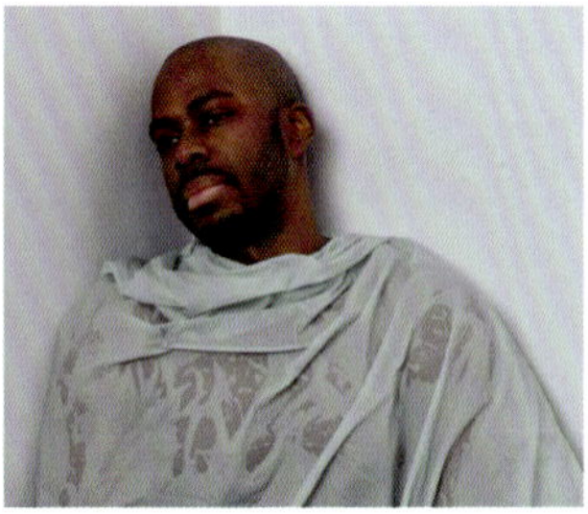

2 用冷湿的床单包裹伤员

协助伤员坐下，用靠垫支撑。将伤员用冷湿的床单包裹起来，直到体温开始下降。如果没有床单，可用扇子给患者扇风或用海绵沾上冷水擦拭伤员。

更多详情见202页

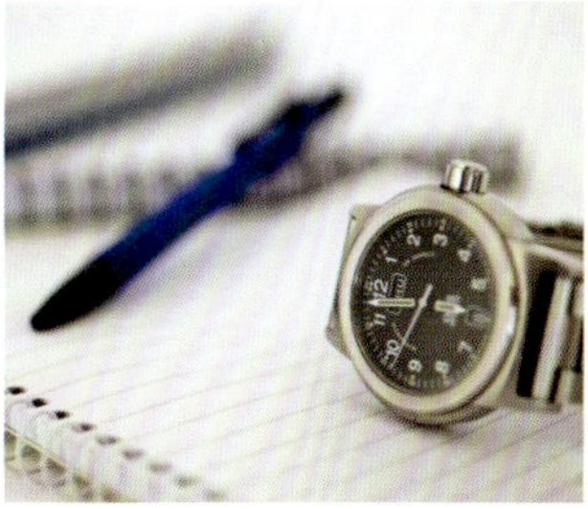

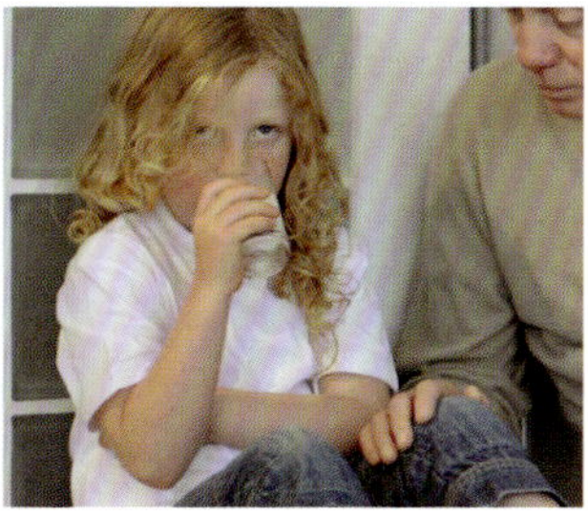

3 观察伤员

在等待救援时，观察并记录伤员的生命体征（54~55页）。保留呕吐物和其他任何线索的样本，并把它们交给救护人员。

4 如果伤员嘴唇被灼伤

如果吞咽的物质灼伤了嘴唇，给伤员频繁地吸食冷牛奶或水。

注意

- 不要企图催吐。
- 如果病人身上被有毒化学物品污染，应佩戴防护器械，如一次性手套、面罩和护镜。
- 如果伤员无应答，确定口腔内没有呕吐物或其他物质，开放气管检查呼吸（260页），准备进行心肺复苏（CPR）（262~265页）。
- 如果伤员口腔内有化学物质，进行人工呼吸时使用面罩或袖珍面罩，以便做好自我防护。

更多详情见187页

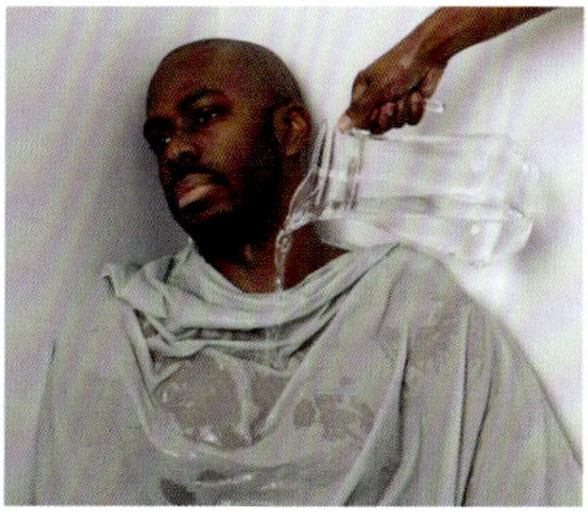

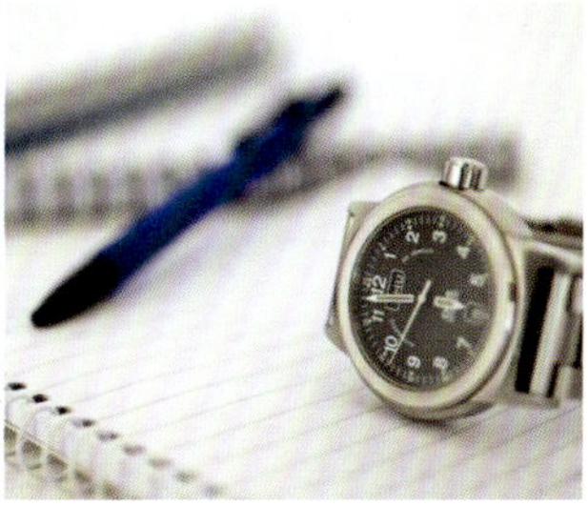

3 继续降温

继续为伤员降温，直到体温降到38℃。通过持续浇冷水来保持床单潮湿，一旦伤员的体温恢复正常，将湿床单换成干的。

4 观察伤员

在等待救援的同时，观察并记录生命体征（54~55页），包括体温。如果伤员体温又一次上升，再次重复降温措施。

注意

- 如果伤者无应答，立即开放气管，检查呼吸（260页）。准备进行心肺复苏（CPR）（262~265页）。

急救法规

在任何情况下发生的受伤或疾病都应进行急救。在多数情况下，现场的急救员是自愿提供帮助的人，而不是受过专业医疗训练的人。中国卫生健康委员会及各省市都相继颁布了社会急救管理办法，限定了急救的责权，适用于中国境内发生的各种事故。以下是英国制定的针对工作场所急救的措施细则，可作为参考。

工作场所的急救

1981年，英国《健康和安全（急救）条例》（2018年修订）规定，雇主在工作场所要为雇员疾病和受伤状况做好急救的准备。2013年10月1日修订的《规章指导》阐述了雇主和自雇人员应承担的法律责任。按照法规要求，雇主有责任对其工作场所和工作项目中所可能涉及的危害和风险进行评估，选择合适的急救培训提供者，并对其进行详细审查。雇主在进行需求评估时，亦应考虑提供精神健康及生存帮助。

自助协会被《规章指导》列为目前公认的工作场合急救标准制定机构，自助协会所提供的急救培训符合雇主在需求评估中所认定的标准。《规章指导》鼓励所有的雇主对组织内部进行评估以明确其进行急救的能力。特殊工作场所所配备急救员的数量取决于风险评估，这由工作场所的健康和安全代表执行。下一页的表格可用于帮助确定工作场所需要急救人员的数量和类型。

事故登记本

雇主有进行事故登记的全部责任，同时也承担着急救员或指定登记人的责任。如果雇员在工作场所发生事故，以下的细节应该被记录在事故登记本中：

- 事故发生的日期、时间与地点。
- 受伤或患病者的姓名和职业。
- 受伤/患病的细节和急救员所采取的措施。
- 事后迅速决定伤员该怎么办（如回家或送往医院）。
- 处理事故的施救者或第一人的姓名和签名。

伤害、疾病或危险事件报告

在工作场所造成的工伤或职业病，雇主有义务呈报相关问题。2013年英国颁布的《伤害、疾病或危险事件报告规程》要求雇主报告以下内容：

- 死亡情况。
- 主要的损伤。
- 需要请假超过7天的受伤情况——雇员或私营主远离工作或不能履行正常的工作职责，连续超过7天。
- 社会人员或不在工作场所人员的损伤，他们可能在从事故现场送往医院的途中。
- 一些与工作有关的职业病。
- 一些危险事件，如从某处侥幸死里逃生，即使没有受伤，那里发生的危险也可能导致再一次的受伤事件。

急救需求评估清单

考虑的因素	要求和注意事项
工作场所的危险性低（例如商店、办公室和图书馆）？	至少准备： ● 指定专人负责急救安排 ● 急救箱放置合理 由于可能发生意外或突发疾病，应考虑提供合格的急救人员 急救人员要求： ● 少于25名员工，一名指定人员 ● 25~50名员工，至少一名接受过职业安全紧急救助（EFAW）的培训人员 ● 超过50名员工，每100名员工（或部分员工）中培训一名职业安全救助（FAW）人员 如果员工人数众多，请考虑： ● 额外的急救设备 ● 急救室
工作场所是否风险较高（例如，轻工程和组装工作、食品加工、仓储、涉及危险机械或尖锐仪器的多种工作、建筑或化工生产）？ 工作是否涉及特殊危险，如氢氟酸或密闭空间？	至少准备： ● 指定专人负责急救安排 ● 急救箱放置合理 急救人员要求： ● 少于5名员工，一名指定人员 ● 5~50 名员工，至少一名接受过职业安全紧急救助 （EFAW）培训或职业安全救助（FAW）人员，具体取决于可能发生的伤害类型 ● 超过50名员工，每50名员工（或部分员工）中培训一名职业安全救助（FAW）人员 请考虑： ● 对急救人员进行额外培训，以处理因特殊情况造成的伤害危险 ● 附加急救设备 ● 急救设备的精确定位 ● 提供急救室 ● 如果有化学品，通知紧急服务部门
现场是否有具备经验的工人，或有残疾或特殊健康问题的员工？	请考虑： ● 对急救员的额外训练 ● 额外的急救装备 ● 急救装备的放置地点 ● 你的急救准备中应包括一名有工作经验的急救人员
事故和不健康的记录？发生损伤和疾病的具体情况和地点？	确保急救的准备与工作场所可能发生的受伤和疾病种类相符合，监测意外事故和不健康问题，检查急救准备是否合适
是否有雇员经常出差？工作地点偏远或单独工作？	请考虑：● 个人急救用品 ● 同远程工作人员联系的个人通信器材 ● 单独工作人员的移动电话
是否有一些雇员轮班或工作超时？	任何时候，工作人员在工作时都应保证有充足的急救准备
展开假设：如场所内是否有数栋建筑或高层建筑？	你应该考虑： ● 在每个建筑或高楼的每一层里是否有急救物品
工作的场所是否离急救服务中心很远？	你应该考虑： ● 急救服务中心有专门安排 ● 告知急救服务中心你的位置
雇员同时在其他地方工作？	和其他雇主协同安排以确保充足的急救准备 强烈建议雇主之间有书面的合同
是否有充足的准备来代替补充急救员？或指定人员的不足？	你应该考虑： ● 年假及其他计划休假 ● 无计划和特殊的缺勤
有公众人员参观你们的工作场所吗？	在规定中，没有为非雇员提供急救的法律义务，但是健康和安全机构（HSE）强烈建议急救准备应包括他们，特别是在提供服务的工作场所，如学校、娱乐场所、露天市场、商店

致谢

第11版作者

圣约翰救护机构

玛格丽特·奥斯汀博士

首席医疗顾问

圣安德鲁斯急救协会

鲁迪·克劳福德先生

董事会主席

英国红十字会

巴里·克拉森博士

首席医疗顾问

第11版合作者

艾伦·威尔

诊所运营部前任部长，圣约翰救护机构

吉姆·多尔曼

运营和政策部部长，圣安德鲁斯急救协会

乔·穆里根

急救培训部部长，英国红十字会

三方商业委员会

圣约翰救护机构

安德鲁·钮　培训主管

德基·索依坦　销售主管

圣安德鲁斯急救协会

吉姆·多尔曼　经营和政策部部长

格兰特·麦金托什　全国销售总监

莫伊拉·里德　市场营销和筹款总监

英国红十字会

帕特里克·戈洛普　培训主管

保罗·斯图达特　销售主管

作者要特别感谢：

圣约翰救护机构的玛丽·巴雷特；圣安德鲁斯急救协会的培训主管安吉拉·麦坎贝，志愿者发展部主管斯图尔特·辛普森；英国红十字会急救培训研究所主管艾米丽·奥利弗，急救教育发展部主管特雷西·泰勒，急救业务部主管帕姆·德怀尔和培训产品部主管詹姆斯·里德。

DK出版社要特别感谢以下各位为本书第11版提供的帮助：

罗汉·辛格和苏妲可欣娜·芭苏为本书筹备改版；弗朗西斯·黄提供初始模板；鲁潘基·考希克，乔治·托马斯，索纳克希·辛格和杰西卡·塔波尔凯帮忙设计；维克拉姆·辛格和维沙尔·巴蒂亚进行DTP支持；马克·克利夫顿设计插图；XAB设计公司组织拍摄，朱莉·斯图尔特协助拍摄，以及Source和Elliot Brown两家机构提供模特；安·巴格利协助校对。

图片出处说明DK还要感谢Prostock-studio和Julesunlimited / Christophe Testi / Dreamstime.com(t/Hazardous Signs)授权许可使用他们的照片：Alamy Stock Photo25页和Dorling Kindersley31页。